云南名中医万启南教授

临床经验荟萃

主编 万启南 肖政 李游

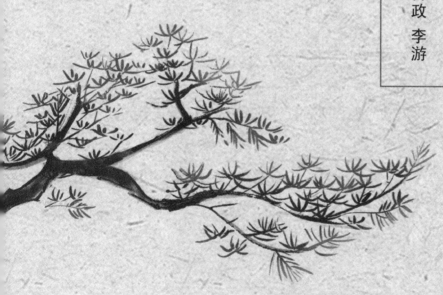

天津出版传媒集团

天津科学技术出版社

图书在版编目(CIP)数据

云南名中医万启南教授临床经验荟萃 / 万启南，肖政，李游主编. ——天津：天津科学技术出版社，2023.8

ISBN 978-7-5742-1459-0

Ⅰ.①云… Ⅱ.①万…②肖…③李… Ⅲ.①中医临床—经验—中国—现代 Ⅳ.①R249.7

中国国家版本馆CIP数据核字(2023)第139633号

云南名中医万启南教授临床经验荟萃

YUNNAN MINGZHONGYI WANQINAN JIAOSHOU LINCHUANG JINGYAN HUICUI

责任编辑：梁　旭

责任印制：兰　毅

出　　版：	天津出版传媒集团 天津科学技术出版社
地　　址：	天津市西康路 35 号
邮　　编：	300051
电　　话：	(022) 23332377
网　　址：	www.tjkjcbs.com.cn
发　　行：	新华书店经销
印　　刷：	北京厚诚则铭印刷科技有限公司

开本 787×1092　1/16　印张 22.5　字数　550 000

2023 年 8 月第 1 版第 1 次印刷

定价：125.00 元

《云南名中医万启南教授临床经验荟萃》编委会

主编

万启南　云南中医药大学第一附属医院（云南省中医医院）
肖　政　粤北人民医院
李　游　昆明市第二人民医院

副主编

薛涵予　普洱市中医医院
段灵芳　云南中医药大学第一附属医院（云南省中医医院）
王　静　乌海市蒙医中医医院
杨　润　大理白族自治州中医医院
聂　皎　昆明市中医医院
孔　欣　浙江大学

编　委

蔡琼娇　楚雄彝族自治州中医医院
高志国　砚山县中医医院
胡　祥　姚安县中医医院
龙竹青　砚山县中医医院
黎陈梅　云南中医药大学第二附属医院
潘　外　曲靖市中医医院
王　波　昆明学院
魏靠成　砚山县中医医院
韦章进　云南中医药大学第一附属医院（云南省中医医院）
向　纯　仙桃市中医医院
徐　锐　厦门大学附属第一医院
闫秋艳　曲靖市中医医院
周　倩　毕节医学高等专科学校
张占先　郑州市大肠肛门病医院

序　一

2010 年,我随国家卫健委组织的部分中国医院院长代表团考察美国东部医院的管理模式,有幸参观了一所世界著名的医院,约翰-霍普金斯医院。其中有一位接待者给我留下了深刻的印象,他不是医院的行政管理人员,而是医院老年科的主任、教授。由他而起,引发了我对老年医学浓厚的兴趣和极大的关注。因为在当时,我国绝大多数的省市级大医院中,老年医学虽已独立成科,但依然保存了很大一部分的干部保健的功能,老年病的医疗水平也大多停留在全科医学的层面,临床研究的理念尚未在老年医学科根植。从那位主任的介绍中,我才了解,约翰-霍普金斯医院之所以被称为世界上最好的研究型医院之一,是因为他们医院,早在 20 世纪九十年代开始,就已经按年龄段将临床医学分为三大类:儿童医学、成人医学、老年医学。同一系统的同一种疾病,在三类患者群中,除了疾病诊断命名相同之外,所有的诊疗过程都有很大的不同。而在我国,很长一段时间里,基本上还是把老年医学归在成人医学的范畴之内。好在 2023 年,国家卫健委已将急诊医学、重症医学、老年医学列为三个重点扶持和优先发展的学科。所以,有理由相信,我国的老年医学今后几年内将会有快速的发展。

老年人的疾病,其病因、病理、临床症状有其自身的特点:多病共存,发病缓慢,病程界限不清,发病诱因与中青年有所不同,临床表现不典型,病程中易发生并发症或出现多脏器功能受损或衰竭,药物治疗容易出现不良反应等。中医认为老年人脏腑生理功能的衰退是机体衰老变化的根本原因,其主要特点是:脏腑渐衰、阴阳渐虚、易感外邪、情志不宁、易生积滞,因此,“以虚为本”是老年病的根本病理特点。人到老年,机体渐衰,正气虚弱,脏腑失调,抗御病邪能力降低,自我调节能力下降,易于生病,既病则易于传变,脏腑精气易损而难复。老年人的这些生理病理特点决定了老年病与其他年龄段临床表现有不同之处。由此可见,在我们的传统医学中,早已把“老年病”与“成人病”做了很好的分割。我们当下要做的就是,传承和梳理这些精华,结合现代医学的先进技术,把中西医结合诊疗技术,融会贯通应用于老年人疾病的临证工作之中,这是探索具有中国特色的老年医学发展的必由之路。

万启南教授兢兢业业从事中西医结合老年医学医教研工作长达 40 余年,她擅长于中西医结合治疗老年性心脑血管疾病。在长期的临证工作中,她对老年疾病的诊治有其独到认识和见解,她认为脏腑功能衰退、精气血亏虚是老年疾病的发病基础,痰浊、瘀血是作为老年疾病过程中最重要的病理因素,扶正祛邪、攻补兼施是作为老年疾病的主治方法,且特别重视老年患者脾胃功能的调节。在应对繁忙的临床和教学工作之余,万启南教授将其数十年的学术经验、临证特点、研究成果及医案等,编写成本书,实为难能可贵。万启南教授是我在援滇工作时结识的好友,我们对老年医学的理念有很多相同之处。值此新书即将正式出版,诚邀我作序,深感荣幸!

本书是对万启南教授的临床诊治经验的系统整理和总结,概括了其主要学术思想,介绍了其论治经验,包括选方用药的经验和有代表性的临证医案,着重于老年性心脑血管疾病的中西医结合临床诊疗经验，既有中医理论之个人建树，也有中西医汇通诊治思路之独到探索，相信能为中国特色的老年医学事业的发展起到积极推进的作用。

上海中医药大学附属岳阳中西医结合医院院长

周嘉

二〇二三年七月于上海

序　二

西医学习中医大有作为！

万启南教授 1983 年毕业于昆明医学院（现昆明医科大学）临床医学专业，毕业后就职于云南省中医医院直至退休。参加工作后，拜全国名中医罗铨教授为师，跟师学习、临证三年。在罗铨教授的悉心指导下，刻苦钻研，深耕临床，不断汲取罗老的临床经验、学术思想，其中医理论功底日渐深厚，中医临床诊疗能力与水平也不断提高，并逐渐有了自己的学术主张，为其日后在中医领域的发展打下了坚实的基础。她临床擅长运用中医和中西医结合方法诊治老年常见多发病，尤精于治疗冠心病、高血压、心律失常、肺心病、心功能不全、急慢性脑血管病等疾病。她认为脏腑功能衰退、精气血亏虚是老年疾病的发病基础，痰浊、瘀血是老年疾病过程中最重要的病理因素；在治疗上强调扶正祛邪、攻补兼施，且特别重视脾胃功能，认为老年人若脾胃受损则药食难施，病必难除，遣方用药始终遵循"滋补不碍脾，攻伐勿伤胃"的原则，擅用清补之品。因其临床诊疗效果显著，医德医风良好，科研教学并进，于 2016 年被评为"云南省名中医"。万启南教授不仅是云南省中医医院西医学习中医的优秀代表和中西医结合的优秀临床实践者，也是中医学科、专科建设的优秀代表，在其辛勤耕耘和组织带领下，云南省中医医院老年病科的建设与发展取得了令人瞩目的成绩，已建成为国家中医药临床重点学科、重点专科和云南省中医重点专科、名科，为云南省中医老年病学事业的发展与传承做出了积极的贡献！

欣闻《云南名中医万启南教授临床经验荟萃》即将付梓，我由衷地感到高兴并予以真诚的祝贺！该书由万启南教授率其弟子将其多年的学术感悟、临床心得整理编撰而成，余通读之后，感触良多。该书体现了万启南教授一贯严谨的治学态度，既有传承，又有发展。全书从学术思想、疾病论治、用药心得、病案分享四方面对万启南教授的学术经验进行了全面总结，其中对老年疾病的中西医结合治疗思想的研究有诸多创新之处，对解决我国全面进入老龄化社会后面对众多的老年疑难疾病患者提供了可供借鉴的治疗思路与方法，具有较强的临证参考价值，是一本值得中医、中西医后学者学习的好书。故乐而为序！

云南省中医医院原院长

云岭学者　云岭名医

秦国政

二〇二三年七月于春城

前　言

　　万启南,女(1961年—),云南中医药大学第一附属医院暨云南省中医医院教授、主任医师,硕士研究生导师,云南省名中医。从事中西医结合临床、教学、科研工作40年。临床擅长于诊治老年常见多发病,尤精于中西医结合治疗冠心病、高血压、心律失常、肺心病、心功能不全、急慢性脑血管病等。认为脏腑功能衰退、精气血亏虚是老年疾病的发病基础,痰浊、瘀血是老年疾病过程中最重要的病理因素;治疗上强调扶正祛邪、攻补兼施,且特别重视脾胃功能,认为老年人若脾胃受损则药食难施,病必难除,遣方用药始终遵循"滋补不碍脾,攻伐勿伤胃"的原则,擅用清补之品,不拘经方时方。于临床之外,万启南教授十分重视医学教育,也勤于科学研究,并主编参编出版教材论著13部。编者整理和搜集了万启南的学术经验、临证特点、研究成果及医案等,编写了本书,希望能全面反映万启南的临证经验。

　　本书对云南名中医万启南教授的临床诊治经验进行了系统整理和总结。分为四个部分,第一部分概括了主要学术思想;第二部分介绍论治经验,涉及中医、中西医结合诊疗心血管病、老年病,分疾病概述、论治经验两方面;第三部分介绍了选方用药的经验,包括清热解毒扶正颗粒、强心胶囊、通脉降脂丸等常用方剂的使用经验和体会;第四部分列举了有代表性的临证医案。既有中医理论之阐述,也有诊治思路之探索,对万启南的辨治思维、学术经验、人才培养等做了充分的囊括,希望能够给临床学习、临证治疗等带来一定的启迪。

　　对本书提供热情帮助及提出见解的前辈、同道和朋友,在此一并表示真挚的谢意!同时由于编者水平所限,时间仓促,书中难免错谬之处,冀高贤予以厘正,不胜感激。

编　者

目　录

第一部分　学术思想

第二部分　疾病论治

第三部分　用药心得

第四部分　病案分享

第一部分　学术思想

第一章　学术思想

第一节　注重经典学习,传承名师思想

　　万启南教授具有深厚的理论,丰富的临床经验,来源于她对《黄帝内经》《难经》《神龙本草经》《伤寒论》《金匮要略》《神农本草经》《脾胃论》《温病学》等经典著作的深入学习,名师的指导,长期的临床实践。她认为中医经典确立中医的理论体系、辨证论治方法、治法治则、理法方药,为中国数千年来的医学发展奠定了坚实的基础,要学好中医就必须先学好中医经典,具备坚实的中医理论基础,才能成为一名好中医。

　　万启南教授非常重视"整体观念"和"辨证论治",她认为中医学是一门理论与实践密切结合的学科,其理论核心在于整体观念及辨证论治。人首先是一个有机整体,但人也是自然界,社会的一部分,人与自然界、社会之间存在着"天然"的不可分割的联系。因此中医学在讨论疾病发生、生命健康等重大医学问题时,不仅要着眼于人的自身,也要重视自然环境、社会环境对人体的影响,在诊疗疾病时要考虑"因天""因地""因人""因时"的影响不同,进行全面的考虑,才能更为准确的诊疗疾病。"辨证论治"是运用中医学的基础理论,辨析有关疾病的资料以确立疾病的症候,论证其治则、治法、方药并实施的过程。万启南教授认为:只有具备坚实的理论基础,深厚的临床功底,博采众长,融会贯通才能准确而灵活的辨证施治,从而取得满意的临床疗效。

　　万启南教授勤勉好学,在读经典,做临床的同时,是全国第二批名老中医师带徒传承人,师从全国名中医罗铨教授,学术上深得罗铨老先生的真传,师古不泥,在传承基础上注重发展;提倡中西互参诊疗疾病;整体观念,诊治老年疾病;调气理血,化瘀通络调治心系疾病。

第二节　重视正气内存,主张扶正祛邪

　　万启南教授非常重视人体的正气,认为正气充足则人体脏腑功能正常,卫外固密,外邪难以入侵,内邪难以产生,就不会发生疾病。如《素问遗篇·刺法论》说:"正气存内,邪不可干"。《素问·评热病论》说:"邪之所凑,其气必虚",当正气相对虚弱,人体阴阳失调时,病邪内生,或外邪乘虚而入,均可使人体脏腑、组织、经络、官窍功能紊乱,发生疾病。故在疾病诊疗中注意"虚则补之",灵活运用益气、养血、滋阴、温阳,补精等方法。在生活中应注意调摄正气,特别是老年人,做到饮食有节,慎起居,适寒温,虚邪贼风,避之有时,恬淡虚无,真气从之,精神内守来顾护正气。

　　在治疗疾病时万启南教授尤其注重祛邪不忘扶正,她认为祛邪就是驱除邪气,消除疾病"太过"的病理状态。我们常常会运用"实则泻之"的治则,如活血化瘀、清热解毒、攻下导滞、化痰除湿等治疗方法,选用药物中常常含有损伤人体正气的药物,尤其是在治疗老年人中风、胸痹、痹症、肿瘤、久病、疑难杂症时会选用磁石、珍珠母、蜈蚣、土鳖虫、地龙、三棱、莪术一些峻猛之物,用之不慎就会破坏人体正气。所以她在治疗疾病时非常注重扶正与祛邪

的关系:正气虚为主时,注重扶正为主,辅用一些清消之品,如茯苓、南北沙参、荷叶、淡竹叶、枳壳等防止滋补太过,容易生痰化湿。邪气实时以祛邪为主,非常注意顾护脾胃,在使用峻猛之物时常配伍人参、太子参、山药、当归、白芍、黄精、陈皮、山楂、神曲等药来补益气血,调和脾胃,防止攻伐太过,损伤正气。

第三节　辨病辨证结合,中西互参治病

辨病与辨证,都是认识疾病的过程。通过辨病诊断确立疾病全过程的病理特点与规律,注重从贯穿疾病始终的根本矛盾角度认识疾病。辨证是对症候辨析,确定疾病在某一阶段的病机,侧重疾病在某阶段性的病机特点。万启南教授认为,中医学虽以"辨证论治"为诊疗特点,但临床上也非常注重"辨病施治"。如《内经》13方基本上以病作为靶点;《神龙本草经》《诸病源候论》等著作也以疾病作为治疗目标,如"常山截疟""黄连治痢"等。辨病与辨证二者互相联系,互为补充,在诊疗疾病时既要运用病变思维来确诊疾病,对疾病的病因、病变规律、和转归预后有一个总体的认识;又要通过辨证思维确立患者目前疾病处于那一阶段,那一类型,进行精准定位,确定"症候"来制定治则、遣方用药。因此只有辨病与辨证相结合才有利于对疾病本质的全面认识。万启南教授在治疗冠心病的过程中,就非常重视这一点,既重视对"冠心病"的明确诊断,又注重对疾病的不同阶段、不同证型进行辨证论治。

万启南教授就读于昆明医学院临床专业,毕业后到云南中医药大学第一附属医院工作,先后在放射科、功能科、心肺科、急诊科、老年病科工作,她具有非常扎实的西医基础,又经过长期临床工作实践,非常注重中西合互参诊疗疾病。她认为学习中医经典,善于运用中医辨证论治非常重要,但是我们又要注意学古,而又不能拘泥于古。随着现代医学的进步,先进的技术手段如:CT、磁共振、正电子发射断层成像术(PET)等辅助检查技术的开发和应用,高效液相层析、反射免疫和免疫反射测量、生物芯片等技术的建立,大大提高了疾病诊断的精确性。我们应该学习这些先进技术的运用,更好、更精准的诊疗疾病。同时在面对疑难、急危重症时,我们也要注意无论传统中医或现代医学都会寸有所长,尺有所短,在诊疗疾病时注意把握时机、合理的使用,更好的诊疗疾病。

第四节　注重方证对应,重视药病对应

万教授临证遣方用药,不但注重"方证对应",还十分注意"药病对应"。方证对应,即"观其脉证,知犯何逆,随证治之"的方法,是中医诊疗疾病的一大特点。中医诊治疾病通过望闻问切,四诊合参,辨证得出疾病的病机,即证,对证予以施治,达到治愈疾病的目的。她认为方证对应是中医的精髓,也是医圣张仲景对中医的巨大贡献,对后世的中医学产生巨大影响,她在临床中推崇方正对应,并在临床上取得非常好的临床疗效。

随着现代化科技手段在诊疗中的运用,各种生化、基因检测、CT、彩超、电子内镜及各种病理检查结果,为临床提供丰富的诊断资料,使我们能更加精确的明确疾病诊断。作为一个具体的疾病,有其特定的病因和疾病发展规律,规定着治疗方向,因而必有贯穿始终的治疗大法,如果只强调"异"的一面,就会偏离了疾病的本质。另外经过长时间的临床探讨结合现代药理学研究也得出一些针对疾病的药物:如苦参、甘松、黄连、炙甘草治疗心律失常;丹参、

红花、三七、桃仁改善冠心病心肌血供;荷叶、山楂,泽泻、决明子能调节血脂紊乱;川芎、天麻、苦丁茶能治疗头疼,临床上在辨病、辨证的基础上结合具体病例使用会收到更好的疗效。

第五节　主张治病求本,擅长疑难杂病

万启南教授在诊疗疾病时强调通过辨别证候,把握病机,审察情由,在复杂的病情中,拨开迷雾,排除疑似假象,分清标本主次,找到疾病根源所在,针对导致疾病的病机,遣方用药,往往收到非常好的效果。她在治疗老年疾病时认为老年患者基础疾病多,病情复杂,但脏腑功能衰退、精亏血衰是老年疾病的发病基础,痰浊、瘀血是老年疾病诊疗过程中最重要的病理因素,因此在治疗上我们一定要抓住患者本虚标实的本质特点,予以辨证论治。

在疑难杂病的治疗方面,她特别重视情志内伤对人体的影响。她认为随着社会的发展,出现竞争增强、工作压力大、下岗失业、家庭不和、亲人离世、遭遇疾病等导致人们精神紧张、情绪压抑、幸福感缺失等导致情志内伤,情志内伤可导致脏腑气机失调,郁滞日久引起气血津液的代谢失常,气血失和,产生血瘀、痰饮等病理产物,而导致郁证、狂证、癥积、肿瘤等一系列疑难杂症。因此对于与情志相关疑难杂证,尤其注意调和气血、心理疏导和情志调摄治疗,在处方用药方面也要注意气机不疏先治郁、平调阴阳治原病等治则。以此为理论基础,万教授治疗疑难杂症,收到非常好的疗效。

第六节　临床经验丰富,善治心系疾病

万启南教授善于诊疗心系疾病,对冠心病、高血压、心律失常、心力衰竭病等疾病的诊治具有非常深的造诣。

冠心病是指冠状动脉冠状动脉粥样硬化所导致的心肌缺血、缺氧而引起的心脏病。根据病变部位、范围及程度不通,可分为隐匿性冠心病、心绞痛、心肌梗死、心肌纤维化、猝死五种类型,本病属于中医的"胸痹""心痛""真心痛"等范畴。万启南教授认为本病可分为气滞血瘀、阴寒内结、痰浊痹阻、痰瘀交阻、心肾阴虚、气阴两虚,阳气虚弱、心阳欲脱、气虚血瘀等九种类型。本虚标实是冠心病重要特征,治疗上,标急的可单治其表,不甚急的,可重在治表,兼顾其本。本虚的,可根据气血阴阳亏虚之不同,采取相应的治法,一般情况下,本虚实质上是以虚证为主,虚实加杂,或多或少存在着气滞血瘀、痰瘀交阻、痰火上扰、水饮寒邪等邪实,故治本仍不忘祛邪。同时她特别注重"肾阳"对人的影响,运用"补肾活血法"治疗冠心病临床疗效显著。

高血压属于中医"眩晕""头痛"范畴。本病以肝火亢盛,痰浊壅盛、瘀血阻络,肝肾阴虚、阴阳两虚五种症候。本证的发生与肝脏功能失调关系密切,或是肝气不舒、气滞血瘀,或是肝火上炎,肝肾阴虚、肝阳上亢等,临证时不忘调肝。本病初期多为实证,或是肝火,或是气滞,或是血瘀,或是痰浊,日久损伤阴阳或阴阳两虚。治疗原则应遵守补虚泻实,调整阴阳的原则。本病以阴虚阳亢者居多,故应注意滋阴潜阳,虚者以肾精,当注意填精生髓。在众多证型中,万启南教授特别注意"脾胃不和"引起高血压。脾胃不和,脾失健运,痰湿上逆,蒙蔽清窍,则眩晕,头痛,头重如裹,痰浊中阻;浊气不降,胸阳不展,则胸闷,呕恶痰涎,痰湿内盛,脾阳不振则多寐,苔白腻,脉滑为痰湿中阻之征,治则予以健脾和胃、燥湿祛痰,方药:半

夏白术天麻汤。半夏、陈皮、茯苓、白术、天麻、钩藤、菖蒲、炙甘草,临床运用,收效甚佳。

心律失常属于中医的"心悸""怔忡""脉结代"等病的范畴。本病可分为心气不足、心阴亏虚、心脾两虚、心胆虚怯、心阳不足、水饮凌心、痰火扰心、心血瘀阻八类证候。本病的证候特点是虚实夹杂,故病情的转化主要是虚实的变化,其关键取决于正虚,即脏腑气血阴阳亏损的程度,本病初期,脏腑亏损主要以心、胆为主,在外界刺激的条件下引起发病,此时如能及早治以宁心安神,避免外界影响,其症状便可消失。倘若病情发展,引起发病,此时如能及早治以宁心安神,避免外界影响,其症状便可消失。倘若病情发展,引起其他脏腑功能失调,病势加重,则非短时可治愈。若继而出现痰火扰心或者心血瘀阻,则病势又重一层,是虚实相间之状况,尚需权衡其标本缓急,或治标为先,或治本为主,或标本兼顾,治疗得当,也可收效。同时,脏腑之间也可相互影响,或由心病导致他脏失调,或由他脏失调影响于心,脏腑亏损越多,则病情越重。

心力衰竭乃本虚标实之证,临床表现错综复杂,临证时应根据心力衰竭病理发展的客观规律、证候特点及老年人本虚的实质进行辨证论治。辨证时应注意:辨主证,辨虚实,辨轻重预后。论治主要紧抓:①抓住重点,兼顾全面,以心为主,五脏兼顾;②重视扶正,勿忘祛邪。心力衰竭为本虚标实之证,尤其老年患者,本虚现象更为突出,故治疗上扶正固本,祛邪而不伤证,慎用耗气、动气之品;③衷中参西,对症治疗:西医治疗心力衰竭的原则主要有强心、利尿、扩血管、积极治疗原发病、去除诱因病因等。随着医学的发展及中医现代化,临证时,虽强调辨证论治,但是不可忽视西医辨病对治疗的参考意义,尤其是在治疗原发病、去除心力衰竭诱因方面,充分利用现代医学的各种监测手段,准确查明心力衰竭的基础病变,不仅可以判断预后和疗效,而且可以避免盲目性和减少失误,并可使治疗用药有一定的规律可循。辨证施治分为:心肺气虚、气虚血瘀、心肾阳虚、痰饮阻肺、阳气欲脱。部分患者疾病较为复杂,临证时注意辨证论治,审查病机,合理治疗。

第七节　注重五脏兼顾,擅治老年疾病

万启南教授从医近40年,擅长诊疗老年疾病。她认为人体是一个整体,脏腑本身都应阴阳相对平衡,人体才能健康。若脏腑本身的阴阳不协调,就会产生疾病。老年人随着增龄、多病、久病,精血不断衰耗,脏腑功能不断减退,而出现多脏受损。如《难经·论脉·十四难》云:"一损损于皮毛,皮聚而毛落;二损损于血脉,血脉虚少,不能荣于五脏六腑;三损损于肌肉,肌肉消瘦,饮食不能为肌肤;四损损于筋,筋缓不能自收持;五损损于骨,骨痿不能起于床。反此者,至脉之病也。从上下者,骨痿不能起于床者死;从下上者,皮聚而毛落者死。"老年多脏受损以肾虚、脾虚,其次为肺虚、心虚、肝虚。虚损常波及两脏,也有波及三脏四脏者。两脏受损多为脾肾同病,三脏受损以肺脾肾兼病为主,四脏受损多见于心肺脾肾并病。最严重时可以见五脏俱损,气血津液耗竭,病多危笃。

由于多脏受损,多病相兼,病机也较为复杂,故诊治老年病时应该注意:①平衡阴阳:人至老年,由于机体老化,脏腑功能衰退,阴津亏损,阳气日衰,阴阳平衡失调而生疾病。所以,宜"谨查阴阳平衡所在而调之,以平为期";②舒达气血:气血失调所致老年病甚多,如郁病、咳喘、胃脘痛、胆胀、胸痹、心痛、头痛、中风等。病在气,当疏之、降之、行之。病在血,当活血、化瘀、通络。因气滞而血者,行气为主,勿忘活血,因血瘀而气滞者,活血为主,勿忘行气。

气血同病，气血逆乱者，气血并调。即《素问·至真要大论》所谓："疏其气血，令其条达，而致和平"；③调理虚实：老年人脏腑脆弱，形气削减，功能减退，老年病呈现的病变特征以虚证居多。又因正气不足，抗病力低下，邪气乘虚而入，也易形成虚实，但多虚中夹湿。若单纯虚证，虚则补之，当分阴阳、气血、脏腑之虚而进补。老年感邪后形成实证，多为本虚标实，虚中夹实，不可单用祛邪之法，应在扶正基础上祛邪。老年病调理虚实关键在于处理好正邪的关系，使正胜邪祛而虚实得调，则可祛病延年；④固护脾胃：脾为后天之本，气血生化之源，脾运胃纳，升降有序则健康无病，而老年人则："肠胃虚薄，不能消纳，故成疾患"所以《养老奉亲书》指出：调理中焦，顾护脾胃，乃"养老之大要也"。老年病，无论是急性病或是慢性病，是消化系统病或是其他系统疾病，在立法处方用药时，时刻不忘顾护脾胃，调理中焦。调理脾胃，要时时注意脾升胃降之生理特性，老年人大多脾之清气生发不足或障碍，胃之通降失司或受阻，宜用甘温或甘淡清润平和之品，寓通、降、运、消于补益之中，使补而不滞，消而勿伐，脾胃健而五脏安；⑤治养结合：老年疾病非一日形成，多为慢性难治病，非一日所能奏效康复。所以，对老年病宜治疗与养护结合。即《素问·五常政大论》所说："必养必和，待其来复"。在治疗与养护的辨证关系方面，《素问·脏气法时论》阐述得很清楚："毒药攻邪，五谷为养，五果为助，五畜为益，五菜为充，气味和而服之，以补益精气"。在治疗上，用药要十分谨慎，适可而止特别是有毒的药物，中药单体提取药、现代合成化学药品，对疾病的治疗可产生一定的作用，但对机体也不可避免的产生不良作用，甚至毒性作用，老年人对不良反应的耐受力降低，机体的排毒能力也减低，治疗作用较强，燥烈干性之品，不宜长期服用。在养护上，"药补不如食补"，以食养最佳。在应用食养时《养老奉亲书》指出老年人多厌药喜食，"以食治疾，胜于用药"。在应用食养时，一是怎样在未病之先就注意饮食的荤素搭配，过咸、过甜、过辣、过酸等刺激性的食品少食，食量宜适当控制。二是注意与药物治疗的配合，针对病情不同，服用对病情有益的食品，有的可以当替代品。三是掌握好某些食物的禁忌。四是做到用食如用药，食物也要在四气、五味、升降、归经的理论指导下应用，还要根据春秋冬夏的时令来选择相应的食物，尤其在二分二至时服用不同的食品，可起防病治病之效。此外，尚需慎起居，适寒温，虚邪贼风，避之有时，恬淡虚无，真气从之，精神内守，病安从来。

（万启南）

第二章　老年病诊疗思路与方法

第一节　老年生理与病理特点

一、生理特点

脏腑生理功能的衰退是机体衰老变化的根本原因,也是老年生理的主要特点。老年人在脏腑、阴阳、气血、精神、形体外貌和动作起居等方面的变化,可归纳为以下五个方面:

1.脏腑渐衰　人体阴阳气血之盛衰,形体百骸的壮羸,都取决于脏腑功能的强弱。人的脏腑功能实际在老年到来之前就已开始衰退,而且随着年龄的增长,衰退会按照一定的规律不断加重,终致脏腑薄脆。《灵枢·天年》指出:"四十岁,五脏六腑十二经脉皆大盛以平定,腠理始疏,荣华颓落,发颇斑白,平盛不摇,故好坐。五十岁,肝气始衰,肝叶始薄,胆汁始灭,目始不明。六十岁,心气始衰,苦忧悲,血气懈惰,故好卧。七十岁,脾气虚,皮肤枯。八十岁,肺气衰,魄离,故言善误。九十岁,肾气焦,四脏经脉空虚。百岁,五脏皆虚,神气皆去,形骸独居而终矣。"

从五脏的生理功能来看,肝的疏泄功能与人体气机的调达顺畅、升降出入密切相关。气机的调畅关系到情志、消化、血运,以及水道的正常。五十岁后,肝气始衰,故常寡言少欲,多疑善虑,急躁易怒,失眠多梦,嗳气腹胀,食纳减少。心主血脉、藏神功能与人体的血运、神志密切相关。六十岁后,心力不济,心血不足,故常心悸,气短,脉或弦或迟,面色㿠白,形体清瘦;神不守舍,则健忘惊惕,失眠或言语善误。脾主运化升清与气血生化、肌肉四肢密切相关。年老以后,脾气逐渐虚弱,至七十岁后,脾气更虚,故常有神疲乏力、头晕目眩、纳呆乏味、脘腹作胀、肌肉瘦削、唇淡无华等。肺主气、司呼吸、通调水道的功能与呼吸、肌腠皮肤润养密切相关。老年人肺气渐弱,特别是八十岁以后,肺气甚虚,故常见呼吸微弱,胸闷气短,唇青舌紫,不耐劳作,皮肤枯燥,易感外邪,痰涕多,嗅觉差,甚至小便失畅。肾藏精生髓、主水的功能与体内水液平衡、纳气协调呼吸及神志密切相关。到了老年,随着肾气的虚衰,五脏六腑生化功能也相继减退,表现为生殖器官萎缩,性功能逐渐消失,精神疲惫,腰膝酸软,记忆力减退,呼吸气短并随劳加重,步态不稳,牙齿稀疏脱落或易于折断,牙根外露,毛发变白或枯槁不荣,耳聋失聪,眼睑浮肿,目下如卧蚕,小便排出无力,夜尿频繁,大便秘结或滑泄等。若发展至肾精枯竭,不能化生阴阳,濡养脏腑,即《灵枢·天年》"九十岁,肾气焦,四肢筋脉空虚"之时,则脏腑百脉空虚而天年将尽。

因此,以五脏为核心的脏腑功能亏虚是人体衰老的根源。老年人阴阳气血衰少,抗邪能力低下,易于发病而难于康复,故有"虚若风烛,百疾易攻"之说。

2.阴阳渐虚　《素问·生气通天论》云:"阴平阳秘,精神乃治,阴阳离决,精气乃绝。"人体的生理功能活动,以阴阳协调、平衡为健康的保证。老年以后,新陈代谢功能衰退,脏腑、气血的阴阳平衡失调,在生理上会出现多种衰老的征象。《素问·阴阳应象大论》载:"年四十,而阴气自半也,起居衰矣。年五十,体重,耳目不聪明矣。年六十,阴痿,气大衰,九窍不利,下虚上实,涕泣俱出矣。"从阴气亏虚描述了老年生理变化的特点。孙思邈《养老大例》载:"人年五十以上,阳气日衰,损与日至。"朱丹溪《养老论》也指出:"人身之阴,难成易亏,六七十后,阴不足以配阳,孤阳几欲飞越。""夫老人内虚脾弱,阴亏性急。内虚胃热则易饥而思食,脾弱难化则食已而再饱。阴虚难降则气郁而成疾。"以上分别从老年人阳气衰、阴不足两个方面论述了老人阴阳失调的生理变化特点。

人之气血阴阳在营养脏腑、维系其功能活动的过程中不断被消耗,又不断地从饮食物里得到生化和补充,老年以后,这种正常的生化供求关系便难以继续维持。因此,与小儿为"稚阴稚阳之体"相比,老年人就称得上是"残阴残阳之身"了。残阴残阳就是老年人的基本生理特点。这一基本生理特点直接影响着一切老年病的发生、发展和转归,有时甚至起着决定性作用。

3.易感外邪 老年人脏腑薄脆,精气匮乏,阴不能营守于内,阳不能卫护于外,适应能力和防御能力都比较低下,即所谓"腠理不密,卫外不固",容易感受外邪而发病,正如《养老奉亲书》所说"神气浮弱,返同小儿""易于动作,多感外疾"。主要表现为如下特点:

(1)易感阴邪:老年人正气虚衰,以阳气不足较为突出。阳虚不能温运气血,寒自内生,"阴得阴助",故外感常以寒、湿阴邪居多,再加上从化,因此,老年人风寒感冒、寒凝腹痛、寒湿吐下,以及寒痹、湿痹等阴邪引起的病证较多。

(2)微邪即感:老年人形体虚羸,不耐寒温,正常气候的变化也可成为致病的原因。《锦囊秘录》说:"虚为百病之由……正气弱者,虽即微邪,亦得易袭,袭则必重,故最多病,病亦难痊。"故临床每遇节气迭变之时,老年人患时令感冒、夏月中暑、秋冬喘咳等病的发生率都明显高于青年人,而且患病之后常常由急转慢,延久难愈。

(3)感邪深重:《医原纪略-风无定体论》记载:"邪乘虚入,一分虚则感一分邪以凑之,十分虚则感十分邪。"指出在一般情况下,正气虚弱的程度决定着感邪的浅深轻重。因此,老年人脏腑虚衰,气血不足,感受外邪时年龄越大,感邪越重,具有"感邪深重"且随龄递增的特点。临床上,年龄越大的老人,当感受外邪侵袭后,越容易在出现恶寒、发热、头痛、身痛等一般表证的同时,呈现既吐且利、大汗出、脉反沉或微细欲绝等心肾功能衰减的全身性虚寒证候。

4.情志不宁 老年人却由于心力渐退,肝胆气衰,疏泄和决断功能不力,思想意识和精神活动低下,加上政治、经济、文化、家庭、交际等多种社会因素的影响,对生活的兴趣、未来的寄托,以及精神刺激的耐受能力不如青壮年人,较容易产生异常情感,并为异常情志所伤而发病,临床表现为健忘、语言善误、寤寐失调、视听不稳、情志抑郁、性情不定等。《千金翼方》曰:"人年五十以上,日月不等,万事零落,心无聊赖,健忘嗔怒,性情变异……"《老老恒言》又载:"老年肝血渐衰,未免性生急躁,每至急躁益甚。"

老年人容易产生的异常情志,大体而言,主要有以下两类。

(1)性情不定:老年人与青壮年人相比,性格不够稳定,情绪容易变化,即所谓"性气不定"。老年人持有一定的经验,容易形成独特的心理模式。其情志态度、好恶习惯等常是经历的概括,容易表现得主观、自信,或保守、固执。当经验脱离实际,客观不能符合主观时,又会产生精神上的压力,表现为急迫、沮丧,或自卑、自怜而喜怒无常。《千金方》曰:"老年之性,必持其老,无有籍在,率多骄恣,不循轨度,忽有所好,即须称情。"《养老奉亲书》也提出老年人"形气虽衰,心亦自壮",但毕竟力不从心,当"不能随时人事遂其所欲"的时候,又"咨煎背执,等闲喜怒,性气不定,止如小儿"。

(2)情志抑郁:老年人与青壮年人相比,还容易产生忧、思、悲、哀、惊、恐等负性情感而情志抑郁。因为老年人经历了沧海桑田,酸甜苦辣,荣辱富贱,常常沉溺在回忆过去有留恋也有遗憾的情感之中,即使境遇顺利者,也难免"夕阳无限好,只是近黄昏"的感慨。如果境遇坎坷,家庭不和,志愿不遂,或疾病伤害,亲友死别,甚至天灾人祸,意外损伤,势必怨嗟烦恼,忧思悲哀或惊恐不定,产生所谓的"老朽感""孤独感""被遗弃感""忧郁感"甚至"死亡感"而表现得心灰意冷,郁郁寡欢,或爱唠叨,爱发脾气,或怕痛恐病,经常自寻烦恼,或猜疑他人,对他人的行为总爱追根问底。如果怀疑受到了别人的冷落挖苦,就闷闷不乐,甚至感到生不如死。正如《格致余论》所言:"夫老人内虚脾弱,阴亏性急……至于视听言动,皆成废懒,百不如意,怒火易炽。"老人忧思太过,所欲不遂,常多疑善虑,或悲伤哭泣,神情不安,夜不能寐。

老年人因年暮志衰而易伤七情。七情所伤不同于外感六淫之邪,先伤肌腠皮毛,而是直接影响脏腑经络功能,造成阴阳气血失调,即《灵枢·百病始生》所说:"喜怒不节则伤脏,脏伤则病起于阴也。"因此,老年人的情志变化直接影响着许多内伤疾病的发生和发展。有资料表明,精神情绪的不安和紧张,不但会使血压增高,也会使血中胆固醇含量过高。持续的精神紧张,可使肾上腺皮质类固醇分泌过多,抗体形成减慢,身体免疫力降低,内环境稳定性破坏,而容易发生许多疾病。临床上,过喜伤心,神散不藏而失眠、心悸,大怒伤肝,肝阳暴涨而中风昏仆、眩晕头痛、耳鸣耳聋、呕逆吐血,忧思悲哀,肺脾气塞,心气郁结而胸闷心痛、腹胀纳呆,甚至如痴如呆,发为癫疾,恐惧伤肾,神无所归而惊悸怔忡、失眠健忘、癫狂昏厥等,在老年人是屡见不鲜的。有的时候,大喜、大怒之类情志变化,甚至可以成为老年人猝死的原因。

5.易生积滞　老年人脾胃虚弱,易生积滞,容易出现食欲减退,受纳减少。此外,老年人牙齿松动,咀嚼困难,或儿孙孝敬,食纵口福,调养身体,进补无度,以及兴居怠惰、饮食不洁、偏食五味、嗜好烟酒等,也是积滞易停的不可忽略的原因。临床上经常出现口淡纳呆、脘胁疼痛、恶心呕吐、嗳腐吞酸、腹痛泄泻、腹胀便秘、痔疮下血等脾虚积滞的疾病。

二、老年病病理特点

老年病是在老年人脏腑渐衰,阴阳渐虚的基础上发展而来的,因此,"以虚为本"是老年病的根本病理特点。所谓"虚",是指以正气不足为主要矛盾的一种病理变化,包括了人体功能不足,抗病能力低下,内脏实质损害,以及营养物质匮乏等。正气在疾病过程中的作用是祛邪、抗邪、运化气血津液,以及修复损伤的机体。老年人发病过程中,正虚无力抗邪,则正邪相持而虚中夹实;无力运血化津,则血停为瘀、津凝为痰,而多瘀多痰为患;无力抗邪,则邪乘虚入而易传变;无力修复,则气血乏源而阴阳易竭。因此,虚中夹杂、易传易变、多瘀多痰和阴阳易竭是老年病的基本病理特点。这些特点对老年病的发展和转归常常起着决定性作用。

1.虚中夹实　老年人脏腑阴阳气血日渐虚损的生理特点决定了其病理特点是虚中夹实,主要包括腠理不密而易感外邪,年暮志衰而内伤七情,脾胃虚薄而内生积滞,以及阴阳衰残、内生邪气而引起的疾病。阳衰气耗,温煦失职,则生内寒、内湿;阴损血虚,不能潜阳,则生内热与内火。一方面是阴阳气血耗损,另一方面是寒湿火热羁留,构成"真气虚而邪气实"

的虚中夹实病理。老年病常见的各脏虚中夹实病理有:心气虚、心阳虚、心阴虚、心血虚与心脉瘀阻、胸阳闭阻、痰阻心窍或心火亢盛同在;肺气虚、肺阴虚与外邪犯肺、热邪壅肺或痰浊阻肺同见;脾气虚、脾阳虚与寒湿困脾或湿热壅脾相兼;肝血虚、肝阴虚与肝气郁结、肝脉瘀阻、肝阳上亢、肝风内动、肝火上炎兼夹;肾气、肾阳、肾阴虚或肾之阴阳两虚与下焦湿热、寒湿夹杂。至于脏腑之间的虚实夹杂病理,就更加复杂多变。

2.多瘀多痰　瘀血和痰饮在老年病发生发展中的作用不容忽视。《仙传四十九方》说:"气血一息不运,则壅瘀矣。"一方面,瘀血、痰饮是疾病发展的病理产物。老年人无论外感或内伤,脏腑亏损,可致气机郁滞,气滞血瘀,津停液聚,痰饮内生。另一方面,瘀血、痰饮又是致病的重要因素。根据其停留的部位不同,老年患者常产生头痛眩晕、胸痹心痛、脘腹胀痛、咳逆倚息、痴呆健忘、半身不遂、腹内癥积、两目暗黑、肌肤甲错、唇暗舌青,以及舌苔厚腻等。因此,历代医家都十分重视将活血化瘀方药应用于老年病,并取得较好疗效。其意在重视瘀血与痰饮在老年病过程中所造成的危害。老年病过程中常呈现出"多瘀多痰""痰瘀互结""多虚多瘀"的特点。

3.易传易变　老年人由于正气虚衰,脏腑薄弱,患病后较易传变,产生突变,各病之间相互影响具有一定的规律,或按五脏生克乘侮关系传变,即"五脏有病,则各传其所胜",或按脏腑表里互传,或临近脏腑相传,或经络直接相通的脏腑之间互传。主要表现为:一是外感逆传。外感病邪若不按一般规律由表而里依次递传,呈现暴发性突变的,称作逆传。逆传是疾病的一种特殊传变形式,原因是邪气太盛或正气太虚,特点是来势凶猛,病情危重。老年人由于真元亏损,阴阳衰残,若患外感温病,就比较容易发生"逆传"。如老年人患风温病,邪气可从卫分不经气分而直接传入营血,蒙蔽心包,以致在发病不久后就神志昏迷,临床须予以高度重视。二是脏腑传化。主要指病邪在脏腑之间的传变容易且迅速。《金匮要略·脏腑经络先后病脉证第一》谓"见肝之病,知肝传脾,当先实脾,四季脾旺不受邪,即勿补之",指明脏腑之间的传变规律是邪实正虚则传,邪实正不虚则不传。如肝为风木,主疏泄,气易郁结;脾为湿土,主运化,气常不足。当患郁证时,肝气郁结适逢脾气不足,则邪传脾脏,致使脾不健运而纳呆腹胀、嗳气吞酸,甚至呕吐泄泻。又如老年人局部感染很容易发展成全身性感染,或出现中毒性休克,并可传变为顽固的慢性过程。老年人长期卧床不起,可发生运动功能减退性疾病,出现肌肉萎缩、骨质疏松、压疮、静脉血栓形成和肺栓塞等。

4.阴阳易竭　残阴和残阳构成了老年病阴阳衰竭,甚至发生猝死或死亡的病理基础。《医门补要》说:"人至老年,未有气血不亏者。一染外感,则邪热蒸迫,使阳益衰而阴益涸。"《诸病源候论·卒死候》又说:"猝死者,由三虚而遇贼风所为也。三虚,谓乘年之衰一也,逢月之空二也,失时之和三也。人有此三虚,而为贼风所伤,使阴气偏竭于内,阳气阻隔于外,二气壅闭,故暴绝而死。"这些论述阐明了老年人触冒风邪后容易发生阴竭阳脱而猝死的道理。

临床上,老年人亡阴除多见于外感热邪逆传心包外,在高热、剧烈吐泻、大出血时,也常发生。患者多表现为身体干瘪,有低热,皮肤皱褶,目眶凹陷,手足不温,口渴喜冷饮,呼吸急促,唇舌干红,脉虚数或细数。老年人亡阳多见于素体阳虚者,罹患中风、真心痛、厥证、痉证、血证等内伤急症时邪盛而正不敌邪,或外感邪气直中三阴者,也有各种内伤久病,正虚而邪恋不解,终致亡阳者。患者多表现为肌肤冷汗,手足厥逆,神疲倦卧,脉微欲绝。

现代老年病学认为老年人储备能力明显降低,一旦负荷过重,即可诱发病态,并引起连锁反应而波及全身各个脏器。同时,原已勉强支撑的内环境稳定性即遭破坏,电解质与酸碱平衡紊乱、脱水、高渗性非酮性糖尿病、低血糖、急性肾上腺功能不全、弥漫性血管内凝血、重症心律失常等,成为猝死或死亡的原因。这些与中医论述老年病"阴阳易竭"的观点可谓是基本一致的。

第二节　老年病临床表现特点

人到老年,机体渐衰,正气虚弱,脏腑失调,抗御病邪能力降低,自我调节能力下降,易于生病,既病则易于传变,脏腑精气易损而难复。老年人的这些生理病理特点决定了老年病与其他年龄段临床表现有不同之处。

一、起病隐匿

与衰老密切相关的老年特发性疾病多为慢性病,呈现出起病隐匿、发展缓慢的特点。人体衰老是一种渐进过程,始于老年到来之前,如《灵枢·天年》云:"四十岁……腠理始疏,荣华颓落,发鬓斑白。"随着年龄的增加,衰老的外在表现逐渐显现。老年人脏腑生理功能日渐减弱,精血不断衰耗,阴阳气血的生理状态逐渐失去平衡,或为阴虚,或为阳虚,或因阳气虚弱而致阴精生化不足,或因阴精亏损而致阳气生化无源,进而阴阳两亏、多脏虚衰。此时,人之体质已明显下降,抗病能力明显减退,病变已在体内慢慢滋生,在相当长时间内病已成但无明显症状,无法确定其发病时间,如动脉硬化、骨质疏松症等。有的症状和衰老表现之间难以区分,往往被误认为自然老化,不被其本人、家属或医师所重视,如老年性痴呆早期表现的记忆减退、前列腺增生的尿频等,多在体检时或病情严重时方获确诊。

此外,一些老年期多发病如糖尿病、高血压病、高脂血症、肿瘤等也呈现出起病隐匿、发展相对缓慢的特点。

二、症不典型

人到老年,机体对内外环境变化的适应能力减退,正气抗邪能力下降,故患病后常缺乏典型症状和体征。如老年性肺炎,起病时可以没有畏寒、高热、咳嗽而表现为食欲差、精神不振、尿失禁等症状,白细胞计数也可无明显升高。又如老年糖尿病,不一定出现"三多"症状,相反会食欲不振。正因为老年病症状不典型,容易发生误诊、漏诊,因此,对于老年患者必须详问病史,仔细查体,进行必要的理化检查,密切观察病情变化,以期正确诊断和及时治疗。

老年病的发生发展过程中常呈现伤正、传变、内闭、外脱等特点。由于老年人个体差异较大,疾病相同可能转化不同。如同为外感风热,有的老年人素体阴虚,既病则易传心营而致昏迷诸症;有的素体阳虚,既病之后易陷三阴而呈现虚脱证。又如老年人心肌梗死,可仅表现为乏力、头晕、情绪不稳或轻度胸闷气急,常被漏诊;也可表现为突然不适,昏厥,面色苍白,而发生心阳暴脱危重症。此外,老年患者因虚而留有宿邪,易招他邪,两邪相客则病情复杂、多变,如喘家外感,极易引动内伏痰饮而发展为寒热夹杂、虚实相间、变化多端的复杂病情。

三、多病相兼

由于老年人脏腑功能均趋减退,因而一脏有邪,他脏受累者逐渐增多。现代医学也认为老年人患病不仅并发症多,而且具有多系统发病,甚至单个脏器同时存在多种病理改变的情况。据调查,老年患者每人患 3~5 种疾病。临床上,老年人同时患有数种不同的疾病,其基本病理或相似或截然不同。它们互相交织,互相影响,造成病证的阴阳表里、寒热虚实、脏腑经络和营卫气血变化错综复杂,主次难分,规律难寻。如老年人同时患有喘证、心痛、眩晕、消渴病、水肿等病的情况很常见。中风病患者发前多有高血压、糖尿病、动脉硬化等,患病后多遗留口眼歪斜、失语、半身不遂等后遗症;同时,中风后又可引起中风后抑郁、痴呆等继发病变,有的患者可因长期卧床引起肌肉萎缩、肺部感染等并发症,不仅病程较长,不易恢复,而且容易复发,需要长期治疗。有些老年病的症状表现似与原来的疾病关系不大。如贫血患者并无明显头晕、气短、面色苍白,但可表现为无欲、消沉、失眠,甚至精神错乱等;甲状腺功能减退患者无黏液性水肿面容,仅有怕冷、便秘、疲倦、皮肤干燥,易误认是衰老的一般表现。甚至有些老年病还可出现与典型症状和体征相反的病理信息。如老年人患甲状腺功能亢进,不仅不多食,反而还厌食;患恶性肿瘤及其他严重疾病,红细胞沉降率数值却正常,而某些健康老人反升高至 35~40mm/h。

总之,由于老年人有与其他年龄段人不同的生理病理特点,因而其发病具有以上特点,临证时当善于辨识。

第三节　老年病辨证概要

老年病临床表现常常具有不同于其他年龄组疾病的证候特点,临床上对于老年病的辨证,常多种辨证方法综合运用,以脏腑辨证、虚实辨证为主,结合气血阴阳辨证。

一、脏腑辨证

脏腑是构成人体的一个密切联系的整体,五脏之间有生克制化的关系,脏与腑之间有互为表里的关系。老年人随着增龄,脏腑功能日益衰退,脏腑之间的协调变得极为脆弱,一旦发病,常累及多脏,或身兼数病,气血阴阳相互波及,虚实寒热参合更迭,病机演变尤为错综复杂。因此,对老年病进行脏腑辨证时,一定要从整体观出发,不仅要考虑一脏一腑的病变,还应该注意脏腑之间的联系和影响,这样才能把握病变的全局,抓住主要矛盾。

气和血是人体生命活动的动力和源泉,在生理上既是脏腑功能活动的物质基础,又是脏腑功能活动的产物。在病理上,脏腑功能发生病变也必然要影响到气血阴阳的变化,而气血阴阳的病变也要影响到某些脏腑。总之,气血阴阳的病变是与脏腑密切相关而存在的。

因此,老年病的脏腑辨证,应着重辨明脏腑气血阴阳之虚,兹就五脏常见虚证的辨证要点分述如下。各脏腑的实证请结合"虚实辨证"。

1.心

(1)心阳虚

病机概要:年老体衰,或久病体虚,或思虑伤神,劳心过度,致心气不足。

辨证要点:心悸,气促,心痛,舌淡苔白,脉细弱或虚大无力等,为心阳虚之主症,与面色㿠白、自汗、形寒等症参见。心悸的特点为心中空虚,惕惕而动,动则尤甚。气促的表现为阵阵发作,气短而息促,行动尤甚。心痛系暴作,并现肢冷,脉疾数而散乱,甚则口唇手足青紫晦暗。

（2）心阴虚

病机概要:思虑劳心过度,以致营血亏虚,阴精暗耗,阴不敛阳,心阳浮越。

辨证要点:心悸、心痛、少寐、心嘈、舌质淡红、苔少或舌下干赤等为心阴虚之主症。其心悸特点为悸而烦,惊惕不安。少寐多伴梦扰不宁。心嘈乃心中灼热似饥。此外,或见健忘、梦遗、盗汗、多疑善惑等症。

2.肝

（1）肝阴虚

病机概要:老年肾虚,水不涵木,肝阳上亢,虚风内动,或精不化血,肝血亏虚,经脉失养。

辨证要点:眩晕头痛、耳鸣耳聋、麻木、震颤、雀目、舌质干红少津、苔少、脉弦细数等为其主症。其眩晕、头痛为头目昏眩欲倒,不欲视人,昏而胀痛,绵绵不停。耳鸣、耳聋系逐渐而起,鸣声低微,经常不已,按之可减。麻木为肢体有不仁之感,抚之觉快。震颤为肢体肌肉瞤动,自觉或他觉发抖动摇,甚者四肢痉挛拘急,雀目为两目干涩,入夜视力大减,或成夜盲。此外,尚可见面部烘热、午后颧红、口燥咽干、少寐多梦等。

3.脾

（1）脾阳虚

病机概要:饮食生冷肥甘,或过用寒凉药物,以及久病失养,脾阳不振,运化无权。

辨证要点:面黄少华、脘冷或泛清水、腹胀、食入运迟、喜热饮、便溏、溲清利、舌淡、苔白、脉濡弱为其主症。或见肌肉消瘦、四肢不温、少气懒言等。

（2）中气不足

病机概要:素体气虚,或因劳倦过度,或因病久耗伤脾胃之气,升清降浊无权。

辨证要点:食欲不振、声低气怯、四肢乏力、肠鸣腹胀、大便薄溏而便意频、舌淡、苔薄白、脉缓或濡细等为其主症,或见肌肉消瘦、动则气坠于腰腹、脱肛等。

4.肺

（1）肺阴虚

病机概要:外感燥邪或肺痨邪毒,或久咳伤肺,气血亏损,以致肺阴不足,虚热内生,耗灼肺金。

辨证要点:咳呛气逆,痰少质黏,咯吐不利;咳而痰中带血,或为血丝,或见血块;潮热盗汗,午后颧红,少寐失眠;口干咽燥,或音哑;舌红少苔,脉象细数。

（2）肺气虚

病机概要:劳伤过度,病后元气未复,或久咳伤气,致肺气亏虚,失其温煦。

辨证要点:咳而短气,痰液清稀;倦怠懒言,声音低怯;面色㿠白,畏风形寒,或有自汗;舌淡苔薄白,脉虚弱。

5.肾

（1）肾阳虚

病机概要:老年肾气日衰,或大病久病,或劳损过度,肾气亏耗,命门火衰。

辨证要点:面色淡白,腰脊酸软,小便清长,或尿频、尿后余沥,甚则不禁;滑精早泄,阳痿;短气喘逆,动则尤甚,小便常随咳出;头昏耳鸣,形寒肢冷;舌淡苔薄白,脉虚弱。

（2）肾阴虚

病机概要:年老肾阴亏虚,或久病之后,或热病后耗伤肾阴,阴虚生内热。

辨证要点:形体消瘦,腰酸腿软,少寐健忘,头昏耳鸣,颧红唇赤,潮热盗汗,口咽干痛,小便黄,大便秘,舌红少苔,脉细或细数。

二、虚实辨证

老年病实证主要表现为邪实,如痰、瘀、风、热、湿、郁等。这些病证有时单独出现,更多的是伴随气血阴阳或脏腑之虚证出现,表现为虚实夹杂之证。

老年病由痰、瘀、风、热、湿、郁所致的,其病理多为本虚标实,临证时应分清标本虚实的主次。

1.痰证

病机概要:老年人以正虚为本,易感外邪。外邪袭肺,肺失宣降,肺津可凝聚成痰;饮食不节或思虑伤脾,脾失健运,则水湿凝聚成痰;年老肾衰竭或久病伤肾或劳欲伤肾,开阖不利,则水聚成痰。此外,老人情志不遂,气郁化火,煎熬津液也可成痰。

辨证要点:眩晕,头重如蒙,痰壅气急,胸胁闷痛,肢体麻木或震颤,或半身不遂,口眼歪斜,或结节、肿胀,苔腻,脉弦滑。

2.血瘀证

病机概要:久病多瘀,久病入络。老年人脾胃运化功能渐衰,气血生化乏源,气虚则无力鼓动血行而致气虚血瘀;情志不舒,肝气郁结,则气滞血瘀;久病生痰而阻遏气机,可致痰瘀互结;老年人阴血不足,血运滞涩,或阴虚火旺,灼血为瘀,皆可导致瘀证;老年人阳虚生内寒,寒性收引,气血滞涩,也可导致血瘀证;感受热邪,或过用温燥之品,灼血为瘀,也可致血瘀证。

辨证要点:血瘀证病程多较长,见身体某处疼痛,如胸胁痛、胃脘痛、头痛等,痛处多固定,且疼痛较剧烈,也可见出血、肿块,唇舌紫暗,舌下青筋显露、迂曲,脉涩。

3.风证

病机概要:老年人肾虚阴亏于下,肝阳偏亢于上,易生内风;老年人痰浊、瘀血、外感等病理变化皆易化热,热盛风动。

辨证要点:头晕目眩,四肢拘急、抽搐、肢麻、震颤、强直,甚至猝然昏倒,口眼歪斜,半身不遂。

4.火热证

病机概要:老年阴液亏虚,若外感热邪,或七情内郁,则可导致火热证,无论内生之火还是外感邪热,其主要病机皆为阳盛阴虚。

辨证要点:壮热,烦渴,大便秘结,小便短赤,咽干舌燥,甚或神昏窍闭,舌红苔黄,脉数。

5.水湿证

病机概要:常因老年人脾胃虚弱,运化无力,或饮食生冷、肥甘厚味、饥饱失常,损伤脾胃,运化失职,致津停不化,湿从内生。

辨证要点:泄泻,淋浊,水肿,脘腹不舒,纳谷不馨,厌食油腻,舌质淡,舌体胖,苔白腻,脉滑或濡。

6.气郁证

病机概要:年老脏气虚弱,常因情志失调,或所愿不遂,或恼怒忧思,或悲愁恐惧而致肝失条达,气机郁滞。气郁日久,可化火、酿痰、成瘀,加重脏腑功能失调。

辨证要点:心情抑郁,情绪不宁,或易怒喜哭,或伴胁肋胀痛,或咽中如有异物梗阻,失眠多梦,舌苔薄白或薄腻,脉弦。

第四节　提高老年病临床疗效的思路与方法

一、辨病与辨证结合

中医学的辨病与辨证,是从不同角度对疾病本质进行诊断和治疗。临床若能将辨证与辨病有机地结合起来,则可深化对疾病本质的认识,使诊断更为全面、准确,治疗才更有针对性、全局性,才有可能取得较好的治疗效果。

1.辨病为先,以病为纲,把握病证的演变规律　每一种疾病都有各自的特殊本质与演变规律,即有病因可查、病机可究、规律可循、治法可依、预后可测,所以,辨病是对任何疾病的诊断不可缺少的内容。临床上若能明确辨病,即可根据该病的一般规律,把握该病的全局。

疾病的种类虽然纷纭万千,病情虽然复杂多变,但通过辨病,便可抓住辨证的纲领,缩小辨证的范围,减小辨证的盲目性。因为病的本质一般决定着证的表现和变动。徐灵胎说:"证者,病之所见也"。疾病有一定的发展变化过程,在此演变过程中,由于受各种因素的影响,可以出现不同的证,但这些证不是固定不变的,而是随着病情的变化而变化,而每一种病的证基本上是固定的。因此,以病为纲,在诊断思维上可起到提纲挈领的作用。正如朱肱《南阳活人书》所说:"因名识病,因病识证,如暗得明,胸中晓然,无复疑虑,而处病不差矣。"

2.辨病为主,指导病证治疗　每一种疾病都有各自的病因病机、传变规律和预后转归,具有各自的本质和特点,故在治疗上也应有所区别。同病虽可以异治,但无论证型有何差异,既然是一个病,那么在辨证施治的同时,必须针对病进行治疗。

以辨病为主所进行的专方专药治疗,是中医学术发展和中医临床的一个重要内容,徐灵胎《医学源流论》指出:"欲治病者,必先识病之名……一病必有主方,一病必有主药。"说明对不同疾病可用相应的专方专药治疗。早在50年代,就有中医专方治疗乙脑的大样本病例报告。60年代出现了更多的专方,如黄芪建中汤治疗胃溃疡、双解素注射液治疗流行性脑炎。70年代开始了慢性支气管炎、支气管哮喘、冠心病等中医治疗的研究,其中较为成功的有温阳片对支气管哮喘的预防作用、冠心Ⅱ号控制心绞痛发作、抗心梗合剂降低心肌梗死病死率等。80年代以来,由于广泛开展肿瘤及老年医学和急救医学的辨病专方研究,专病专药已成为现代中医临床发展的主流与方向。

3.从病辨证,认识深化,提高疗效　每种疾病的全部病变过程可分为不同的阶段,每个阶段的病状、病性等不尽相同,不同的患者,其病情的表现、转归也可能有所不同,因此,辨证诊断同样是十分必要的。尤其是在疾病的初期阶段,或病情表现尚不够明显之时,更是如此。因此,对病种的确定有时并不容易,此时若能准确地辨证,便可抓住疾病当前的主要矛盾,辨别当前阶段的病因、病性与病位,从而及时进行治疗。这样有利于疾病的好转,并可佐证、加深医者对疾病本质的认识,有利于对疾病的诊断。这是由于"证"的变化,即各阶段病机的变化过程,可反映"病"的基本特点和传变规律。故邓铁涛教授在《辨证论治》一文中指出:"辨病不同之点是:按照辨证所得,与多种相类似的疾病进行鉴别比较,把各种类似的疾病进行鉴别比较,把各种类似的疾病的特征都加以考虑,因而对患者的证候进行一一查对,在查对的过程中，便进一步指导了辨证，看看有没有这种或那种疾病的特征，再把类似的疾病一一除掉，而得出最后的结论。在得出结论之后，对该病今后病机的演变，心中已有一个梗概，在这个基础上进一步辨证，便能预料其顺逆吉凶；而更重要的是经过辨病之后，使辨证、辨病、治疗原则与方药结合得更加紧密，以达到提高治疗效果，少走弯路之目的。从辨证—辨病—辨证，是一个诊断疾病不断深化的过程。"

4.辨病辨证，中西医结合 关于辨病，是辨传统的中医的病，还是辨现代医学之病？目前，这两种辨病方法共存。但传统病名概念模糊，有以病因命名的，有以病机命名的，有以脏腑命名的，有以症状命名的，还有以节气命名的，难以全面、准确地反映疾病的本质。从现代医学的观点看，许多传统中医的病只是症状，而不能作为对疾病的诊断，而现代医学对绝大多数疾病的诊断，在病因、病理、诊断及鉴别诊断方面都已达到了相当高的精确度，在很大程度上反映了疾病的本质。笔者则倾向于辨西医之病，辨中医之证，中西结合，从而建立起一套以辨病论治为主体的诊断模式，这才是实现中医现代化的必由之路。所谓辨病，就是应用现代医学的科学诊断方法，对疾病明确诊断；所谓辨证，则是运用中医学的基础理论辨明疾病是何种证型。这种辨病与辨证相结合的方法，在临床上能充分发挥中西医两种不同的诊断与治疗方法的长处，有利于提高临床诊疗水平，有利于学术交流和科学研究，有利于将中医学在长期医疗实践中创造出来的正确理论和丰富经验同现代医学科学有机结合起来。辨病与辨证两种方法各有所长，只有互相有机结合，才能发挥中西医各自的长处。从这一点出发，就需要对现代医学所诊断出的疾病的发展过程和主要临床表现用中医理论加以认识和阐述，从中归纳出反映疾病本质的若干证型。辨证能做到具体问题具体分析，在疾病发生发展的不同阶段抓住主要矛盾，从而采取针对性较强的治疗措施。在辨病与辨证相结合方法指导下的处方用药，原则上应该既符合中医学传统的辨证论治体系，又要考虑到现代医药学对中药的研究成果，即用中西医结合理论指导处方。

5.古今结合，拓宽视野 中医辨病应吸收现代先进的理化检查方法，拓宽自己的诊断视野，在中医理论的指导下，去分析认识观察到的新内容，从中医角度揭示贯穿于疾病始终的内在规律，探求疾病内在的病因病机、传变规律。史大卓先生曾对此提出4个途径：①运用中医自身理论体系，认识疾病发生发展过程中的基本病理改变，在此基础上总结出自己的治疗规律。如脑血栓形成，血栓形成、血液黏稠度高，可归属于"血瘀"范畴；②根据病变部位认识病因病机。如对再生障碍性贫血，因其病发部位在骨髓造血干细胞，中医根据肾主骨生髓的理论，应用补肾药治疗；③根据发病特点认识疾病的病因病机。如对急性病毒性肝炎，根据其发病快、易传染的特点，中医认为其病毒属"疫毒"，其病位在肝，应采用疏肝柔肝、清热解毒之法治疗；④根据微观生理病理改变认识中医"证"的阴阳消长变化的物质基础。

二、注意治法的选择

老年病的治疗方法有中医治疗法、西医治疗法、内治法、外治法四大类，具体方法则千变万化，不一而足。至于如何选择，笔者认为应注意以下几个问题。

1.急则治标，中西结合，取长补短 从现状分析，无论中医、西医都不是完善的科学，他们各有所长，也各有所短。既然中西医的目的只有一个，即治病救人，那么就应该摒弃门户之见，互相取长补短。所谓山不厌高，故成其大；水不厌深，故成其广。"中医治病，西医救命"，群众的评价是有一定根据的，说明中医在急症的诊治方面面临着严峻的问题。虽然近几年,中医制剂有了很大发展,如参附注射液、生脉注射液、黄芪注射液、复方丹参注射液、脉络宁注射液、清开灵注射液等急救针剂,速效救心丸,以及喷雾制剂等不断问世,但其药理作用尚待进一步探讨,其作用速度相对缓慢,对心力衰竭,心脏骤停、休克等急危重症的抢救效果和速度均不如西药。因此,在抢救患者时,应急则治标,中西结合,先挽救生命,为下一步的治疗带来可能。

2.缓则治本,病证结合,发挥中医特色 在老年患者度过危险期后,病势转化之时,以及面对一些慢性病时,应以治本为主,充分发挥中医特色,辨证论治。先辨病,后辨证,再通过辨证验证辨病的过程,这是符合辩证唯物主义认识论的一个方法。辨病是前提,只有明确诊断,才有可能针对性地论治。如急性心肌梗死患者,有以头痛为主症者,有以腹痛为主症者,甚至有以牙痛、肩肘等关节疼痛为主症者,若不用心电图、酶学检查而明确诊断,仅以主症来辨证论治,很有可能误诊误治。对急性腹痛患者,如不进行腹部透视、血液生化等检查,就难以确诊为何病,辨证论治的效果就可能缺乏针对性,治疗效果就差。对某些急性中毒昏迷的患者,无法按部就班进行四诊,若不进行毒物测定或有关的实验室检查就无法进行针对性治疗。可见,通过辨病明确诊断是辨证论治的前提。

发挥中医特色,辨证论治与吸取现代医学科学的诊断、治疗方法并不矛盾,而是相辅相成的,是时代的需要,是中医学自身发展、完善、进步的需要。任何一门学科的兴衰主要取决于其自身能否适应时代的需要,能否不断地吸取科学的新知识、新方法、新成果、不断地更新自我,不断地发展,紧扣时代的脉搏,不断发现新问题,解决新矛盾,不断地增强自身的生命力和竞争力。中西医结合,中医现代化势在必行,要从理论上不断更新,不断吸取现代医学的科学方法、科学理论,来丰富、完善中医学理论,发展中医学,绝不能为保持中医特色而抱残守缺,故步自封。

3.多法并用,综合治疗,提高疗效 对老年病的治疗方法多种多样,有中医疗法、西医疗法、内治疗法、外治疗法等。由于老年病多以慢性病和疑难病为主,故应多法并举,综合治疗,方可提高疗效。如对老年骨性关节炎,笔者用西药安络痛等内服,外贴金不换膏,疗效理想。老年脑血管意外,在早期应中西药并用,积极抢救,争取度过危险期,并尽早开展针灸治疗,在恢复期应中西药并用,针灸和功能康复相结合,可以降低致残率,使患者早日康复。

第五节 老年病基本治则及用药特点

老年病的治疗原则及用药特点是由老年人的体质特点及老年病的发病特点所决定的。大凡老年人,正气不足者多,均有不同程度的脏腑功能低下、阴阳失调、气血不足之状况。《寿亲养老新书》云:"上寿之人,血气已衰,精神减耗","大体老人药饵,正是扶持之法,只可用温平、顺气、进食、补虚,中和之药治之"。可谓一言中的,十分中肯。叶天士治疗老年病重在调补脾胃,"尤以急护真阳为主","高年不敢过清过消,保真为要,切忌滋腻碍胃,刚燥损胃"。这些经验对老年病的治疗具有一定的指导意义,值得借鉴。

一、基本治则

(一)常规治疗

1.中医治疗 及时而正确的治疗,是辨证论治的基本要求,是诊治疾病的最终目的。辨证治疗应包括治疗原则和治疗方法。治则是用以指导治疗方法的总则,治疗方法是治则的具体化。

（1）治疗原则

1）平调阴阳,整体论治:老年病的发生是阴阳的平衡遭到破坏,出现偏盛偏衰的结果,故对疾病的治疗,应如《素问·至真要大论》中所指出:"谨察阴阳所在而调之,以平为期"。而平调阴阳,补偏校弊,恢复阴阳新的相对平衡,促进阴平阳秘,是临床治疗的根本法则之一。

所谓平调阴阳,作为治则而言,不外损其有余、补其不足两个方面。损其有余,即去其阴阳之偏盛,即对阴或阳一方过盛有余的病证所采取的治疗原则。如对"阳盛则热"的实热证,应"治热以寒",即用"热者寒之"的方法,以清泻其阳热;对"阴盛则寒"的寒实证,则应"治寒以热",即用"寒者热之"的方法以温散其阴寒。但对《素问·阴阳应象大论》中提及的"阴胜则阳病,阳胜则阴病"者,则当兼顾其不足,配合以扶阳或益阴之法。补其不足,即补其阴阳的偏衰,也就是对阴或阳的一方不足的病证所采用的治则。叶天士认为老年病的发生与阳明脉衰、下元肾虚有关。老年人适逢七七、八八之会,肾气虚衰、天癸数尽,故尤多疾患,治疗当以扶阳、滋阴为主。但老年人往往阴阳双亏者多,且阴阳又常相互转化,故张景岳在《景岳全书·新方八略》中云:"此又阴阳相济之妙也。故善补阳者,必于阴中求阳,则阳得阴助而生化无穷;善补阴者,必于阳中求阴,则阴得阳升而泉源不竭。"

阴阳是辨证的总纲,疾病的各种病理变化均可以阴阳失调加以概括。因此,诸如解表攻里、越上引下、升清降浊、寒热温清、虚实补泻、调和诸脏、气血及营卫等均应属调整阴阳的范畴。

整体观念是中医学的一个重要特色,因此,在治疗时也应整体论治,这对老年病的治疗尤为重要。所谓整体论治,就是要求在治疗过程中,把人体各脏腑、组织、器官视为一个整体,而将局部病变看作整体病理改变的一部分。因此,立法选方,既要注意局部,更须重视整体,通过整体调节以促进局部病变的恢复,达到阴阳平衡之目的,这就是整体论治的精髓。老年人由于机体衰老、脏腑功能虚弱,大多是杂病缠身,故在治疗时要通盘考虑,做到整体论治,切不可顾此失彼,导致病情恶化,甚至造成患者死亡,对此应予以足够的重视。

2）调整脏腑,协调功能:人体是一个有机的整体,脏腑之间在生理上是相互协调、相互促进的,故在病理上则是相互影响、相互制约的。当某脏腑发生病理改变时,常会影响别的脏腑的功能。老年人脏腑衰弱,处于非常低的平衡状态,一旦某脏或某腑发生病变,更易影响别的脏腑功能,甚至使整个机体功能发生紊乱。故在治疗老年病时,不应仅仅考虑某一个病变的脏或腑,而应调整各个脏腑间的功能。所谓"见肝之病,知肝传脾,当先实脾",即是此意。如肺的病变,既可因本脏受邪而发病,也可因心、肝、脾、肾及大肠的病变而引起。如因心气不足、心脉瘀阻,导致肺气失降的咳喘,治当以温通心阳为主;因肝火亢盛,木火刑金所致的咯血,则应泻肝肃肺;因脾虚湿聚生痰,痰湿壅肺,以致肺失宣降的咳喘痰多,治宜健脾燥湿,培土生金;因肾阴虚不能滋肺,肺失津润而致干咳、口咽干燥,则应滋肾润肺;因肾不纳气,肺气上逆的气喘,应以补肾纳气为主;若因大肠热结,肺气不降所致的气喘,则宜通腑泄热为主。又如脾脏病变,除本脏病变外,也可由肝、心、肾及胃等病变引起。肝失疏泄,而致脾失健运者,治宜疏肝健脾;脾土虚,则肝木乘之,治宜扶土抑木;命火不足,火不生土,泄泻食欲缺乏,治宜补火生土,温肾健脾;胃失和降致脾失健运,则应着重调和胃气,以促进脾胃升降功能的协调。同样,对于其他脏腑的病变,也应根据各脏腑生理上相互联系、病理上相互影响的规律,积极调整各脏腑之间的关系,使其功能协调,才能收到理想的治疗效果。

3)调理气血,恢复协调:调理气血的原则为"有余泻之,不足补之",从而使气血关系恢复协调。

气能生血:气旺则血生,气虚则生血不足,可致血虚,或气血两虚。治疗应以补气为主,兼顾补血养血,而不能单纯补血。

气能行血:气虚或气滞,可致血行减慢而瘀滞不畅,是为气虚血瘀或气滞血瘀。治宜补气行血或理气活血化瘀。气机逆乱,则血行也随之逆乱,如肝气上逆,血随气逆,则常可导致昏厥或咯血,治疗则宜降气和血。

气能摄血:气虚不能摄血,可致出血的病证,治宜补气摄血。

血为气母,气为血帅,故血虚气亦虚,血脱者,气随血脱。治疗应根据血脱先益气的原则,急宜补气固脱。

4)明辨标本,权衡缓急:"治病必求于本"和"急则治其标,缓则治其本"是中医学辨证论治的重要原则之一。

《素问·至真要大论》指出的"逆者正治,从者反治",是治病求本原则的具体运用。正治是逆其证候性质而治的一种常用治疗法则,又称逆治。本法则适用于疾病的征象与本质相一致的病证。如"寒者热之""热者寒之""虚则补之""实则泻之"等。正治法是临床上最常用的治疗方法。反治是顺从疾病假象而治的一种治疗方法,又称从治。本法主要适用于疾病的征象与本质不一致的病证,而实质仍是"治病求本"。如"热因热用""寒因寒用""塞因塞用""通因通用"等。

临床治疗时,若患者抵抗力弱,则患病多较急,甚至险象环生,在某些情况下标病甚急,如不及时解决,可危及患者的生命或影响疾病的治疗,此时则应采取"急则治其标,缓则治其本"的法则,具体如下所示。

急则治其标:就表里缓急而言,一般宜先表后里,但如里急者,则又急当救里;就病证先后而言,一般先治新病,后治宿疾;就病情缓急而言,应根据孰急而定治标治本。对中风昏厥者,当先通关开窍,促进苏醒,后治其病。急则治标,多为权宜之计,待危象缓解,则应转为治本,以除病根。

缓则治其本:对老年慢性病或急性病恢复期尤为重要,如老年慢性支气管炎,其本多肺、脾、肾虚衰,其标为痰湿内生,致肺失宣肃,故治疗之时不应用一般的化痰止咳法治其标,而应用补肺、健脾、益肾之法治其本,这在老年慢性支气管炎缓解期具有重要的意义。在老年肺炎恢复期,则应益肺养阴以治其本,尽可能恢复肺的功能。

在运用急则治其标、缓则治其本的过程中,切不可绝对化。须知,急时何尝不需治本?如亡阳虚脱而急用回阳救逆之法就是治本;大出血之时,气随血脱,急用独参汤益气固脱,也是治本。缓时又何尝不可治标?如对脾虚气滞的患者,也可先理气消导治其标,再缓图补脾治本。

标本兼治:老年之人,身体本虚,一旦患病,多属正虚邪实,故应当顾及邪正双方,做到标本兼治,方可收到较好的疗效,但须注意,标本兼治之时应视具体病情而有所侧重,或重于标,或重于本。

标本缓急的治疗法则,既要有原则性,又要有灵活性。临床应用之时或治本,或治标,或标本兼治,应视病情变化而定,但最终目的是要抓住疾病的本质和主要矛盾,做到"治病必求于本"。

5)扶正祛邪,调补为要:疾病的过程就是机体的正气与致病邪气不断斗争的过程,所以扶正祛邪是指导临床治疗的一个重要法则。

老年病论治,首当补虚扶正。虚既是引起衰老的原因,又是导致老年病的基础。衰老是由阳明脉衰、肾气不足、五脏皆虚,阴阳失和所致,老年病大多以正虚为主,故在治疗中应注意培补脏腑,尤其是培补脾肾,首顾胃气,这与疗效好坏有直接关系。岳美中教授提出的补虚法则,值得借鉴。如平补法,即用药要平和,适用于老人保养及虚弱患者;清补法,即补而兼清法,用于湿热病后期阴液耗伤者;温补法,用于阳虚之人,由于老年患者阳虚者多,故此法最为常用;峻补法,即用高效、速效补药,挽其垂危,或用味厚之药,填精补髓;食补法,即通过饮食而滋补强壮。

总之,补虚扶正是治疗老年病的根本大法。但要认真辨证,综合分析虚实情况;周密观察,详细分析患者体质;循序渐进,不可操之过急,处方讲究法度,要做到补而有泻,有升有降,有塞有通,有开有阖;要做到补而不滞,滋而不腻,守而不塞,以防止补虚太偏。

6)动态观察,分段论治:由于疾病的过程是由不断变化发展与相对稳定的阶段组成,所以在疾病的发展变化期,我们要用动态的观点来观察、分析和处理疾病。而疾病的阶段性,不仅反映病情的轻重、病势的进退等特点,还揭示出病机的变化,可作为更方易药的依据。所以,动态观察病情变化,分阶段辨证论治,是中医学辨证治疗的一个重要原则。如外感病初期,邪气未盛,正气未衰,病情轻浅,可急扬之使去,治宜发散祛邪;进入中期,病邪深入,病情加重,更当着重祛邪,减其病势;转为后期,邪气渐衰,正气未复,或继续祛除余邪,或着重扶正以祛邪,使邪去正复,获得治愈。

老年内伤杂症在初起之时,一般不宜峻猛药物;进入中期,患者大多正气已虚,治当轻补;或有因气、血、痰、火郁结而成实证,则应攻补兼施,通补并用;及至末期,久病成损,则宜调气血,养五脏,复正气。如癥瘕之论治,初起积未坚,治宜消散;进入中期,所积渐坚,则治宜软坚;转入后期,正气已虚,则宜攻补兼施,以补养为主。诚如《医学心悟》所云:"积聚癥瘕之症,有初中末三法焉。当其邪气初客,所积未坚,则先消之而后和之。及其所积日久,气郁渐深,湿热相生,块因渐大,法从中治,当祛湿热之邪,削之软之,以抵于平。但邪气久客,正气必虚,须以补泻叠相为用"。又如脑血管意外初期,治当醒脑开窍,促其苏醒,保全生命为要;中期则应依其辨证,分清虚实,补虚祛邪而以祛邪为主;后期则宜扶正,以恢复功能为主。

7)未病先防,治养结合:《黄帝内经》提出的"不治已病治未病,不治已乱治未乱……夫病已成而后药之,乱已成而后治之,譬犹渴而穿井,斗而铸锥,不亦晚乎!"其精神实质就是运用中医学的养生之道,健身防老,预防疾病。其中包括顺应四时变化,形神合炼,摄生防病等内容。早防疾病包括早期发现、早期诊断、早期治疗,也是治未病的内容。在老年人患病之后,要注意其脏腑盛衰变化,防止或阻遏病情的发展传变,这是治未病的重要内容,也是老年病治疗能否获效的一个重要措施。

老年病多属慢性病,非朝夕可愈,要充分调动患者的主观能动性,保持乐观向上的精神,树立战胜疾病的信心,注意情志调理,令其积极配合治疗。此外,老年患者的自身调养也十分重要,所谓"七分治疗,三分调养",对老年患者尤应采取心理治疗、气功、针灸、按摩、饮食等方法进行全面调养,方可促使患者恢复健康,巩固疗效。同时,还要把治疗与护理结合起来,充分认识调养护理在治疗老年病中的重要作用,特别要注意患者的精神、起居、饮食等日常生活护理。如对风寒表证的患者,在予其解表发汗药之时,在护理上,不仅应避免患者再受风寒,且应酌加衣被,给予热汤、热粥,促进发汗;若对里实热证的患者,在护理上则应注意多给清凉冷饮,保持室内通风,适量减少衣被,保持大便通畅,或以擦浴降温等。在配合药物治疗时要采取一切积极的物理疗法,以增强治疗效果。

8)三因制宜,灵活变通:人是一个有机的整体,外与天地相应。因天时有春温、夏热、秋凉、冬寒之气候变化;地域有东西南北、寒温燥湿之不同,这些因素都必然要影响人的生理病理状况。而人又有男女、强弱盛衰的体质差异,在感受病邪后的发病与转归也各不相同,特别是老年人的体质差异更大,疾病变化复杂,预后转归难料。因此,在临床治疗中要从天时、地理、体质等全方位考虑分析,在立法、选方、遣药时予以区别对待,即因时、因地、因人制宜,才有可能收到比较好的治疗效果。

(2)治疗方法:治疗法则必须通过具体的治疗方法和治疗手段来体现。老年病范围十分广泛,病种繁杂,加之病因病机不同,临床表现各异,故临床时必须强调"观其脉证,知犯何逆,随证治之"的辨证论治精神。又因老年人各脏腑系统及功能减退,具有多虚、多瘀、多痰,本虚标实,虚实互见的生理病理特点。因此,又应将扶正祛邪、通补兼施的原则贯穿于老年病治疗的始终,做到随机变法而不失规矩,原则性与灵活性有机统一。

虽然老年病的治疗方法十分丰富,但是其具体治法的确立应当以中医学辨证论治的原则为指导。老年病的治法虽然繁杂多样,但不外乎内治法、外治法和饮食疗法三种,现简述如下。

1)内治法:中医学的治疗方法,尤其是药物疗法,几千年来积累了丰富的临床经验。一般归纳为汗、吐、下、和、温、清、消、补八个方面,称之为"八法",又称治疗八法。

2)外治法:外治法是指运用药物、器械和手术等,直接作用于体表某些特定部位或病变部位,以达到治疗疾病的一种治疗方法。它的内容十分丰富,既包括中医学传统的外治疗法,如针灸、外敷、喷药等,又包括传统医学与现代高新技术相结合创造出的各种新外治疗法,如运用机械、激光、电磁、超声、射线、微量元素等进行治疗的方法。外治法具有手段多样性、适应范围广、不良反应小、简便廉验等特点。

3)饮食疗法:饮食疗法是中医学与营养学相互结合的一门科学,是中医治疗学的重要组成部分。饮食疗法历史悠久,早在《黄帝内经》中便有"食养"一词,又有"药以去之,食以随之"的论述,此为饮食疗法奠定了理论基础,《素问·脏气法时论》云:"毒药攻邪,五谷为养,五果为助,五畜为益,五菜为充,气味合而服之,以补精益气。"饮食疗法,又称"食疗""食治"。自古"药食同源",众多食物如生姜、大枣、海参等,既是食物,又是药物。

饮食疗法可除邪气、保正气,为治病及病后的身体调养提供可靠的保障,但对食物的选择,尤其对病时食物的选择必须注意以下几个方面的问题。

第一,要辨证施膳。中医学辨证施治的理论,也是食疗学的理论依据。只有运用辨证的方法及施治的原则,选食配膳,才能取得满意的疗效,即"辨证施膳",所选择的食物应与治疗用药相互一致,或相互辅佐,以增强疗效,相得益彰,诚如《千金要方》云:"夫食能排邪而安脏腑,悦神爽志以资血气,若能用食平疴,释情遣疾者,可谓良工矣"。因此,对老年人无论是补益延年、养生保健,或是病中、病后调理,均应根据患者的体质、病位、病情及地理等因素,扶正祛邪、补虚泻实,调整阴阳气血,做到辨证施膳,才能取得满意的治疗效果,否则,将有可能犯"虚虚实实"之诫。《本草求真》云:"食物人口,等于药之治病同为一理,合则于人脏腑有益,而可却病卫生,不合则于人脏腑有损,而即增病促死"。

第二,要了解食物的四气、五味。为了辨证施膳,就必须了解食物的四气五味、寒热属性,并针对不同性质的疾病进行恰当的选择配膳,才能发挥宣、通、补、泻、轻、重、滑、涩、燥、润等多方面的作用。食物的四气,一般分寒、热、温、凉,凡是能减轻或清除热证的食物为寒性或凉性,如肉类中的兔肉,蔬菜中的黄瓜、菠菜、苦瓜,水果中的西瓜、梨等;凡是能减轻或消除寒证者则属热性或温性,如肉类中的鸡肉、羊肉,菜类中的韭菜、油菜,果类中的桃、橘子、椰子等。温热性质的食物大多具有温中散寒和补气助阳的作用,用治寒证,例如常用姜糖饮治风寒感冒。寒凉性质的食物大多具有清热、泻火、解毒之功,常用治湿热病证,所以,食物的四气概括了食物的性质,是辨证施膳的重要依据。所谓五味,即酸、甘、苦、辛、咸,与中药五味的性质和作用基本一致,也是辨证施膳的依据之一。

第三,要合理地调配食物,其原则是粗细粮配合、肉菜结合、干稀搭配,保持食物自然的色、香、味,且易消化吸收。同时要饥饱有度,饮食有节,切不可认为某种食物对自己有益,即饱食无度,急于取效,却不知,过则无益,反而造成脏腑功能失调而引起某些疾病。如多食辛则气散,多食甘则壅塞,多食酸则痉挛,多食苦则滑泻,多食盐则气血凝涩。所以在组方配膳时则宜多样化,依据辨证施膳的原则,按照食物的性味功能合理搭配,使之成为调整人体脏腑阴阳、气血盛衰、寒热虚实的食疗品。在食物的气味调配上,相同性味配伍固然可以增强疗效,然而,不同性味的食品合理相配可以相辅相成,减少不良反应,提高食疗效果。如甘味可以补益和缓,主治虚证,但多滋腻,有助邪、恋邪、碍胃之弊,若佐以辛味之品则可达到补而不腻的作用,做到"补中有行,补中有散"。

总之,食疗在防治疾病、调补虚损、增强体质、养生健体等方面发挥着重要作用,以之辅助治疗多种老年病有较好的疗效。

2.西医治疗 老年病是复杂多样的,每一种疾病都有其具体的治疗原则和治疗方法。但概括起来不外病因治疗、病理解剖治疗、病理生理治疗和康复治疗四个大原则。

(1)病因治疗:是在查明疾病原因的基础上,采取相应的治疗手段和措施,消除致病因素对机体的侵害,达到治愈疾病、康复机体的目的。这是治疗疾病的根本原则,中医学所谓"治病求本"亦即此意。

病因治疗的前提是明确病因。因此,我们在临床上必须详细询问病史,认真进行体格检查,有目的、有选择地进行必要的特殊检查,仔细地观察病情变化,准确地判断致病原因,为治疗提供可靠的依据。针对病因的治疗,一般可收到比较理想的疗效。如对各种感染性疾病进行治疗时选用敏感抗生素,大多可收到立竿见影的效果;对贫血性心脏病患者纠正其贫血;对急性中毒患者迅速清除其毒物等。但对有些老年病,即使积极治疗病因也不能逆转其已形成的损害,或只能预防病变的发展,因为有些疾病在始动原因的作用下,一旦发生就是一个恶性的、连续的循环过程,造成组织器官、组织、细胞的实质性的、病理性、功能性的改变。此时,即使去除病因也难以阻断病情的发展,消除病理损害。例如,对高血压病如果控制不佳,可造成脑、心、肾等许多脏器的损害,引起脑出血、高血压性心脏病、肾衰竭等,此时即使将血压降至正常水平,也难以使这些已受损的器官恢复。近年,随着治疗手段的不断发展,也使过去不能消除的病理损害成为可能。如近年用电能、冷冻或激光消融心肌内折返或异位兴奋病灶的方法治疗异位快速心律失常,也可起到消除病因的作用。

(2)病理解剖治疗:是采用机械的、化学的、光学的等各种手段,消除疾病过程中所形成的解剖学上的病理改变,从而达到治疗或缓解病情的目的。

用外科手术可以达到纠正病理解剖改变的目的。当病因已去除,其影响已基本消失后,外科手术也可达到根治目的。如对阑尾炎、胆囊结石和息肉等,只要切除后即可根治。对老年血管病变包括冠状动脉病变,可施行病变部位介入性手术治疗,如腔内球囊扩张,记忆合金网状支架植入,粥样斑块的激光或超声消融、旋切或旋磨消除等;也可用外科手术治疗,如动脉内膜剥脱术、切除病变段后端端吻合术,同种血管、自体血管或人造血管移植或旁路移植术等。对并发于心肌梗死的心室壁膨胀瘤、心室间隔穿孔、乳头肌断裂等,也可在适当时机施行手术。对病变严重、难以修复的器官,也可施行器官移植术或人造器官的替代手术治疗。如肾移植和人工肾置换术分别是目前比较成功的器官移植和人造器官替代手术。还有,对急性心肌梗死、脑梗死患者,应用微创手术清除血栓、药物溶栓、激光溶解血管内血栓,在患者脑出血时,为其碎吸消除血肿等,均属于病理解剖治疗的范畴。

(3)病理生理治疗:是针对目前尚无法或难以根治的疾病,如某些心脑血管、内分泌、泌尿疾病等,采取纠正其病理生理变化的措施,以使其在一定时期内保持基本正常的生理功能,提高生存质量,达到延年益寿的目的。如某些心血管疾病患者可迅速发生严重的休克、急性心力衰竭、严重心律失常,此时,需对其进行紧急处理,并在处理过程中严密监测其变化,随时调整治疗措施,以取得最好的治疗效果;有些病则逐渐发生且持续存在,如各种原因引起的慢性心力衰竭,则需长期治疗。治疗措施多采用药物治疗,但机械辅助循环、动力性心肌成形术则是治疗顽固性衰竭的可选择措施,而人工心脏起搏和电复律,以及近年采用的埋藏式自动复律除颤器或自动起搏复律除颤器,则是治疗心律失常的有效措施;血液净化技术是治疗急、慢性肾衰竭的有效手段。

分子生物学的发展可能使基因治疗在临床应用中发挥极大的作用,有可能首先在心脏血管疾病、内分泌疾病等方面应用。克隆技术有可能使器官再造和器官移植更加简单、容易。

(4)康复治疗:是通过多种手段使病残者得到最大的恢复,促进机体最大限度地康复。康复是范围广泛的综合性事业,它包括医学康复、教育康复、职业康复和社会康复。康复方式有专业康复(IBR)和社区康复(CBR)。康复治疗的主要对象是残疾人、功能障碍者、慢性病者和老年病者。

康复治疗对老年病具有十分重要的临床意义。因为老年病大多为慢性病,如腰肌劳损、腰椎间盘脱出、膨出、腰椎骨质增生等。另外,有些老年疾病有较高的伤残率,如骨折、脑血管意外后遗有失语、偏瘫等后遗症等。特别是脑血管意外后遗症的康复更有重要的临床价值,正确、合理的康复治疗可以使患者早日恢复健康、回归社会。

临床上要根据患者病变的情况,以及其年龄、体质、喜恶等情况,采用动静结合、内外结合、综合治疗等办法,尽早进行合理的康复治疗,促进机体的早日康复。在康复治疗中要注意老人的心理康复,解除其思想顾虑;对患者的工作、学习和生活安排提出合理化建议,增强患者与疾病做斗争的信心,使其乐观地生活。老年人自身也要注意劳逸结合,适当进行体育锻炼,努力提高身体素质和防御疾病的能力。

3.中西医结合治疗　就是将西医治疗和中医治疗相结合,以提高治疗效果。病是由某种病原或一系列病因作用于机体所产生的连续性的过程,而证是病的一个断面、层次或阶段;病可用检查手段和量化指标所证实,具有可重复操作性,而证可因病机的变化而变迁,可因医生水平的高低而有不同的辨证结论,重复可操作性较差。病在发生发展变化过程中可出现不同的证,同样的证也可因病机相同而出现在不同的病中。中医学认识治疗疾病的方法是辨病治疗与辨证治疗相结合。若临证时不辨病治疗,只辨证治疗,医者心中必然缺乏全局观念,其辨证治疗也可能是漫无边际、缺乏针对性,对预后转归必定难以预测。有时甚至会耽误恶性肿瘤的早期诊断时间,甚至误诊,从而影响治疗效果。当然,临床上也不能只讲辨病而不讲辨证。由于病是处在相对"静态",而证则处在相对的"动态"之中,只有通过辨证,才能抓住疾病某个阶段的主要矛盾,论治才有依据。比如,肾病综合征患者在水肿期、非水肿期(即蛋白尿期)的致病机理和主要矛盾各不相同,在水肿期的主要病机是水湿潴留,而在非水肿期的主要病机则是脾肾肝肺功能衰弱。如不对其进行辨证治疗,临床用药便缺乏针对性,就很难取得理想的疗效。叶天士谓:"盖病有见证,有变证,有转证,必灼见其初终转变,胸有成竹,而后施之以方"。可见辨病治疗对辨证治疗具有指导意义,为把握全局之关键,也只有在辨病治疗的基础上进行辨证治疗才具有针对性,因此,中西医结合治疗是现代中医临床的基本思路和方法,是提高中医诊疗水平的必由之路。

(二)新动态与新疗法

随着医学科学技术的飞速发展,老年病的新疗法不断涌现。药理学的一些新进展,如关于受体学说及受体阻滞剂、H_2受体阻滞剂、多巴胺能受体阻滞剂、5-HT受体促效和阻滞剂等药物的问世,给许多疾病的治疗带来了曙光。质子泵阻滞剂的问世大大提高了消化性溃疡的疗效。钙通道阻滞剂和血管紧张素转换酶抑制剂新品种的不断出现,用基因重组技术生产的红细胞生成素、生长激素、胰岛素和组织型纤溶酶原激活剂等的问世,HMG-CoA还原酶抑制剂的开发,为治疗某些疾病提供了更有效的手段。血液净化技术的不断改进和普及应用,使对急、慢性肾衰竭,一些中毒和容量超负荷状态的治疗大为改善。脏器移植,特别是肾脏移植、肝脏移植、心脏移植,甚至脑移植后存活率的提高,使脏器功能严重衰竭患者的寿命有所延长。经导管射频消融,使一些快速心律失常,包括预激综合征、房室结折返心动过速等的治疗发生了巨大的变化。埋藏式人工心脏起搏器向微型、长效能源、程序控制和多功能方面发展,出现了既可治疗缓慢心律失常,又可抗快速心律失常和除颤的自动起搏复律除颤器,使一些本来预后很差的恶性心律失常患者因此能够正常地生活和工作。心血管介入治疗技术的发展使冠脉造影术、经皮冠脉腔内成形术已成为老年冠心病患者的常规诊疗措施。冠脉斑块旋切术和旋磨术、激光冠脉成形术、冠脉内支架术、激光心肌血管重建术等已在国内部分医院开展。以溶栓技术治疗脑梗死、急性心肌梗死已成为临床常规的治疗技术。CT定位小骨窗开颅术、碎吸血肿术,并配合重组链激酶与自体新鲜血浆的混合液注入血肿腔内治疗脑出血,近期优良率和远期优良率都显著提高,大大缩短了疗程。外科手术和基因移植使对老年入帕金森病的治疗取得了一定疗效。光子刀即全身立体定向放射治疗系统是继伽马刀后又一新的治疗肿瘤及其他疾病的高科技医疗设备,为多种肿瘤的治疗带来了希望;生物芯片技术在医学方面的应用,有可能给疾病的研究、诊断、治疗带来一场革命。另外,科学家还在考虑作定时释放胰岛素治疗糖尿病的生物芯片微泵,以及可以置入心脏的芯片起搏器等。还可以用生物芯片制作微分析仪,能广泛地用于分子生物学及医学基础研究、临床诊断治疗、新药开发等。

二、用药特点

老年人由于长期患有多种慢性病及衰老等因素的影响,一般难以治愈。对于诊断明确者,选用的药物必须是疗效肯定的,即能够缓解症状、纠正病理过程或消除病因。用药要遵循如下原则。

1.药量宜小 老年人脏腑功能减退,对药物的敏感性、耐受性等不同于其他人群。临床需根据其生理、病理特点选择药物,注意用量不可过大,以免损伤正气。老人对药物的敏感性降低,其治疗量与中毒量之间的安全范围变小,易蓄积中毒。《中国药典》规定60岁以上的老年人只宜用成人剂量的3/4,有些药仅用成人剂量的1/2。即便是补药,也不可以贪多。因老年人对药物反应的个体差异较大,最好根据患者的肾功能调整用药量,尽量做到用药剂量个体化;中药的剂量应严格控制在药典规定的范围内,如川乌、草乌、细辛等不良反应较大的药物,其用量因药而异,应注意选择恰当的炮制、煎煮方法等,从小剂量开始,以期以最小的不良反应取得最佳的治疗效果。

2.药力宜缓 老人气血虚弱,不能够载药,一旦用重剂,可能会产生腹胀少食、眩晕呕吐、心情烦躁等不良的药物反应。老人脾胃功能减弱,对药物吸收较慢,肝脏解毒和肾脏排泄功能下降,药力发挥和持续时间也相应延长。并且,老年病多系慢性病,治疗时间较长,故不宜选择药力过于峻猛之品和有毒之品,以防伤耗元气。若确有必要使用这类药物,也应注意药物的剂量、服药的疗程,并可适当配伍扶正药物,攻补兼施,或先攻后补,或二补一攻,或二攻一补,力求攻邪而不伤正。

3.注意剂型 老年病治疗中应根据病情需要,灵活选择中药剂型,以期达到更好的疗效。对不宜用片剂、胶囊剂的患者可选用液体剂型,如冲剂、口服液等,必要时也可改用注射给药。对急危重症则应中西医结合救治,以求速效。在老年慢性病的调治中,汤剂因针对性强、易于消化吸收而有其优势;丸剂作用和缓,所谓"丸者缓也",服用方便,便于携带,易于坚持,也是老年慢性病的调治中常常选择的剂型;冲剂服用方便,但老年人应注意选择不含糖的冲剂为宜。

4.药物滥用 当前在老年人用药方面存在着几类药物的滥用现象,需注意纠正,以减少药物不良反应和药源性疾病。

(1)抗生素的滥用:尤以老人感冒发热、手术前后预防性应用抗生素较为普遍。由抗生素引起的不良反应,如过敏反应、胃肠反应、耳毒性、肾毒性、神经毒性、真菌感染等所致的药源性疾病,在临床上所占比例不断上升。细菌耐药性在我国发展得很快,对今后抗菌药物临床应用的有效性,构成了严重威胁。

(2)非甾体抗炎药的滥用:60岁以上老年人80%以上可因骨质增生或骨刺压迫软组织、神经、血管而出现疼痛。经常服用布洛芬、扶他林、芬必得、瑞力芬、西乐葆等止痛药物,可出现依赖性,并导致胃肠溃疡、肾功能损害等不良反应。

(3)滥用睡眠药:睡眠障碍的老年人长期服用催眠药可见以下不良反应:①依赖性和戒断现象,长期服用后突然停药会出现失眠、焦虑、激动、震颤、惊厥、高热等;②耐药性,用量逐渐增大,药物不良反应增加;③宿醉现象,次日昏昏沉沉,头脑不清醒,工作效率下降,容易引发事故;④肌松弛,站立、步态不稳,易摔跤;⑤长期服用可致记忆力减退、短暂遗忘效应、反应迟钝;⑥过量服用可出现精神错乱,行为不能控制;⑦严重者可抑制呼吸而死亡。

(李游)

第二部分　疾病论治

第三章　心力衰竭论治经验

心力衰竭简称心衰，是由于心脏结构或功能性疾病导致心室充盈和射血能力受损，心排血量不能满足机体组织代谢需要，以肺循环和(或)体循环淤血，器官、组织血液灌注不足为主要临床表现的一组临床综合征。主要表现为呼吸困难、体力活动受限和体液潴留。冠状动脉疾病、高血压病、心肌病、瓣膜病、肺心病是老年人心力衰竭的主要原因，几乎所有的心脏疾病最终都会发展为心力衰竭。本病早期若能及时治疗，可延缓病情进展。中后期病情复杂难治，一般预后较差。

中医虽然有心衰的病名，但后世辨证论治将心衰归于"惊悸怔忡""痰饮""水肿""喘证""心痹"等范畴。在宋代始有"心衰"的病名。但根据心衰的临床表现，在中医文献中早已有类似的记载。如《灵枢·天年》曰："心气始衰，苦忧悲，血气懈惰，故好卧。"再如《素问·生气通天论》中"味过于咸……心气抑，味过于甘，心气喘满。"《素问·五脏生成论》中记载"赤脉之至也喘而坚……名曰心痹，得之外疾，思虑而心虚，故邪从之。"《素问·脏气法时论》则有"腹大胫肿，喘咳身重"的记载。《素问·逆调论》指出："夫不得卧，卧则喘者，是水气客也""诸有水病者，不得卧，夫心属火，水在心是以不得卧而烦躁也""水在心，心下坚筑，短气，是以身重少气也"。《素问·水热穴论》云："水病下为胕肿大腹，上为喘呼不得卧者，标本俱病。"这些描述都与心衰的临床表现非常符合。自《内经》后，汉代张仲景在《金匮要略》首先提出"心水"病证名称。如："心水者，其身重而少气，不得卧，烦而躁，其人阴肿""水在心，心下坚筑，短气，恶水不与欲饮""水在肺，吐涎沫，欲饮水""水在脾，少气身重""水在肝，胁下支满""水在肾，心下悸""心下坚大如盘，边如旋杯，水饮所作"。以上种种描述与西医学的"心力衰竭"相吻合。后世历代医家对"心水"的论述，又有所补充和发展。如《华佗中藏经》云："心有水气，则身肿不得卧，烦躁。"唐代孙思邈《备急千金要方》曰："凡心下有水者，筑之而悸，短气而恐。"并提出了水肿必须忌盐的正确主张，为后世医家所肯定。至宋代《圣济总录·心脏门》始见"心衰"病名，曰："心衰则健忘，不足则胸腹胁下与腰背引痛，惊悸、恍惚，少颜色，舌本强。"又云："心虚之竭，气血衰少，面黄烦热，多恐悸不乐，心腹痛，难以弯，时出清涎，心膈胀满，梦寝不宁，精神恍惚，皆手少阴经虚寒而致。"清代张锡纯在《医学衷中参西录》中指出："心……其能力专主舒缩，以行血脉""心者，血脉循环之枢机也"。清代尤在泾在解释张仲景提出的心水病时说："心阳脏，而水困之，其阳则弱，故身重少气也；阴肿者，水气与心气下交于肾也。"

第一节　疾病概述

一、病因病机

(一)病因与发病机制

1.病理生理　老年人心力衰竭基本病理生理改变表现为心血管系统的年龄老化，如动脉血管硬化、心肌老化、心肌收缩力下降、心肌间质纤维化、室壁肥厚-心肌重塑、心肌松弛或舒张功能下降。随年龄增长而出现的主动脉瓣钙化及二尖瓣瓣膜的退行性改变,心脏传导系统的纤维化导致的心动过缓、病态窦房结综合征,均可引起心功能不全。

心力衰竭时机体为维持心排量下降而引起的组织灌注不足,许多神经体液代偿机制被激活,最主要的是交感神经系统与RAAS。前者在动脉收缩压下降时被激活,后者由心力衰竭时肾灌注不足引起,两者相互作用参与心力衰竭的发生及发展。去甲肾上腺素具有正性变时与变力作用和血管收缩作用。血管紧张素Ⅱ具有显著的血管收缩作用,又刺激醛固酮的分泌,引起水钠潴留。醛固酮分泌增加引起心肌纤维化、心肌重塑及参与炎症过程,其激活程度随病情加重而增加。

心房心室在心力衰竭时受压力与容量的牵拉刺激产生自身保护机制,心房分泌心房肽(ANP),心室分泌脑钠肽(BNP),可引起血管扩张,与血管紧张素Ⅱ和醛固酮的作用对抗,但不足以代偿后者对心肌的损害作用。心力衰竭时心肌β_1受体下调,重度患者心肌β_1受体密度数目较正常心肌减少约50%,老年人更明显,对儿茶酚胺的加强心肌收缩反应下降。

心力衰竭时一系列神经因素被激活,引起血流动力学负荷加重。为对抗过重的负荷,心脏发生心肌重塑,即心室大小、形态、功能发生改变,表现为心肌肥厚、间质纤维化及心室腔扩大,心肌重塑是心室收缩性与舒张性功能不全的原因。

老年人最大心排血量(17~20L/min)比非老年人(25~30L/min)明显减少,心力衰竭时心排血量减少更明显。由于增龄性呼吸功能减退、低心排血量、肺瘀血、肺通气/血流比例失调等原因,老年人更容易出现低氧血症,即使轻度心力衰竭也有明显的低氧血症。由于窦房结等传导组织的退行性改变,老年人发生心力衰竭时心率可以不增快,即使在运动和发热等负荷情况下,心率增快也不明显。老年人因心肌肥大及其间质纤维化,导致心室顺应性降低、心室充盈障碍,更易发生舒张性心力衰竭,占老年人心力衰竭的40%,70岁以上老年心力衰竭患者中舒张性心力衰竭占50%以上。老年人心力衰竭时心律失常很常见,特别是心房颤动,它可以是心力衰竭的原因,也可以是心力衰竭的结果,是心力衰竭时发生血栓栓塞性疾病,如脑卒中的原因。

2.病因 心力衰竭的病因很多,有心内、心外的,也有原发或继发的。关于心力衰竭的病因分类方法也不少。本节拟以国内卢兴教授提出的分类法并结合临床介绍心力衰竭的各类病因。

(1)原发性心肌舒缩功能减弱

1)弥漫性和局限性心肌损害:①心肌病:扩张型心肌病常常累及整个心脏,表现为广泛的心肌病变、心壁变薄、心腔扩大。也有以一侧病变为主或临床上仅发现一侧病变者。扩张型心肌病对心脏功能的影响常常使收缩、舒张功能均减退,且以收缩功能减退更显著。肥厚型心肌病主要病理改变是心肌肥厚,使心肌舒张受限,病变晚期也可影响心肌收缩功能。限制型心肌病主要是心室的充盈受限,使心脏不能有效舒张;②心肌炎:各种原因如病毒性、风湿性、细菌性或其他结缔组织病所致的心肌炎均可出现心肌局限性或弥漫性损害,使心肌舒缩功能减弱;③心肌梗死:缺血性心脏病心肌发生梗死后,由于有效心肌组织数量减少和心肌舒缩不协调可使心肌舒缩功能减弱,特别是前壁大面积梗死者更为显著;④心肌纤维化:各种原因所致的心肌纤维化,均可使心肌舒缩功能减退。如缺血性心脏病中有一种因长期慢性缺血形成的心肌纤维性病变,即表现为心肌变硬,心肌收缩与舒张功能障碍;⑤心肌中毒:各种有害的物理因子如因胸部肿瘤接受放疗;化学因子如使用抗肿瘤药物、抗心律失常药物与吸毒等;生物因子如有害微生物感染释放毒素等,均可使心肌发生局限性或弥漫性损害,从而使心肌舒缩功能下降;⑥异常物质沉积:如心肌淀粉样变性,有糖原、色素等异常物质的沉积,可使心肌顺应性降低,影响舒张功能。

2)原发或继发心肌代谢障碍:①缺血缺氧:原发或继发性心肌缺血缺氧可使心肌能量代谢障碍,影响心肌舒缩功能;②维生素 B_1、维生素 B_{12} 缺乏维生素 B_1 缺乏时,由于丙酮酸不能通过氧化脱羧转变为乙酰辅酶 A 进入三羧酸循环,可使 ATP 生成障碍,能量缺乏并导致心力衰竭。维生素 B_{12} 缺乏可因严重贫血使心肌供氧减少,负荷加大并诱发心力衰竭;③电解质紊乱:体内的重要离子如钾、钠、钙、镁、氯等异常增高或降低均可直接影响心脏的电生理、机械功能和心肌的正常代谢,进而导致心力衰竭;④酸碱平衡失调:严重酸碱中毒也可显著影响心肌舒缩功能;⑤内分泌障碍:各种内分泌疾病如甲状腺功能亢进、原发性醛固酮增多症及糖尿病等均可通过多种不同机制影响心肌舒缩功能,导致心力衰竭。

(2)心脏长期负荷过度

1)压力负荷过度:①导致左心系统压力负荷过度的常见疾病:高血压、主动脉瓣狭窄、主动脉缩窄、肥厚性梗阻型心肌病等;②导致右心系统压力负荷过度的常见疾病:肺动脉高压、肺动脉瓣狭窄、肺栓塞、慢性阻塞性肺疾患及二尖瓣狭窄等;③导致全心系统压力负荷过度的疾病:血液黏稠度增加。

2)容量负荷过度:①导致左室容量负荷过度的疾病:主动脉瓣关闭不全、二尖瓣关闭不全、室壁瘤;②导致右室容量负荷过度的疾病:肺动脉瓣关闭不全、三尖瓣关闭不全及房、室间隔缺损等;③导致双心室容量负荷过度的疾病:甲状腺功能亢进症、慢性贫血、动-静脉瘘等。压力与容量负荷过度均可导致心力衰竭。

(3)心脏舒张充盈受限:使心脏在舒张期充盈受限制的疾病有心脏压塞、缩窄性心包炎及桶状胸伴心脏移位等。这类疾病在大多数情况下,心肌本身无舒缩性能的减弱,且随着原发病的治愈,心力衰竭的症状与体征也随之得到控制,故有人认为这类疾病不是真正意义上的心力衰竭的病因。但它们同样可因心室舒张期充盈不足,使心输出量减少,心室舒张时受纳静脉回流血障碍导致酷似心力衰竭的症状与体征,且心脏活动的长期受限最终也可使心肌舒缩功能减弱,故从这个意义上讲,这类疾病仍应归属于心力衰竭的病因。

(4)静脉回流不足:急性失血或大量体液丧失与渗出所致的血容量减少和急性小动脉、小静脉扩张(虚脱)均可导致静脉回心血量不足,心排血量减少,出现类似心力衰竭的症状与体征。

(5)心律失常:快速型心律失常如心房、心室及房室交界区的各种心动过速、频发的期前收缩及心室扑动、颤动等;缓慢型心律失常如房室传导阻滞、左右束支传导阻滞等均可因其发生的快慢、严重程度及持续时间的长短对心脏功能造成不同程度的影响,并引起心力衰竭。

3.诱因　大多数老年心力衰竭都有诱发因素。这些诱发因素对心力衰竭的影响,往往大于原有心脏病,故纠正或控制诱因,是防治老年人心力衰竭的重要环节。

(1)感染:是诱发和加重心力衰竭最常见的因素之一,尤以呼吸道感染多见,占所有诱因的一半。患肺炎的老年人9%死于心力衰竭,还有泌尿系统、胃肠道及胆道系统感染等。感染常常伴有发热,发热时交感神经兴奋,外周血管收缩,心脏负荷增加;感染可引起心率加快,心肌耗氧量增加,心脏舒张期充盈时间缩短,心肌血供减少,从而加重心肌氧的供需矛盾;感染时病原微生物所释放的毒素可直接损害心肌并抑制心肌收缩力;呼吸道感染还可因气管与支气管收缩和痉挛,影响气道的通气和肺的气体交换,使心肌氧供减少,肺血管床收缩则可加重右心负荷;如溶血性链球菌感染还可能导致风湿性心肌炎及心瓣膜的损害。所有这些均可能诱发或加重心力衰竭。由于发热、心率快、心室充盈不足、心排血量下降、肺静脉及肺毛细血管压升高,导致急性左心衰竭。呼吸道感染易发生低氧血症,使心肌缺氧促发心力衰竭。

(2)过度劳累与情绪激动:也是诱发和加重心力衰竭十分常见的因素。过度劳累可加重心脏负荷,一旦超过心脏的代偿能力,即可诱发心力衰竭;情绪激动时交感神经兴奋,儿茶酚胺类物质增多,可引起心率加快和外周小血管收缩,继而诱发心力衰竭。

(3)心律失常:心律失常尤其是快速型如各种心动过速和频发的期前收缩可诱发和加重心力衰竭。其机制是:①心率加快,心肌耗氧量增加;②心室充盈时间缩短,舒张期充盈量降低,使心排血量减少;③心率加快还可减少冠脉灌注量,影响心肌供血。缓慢型心律失常如严重房室传导阻滞、病态窦房结综合征等,也可因心率过慢使心输出量减少和房室收缩的协调性破坏而诱发心力衰竭。也可先有心力衰竭后发生心律失常,后者又使心力衰竭加重。心脏功能由代偿转化为失代偿。

(4)电解质紊乱与酸碱平衡失调:也为心力衰竭的常见诱发因素。它们可通过影响心脏的电生理、机械功能,干扰心肌代谢或直接抑制心肌收缩力等机制诱发心力衰竭。

(5)失血与贫血:失血可使静脉回心血量减少,心室充盈不足,心排血量减少,心肌供血减少;失血还可引起反射性心率加快,心肌耗氧量增加。贫血时心率加快,循环血量代偿性增加,心脏负荷加重,血红蛋白携氧能力降低可使心肌出现慢性退行性改变,这均为失血与贫血状态下诱发或加重心力衰竭的机制。

(6)输血输液过多过快:老年人心脏储备能力下降,输液输血过多或过速,输入钠盐过多,可使心脏负荷在短期内迅速增加并诱发心力衰竭。

(7)药物影响:洋地黄类制剂、β-受体阻滞药及一些抗心律失常药物等,即使是正常剂量时也可能使心力衰竭加重或诱发。

(8)伴发其他疾病:心力衰竭患者若伴发其他疾病如肺、肝、肾、血液、内分泌疾患及肿瘤,严重缺氧、营养不良等,或心血管系统除心力衰竭外还有其他疾病并存,均可使心力衰竭加重,治疗效果变差。

(9)麻醉与手术:心力衰竭患者接受麻醉与手术并不少见。内科如接受各种诊断性检查(心导管、气管镜、肠镜等)和治疗性手术如射频消融治疗心动过速、安装临时或永久性心脏起搏器、心瓣膜球囊扩张成形术、PTCA 等均可影响心脏功能,诱发心力衰竭。外科紧急手术如创伤救治、脏器破裂修补和择期手术如胆囊切除、肿瘤摘除等均需实施麻醉并经历整个手术过程。麻醉与手术中凡影响心脏活动的因素均可能诱发或加重心力衰竭。

4.发病机制心力衰竭是由于任何原因的初始心肌损伤(心肌梗死,血流动力负荷过重、炎症)引起心肌结构和功能的变化,最后导致心室充盈或射血功能受损。心力衰竭的主要发病机制之一是心肌病理性重塑。神经内分泌系统[主要包括肾素-血管紧张素-醛固酮系统(RAAS)和交感神经系统]激活和心肌细胞死亡是心肌重塑的关键因素。神经内分泌系统激活的初始阶段对心功能起一定的代偿作用,但长时间过度的激活却加速了心力衰竭的进展,多种内源性的神经内分泌因子,如去甲肾上腺素、血管紧张素Ⅱ、醛固酮、内皮素、肽类生长因子(如纤维细胞生长因子)、炎症细胞因子(如肿瘤坏死因子,白细胞介素1β)等,在心力衰竭患者中均表达增加。逐步损害心肌细胞的活性和功能,刺激心肌纤维化,促进心肌重塑,加重心肌损伤和心功能。心功能恶化又进一步激活神经内分泌因子的释放,形成恶性循环。

由于"心脏老化",心肌细胞凋亡、坏死(如心肌梗死、心肌炎)等导致的心肌细胞的丧失及主动脉硬化、阻抗增加等因素,常导致代偿性心脏肥大和扩张。

5.病理生理特点

(1)心排血量明显减低:正常情况下,由于心脏增龄性变化,老年人最大心排血量(17~20L/min)比成年人(25~30L/min)明显减少,老年人心力衰竭时,心排血量较成年患者减少更为明显。运动负荷情况下,心脏泵血的反应能力减弱。

(2)较易发生低氧血症:老年患者由于增龄性呼吸功能减退、低心排血量、肺淤血、肺通气/血流比例失调等原因,容易出现低氧血症,即使轻度心力衰竭就可出现明显的低氧血症。

(3)对负荷的心率反应低下:因窦房结等传导组织的退行性变,老年人心力衰竭时心率可不增快,即使在运动和发热等负荷情况下,心率增快也不明显。

(4)舒张型心功能不全更加常见:与年龄相关性动脉及心肌的硬化、心肌增生反应增加有关。

(二)病因病机

1.病因 心力衰竭的产生,多因心病久延,体质虚弱,尤其是心之气血阴阳亏损,致脏腑功能失调。在此基础上,每因感受外邪,情志失调,饮食不节,劳倦过度,妊娠,分娩等而诱发。

(1)心病久延:由于久病不愈,先天禀赋不足,后天多种因素损及于心,致使心之气血阴阳受损。心为君主之官,心病则五脏六腑皆摇,致五脏衰弱而出现心力衰竭之症。心主血脉,心神志,心病则血脉不通,心失所养则心悸怔忡。心病及肺,肺脉瘀阻,气道壅塞,或因肺气虚弱,则现咳逆气喘,咳痰咯血。心病及脾,脾阳不振,水湿泛溢,则肢体水肿,纳呆腹胀,乏力倦怠。心病及肝,肝失疏泄,气滞血瘀,可见胁下癥瘕,唇青甲紫,青筋显露。心病及肾,肾阳衰微,水饮内停,外溢肌肤为肿,上凌心肺则致心悸、喘咳、不得卧。

(2)外感时邪:素有心疾,心气耗损,营血不周致心脉瘀阻,复感六淫之邪,机体无力抵御,邪气不能驱除,内舍于心,进一步损伤心气,心脉瘀阻而诱发本病。

(3)情志失调:情志忧伤,致肝气郁结,气滞则血瘀。木不疏土,脾运失职则痰湿内生。气郁化火,炼津成痰,痰湿阻滞脉络而诱发本病。

(4)饮食不节:过食肥甘厚腻或暴饮暴食,损伤脾胃,脾失健运,痰浊内盛,气血少生,血虚心脉失养,痰浊阻滞经脉而诱发本病。

(5)劳倦、妊娠、分娩:劳倦过度,损伤心脾,气血不足则心悸,动则气喘;耗气伤肾,肾不纳气则短气喘促。妊娠、分娩,耗血动气,损伤心肾之阴阳,均可诱发本病。

2.病机

(1)病理变化:病理变化主要为心之气血阴阳虚损,脏腑功能失调,心体失养,心血不运,血脉瘀阻。无论何种因素致心体受损,心之气血阴阳皆伤,心失所养,而成衰竭之象。心衰之人,心主血,运血功能下降,不能鼓动血液流行。血行失畅,引起肺、脾、肾、肝诸脏功能失调。瘀血在肺,则肺气不降,不能平卧,呼吸短促。肝藏血,若心病及肝,肝失疏泄之机,血结于内则见右胁下癥块。心主火,肾主水,阴阳互根,肾为血之源,水火既济之脏。心病及肾,水不化气,气滞而为水肿。脾为统血之脏,火不生土,则脾失运化而腹胀、纳呆、呕恶及水湿泛溢肌肤等证。因此,心病日久可影响肺、肾、肝、脾诸脏,正所谓"主不明则十二官危"。另一方面,病因部分已经提及,肺、肾、肝、脾诸病日久也可累及于心,加重病情。由此可见,心衰病临床常见多脏同病,交相为患,故主病之脏在心,与肺、肾、肝、脾互为因果。从本病的病理发展来看,心衰病初起以心气虚为主,进而可发展成气阴两虚或气阳两虚,病情进一步加重可见心肾阳衰、心阳暴脱等危重证候。审证求因,慢性心衰表现以心系证候为主,但因内脏之间的整体关系,往往与肺、肾、肝、脾因果相关,其中,尤以心肺、心肾关系密切。心气虚是本病的病理基础,阳虚是疾病发展的标志,阴虚是本病常见的兼症。

(2)病理因素:心衰病的病理因素为瘀血、水饮,瘀血是本病病理的中心环节,水饮是本病的主要病理产物。心衰病的病理性质总属本虚标实,本虚可引起标实,而标实又可加重本虚,从而形成虚实夹杂,气、血、水相互为患的病理特点。气虚、血瘀和水饮三者在心衰中的病理关系,可以从"血不利则为水""水化于气,亦能病气""水病则累血,血病则累气"的理论得到进一步的认识。具体而言,心之阳气亏虚,营运无力,血脉不利而成瘀。关于水的形成,《血证论》云:"血积既久,其水乃成","瘀血化水,亦发水肿"。此外阳气不足,气化不利,输布失职,也可致水饮潴留。瘀阻络脉,脏腑失养,则心气更虚。水为阴邪,水饮内停,凌于心,则心阳(气)被遏;射于肺,则肺气不利;困于脾,则化源不足;泛于肾,则命火益虚。气、血、水在生理上相互依存、相互为用,病理上则相互影响、互为因果、相兼为病。总之,心衰病的病理性质为本虚标实,气血阴阳亏虚为本,瘀血水饮为标。气、血、水三者相互作用,瘀从气虚来,水自阳虚生,血不利为水,而瘀水又可阻遏心之气阳。长此以往,形成因虚致实,因实更虚的恶性病理循环,使病情反复迁延。

(3)病理转归:本病病位在心,初起以心气虚为主,心气虚则心主血脉功能失常,产生气虚血瘀的表现;随着疾病的进展或气虚及阴,进一步发展成心脏气阴两虚之证;或气虚及阳,则心脏气阳两虚,鼓动无力;进一步则因心阳衰微,不能归藏、温养于肾,致肾阳不足,主水无权,水液泛滥而外溢肌肤、上凌心肺,则肿、喘、悸三证并见,成心肾阳虚,甚者引起暴喘而心阳欲脱。总之,在心衰病的发病中,心气虚是病理基础,随着疾病的发展,中间常夹有气阴两虚或阴阳两虚的情况,最终出现亡阴亡阳,阴阳离决。

二、临床表现

老年人心力衰竭的临床表现在许多方面与非老年成人相似,因老年人解剖和生理功能的改变及某些特殊病因,故有其自己的特点。

1.症状不典型

(1)无症状:成年人心力衰竭多有活动后气促,夜间阵发性呼吸困难和端坐呼吸等典型表现,而在老年人心力衰竭中,即使已处于中度心力衰竭也可完全无症状,一旦存在某种诱因,则可发生重度心力衰竭,危及生命。

(2)常有非特异性症状:①疲乏无力:不少老年人即使有心力衰竭存在,但活动时并不感到明显气短,而是表现为极度疲倦、虚弱、不能行走;②大汗淋漓:尤其是不寻常的面颈部大汗淋漓,往往是心力衰竭的现象;③慢性咳嗽:有些老年慢性心力衰竭患者,特别是单纯左心衰竭,主要症状可为干咳,且白天站立或坐位时较轻,平卧或夜间卧床后加重,肺部可闻及哮鸣音及湿啰音,易误认为支气管炎或肺部感染而延误诊断;④胃肠道症状明显:老年人心力衰竭时以恶心、呕吐、腹痛、腹胀等胃肠道症状表现较成年人多见,主要与肝、胃肠道淤血有关;⑤味觉异常:有些老年患者口腔内有一种令人讨厌的味道,由此导致精神苦恼、食欲减退及不断饮水,这种味觉异常可随心力衰竭的控制而消失;⑥白天尿量减少而夜尿增多是部分患者的首发症状,这与心排血量减少而夜间静脉回流增多及卧位时肾血流灌注增加有关;⑦精神神经症状突出:老年心力衰竭患者,往往已有不同程度脑动脉硬化,脑供血减少,从而导致病史叙述不清、意识障碍和失眠比年轻人更为常见。由于低心排血量所致脑血流减少,从而引起的精神神经症状较突出,主要表现为神志不清、反应迟钝、嗜睡和烦躁不安,有时误认为脑血管病变。

2.体征 老年人心力衰竭体征基本同于其他成年人,但常因并存疾病所掩盖而较隐匿,易混淆。

(1)心浊音界缩小:由于老年性或阻塞性肺气肿,叩诊时心界常比实际心脏为小。

(2)心尖冲动移位:老年人由于脊柱后凸,胸廓畸形,常使心尖冲动移位,故此时不能作为心脏大小的指标。

(3)心率不快或心动过缓:成年人心力衰竭时心率明显增快,而老年人因伴有窦房结功能低下或病态窦房结综合征,心率不快,甚至心动过缓。

(4)老年人肺部啰音不一定是代表心力衰竭表现,不少是由于慢性支气管炎及其他肺部疾患所致,若伴有心动过速及奔马律,则应视为心力衰竭表现,或如医师熟悉患者的体征,在呼吸困难时肺部湿啰音增多或范围扩大,则对心力衰竭仍具有诊断价值。

(5)骶部水肿:长期卧床和衰弱的老年人,发生右心衰竭后水肿首发于骶部而非下肢。老年人踝部水肿多见于心力衰竭,也常见于活动少、慢性静脉功能不全和低蛋白血症等,所以周围性水肿不是老年人心力衰竭的可靠体征。

3.并发症

(1)心律失常:以窦性心动过缓和心房颤动最多见,室性心律失常、房室传导阻滞也常见,这些心律失常可诱发或加重心力衰竭。

(2)肾功能不全:因肾灌注不足可引起尿少和肾前性氮质血症,心肾同时衰竭不仅增加了治疗的难度,而且增加了病死率。

(3)水电解质及酸碱平衡失调:老年人心力衰竭时因限钠,食欲减退,继发性醛固酮增加及利尿剂等因素,易发生低钾、低镁、低钠、低氯等电解质紊乱;还可发生代谢性碱中毒和酸中毒,使病情加重、恶化,加速死亡。

三、辅助检查

1.X 线检查

(1)心脏扩大:突然左心室增大常提示为心肌收缩功能不全性心力衰竭。心影增大的程度,取决于原来的心血管疾病,并可根据其变化特点,进一步确定引起左心衰竭的原发疾病。

(2)肺部异常:一般胸部 X 线检查常可发现肺血管纹理增粗,包括两上肺的肺静脉阴影显著,右或左中心肺动脉扩张肺间质密度增深,叶间渗出和 Kerley B 线。心力衰竭晚期可有胸腔积液,急性肺水肿时整个肺野模糊。若心包积液时可使心脏阴影普遍性增大。

2.心电图检查

（1）左心衰竭:心电图检查可发现左室肥大劳损,心动过速或其他心律失常及急性心肌梗死等改变。但多为引起左心衰竭的原发病表现,并非引起左心衰竭的直接征象。心电图上 V_1 导联的 P 波终末向量($PTF-V_1$)是反应左心功能减退的良好指标,在无左房室瓣狭窄时,若 $PTF-V_1<-0.03mm\cdot s$,提示早期左心衰竭的存在。

（2）右心衰竭:心电图可发现右心肥厚或伴劳损,若右心衰竭系继发于左心衰竭则有双侧心室肥厚表现。此外,常有低电压及心律失常等变化。

3.超声心动图 能直接观察心内结构与功能变化,是一项心血管疾病诊断和血流动力学监测非常有效的诊断技术。通过超声心动图能确定引起心力衰竭的基本心脏疾病,能证实心功能不全,区分心包积液和普遍性心脏肥大。

4.有创性血流动力学检查 对心功能不全患者目前多采用漂浮导管在床边进行,经静脉插管直至肺小动脉,测定各部位的压力及血液含氧量,计算心排血指数(CI)及肺小动脉楔压(PCWP),直接反映左心功能,正常时 $CI>2.5L/(min\cdot m^2)$; $PCWP<1.60kPa$ (12mmHg)。

5.放射性核素检查 放射性核素心血池显影,除有助于判断心室腔大小外,以收缩末期和舒张末期的心室影像的差别计算 EF 值,同时还可以通过记录放射活性-时间曲线计算左心室最大充盈速率以反映心脏舒张功能。

6.心脏磁共振 能评价心室容积、心功能、心肌厚度、节段性室壁运动、瓣膜、心脏肿瘤、心包疾病及先天畸形等。因其精确性、稳定性及可重复性成为心室容积、室壁运动及心脏肿瘤的金标准。增强磁共振为心肌梗死、心肌病、心肌炎、心包炎及浸润性疾病提供诊断依据,但费用昂贵、起搏器植入受限,使其使用有局限性。

7.冠状动脉造影 对于疑诊为心肌缺血的患者可以行冠脉造影明确病因诊断。

8.有创性血流动力学监测 应用漂浮导管和温度稀释法可测定肺毛细血管楔嵌压(PCWP)和心排血量(CO)、心脏指数(CI)。在无二尖瓣狭窄、无肺血管病变时,PCWP 可反映左室舒张末期压。PCWP 正常值为 $0.8\sim1.6kPa$ (6~12mmHg)。PCWP 升高程度与肺瘀血呈正相关,当 $PCWP>2.4kPa$ (18mmHg)时,即出现肺瘀血; $>3.3kPa$ (25mmHg)时,有重度肺瘀血;达 $4kPa$ (30mmHg)时,即出现肺水肿。CI 正常值为 $2.6\sim4.0L/(min\cdot cm^2)$,当 $CI<2.2L/(min\cdot m^2)$ 时,即出现低排血量症状群。

9.心-肺运动试验 对于慢性稳定性心力衰竭患者,评估心功能和心脏移植的判断。用最大耗氧量和无氧阈值表示。最大耗氧量[VO_{2max} ,mL/(min·kg)]是运动量增加,耗氧量不再持续增加时的峰值,说明心排血量已经不能按需进行增加,20 以上为正常值,16~20 为轻度至中度心功能受损,10~16 为中度至重度心功能受损,<10 为极重度心功能受损。无氧阈值是呼气中 CO_2 的增长超过了氧耗量的增长,说明无氧代谢的开始,以开始出现两者增长不成比例的氧耗量为代表值,数值越低代表心功能越差。

10.6 分钟步行试验 是一种运动试验,它通过对患者运动耐力的检测,反映心脏的功能状态。方法简单易行:在平坦的地面画出一段长达 30.5m（100 英尺）的直线距离,两端各置一椅作为标志。患者在其间往返走动,步履缓急由患者根据自己的体能决定。在旁监测的人员每 2 分钟报时 1 次,并记录患者可能发生的气促、胸痛等不适。如患者体力难支可暂时休息或中止试验。6 分钟后试验结束,监护人员统计患者步行距离进行结果评估。若患者 6 分钟步行距离<150m,表明为重度心功能不全;150~425m 为中度心功能不全;426~550m 为

轻度心功能不全。本试验除了用来评价心脏的储备功能外,还可以比较心力衰竭治疗的疗效,对患者病情危险性及后果的预测也很有价值。

四、诊断与鉴别诊断

(一)诊断要点

1.重视心力衰竭的不典型表现 详细的采集病史与体格检查可对心力衰竭的临床诊断提供重要的依据。然而由于老年人往往不能准确地提供病史,心力衰竭的症状不典型,且合并多种疾病相互影响,掩盖或加重心力衰竭的症状及体征,导致诊断困难,容易误诊漏诊。老年人急性心肌缺血或急性心肌梗死时可无胸痛,合并心力衰竭时对心力衰竭的病因诊断困难。有些老年人即使存在心力衰竭,但活动时并不感明显气短,而表现为极度疲倦,需结合病史、体征、辅助检查等综合判断。

2.寻找早期诊断征象 老年人心力衰竭的早期诊断较困难,下列情况有助于老年人心力衰竭的早期诊断:①轻微体力劳动即出现心悸、气短、胸闷、疲乏,因而不愿活动;②干咳,白天站立位或坐位时较轻,平卧或夜间卧床后加重;③睡眠中突然胸闷憋气,垫高枕头或坐起感觉呼吸顺畅,喜右侧卧位,难以用呼吸道感染解释;④白天尿量减少,夜尿增多,体重增加;⑤休息时脉搏增加 20 次/分,呼吸增加 5 次/分;⑥双肺底部细湿啰音,呈移动性;⑦颈静脉充盈,肝大;⑧心电图:V_1 导联 P 波终末向量阳性(Ptf-V_1≤0.03mm·s),ST-T 动态改变,期前收缩增多;⑨胸部 X 线片:双肺纹理增粗,心影增大或见到 Kerley B 线。

3.重视 BNP/NT-proBNP 在诊断中的意义 2009 年,美国 ACC/AHA 指南突出了 BNP 或 NT-proBNP 在心力衰竭诊断中的作用,对于呼吸困难的患者,均应测定 BNP 或 NT-proB-NP。研究表明,老年心力衰竭患者血浆 BNP/NT-proBNP 浓度明显高于非心力衰竭患者,测定血浆 BNP 有助于老年人心源性与非心源性急性呼吸困难的鉴别。然而,对于老年、女性,特别是合并多器官功能障碍者,如肾功能不全、肝功能不全、代谢紊乱、严重肺部感染、肺栓塞等,常有 BNP/NT-proBNP 增高的现象,因此在诊断时应结合临床确定。

4.明确老年人心力衰竭的类型 收缩性心力衰竭和舒张性心力衰竭的药物治疗有原则上不同,诊断时必须明确老年人心力衰竭的类型。收缩性心力衰竭是指心室收缩功能障碍使心脏收缩期排空能力减退而导致心输出量减少,其特点是心室腔扩大、收缩末期容积增大和左室射血分数降低。舒张性心力衰竭即 HFNEF,是指心肌松弛和(或)顺应性降低使心室舒张期充盈障碍而导致心输出量减少,其特点是心肌肥厚、心室腔大小和左室射血分数正常。

HFNEF 多见于老年、女性、肥胖患者,起病可急骤,病情迅速恶化,通常由重度高血压或急性心肌缺血所致,心房颤动也是常见的诱因。2007 年,ESC 专家共识提出 HFNEF 新的诊断标准:①充血性心力衰竭的症状或体征:包括劳力性呼吸困难、疲乏、肺部啰音、肝大、踝部水肿等。对于无体液潴留体征的呼吸困难患者,如果 NT-proBNP<120pg/mL 或 BNP<100pg/mL,基本可排除心力衰竭可能;②正常和轻度异常的左室收缩功能:该共识中将 LVEF>500/作为左室收缩功能正常和轻度异常的分界值,同时左室舒张末期容积指数和左室收缩末期容积指数分别不能超过 97mL/m² 和 49mL/m²;③舒张功能不全的证据:创伤性检查技术测定的指标,左室舒张末压>16mmHg,或平均肺小动脉楔压>12mmHg,或左室舒张时间指数>48ms,或左室僵硬度常数>0.27。有创性检查技术测定的指标是舒张功能不全的确切证据。非创伤性血流多普勒、组织多普勒技术测定的指标:舒张早期二尖瓣流速与二尖瓣环间隔处心肌舒张速度比值 E/E´>15。若 15>E/E´>8,则需要其他非创伤性指标辅助诊断,包括:①超声血流多普勒技术测定指标:二尖瓣舒张早期与舒张晚期血流速度比值 E/A 比值<0.5,或减速时间(DT)>280ms,或左房容积指数(LAVI)40mL/m²,或左室质量指数(LVMI)>122g/m²(女)或>149g/m²(男),或心房颤动;②NT-proBNP>220pg/mL 或 BNP>200pg/mL。若 NT-proBNP>220pg/mL 或 BNP>200pg/mL,合并 E/E´>8 或超声血流多普勒技术测定的相关指标异常也是左室松弛、充盈、舒张期扩张度或僵硬度异常的证据。

(二)鉴别诊断

1.夜间阵发性呼吸困难　为左心衰竭特征性症状,对于伴有慢性支气管炎、肺气肿老年人,要注意排除是否因支气管内痰液堵塞所致。后者取坐位后不能马上缓解,在咳出痰液后症状才减轻。

2.急性呼吸窘迫综合征(ARDS)　听诊双肺早期可无啰音,偶闻及哮鸣音,后期可闻及细湿啰音,常规吸氧、强心、利尿无效。

3.肺部感染　两者可分别单独出现或两者兼有,前者一般有发热、畏寒、咳浓痰等临床表现。心力衰竭患者呼吸困难加剧时可咳粉红色泡沫痰,肺部啰音明显,且随体位而变化,经利尿、强心和扩血管等治疗后可改善症状。

五、治疗

(一)治疗思路

1.辨证要点

(1)辨主症:喘促多是肺气不足,水饮凌肺,肺失宣肃,或肾气亏损,摄纳无权。若喘促声低,气短欲断,慌张气怯,符合虚喘之辨证;若口唇紫暗,呼吸短促,咳痰,下肢浮肿,则属血瘀水阻之实喘。心悸多由心气不足,宗气外泄所致。心悸怔忡兼有盗汗、乏力、心烦者,为气阴两虚;如兼面色苍白,水肿畏寒,肢冷脉涩者,则为心肾阳虚;伴气喘、烦躁、大汗、四肢厥冷者,则属阳气虚脱的危重证候。本病水肿发生较慢,多从下肢开始,下陷难起,一般无表证,属阴水;如患者四肢厥冷,下利完谷,为脾虚;短气喘息,咳嗽、咯血,为肺气失宣;小便短少,为膀胱气化不利。

(2)辨阴阳气血:阴阳气血虚衰是导致心衰的根本原因,心气虚是心衰的最基本病机。心气虚的特点是心悸气短、动则尤甚。心气虚再加形寒肢冷则为心阳虚,心气虚兼头昏则为心血虚,心气虚兼心烦少寐则为心阴虚。

(3)辨证候演变:本病多继发于他病,病程长,容易反复,有逐渐加重之势。某些急性病能使心阳骤衰,其发病急剧,病势危急。病机转化主要是正和邪两者的变化,而关键是心气、心阳的盛衰。如阳气渐复,邪气渐除,则病情好转;若心气、心阳渐衰,邪气渐盛,则心阳虚衰、阳气虚脱、阴阳离决或阴阳俱竭而死亡。

2.治疗原则　补气、活血、利水是治疗本病之要法。补气即补益心气,佐以温阳或滋阴;活血即活血化瘀,或益气化瘀,或温阳化瘀,以消除瘀血;利水即利水化湿、或益气利水、温阳利水、化瘀利水、宣肺利水、泄肺利水、健脾利水、温肾利水,以祛除水肿。本病病程较长,久病及肾,导致肾气不足,故缓解期宜补肾固本。此外,心衰早期多表现为心肺气虚,以后逐渐影响到脾肾,后期则以心肾阳虚为主,并伴有不同程度的瘀血、痰浊、水饮,形成虚实夹杂之证。补虚、祛痰、利水、活血等治法应灵活运用,以标本虚实兼顾。

(二)中医治疗

1.分证论治

(1)阳虚水困证

症状:心悸气短,下肢水肿明显,甚至腰骶及周身浮肿,腰膝酸冷,恶寒,乏力或伴有腹腔积液,腹胀纳少,尿少,大便溏。舌淡胖,苔白滑,脉沉弱结代。

证候分析:脾肾阳虚,胸阳不振,故见心悸气短,乏力;脾阳不振,健运失司,气不化水,故见下肢水肿明显,甚至腰骶及周身浮肿;肾阳不足,腰府失煦,卫阳不振,故见腰膝酸冷,恶寒;脾虚不运,转输无力,故见腹胀纳少,大便溏;肾阳亏虚,水液失于蒸腾,膀胱气化失司,故见腹腔积液,尿少;舌淡胖,苔白滑,脉沉弱结代为阳虚水困之征。

治法:补脾温肾,化气利水。

代表法:实脾饮加减。

常用药:附子、干姜温阳散寒;黄芪、茯苓、白术、甘草健脾补气;木瓜、大腹皮、车前子、泽泻、猪苓利水祛湿。

加减:脘腹胀满,纳少者,加苏叶、陈皮、厚朴理气宽胸;浮肿,尿少明显者,加肉桂、冬瓜皮、五加皮温阳利水;阳虚水泛,见咳喘,难以平卧者,加桂枝、甘草、五加皮、生龙骨、生牡蛎化饮纳气;偏肾阳虚者,用济生肾气丸合真武汤温补肾阳。

(2)水凌心肺证

症状:咳喘,心悸不宁,气短,动则尤甚,端坐倚息,不能平卧,痰白而稀,面白唇青,尿少。舌质淡暗,苔白或白润,脉虚数或沉弱。

证候分析:年老久病,肾阳衰弱,水气泛滥,心阳受损,则心悸不宁,气短,动则尤甚;水邪干肺,肺失宣降,故见咳喘,端坐倚息,痰白而稀;肾阳虚,气化不利,则面白,尿少;阳虚血脉失于温煦而凝滞,则见唇青;舌质淡暗,苔白或白润,脉虚数或沉弱为水凌心肺之征。

治法:补肺益肾,纳气利水。

代表法:济生肾气丸加减。

常用药:熟地黄、山茱萸、山药滋补肝肾;附子、肉桂温肾助阳;泽泻、茯苓、车前子渗湿利水;牡丹皮清肝火;牛膝强壮腰膝,引水下行。

加减:咳喘明显者,加葶苈子、桑白皮泻肺;脘腹胀满明显者,去熟地黄、麦冬,加苏叶、木瓜、焦槟榔、白术健脾理气;偏于肺虚者,加黄芪益气。

(3)气阴两虚证

症状:心悸气短,动则喘息,多汗,口干,心烦,头昏耳鸣,少寐,腰酸腿软,脘腹胀满,下肢浮肿,舌淡红,少苔,脉细数或结代。

证候分析:气阴两虚,血行不畅,心脉失养,则见心悸、心烦、少寐;气虚则见气短,动则喘息;阴血不足,清窍失养,则见头昏耳鸣;阴虚腰府失养,则见腰酸腿软;气阴不足,虚热内生,则见多汗,口干;脾肾气虚,转输无力,则见脘腹胀满,下肢浮肿;舌淡红,少苔,脉细数或结代为气阴两虚之征。

治法:益气养阴,补益心肾。

代表法:生脉散加减。

常用药:人参、麦冬、五味子益气养阴;黄芪、白术补脾益气;熟地黄、玉竹滋补脾肾;丹参、茯苓健脾养心。

加减:口干,心烦内热者,人参易西洋参或太子参,去白术,加生百合、知母滋阴益气;胸闷、胸痛者,加川芎、瓜蒌、薤白宽胸止痛;胁下癥块者,加三棱、莪术破血行气;气虚较著者,加重黄芪用量;水肿者,加泽泻、猪苓、车前草利水消肿。

(4)气虚血瘀证

症状:心悸怔忡,动则尤甚,面色紫暗,唇绀,胸闷甚至胸痛,脘腹胀满,下肢水肿,甚或腹腔积液,胁下癥块,小便少,大便秘。舌暗有瘀斑瘀点,脉沉涩。

证候分析:心肾气虚,胸阳不振,气机不畅,血行瘀滞,故见心悸怔忡,动则尤甚;气虚无力运血,心血瘀阻,故见胸闷甚至胸痛;血行瘀滞,肌肤失荣,则见面色紫暗,唇绀;肾虚开阖失常,水饮内停,故见脘腹胀满,下肢水肿,甚或腹腔积液;水阻血瘀,气机不畅,肝失疏泄,日久则见胁下癥块;肾司前后二阴,肾虚膀胱气化无权,则见小便少,大便秘;舌暗有瘀斑瘀点,脉沉涩为气虚血瘀之征。

治法:补气活血,化瘀利水。

代表法:补阳还五汤加减。

常用药:炙黄芪、红参益气温阳;桃仁、丹参、川芎、当归、郁金活血化瘀;茯苓、猪苓、葶苈子利水渗湿。

加减:气虚甚者,重用红参;阳气不振,水肿甚者,加附子、桂枝、泽泻温阳泻水;血瘀日久,瘀积坚实者,加三棱、莪术、水蛭、土鳖虫破血化瘀;腹腔积液者,加川椒目、大腹皮、车前子利水;胸腔积液者,加葶苈子、桑白皮行水消肿;肾气虚为主者,用济生肾气丸。

(5)阳脱阴竭证

症状:喘憋,心悸,烦躁不安,端坐倚息,多汗或汗出如油,或冷汗淋漓,四肢厥冷,咯吐痰涎或粉红痰,尿少,甚至神识昏乱。舌淡或伸舌不能,脉疾数无根或脉微欲绝。

证候分析:肺肾衰竭,气失所主,气不归根,则喘憋,端坐倚息;肺肾极虚,累及心阳,心阳虚脱,虚阳躁动,则心悸,烦躁不安;阳脱,阴液外泄则多汗或汗出如油,或冷汗淋漓;阳脱血脉失于温运,则四肢厥冷;阳脱阴竭,固摄无权,则咯吐痰涎或粉红痰,尿少,甚至神识昏乱;舌淡或伸舌不能,脉疾数无根或脉微欲绝为阳脱阴竭之征。

治法:回阳救逆,填精固脱。

代表法:六味回阳饮合生脉散加减。

常用药:人参、麦冬、五味子益气养阴;附子、炮姜回阳救逆;生龙骨、生牡蛎收敛固涩;当归活血化瘀;熟地黄、山茱萸滋补肝肾。

加减:尿少者,加茯苓、车前子、泽泻利尿;四肢厥冷者,加肉桂、桂枝通阳;喘息不得卧者,加服黑锡丹、蛤蚧粉益元补肾,摄纳肾气。本证病情危重,预后极差,可反复、大量应用独参针或参附针,静脉注射或静脉滴注,并需配合西医相关抢救措施。

2.中成药治疗

(1)强心胶囊:益气温阳,活血通络,利水消肿。适用于阳气虚乏,络瘀水停证。口服,每次4粒,每天3次。

(2)补益强心片功效:益气养阴,活血利水。适用于气阴两虚兼血瘀水停证。口服,每次

4 片,每天 3 次。

（3）心宝丸功效:温补心肾,益气助阳,活血通脉。适用于心肾阳虚,心脉瘀阻证。口服,慢性心功能不全按心功能Ⅰ级、Ⅱ级、Ⅲ级一次分别用120mg、240mg、360mg,每天 3 次,在心功能正常后改为日维持量 60～120mg。

3.外治法

（1）针刺治疗:①以益气固本、强健心神为原则。主穴取内关、间使、少府,或内关、郄门、曲泽。配穴时,补中益气取中脘、天枢、气海、足三里;补益真元取关元、归来、气海;通阳利水取水分、中枢透曲骨、水道、复溜、水泉、飞扬、阴陵泉;活血化瘀取太冲、章门、肝俞;平喘祛痰取肺俞、天突、俞府、膻中、少府、合谷。深刺,中强手法,有感应后出针,每天 1 次,7～10 天为一个疗程。休息 2～7 天后再做下一个疗程;②主穴取内关、间使、曲泽、心俞、厥阴俞、足三里、神门等穴。气促配膻中、肺俞;腹胀配足三里、中脘;尿少配肾俞、三阴交;食欲缺乏配脾俞;心烦失眠配安眠;③取虎边(三间与合谷连线中点)、后溪、足三里为主穴,内关、神门、三阴交为配穴。均取双侧穴,留针 20 分钟,每天 1 次,10 次为一个疗程。

（2）灸法:①主穴取少海,动则喘甚者加关元;咳嗽痰多加丰隆;水肿尿少配水道,施隔姜片灸,每天早晚各灸黄豆大小艾炷 1 壮,病情较重者可连灸 3 壮;②针刺膻中、双侧合谷、足三里、丰隆,强刺激,留针 5 分钟,起针后用艾炷施以灸法。

4.食疗 慢性心力衰竭的患者,一般病情较重,有的整天卧床休息,活动量大大减少,再加上肝脏和胃肠道淤血,食欲与消化能力均较差,有的患者还出现腹胀、恶心、呕吐等消化道症状。因此,应采用定时定量和少食多餐的方法,每餐吃八分饱,利于心脏的康复。

（1）洋参益心膏:西洋参 30g,麦冬 150g,炒酸枣仁 120g,龙眼肉 250g。将上述 4 味药用水煎 3 遍,合并滤液,浓缩,兑适量炼蜜收膏。每天早、晚各服 15～30g。适用于心衰病心阴不足患者,症见心悸心烦,失眠多梦,口干咽燥。

（2）白茯苓粥:白茯苓粉 15g,粳米 100g。粳米、茯苓粉放入锅内,加水适量,用武火烧沸后,转用文火炖至米烂成粥。每天 2 次,早、晚餐食用。健脾利水效果较好。

（3）莱菔子山楂红枣汤:莱菔子 10g,山楂 50g,红枣 100g。将莱菔子用小纱布袋装好,红枣、山楂去核、洗净一同放入锅内煮熟即可食用。每天 2 次,早、晚餐服用。具有利尿、补血、消食的作用。

（4）桂圆百合粥:龙眼肉、百合各 15～30g,大枣 6 枚,糯米 100g,白糖适量。将上 5 味共煮为粥,早、晚服食。适用于慢性心力衰竭有气虚、阴虚或血虚,表现为心悸气短者。

（三）西医治疗

1.急性心力衰竭的治疗

（1）一般处理

1）体位:静息时明显呼吸困难者应采取半卧位或端坐位,双腿下垂以减少回心血量,降低心脏前负荷。

2）吸氧:应尽早采用,使患者血氧饱和度 ≥95%(伴慢性阻塞性肺病者血氧饱和度 > 90%)。必要时还可采用无创性或气管插管呼吸机辅助通气治疗。研究表明,无创正压通气可改善氧合和呼吸困难,缓解呼吸肌疲劳、降低呼吸功耗,增加心输出量,是目前纠正急性心力衰竭低氧血症、改善心脏功能的有效方法。

3)饮食:进食易消化食物,避免一次大量进食,不要饱餐。在总量控制下,可少量多餐。

4)出入量:肺淤血、体循环淤血及水肿明显者应严格限制饮水量和静脉输液速度,对于无明显低血容量患者每天摄入液体量一般宜在 1500mL 以内,不要超过 2000mL。保持每天水出入量负平衡约 500mL/d,严重肺水肿者负平衡 1000～2000mL/d,甚至可达 3000～5000mL/d,以减少水钠潴留和缓解症状。应注意防止发生低血容量、低血钾和低血钠等。

(2)药物治疗

1)镇静剂:用于严重急性心力衰竭早期阶段的治疗,特别是伴有疼痛、烦躁不安及呼吸困难的患者。在静脉通路建立后立即给予吗啡 3mg,必要时可重复给药一次。吗啡可减轻急性心力衰竭患者呼吸困难等症状,并可增强合并应用无创通气的效果。应注意监测呼吸,注意可能出现的低血压、心动过缓、高度房室传导阻滞及二氧化碳潴留。

2)支气管解痉剂:常用药物为氨茶碱或二羟丙茶碱。此类药物不宜用于冠心病如急性心肌梗死或不稳定型心绞痛所致的急性心力衰竭患者。

3)利尿剂:伴有液体潴留症状的急性或慢性失代偿性心力衰竭患者应给予利尿剂治疗。根据个体差异以产生充分利尿效应达到最佳容量状态为目标,以缓解淤血的症状和体征(水肿、颈静脉压升高、呼吸困难)为最佳剂量。以不产生症状性低血压和肾功能进行性恶化为宜。老年人,特别是高龄老人,如果以前未使用利尿剂,第一次用量宜小,如呋塞米 10mg 静脉注射,以后根据情况进行调整。

4)血管扩张剂:建议早期应用于左室收缩功能不全,如冠心病,高血压性心脏病所致的急性左心衰竭。血压正常但存在低灌注状态或有淤血体征且尿量减少的患者,血管扩张剂应作为一线用药。在使用血管扩张剂时应当注意以下问题:①血管扩张剂禁用于心脏瓣膜狭窄的患者,以免加重肺淤血,导致心输出量的减少;②硝酸酯类推荐用于冠心病引起的心力衰竭患者,硝普钠用于高血压性心力衰竭患者;③硝普钠的应用需要根据血压调整用药剂量,由小剂量开始逐渐增加至有效剂量。

奈西立肽是一种重组人 BNP,具有扩张静脉、动脉和冠状动脉的作用,降低心脏前、后负荷,增加心输出量。此外还可增加钠盐排泄和抑制肾素–血管紧张素–醛固酮系统和交感神经系统,但无直接正性肌力作用。研究表明,急性心力衰竭患者静脉输注奈西立肽可降低左室充盈压或肺毛细血管楔压、增加心排血量,改善呼吸困难和疲劳症状。鉴于奈西立肽用于急性心力衰竭患者的临床使用经验有限,而且迄今缺乏其优于硝酸盐类的明确证据,安全性也不确定,所以一般不作为治疗急性心力衰竭的一线药物。

5)血管紧张素转换酶抑制剂(ACEI):急性心力衰竭的急性期、病情尚未稳定的患者不宜应用。急性心肌梗死后的急性心力衰竭患者可以使用,口服起始剂量宜小。ACEI 类药物应谨慎用于心排血量处于边缘状态的患者,因其可以减少肾小球滤过;与非甾体抗炎药联合用药时,对 ACEI 耐受性下降。

6)正性肌力药物:此类药物适用于低心排血量综合征,如伴症状性低血压或心输出量降低伴有循环淤血的患者,可缓解组织低灌注所致的症状,保证重要脏器的血液供应。血压较低和对血管扩张药物及利尿剂不耐受或反应不佳的患者尤其有效。①洋地黄制剂:洋地黄能改善临床症状,提高患者生活质量,仍然是治疗心力衰竭的基本药物。由于老年人肾功能减退,其次是心肌钾和镁的耗竭而增加心肌对洋地黄的敏感性,故用药期间应监测肾小球滤过率、血钾及血清地高辛浓度以指导治疗,避免发生洋地黄中毒,因此,老年人剂量应减少。

一般应用毛花苷 C 0.2～0.4mg 缓慢静脉注射,2～4 小时后可以再用 0.2mg,伴快速心室率的心房颤动患者可酌情适当增加剂量;②非洋地黄类正性肌力药物:包括 β 肾上腺素能激动剂和磷酸二酯酶抑制剂,能增加心肌收缩力及外周血管扩张作用,但因其增加病死率和室性心律失常发生率远高于洋地黄类,故不宜作一线药物,主要适用于终末期和难治性心力衰竭而常规治疗无效者,可短期静脉应用。左西孟旦是一种钙增敏剂,与传统意义的正性肌力药物不同,它并不增加细胞内钙离子浓度,通过结合于心肌细胞上的肌蛋白 C 促进心肌收缩,还通过介导 ATP 敏感的钾通道而发挥血管舒张作用和轻度抑制磷酸二酯酶的效应。其正性肌力作用独立于 β 肾上腺素能刺激,可用于正接受 β-受体阻滞剂治疗的患者。临床研究表明,急性心力衰竭患者应用本药静脉滴注可明显增加心输出量和每搏量,降低肺毛细血管楔压、全身血管阻力和肺血管阻力;冠心病患者不增加病死率。用法:首剂 12～24μg/kg 静脉注射(>10 分钟),继以 0.1μg/(kg·min)静脉滴注 24 小时,可酌情减半或加倍。对于收缩压 <100mmHg 的患者,不需要负荷剂量,可直接用维持剂量,以防止发生低血压。

2.慢性心力衰竭的治疗

(1)重视病因和诱因的治疗:2/3 心力衰竭患者合并冠心病,应尽量逆转可治疗的心肌缺血。心律失常可导致心力衰竭恶化,需要积极治疗。感染、缺氧等诱因也在老年人心力衰竭的发生发展中起重要作用,应尽快纠正。

(2)药物治疗

1)地高辛:虽不能提高生存率,但能改善左室功能和运动耐量,从而降低心力衰竭的住院率和致残率。老年人由于肾功能减退和分布容积缩小,因而老年人用量要小,最好根据肌酐清除率计算维持量。伴有心肌淀粉样变的老年人,对地高辛特别敏感,极易发生中毒反应,应使用非洋地黄类强心剂治疗。洋地黄中毒最常见的毒性反应是胃肠道症状和室性心律失常,也易出现神经系统症状。

2)利尿剂:对缓解心力衰竭的充血症状十分有效,只要有容量负荷过重的表现(如肺淤血和水肿)就宜应用利尿剂,但它可激活肾素-血管紧张素-醛固酮系统,导致电解质紊乱而诱发心律失常和洋地黄中毒。老年人用利尿剂要从小剂量开始,逐渐增量,一旦体液潴留症状消失,以最小有效剂量长期维持。应以体重和尿量作为监测疗效和调整剂量的依据,避免利尿不足和利尿过度。

3)ACEI 类药物:不仅能缓解心力衰竭的症状,而且能降低病死率和提高生活质量。ACEI 类药物最基本的作用是抑制神经内分泌的激活、逆转左心室肥厚、防止心室重构,从而阻止或延缓心力衰竭的病理生理过程。

由于 ACEI 类药物可引起低血压、肾功能损害和咳嗽等不良反应,使其在老年人心力衰竭患者的应用受限,而且剂量偏小,没有达到应有的效果。临床研究表明,目标剂量在降低病死率和住院复合危险方面优于小剂量组,用药时应尽可能达到目标剂量,而且多数老年患者对此剂量有较好的耐受性。

为了确保 ACEI 类药物在老年患者中的安全应用,必须注意以下几点:①用药前避免过度利尿,纠正低钠血症和低血容量;②小剂量开始,逐渐增量,如卡托普利 6.25mg,每天 2～3 次,密切观察血压和血肌酐水平,如能耐受则每隔 3～7 天剂量增倍一次,直到达到最大耐受量或目标剂量后长期服用。由于 ACEI 类药物起效较慢,有时需数周或数月才显示治疗效应,因而不能根据症状改善与否来调节剂量,而只能以血压、血肌酐水平作为调整的依据。

不能耐受ACEI治疗者可用血管紧张素受体阻滞剂(ARB),因两者主要不良反应大致相似,仍需密切观察。

4)β-受体阻滞剂:因有负性肌力作用,一直被视为心力衰竭的禁忌证。近来研究表明,在地高辛(可不用)、利尿剂和血管紧张素转换酶抑制剂的基础上,加用β-受体阻滞剂可进一步改善临床症状、降低病死率和住院率,从而确立了它在心力衰竭治疗中的地位。常用的β-受体阻滞剂有美托洛尔、比索洛尔和卡维地洛,它们具有不同的药理学特性。现已证明,老年收缩性心力衰竭患者应用β-受体阻滞剂具有与非老年患者相似的疗效和耐受性。

老年收缩性心力衰竭患者应用β-受体阻滞剂应注意以下几点:①病情要稳定:β-受体阻滞剂不是心力衰竭的急救药,它不能用于急性心力衰竭患者。只有通过强心、利尿和扩血管治疗,病情相对稳定,且无禁忌证,方可考虑用药;②低起点、慢增量:由于β-受体阻滞剂早期效应是拮抗儿茶酚胺的正性肌力作用,老年收缩性心力衰竭患者用药时要小心。从小剂量开始,如美托洛尔6.25mg,每天2次;比索洛尔1.25mg,每天1次;卡维地洛3.125mg,每天2次,密切观察尿量、体重、血压和心率等指标,如能耐受则每隔每2~4周倍增剂量1次,逐渐增至最大耐受量或目标剂量,然后长期维持治疗。只要清醒静息心率≥50次/分,就可继续用药。长期用药是利用其阻断儿茶酚胺的毒性作用,达到逆转心室重构、提高射血分数、阻止发展为终末期心力衰竭的目的。地高辛与β-受体阻滞剂合用时,应注意二者对心率和传导的协同作用。

3.射血分数正常心力衰竭的药物治疗

(1)利尿剂:可减少血容量和回心血量,降低左房压力,减轻肺淤血和外周液体潴留,改善临床症状。但应避免利尿剂剂量过大而引起低血压及外周组织低灌注。

(2)硝酸酯类药物:可降低心脏前、后负荷,减轻肺淤血,改善舒张功能,缓解临床症状。但应小剂量应用,依据患者病情变化调整其剂量,避免因左室舒张末压力下降过大,导致心输出量下降。

(3)β-受体阻滞剂:目前还没有明确β-受体阻滞剂在HFNEF患者治疗中的地位。β-受体阻滞剂可以降低心率,延长舒张期充盈时间,增加舒张末容积,但可能会恶化其变时能力,因此使用需小心谨慎,并严密随访。β-受体阻滞剂还具有负性肌力作用,降低心肌氧耗,抑制交感神经的血管收缩作用,从而降低后负荷。但不主张用于心力衰竭急性期。

(4)血管紧张素转换酶抑制剂(ACEI)及血管紧张素受体阻滞剂(ARB)类药物:可拮抗肾素-血管紧张素-醛固酮系统及交感神经系统活性,抑制血管紧张素Ⅱ发挥作用,逆转左室重构,并减弱血管紧张素Ⅱ对冠脉的收缩作用,降低心脏后负荷,改善心肌缺血。HFNEF患者使用ACEI及ARB类药物并没有像左室射血分数降低的心力衰竭治疗效果显著,但是在没有明确证据支持其他替代治疗之前,ACEI及ARB类药物仍是HFNEF患者控制血压的一线药物,特别是同时合并糖尿病或动脉粥样硬化性血管疾病时。

(5)钙通道阻滞剂(CCB):非二氢吡啶类钙通道阻滞剂可以使心肌细胞内Ca^{2+}减少,降低室壁张力,降低心脏后负荷,降低心率,延长舒张期,增加左室充盈,提高心脏、血管松弛和顺应性。二氢吡啶类CCB可反射性引起心动过速,故不主张应用。

(6)醛固酮拮抗剂:醛固酮是引起心肌和血管纤维化的强有力的刺激因子。醛固酮拮抗剂具有抗心肌纤维化,延缓或逆转左室肥厚,减轻水钠潴留,降低血压,改善左室舒张功能的作用。

（7）正性肌力药物：洋地黄抑制肌浆网的钙泵，使细胞质内游离 Ca^{2+} 浓度升高，增加心肌收缩力和心肌氧耗，恶化舒张功能，故不主张应用。

4.终末期心力衰竭的非药物治疗　对于等待心脏移植的难治性心力衰竭患者应考虑接受机械辅助装置治疗作为术前治疗的过渡。针对我国的临床实际，不能接受心脏移植治疗的难治性心力衰竭患者，尤其对已接受正规治疗但仍无法脱离静脉正性肌力药物的患者，应考虑采用植入式辅助装置作为永久性的机械辅助治疗措施。

心力衰竭患者在接受了最佳药物治疗后症状仍未改善的情况下可以考虑采用心脏再同步化（CRT）和心室再同步心脏复律除颤器（CRT-D）治疗。关于埋藏式心律转复除颤器（ICD）的植入，以及 CRT、CRT-D 的使用原则等同于成年人心力衰竭的使用原则。老年心力衰竭患者由于并发症较多，在某些药物的选择和用量上往往受到一些限制，但应用三腔起搏器治疗老年心力衰竭患者未见有特殊的禁忌证。

基因治疗及于细胞移植的效果还有待于进一步研究和发展。

六、预防与调护

注意休息；保持病室安静整洁、空气清新流通；呼吸困难不能平卧者，取半卧位或坐位；长期卧床者，给予气垫床，每小时翻身，以防压疮和坠积性肺炎的发生；进行肢体主动或被动运动，以防血栓形成；饮食宜清淡，少食多餐，防止过饱，进食容易消化、富有营养的食物，限盐，忌食脂肪和动物内脏、辛辣刺激食物及浓茶等；忌烟酒；老年人尤宜保持大便通畅，必要时给予通便；避免各种心力衰竭的诱发因素，如防治呼吸道感染、控制风湿活动及预防复发、控制心律失常、控制血压等。

第二节　论治经验

一、万启南教授治疗老年慢性心衰经验

老年慢性心力衰竭是一种临床上十分常见的，由多种原因造成心脏原发损害，以心脏功能异常，运动耐力降低及神经内分泌激活为特征的临床综合征，同时也是多种心脏疾病或非心脏疾病的严重阶段。其发病率与病死率常年居高不下，一旦诊断为有症状性心衰，其 5 年生存率仅为 35%。由于本病病机复杂，病程较长，且各种病理因素相兼出现，极大增加了本病的辩治难度。随着中国社会人口老龄化加剧，本病的发病率显著上升，探索有效治疗老年慢性心衰的途径成为临床医学界最重要的课题之一。目前西医治疗已经从传统的"强心利尿扩血管"发展到了针对发病机制的神经内分泌细胞因子的生物学治疗，但西药的不良反应较大，而万启南教授在三十余年的临床经验中总结出来的在西医常规治疗上加以益气温阳，活血利水的中药治疗，能够明显改善患者心肌缺血的临床症状，增强患者体质，显著提高患者生存质量，获得患者良好反馈。因此，开展中医药对慢性心力衰竭防治的研究具有十分重要的意义。

1.气虚血瘀、心肾阳虚是慢性心衰的主要病因病机　祖国医学中虽然没有老年慢性心衰的病名，但是根据本病的临床表现，古代医家在他们的专著中很早就有大量关于心衰病因病机、治法、方药等方面的记载，然而除宋代赵佶主编的《圣济总录·心藏门》曾载"心衰则健忘，不足则胸腹胁下与腰背引痛，惊悸，恍惚，少颜色，舌本强"以外，余诸论述均归结于"心

悸""怔忡""喘证""水肿""痰饮""心痹"等疾病中。随着中医药防治心衰病研究的不断发展,加之中医病名规范化这一大学术氛围的影响,心衰病名规范化也日益受到关注。由张伯礼、薛博瑜主编的"十二五"规划教材《中医内科学》首次在心系疾病增加心衰病。万启南教授也认为中医学所述"心衰病"之内涵与该病的症状、病机及治法阐述与现代医学对心衰认识比较一致。本病多因老年人素体虚弱,心病日久,兼损及肺而致心肺气虚,行血无力,瘀血内停心失濡养发为心悸;复感风、寒、湿、热,以及疫毒之邪,内舍于心,致心阳虚损,不能藏归,温养于肾,使肾阳虚衰,无以化气行水,而致水饮内停,饮停于内或射肺,或凌心,或外溢于肌肤发为水肿;另一方面,肾阳虚鼓动无力而严重影响肾之纳气功能使其呼吸短促发为喘证,进气乏源进一步加重了气虚血瘀之证的表现;此诸多病因共同导致心衰病患者临床发为喘、肿、悸且伴有肢倦乏力,神疲咳嗽,脉细数或无力或结代。以上论述,均已表明气虚及心肾阳虚是导致心衰病发生的基本病理改变,因本虚内生之水饮、痰浊、瘀血则为心衰病的主要病理产物和继发性致病因素。对此历代文献也有颇多载录,《素问·平人气象论》云:"左乳之下,其动应衣,宗气泄也";《灵枢·经脉》又云:"手少阴气绝则脉不通,脉不通则血不流";《杂病源流犀烛·怔忡源流》则说:"怔忡……或由阳气内虚,或由阴虚内耗";《金匮要略·痰饮咳嗽篇》所云:"喘满,心下痛坚,面色黧黑,其脉沉紧";《金匮要略》曰:"心下坚大如磐,边如旋杯,水饮所作",均说明了气虚血瘀、心肾阳虚、痰瘀同病贯穿了疾病的全过程也决定了疾病的预后和转归。

2.强心胶囊治疗老年慢性心衰疗效显著　万启南教授认为,中医治疗慢性心衰应综合病情,标本兼治,运用益气温阳,活血利水为总的治则。其中,益气温阳乃治本的第一要义。益气指补益心肺之气,意为推动宗气在周身的循环运行,增强行血之力;而温阳是指温补心肾之阳,改善心、肾之温煦的功能,从根本上消除痰饮内生的病源。活血利水为治标的重要环节。利水是指有效地减少体内水湿潴留,从而减轻心脏负担;活血则能显著化解郁遏心阳,痹阻脉络之瘀血以保障有充足的血液濡养心脉。综上所述,在慢性心衰的治疗中益气温阳,活血利水使心肾之阳气充沛,心脉之血液通畅,二者共同发挥重要的作用。

强心胶囊是万启南教授参与研制的云南省中医医院院内制剂,以益气温阳,活血利水为治疗原则,在临床应用中取得令人满意的疗效。在临床研究中,万启南教授及李晓燕医生等依据患者的年龄、性别、原发病、病程和心功能的不同,将所观察对象随机分为治疗组48例和对照组48例,其治疗总体有效率达到83.3%。本方主要由黄芪、附片、生晒参、桂枝、血竭、三七、益母草、葶苈子、桑白皮、五加皮、车前子、泽兰、枳实等药物组成。本方重用黄芪、附片益气温阳,生晒参、桂枝助益君药补心肺之气,温心肾之阳,用血竭、三七、益母草等活血化瘀,行血中之滞,葶苈子、桑白皮、五加皮、车前子、泽兰化痰利水,消周身之浮肿,枳实助黄芪成升清之功,使补益而不壅滞,祛邪而不伤正。诸药合用通过益气温阳,活血利水达到补其虚、祛其瘀而治疗老年慢性心衰目的。现代药理研究表明:黄芪能使机体免疫增强、抗衰老,促进骨髓造血细胞DNA的合成,还拥有正性肌力作用,可促进微循环、扩张冠脉,在抗心肌缺血、抗心律失常及心肌保护等方面有显著的效果。附片具有显著的抗心肌缺血缺氧,降低血管阻力,增加冠脉血流量的作用。人参与人参皂苷通过促进细胞对葡萄糖的摄取和利用,使糖酵解和有氧分解能力大大提高,能增加心肌能量供应,对心肌缺血缺氧的治疗有显著意义。三七中的三七总皂苷能抑制血小板聚集,增加血小板内cAMP含量,具有抗血栓,增加冠脉血流量,减慢心率,减少心肌耗氧量,增强心肌耐氧能力,改善微循环,解除平滑肌痉挛的作用。益母草中小剂量益母草碱能增强离体蛙心收缩力,有强心,增加冠脉流量和心肌营养血流量的作用,也有降低冠脉阻力,增加血流量,对急性心肌梗死也有防治作用。葶苈子增强心肌收缩力,增加心排血量,降低静脉压,同时还具有显著的利尿作用。桑白皮水提取物 300~500mL/kg 给大鼠灌胃或腹腔注射均有利尿作用,还有一定程度的降压作用,且作用时间比较持久。车前子中的桃叶珊瑚苷能使水分、氯化钠、尿素及尿酸排出增多而有利尿作用。枳实,其注射液可使麻醉犬血压明显升高,收缩血管,作用迅速且维持时间长。离体蛙心灌流实验表明,枳实煎剂可使心肌收缩力加强,增加心输出量、改变心脏泵血功能,同时能抑制肾小管重吸收,明显增加尿量。通过以上现代药理学对强心胶囊中单味中药的微观分析,从不同角度揭示了本方中各中药具有很好的保护心肌,抗血栓形成,改善微循环,调节机体免疫力的作用。全方标本兼治,从多途径、多环节、多靶点治疗心功能不全,体现了复方中药在治疗心力衰竭方面的综合优势。

3.病案举隅 患者张某,男,78 岁,昆明人,以"胸闷心悸六个月,加重一周。"为主诉入院。患者六个月前无明显诱因出现胸闷心悸,夜间及活动后加重,偶有胸痛,疼痛可放射至左肩及左上肢。七天前劳累后胸闷气促加重,胸痛频发。证见:心悸,胸闷痛,气促,周身乏力,精神萎靡,咳嗽,痰黄而粘,唇甲青紫瘀斑,形寒肢冷,腰膝酸软,食欲缺乏,寐欠佳,二便调。查体:心率 92 次/分,心率绝对不齐,心音强弱不等,双肺呼吸音增粗,双下肢轻度凹陷性浮肿,舌体胖大,苔白,脉沉细。十二导联心电图示:心房颤动,陈旧性前壁心肌梗死,完全性左束支传导阻滞。心脏彩超示:心脏舒张期顺应性减低,心房颤动,左室扩大,EF:36%。胸部 X 线片示双肺纹理增粗。中医诊断:心悸(气虚血瘀,心肾阳虚);西医诊断:①冠心病不稳定性心绞痛陈旧性前壁心肌梗死;②心律失常心房颤动完全性左束支传导阻滞;③心功能Ⅲ级;④肺内感染。治疗:①阿司匹林,100mg,口服,每天 1 次;②立普妥,10mg,口服,每天 1 次;③欣康 40mg,口服,每天 1 次;④呋塞米 20mg,头孢唑肟 2.0g+0.9%生理盐水 100mL 静脉滴注;⑤培哚普利片,4mg,口服,每天 1 次;⑥强心胶囊,每次 4 粒,每天 3 次。次日症状有所缓解,无明显胸闷气短,浮肿略减轻。1 周后病情逐渐平稳,停头孢组液体,继续口服药物治疗。两周后上述症状基本消失,予以出院。门诊复查心脏彩超示:EF 值 50%,心房较入院时缩小。复查胸部 X 线片示:肺纹理较前减少。

4.体会 万启南教授认为,中医药在治疗老年慢性心衰方面,有其独特的优势,虽然中药与西药相比起效较慢,但在改善临床症状方面有独特优势,且不良反应小,价格低廉,易于被患者接受。故在本病的治疗上主张中西并重。因本病病机复杂,变化多端,故临证治病当先善辨证而后知用方,切不可拘泥于一方一药,临床当中应从整体水平认识慢性心衰时患者的疾病状态,注意心脏病变与其他脏器的关联,详细辨证,随证加减,以改善症状,提高患者的生存质量,增强抗病御邪能力为主要宗旨。临床上以此为依据,立益气温阳,活血利水为治则,收到满意的疗效。

二、从"强心方"浅析罗铨辨治慢性心力衰竭思路

云南省中医医院主任医师罗铨教授是第二、第三批全国老中医药专家学术经验传承工作指导老师,国家级名中医,操岐黄业五十余载,擅治多种疾病,尤以心脑血管疾病见长。

慢性心力衰竭(以下简称"慢性心衰")是心血管疾病的终末期表现和最主要的死因。根据临床表现,本病可归属中医学"心水""喘证""水肿""痰饮"等范畴。罗老认为,本虚标

实、虚实夹杂是其基本证候特征。本虚主要责之于气虚、阳虚、阴虚，而以气虚为根本；标实则以瘀血、水湿、痰饮为紧要。慢性心衰病程冗长，随着病情进展或失治、误治，气虚日久必致阳虚，所谓"气虚为阳虚之渐，阳虚为气虚之甚"；气阳亏虚，则温煦失职，推动乏力，导致血失温运，脉失温通，血行艰涩而成瘀，故《医林改错·论小儿抽风不是风》说："元气既虚，必不能达于血管，血管无气，必停留而瘀。"又《金匮要略·水气病脉证并治》有"血不利则为水"，瘀血内停，阻碍气机运行，三焦水道不利，致水液代谢失常，水津不归正化则变生水湿、痰饮，故《血证论》云"血积既久，亦能化为痰水"，且"须知痰水之壅，由瘀血使然"，表明瘀阻心脉，水湿上壅，痰饮凌心，又复耗伤心气、损伤心体，诱发或加重心力衰竭。可见，瘀血、水湿、痰饮不仅为慢性心衰的病理产物、标实之主，也是诱发或加重本病的原因，其中尤以瘀血阻脉为关键。因此，罗老认为治疗慢性心衰当以益气温阳、活血化瘀、利水蠲饮为法，创制强心方，经临床应用多年，疗效满意。兹将其组方特色解析如下，以就正于同道。

1.方药组成及适应病证

组成：黄芪 30~90g，制附片（先煎）10~50g，生晒参 10~20g，桂枝 15~30g，益母草 15~30g，泽兰 15g，车前子 15g，葶苈子 15g，桑白皮 15g，麸炒枳实 15g。

本方具有益气温阳、活血化瘀、利水蠲饮之功效，适用于冠心病、风心病及肺心病等所致的慢性心衰，证属气（阳）虚血瘀、水泛饮停者。

2.方义释要　黄芪味甘性微温，气薄味厚，有补气升阳、利水消肿之功。《珍珠囊》载黄芪"甘温纯阳"，除"补诸虚、益元气"外，还能"活血生血"；《本经逢原》谓黄芪"性虽温补，而能通调血脉，流行经络"，说明黄芪非为纯补呆滞之品，而是以益气补虚之效，行通脉活血之用，对气虚血瘀之证而言，可谓两擅其功。故方中重用黄芪峻补中气，推动全身气机运转以散水气、行瘀滞、通经络，与《金匮要略·水气病脉证并治》"大气一转，其气乃散"之旨不谋而合。附子味辛略兼甘苦，性热，气厚味薄，有回阳救逆、补火助阳、温经散寒、除湿通络等功效，《神农本草经》尚载附子能"破癥坚积聚、血瘕"，而《本草纲目》引虞抟言："附子禀雄壮之质，有斩关夺将之气，能引补气药行十二经，以追复散失之元阳。"《本草备要》云："附子……其性浮而不沉，其用走而不守，通行十二经，无所不至。"《医学衷中参西录》又谓："附子……其力能升能降，能内达能外散，凡凝寒痼冷之结于脏腑、着于筋骨、痹于经络血脉者，皆能开之通之。"因此，本方选用附子，以其大辛大热之性温通全身经络血脉，借其斩关夺将之气以除脏腑凝寒痼冷；又复与黄芪为伍，振奋元阳之余，更能温补心气、破瘀逐痹、化气散水，故二者共居全方之君位。

人参味甘、微苦，微温，功能大补元气、挽脱、益脾肺、生津等。《神农本草经》谓："补五脏，安精神……除邪气。"《景岳全书·本草正》曰："人参……阳气衰者，此能回之于无何有之乡……惟其气壮而不辛，所以能固气。"《薛氏医按》云："人参……助肺气而通经活血，乃气中之血药也。"可见，人参也属通达活泼之品。桂枝辛温，色赤入心，"行血分，走经络而达荣郁……通经络而开痹涩"（《长沙药解》），功能畅达营卫、助阳化气、温经通脉、活血宣痹，对有形之瘀结、无形之气聚皆能温而散之。所以，本方选用人参、桂枝配伍，意在取两者辛甘合化。人参之甘补得桂枝之辛散，则其补益元气之力增；桂枝之温通得人参之补益，则其化气通脉之效宏。二药可增强君药益气温阳、活血祛瘀之力，且桂枝尚为"诸药先聘通使"（《神农本草经》），引药力遍行全身脏腑经络，透达病所，是为臣药。

益母草、泽兰能入血分，且均有活血调经与利水消肿之功，活血调经可畅血行以杜绝"血不利则为水"之源,入血分利水则可导瘀血所化之水浊外出以净化血府;桑白皮、葶苈子能泻肺降气,清"水之上源"以通调水道;车前子主"利水道小便"(《神农本草经》),直达"水之下源"以利尿消肿;枳实能"除胸胁痰癖,逐停水,破结实,消胀满"(《名医别录》),用以破气涤痰、逐水除满。以上俱为佐药。

3. 运用旨趣 中医诊病疗疾贵在"求本",精髓恒为辨证论治,正所谓"凡欲治病,先察其源,候其病机"(《神农本草经·序录》),或如《伤寒论·辨太阳病脉证并治》"观其脉证,知犯何逆,随证治之"。所以,一方一药的运用,如果离了"求本"之辨证而生搬硬套,便无甚价值可论。强心方的运用当然也须以辨证为基石。

临证运用本方的辨证眼目在于:慢性心衰病程较长,多在数年以上,表现为神疲乏力,声低息微,气短难续,畏寒怕冷,四肢不温,凹陷性水肿,舌质淡暗或瘀紫,舌下脉络紫暗迂曲甚或怒张,舌苔水滑或白腻或微黄而滑,脉虚无力,或沉或缓或迟或细,结代脉也多见。如果以气虚见证为主,阳虚不甚时,当重用黄芪为要,剂量一般用至40g以上,附子则可暂弃,而适当加大桂枝剂量(30~50g),也能发挥很好的温阳化气、利水消肿之效。若气阳亏虚,瘀血内阻,痰饮停聚,气机郁滞,有口干欲饮、甚至身热出汗、舌苔黄滑、脉细微数等化热见证时,常以西洋参替代生晒参,因西洋参性偏寒凉可清解郁热,味甘微苦可益气养阴生津,一举两得。当瘀血征象较著,证见舌边尖瘀斑甚或全舌瘀紫、舌下脉络怒张、脉涩滞时,常于方中加用三七粉(5~10g,药汁冲服)、血竭粉(5~10g,药汁冲服)专事活血化瘀,针对瘀血阻脉之机,可直捣黄龙。若身体浮肿甚而伴有显著肺气壅塞者,见喘咳、不能平卧或呼吸短浅急促等,多加小剂量麻黄(5~10g,虚喘自汗者炙用,喘咳无汗者生用)或桔梗(10~15g)以开宣肺气,即所谓"提壶揭盖"是也,且与降泻肺气之葶苈子、桑白皮为伍,升降相因,恢复肺气宣发肃降之机转,则水道通调,浮肿自消。当水肿明显且少尿时,则加关木通,除取其"利小便,开关格……主水肿浮大"(《药性论》)之功效外,更是受到"君火宜木通,相火宜泽泻,利水虽同,所用各别"(《本草备要》)的启发,但使用剂量宜小,一般用5g,最大剂量不超过10g,且收效后随即去掉,因一方面本品有伤人元气之弊,《本草新编》谓:"木通,逐水气,利小便,亦佐使之药,不可不用,而又不可多用,多用则泄人元气。"另一方面,现代药理研究证实本品有肾毒性。

师承罗老治学、临床数十载,学验俱丰,遣用附子多有心得,但对初诊患者,使用附子也多从小剂量(10~15g)开始,逐渐加量至疗效满意,且每用附子则必叮嘱患者以鲜开水先煎2小时以上(昆明地区海拔高,水之沸点偏低,故煎煮时间需要更长);此外,能缓解附子毒性之生姜、炙甘草也常视情况增入。

4. 典型病例 患者,男,73岁,2014年9月12日初诊。主诉:咳喘、胸闷心悸伴浮肿反复发作20余年,加重半月。病史:患者诉40岁时患"高血压病",一直规律口服降压药物治疗,血压控制尚可;于20年前开始出现心悸胸闷、咳嗽、喘促,活动后尤甚,咯吐白色稀薄泡沫痰,伴双下肢凹陷性水肿,曾到某三甲医院就诊,确诊为"高血压性心脏病心脏扩大窦性心律心功能Ⅲ级",给予"地高辛""呋塞米"等治疗症状可缓解,但病情缠绵,常于劳累或受凉感冒后复发。半月前患者外出时不慎受凉,心悸胸闷、咳喘症状复发,下肢水肿加重,自行口服"地高辛""呋塞米""螺内酯"等药1周余,症状改善不明显,遂前来求治。现症见:喘促气短,动则加重,咳嗽频作,咳声低沉,咯吐稀薄泡沫痰涎,夜间难以平卧,心悸阵作,持续胸闷,略感呼吸困难,头昏沉,神倦乏力,纳呆、眠差,大便溏,小便偏少,面色㿠白,肢末不温,双下肢膝以下凹肿如泥,舌淡紫暗有齿痕,苔白厚水滑,两脉沉缓。诊断:喘证(阳虚水泛)。治法:温阳利水,活血通脉。处方:黄芪50g,制附片(先煎4小时)40g,桂枝30g,生晒参10g,益母草30g,泽兰15g,车前子15g,葶苈子15g,桑白皮15g,桔梗10g,炒枳实10g,关木通5g,三七粉(冲服)10g,琥珀末(冲服)10g,磁石(先煎)20g。5剂,加生姜6片与制附片同煮;饭后少量频服,每天1剂。

2015年3月10日二诊:初诊过后未及随访,患者复诊才晓前方颇效,服毕2剂时诸证得减,尽剂而平,故未再来复诊。此次是春节天气晴好,外出活动至晚(昆明昼夜温差大),不慎触冒风寒,致咳喘再作。刻诊见:咳嗽,咳声较初诊时高亢,痰多稍稠色白夹泡沫,咯吐尚利,喘促,气息略粗,恶寒,少许汗出,头昏,口淡,不思饮食,二便尚调,舌淡暗苔薄白滑,脉弦细。双下肢轻度凹陷性水肿。诊断:咳嗽(证属阳虚感寒、营卫失和)。治法:温助阳气、解表和营卫。处方:桂枝20g,制附片(先煎2小时)15g,黄芪10g,生晒参5g,白芍10g,炙甘草5g,荆芥15g,防风10g,炒厚朴15g,苦杏仁10g,炙麻黄5g,细辛2g,茯苓10g,地龙10g,生姜3片。3剂,每天1剂。

2015年3月13日三诊:服上方,咳嗽明显减轻,痰少,活动后尚有喘促,恶寒、汗出、口淡等症悉平,唯感肢倦乏力,下肢仍浮肿,舌象如前,脉沉细。此表邪已去,正气未复,结合患者宿疾,改投强心方加减续服以资巩固。处方:制附片(先煎4小时)30g,黄芪30g,桂枝30g,生晒参10g,三七粉(冲服)10g,益母草20g,泽兰20g,葶苈子15g,炙桑白皮15g,桔梗10g,苦杏仁10g,防风10g。7剂,每2天1剂。后经电话随访,患者咳喘、浮肿悉平,精神好转。嘱其忌劳累、避风寒,适当进食薏米核桃粥(汤),可适当服用济生肾气丸调养。

按:本案患者初诊是较为典型的气阳亏虚、水湿泛滥证,投以强心方且重用黄芪、附子获效显著;二诊时以邪郁表卫为急,故取治其标,兼顾本虚,以桂枝加厚朴杏子汤合再造散损益,获效后复投以强心方化裁治疗宿疾,所谓"夫病痼疾加以卒病,当先治其卒病,后乃治其痼疾也"(《金匮要略·脏腑经络先后病脉证》),使病情得到较好控制。

5.结语　强心方是罗老数十年来对慢性心衰详察其源,谨候病机的诊治经验精华,其组方用药皆为临床常见习用之品,无特异之处,甚至平淡无奇。但纵观古今,凡大医治病应手取效者,无非藉之以平常药物。然化凡品作桴鼓之效的法门,莫出辨证论治之外。所以,本文谨据一管所窥,简要剖析强心方组方用药之要义,并立足辨证论治之精神,隅举罗老临床运用经验,以期对明辨证之精神、广论治之思路有所助益。

三、心力衰竭的中西医结合治疗

中西医结合治疗充血性心力衰竭日益受到临床各科医生的重视。笔者自1999年8月—2001年6月运用参麦、丹参注射液加艾麦舒治疗充血性心力衰竭50例,效果满意,报道如下。

1.资料与方法

(1)一般资料:本组资料来源于医院1999年8月以来住院的50例慢性心衰患者。其中男31例,女19例,年龄40~78岁。原发病中冠心病16例,扩张型心肌病4例,风心病6例,肺心病13例,高原性心脏病11例。用药前按NYHA标准分级,心功能Ⅳ级20例,心功能Ⅲ级30例。

(2)治疗方法:除治疗原发病外,用参麦注射液40mL、丹参注射液20mL(杭州正大青春宝药业有限公司生产)加入5%葡萄糖注射液200mL中静脉滴注;艾麦舒25mg(乐山三九长征药业股份有限公司生产)加入5%葡萄糖注射液250mL中静脉滴注,每天1次,10天为一个疗程。

(3)观察指标及疗效判断标准:用药后根据尿量的增加、水肿的消退、肝脏缩小的程度、心率的减慢、肺淤血的减轻和心功能参数变化等综合分析,心功能改善Ⅱ级以上为显效,心功能改善Ⅰ级为有效,心功能无改善为无效。

2.治疗结果(表3-1、表3-2)

表3-1 心力衰竭患者症状、体征疗效[例(%)]

症状体征	n	显效	有效	无效	总有效
心悸	50	24(48.00)	20(40.00)	6(12.00)	44(88.00)
气短	46	19(41.30)	22(47.82)	5(10.87)	41(89.12)
咳喘	34	13(38.23)	16(47.45)	5(14.70)	29(85.28)
乏力	46	21(45.65)	18(39.13)	7(15.21)	39(84.78)
水肿	38	19(50.00)	14(36.84)	5(13.15)	33(86.84)
肺部啰音	46	17(36.95)	23(50.00)	6(13.04)	40(86.95)

表3-2 心力衰竭患者心功能指标变化($\bar{x} \pm s$)

项目	治疗前	治疗后
心输出量	3.31±1.13	3.97±1.14**
心脏指数	1.92±0.58	2.31±0.66**
射血分数	46.24±1.05	57.01±1.12*
血管外周阻力	1824.28±462.64	1540.25±438.22*

注:与治疗前比较,*$P<0.05$,**$P<0.01$。

3.讨论 心力衰竭是临床上常见的危重症,是各种心脏疾病发展的最后阶段。近年来,随着对其病理生理认识的不断深入,相应的治疗措施也发生演进,但由于疾病本身的复杂性和药物使用的局限性,往往令人顾此失彼,难以取得较为满意的疗效。笔者应用参麦、丹参注射液加艾麦舒注射液治疗充血性心力衰竭50例,取得了较为满意的疗效。

参麦注射液是根据传统中药古方"生脉散"研制而成,具有益气、养阴、固脱、生津等作用,目前已广泛用于临床并取得良好效果。现代医学研究表明,参麦具有不同程度的正性肌力作用,可增强心脏的泵功能,提高运动耐量,降低心肌耗氧,提高心脏作功效率。其主要作用机理是通过抑制平滑肌细胞Na^+-K^+-ATP酶的活性而影响Na^+-K^+和Na^+-Ca^{2+}交换,使Ca^{2+}内流增加,从而增加心肌收缩力,降低外周血管阻力及心肌耗氧量,改善心肌能量代谢,促进衰竭心肌DNA和蛋白质的合成,增加缺血心肌能源储备。中医学认为,人参甘平和缓,不腻不燥,为补气要药,具有补气、固脱、强心、宁神作用;麦冬入心经,补心气之劳伤,清中有补,能除烦热,具有养阴清热强心之功,两药合用具有升压、强心、改善循环的作用。丹参具有行气活血、调节微循环的流态和微循环周围状态的作用,可增加红细胞携氧能力,增加红细胞变形能力,降低血液黏稠度,抑制血小板聚集,从而改善心脏血流量,减少心肌耗损,保护心脏。

艾麦舒为第三代硝酸酯类制剂,为单硝酸异山梨酯注射液,半衰期为 5~6 小时,作用持续时间长达 8 小时。艾麦舒能扩张容量血管,使回心血量减少,左室充盈压及肺楔压降低,从而减轻心脏的前负荷,解除后向性衰竭,扩张小动脉,降低外周阻力,从而减轻心脏的后负荷,增加心脏的输出量,解除前向性衰竭。运用艾麦舒治疗慢性心力衰竭主要是改善心排血量和肺楔压,降低外周阻力和肺动脉压,扩张血管特别是容量血管,以减少回心血量,降低前后负荷。同时,艾麦舒还能扩张冠状动脉,增加侧支循环的血流量,有利于缺血损伤心肌的恢复,从而增加心排血量。

参麦、丹参注射液加艾麦舒注射液治疗慢性心力衰竭有相辅相成的作用,本文对 50 例患者于治疗前后心功能检测进行自身对比分析,结果表明,血流动力学指标如心输出量、心排指数、射血分数均有明显改善,而总外围阻力有很明显的降低,这有利于心肌供求平衡,从根本上逆转心脏功能。提示在临床上采用中西医结合的方法治疗心力衰竭,既取中医治本之优势,又取西药之优点,达到"扶正以祛邪,祛邪以安正"的标本兼治目的,不仅提高了心力衰竭的疗效,而且减轻了扩血管药的不良反应,是一种行之有效的方法。

(肖政)

第四章 病毒性心肌炎论治经验

病毒性心肌炎是由多种病毒引起的局灶性或弥漫性心肌细胞变性、坏死、间质炎性细胞浸润，纤维渗出等病理改变，从而导致心肌损伤、心功能障碍和心律失常的一种疾病。本病常可引起心包、心内膜，以及其他脏器的炎性改变，因此可同时存在心包炎、心内膜炎，称之为病毒性心包炎或全心炎。其临床表现轻重不一。轻者可无明显的自觉症状，可于体检时被偶然发现，或有轻微不适症状，如乏力、多汗、心悸、头晕、胸闷、气短等，听诊心尖部可有第一心音低钝，心电图检查可见期前收缩，ST-T改变等。较重者起病急，可有明显乏力、心悸、气短、心前区不适等症状，可见心脏稍扩大、心律失常、奔马律，以及其他心功能不全的表现。极重者可在发病数小时或1~2天暴发心力衰竭、心源性休克等，病情迁延不愈发展至慢性心肌炎者，多有反复发作的心力衰竭或严重心律失常，心脏呈进行性扩大，可发展为扩张型心肌病，预后不佳。

老年人病毒性心肌炎，从其发病特点和临床表现来看，可将其归属于中医学"心悸""胸痹""惊悸""怔忡""伤寒""温病"等病证的范畴。

第一节 疾病概述

一、病因病机

（一）病因与发病机制

目前认为病毒对心肌的直接损伤和继发性免疫损伤是主要的发病机制。第一阶段为病毒复制期，以病毒直接对心肌损伤为主；第二阶段为免疫反应期，以免疫反应对心肌的损伤为主。

1.病毒直接作用 实验中将病毒注入血循环后可引发心肌炎。在急性期，主要在发病9天内，患者或动物的心肌中可分离出病毒，病毒荧光抗体检查结果阳性，或在电镜检查时发现病毒颗粒。病毒感染心肌细胞后产生溶细胞物质，使细胞溶解。

2.免疫反应 病毒性心肌炎起病9天后心肌内已不能再找到病毒，但心肌炎症仍继续；有些患者病毒感染的其他症状轻微而心肌炎表现颇为严重；还有些患者心肌炎的症状在病毒感染其他症状开始一段时间以后方出现；有些患者的心肌中可能发现抗原抗体复合体。以上都提示免疫机制的存在。实验中小鼠心肌细胞感染少量柯萨奇病毒，测得其细胞毒性不显著；如加用同种免疫脾细胞，则细胞毒性增强；如预先用抗胸腺抗体及补体处理免疫脾细胞，则细胞毒性不增强；若预先以柯萨奇B抗体及补体处理免疫脾细胞，则细胞毒性增加；实验说明病毒性心肌炎有细胞介导的免疫机制存在。研究还提示细胞毒性主要由T淋巴细胞所介导。临床上，病毒性心肌炎迁延不愈者，E花环、淋巴细胞转化率、补体C均较正常人为低，抗核抗体、抗心肌抗体、抗补体均较正常人的检出率为高，说明病毒性心肌炎时免疫功能低下。最近发现病毒性心肌炎时自然杀伤细胞的活力与α干扰素也显著低于正常，γ干扰素则高于正常,也反映有细胞免疫失控。小鼠实验性心肌炎给免疫抑制剂环孢霉素 A 后感染早期使病情加重和病死率增高,感染 1 周后给药则使病死率降低。

病毒性心肌炎早期以病毒直接作用为主,晚期则以免疫反应为主。

(二)病因病机

1.病因　　中医认为本病的发生是由于体质虚弱、正气不足,复感温热病邪,温毒之邪侵入,内舍于心,损伤心脉所致。

(1)体质虚弱:先天禀赋不足、素体虚弱,或情志损伤、疲劳过度,或后天失养、久病体虚,而致正气虚损不能抵御外邪,邪毒由表入里,侵入血脉,内舍于心。"邪之所凑,其气必虚"。《温疫论》也说:"本气充满,邪不易入,本气适逢欠亏……外邪因而乘之。"

(2)外感时邪温毒:时邪温毒或从卫表而入,或从口鼻上受,导致肺卫不和,正邪相争,体质强壮者,则可御邪外达;若正气虚损者,则邪毒留恋侵里,可循肺朝百脉之径,由肺卫而入血脉。血脉为心所主,邪毒由血脉而内舍于心,或耗其气血,或损其阴阳,或导致心脉瘀阻,发为心瘅。叶天士说:"温邪上受,首先犯肺……逆传心包。"初为肺卫症状,后为心系症状。

(3)湿热温毒内犯胃肠:饮食不洁,湿毒之邪由口而入,蕴结胃肠。若脾胃素弱,或邪毒较甚者,则湿热温毒之邪可沿脾经之支脉,从胃入膈,注入心中,心脏体用俱损,而发为心瘅。临床初起为脾胃症状,后为心系症状。

2.病机

(1)病理变化:本病病因虽有上述诸端,然基本病机不外乎是由禀赋不足,正气虚弱,复感外邪,内舍于心所致。病变部位主要在心,与肝、脾、肾、肺四脏关系密切。心为"君主之官","主身之血脉",若素体心气血不足,感受邪毒,邪毒犯肺,内舍于心,血运失常则出现心悸、脉结代等证;温热、湿热毒邪为阳热之邪,易耗伤心之阴液,而出现气阴两伤之证;或肾阴不足,不能上制心火,水火失济,而致心肾不交、阴虚火旺之证;或久病阴损及阳,心阳不足,心脉失于温煦,出现寒凝心脉证;病程日久,血瘀气滞,痰浊内停,郁而化热,从而变生瘀阻心脉,痰火扰心,以及心阳暴脱等重症。

(2)病理因素:本病总属本虚标实,虚实夹杂,以心脾虚损为本,热毒、痰浊、瘀血等为标。虚者为气、血、阴、阳亏虚,心失所养而发为本病;实者多由热毒、痰浊、瘀血致气血运行不畅,心脉痹阻发为本病。此外,虚实之间也可以相互夹杂或转化。病变急性期以邪实为主,热毒侵入,外邪犯心,实中夹虚;病变中后期以正虚为主,基本病理特征为气阴两虚,兼余邪留恋;后期病变累及多个脏腑,如肺、脾、肾等,可出现阴损及阳,或阳损及阴,阴阳俱损之候。若病情恶化,心阳暴脱,可出现厥脱等危候。

(3)病理转归:本病预后转归主要取决于邪实轻重、脏损多少的程度、治疗是否及时得当,以及脉象变化情况。病变的发展,或正盛邪退,病向痊愈;或精气内夺,正气大虚,气血阴阳俱损而濒临危急;或迁延不愈,转成慢性。如湿热、温热等邪气侵袭不重,气血阴阳虚损程度较轻,未见瘀阻心脉、痰火扰心等标证,病损脏腑单一,呈偶发、短暂、阵发,治疗及时得当,脉象变化不显著,病证多能痊愈,预后佳。反之,脉象过数、过迟、结代或三五不调,反复发作或长时间持续发作者,治疗颇为棘手,预后较差,甚至出现喘促、水肿、胸痹、心痛、厥证、脱证等变证、坏病,若不及时抢救治疗,预后极差,甚至猝死。

二、临床表现

取决于病变的广泛程度与部位。重者可至猝死,轻者几乎无症状。老幼均可发病,但以年轻人较易发病。男多于女。

1.症状　心肌炎的症状可能出现于原发病的症状期或恢复期。如在原发病的症状期出现,其表现可被原发病掩盖。多数患者在发病前有发热、全身酸痛、咽痛、腹泻等症状,反映全身性病毒感染,但也有部分患者原发病症状轻而不显著,须仔细追问方被注意到,而心肌炎症状则比较显著。心肌炎患者常诉胸闷、心前区隐痛、心悸、乏力、恶心、头晕。临床上诊断的心肌炎中,90%左右以心律失常为主诉或首见症状,其中少数患者可由此而发生昏厥或Adams-Stokes 综合征。极少数患者起病后发展迅速,出现心力衰竭或心源性休克。

2.体征

(1)心脏扩大:轻者心脏不扩大,一般有暂时性扩大,不久即恢复。心脏扩大显著反映心肌炎广泛而严重。

(2)心率改变:心率增速与体温不相称,或心率异常缓慢,均为心肌炎的可疑征象。

(3)心音改变:心尖区第一音可减低或分裂。心音可呈胎心样。心包摩擦音的出现反映有心包炎存在。

(4)杂音:心尖区可能有收缩期吹风样杂音或舒张期杂音,前者为发热、贫血、心腔扩大所致,后者因左室扩大造成的相对性二尖瓣狭窄。杂音响度多不超过三级。心肌炎好转后可消失。

(5)心律失常:极常见,各种心律失常都可出现,以房性与室性期前收缩最常见,其次为房室传导阻滞,此外,心房颤动、病态窦房结综合征均可出现。心律失常是造成猝死的原因之一。

(6)心力衰竭:重症弥漫性心肌炎患者可出现急性心力衰竭,属于心肌泵血功能下降,左右心同时发生衰竭,引起心输出量过低,故除一般心力衰竭表现外,易合并心源性休克。

3.常见并发症

(1)心律失常:超过 50%的患者可并发心律失常,以房性与室性期前收缩最常见,其次为房室传导阻滞,此外、心房颤动、病态窦房结综合征也可出现。心律失常是造成猝死的原因之一。部分相当顽固,严重者为高度或完全性房室传导阻滞、室性心动过速等,可危及生命。

(2)心力衰竭:部分患者进入慢性期后,心脏进行性扩大,心功能减退,形成慢性充血性心力衰竭,少数重症患者在急性期,可突发急性左心衰竭,出现急性肺水肿,救治不及时可致死亡。

(3)心源性休克:重症患者心脏泵功能衰竭,使心排血量急骤降低,而导致全身脏器组织血流灌注不足,周围循环衰竭,救治不及时可迅速致死。

三、辅助检查

1.血液检查　急性期血沉可增速,部分患者血清转氨酶、肌酸磷酸激酶增高,反映心肌坏死。淋巴细胞转化率、花环形成试验、补体 C3 均较正常人为低。抗核抗体、抗心肌抗体均较正常人检出率为高,表明免疫功能异常。自然杀伤细胞的活力,以及 α 干扰素也显著低于正常,γ 干扰素则高于正常,表明免疫功能失控。

2.病毒学检查

（1）咽、粪中分离病毒只有辅助诊断价值，有些正常人也可阳性，必须与阳性中和抗体测定结果结合起来考虑。

（2）由于柯萨奇 B 病毒最为常见，通常检测此组病毒的中和抗体，在起病初期和 2~4 周各取血 1 次，如病毒中和抗体效价测定≥1∶640，或第 2 次血清效价（相距病初血清 3~4 周后）比第 1 次高 4 倍可作为近期感染该病毒的依据。

（3）血凝抑制试验，血清流感病毒抗体效价 1 次≥1∶640 或恢复期血清较早期血清抗体效价≥4 倍，均为阳性。

（4）在心肌、心内膜或心包液中分离到病毒或经电镜检查找到病毒颗粒。

3.心电图检查　对心肌炎诊断的敏感性高，但特异性低。心电图改变以心律失常尤其是期前收缩最常见，超过 2/3 患者出现室性期前收缩，房性、室性、房室交界性期前收缩均可出现。其次是房室传导阻滞，以一度房室传导阻滞多见，有时伴有束支传导阻滞，表明病变广泛。多数传导阻滞为暂时性，经 1~3 周后消失，但少数病例可长期存在。约 1/3 病例表现为 ST-T 改变。

4.X 线检查　局灶性心肌炎无异常变化，弥漫性心肌炎或合并心包炎的患者心影扩大，心搏减弱，严重者因心功能不全可见肺淤血或肺水肿。

5.超声心动图检查　病毒性心肌炎的超声心动图改变无特异性。可有左室收缩或舒张功能异常、节段性及区域性室壁运动异常、室壁厚度增加、心肌回声反射增强和不均匀、右室扩张及运动异常。心脏扩大、心室壁运动减弱取决于病毒累及心室损伤的程度和范围。

6.同位素心肌显像镓和 111 铟单克隆抗肌凝蛋白抗体显像敏感性高，可达 100%，但特异性仅 50%。

7.心内膜心肌活检　尽管由于临床应用常受到限制，心内膜心肌活检仍然是明确诊断的金标准，一般认为在症状发生的几周内行心肌活检可获较高的阳性率，ACC/AHA 在心力衰竭治疗指南上把心内膜活检作为Ⅱb 类适应证，活检通常是在患者发生迅速的进行性心肌病而对常规的治疗无效或不能解释的伴有进行性地传导系统病变或危及生命的室性心律失常的心肌病进行。

四、诊断与鉴别诊断

（一）诊断要点

1.病史与体征　在上呼吸道感染、腹泻等病毒感染后 3 周内出现心脏表现，如出现不能用一般原因解释的感染后重度乏力、胸闷、头昏（心排血量降低所致）、心尖第一心音明显减弱、舒张期奔马律、心包摩擦音、心脏扩大、充血性心力衰竭或阿-斯综合征等。

2.上述感染后 3 周内出现下列心律失常或心电图改变

（1）窦性心动过速、房室传导阻滞、窦房阻滞、束支传导阻滞。

（2）多源、成对室性期前收缩、自主性房性或交界性心动过速、阵发或非阵发性室性心动过速、心房或心室扑动或颤动。

（3）2 个以上导联 ST 段呈水平或下斜型下移≥0.01mV，或 ST 段抬高或出现异常 Q 波。

3.心肌损害的参考指标　病程中血清心肌肌钙蛋白 I 或肌钙蛋白 T（强调定量测定）、

CK-MB 明显增高。超声心动图示心腔扩大或室壁活动异常或核素心功能检查证实左室收缩或舒张功能减弱。

4.病原学依据

(1)在急性期从心内膜、心肌、心包或心包穿刺液中检测出病毒、病毒基因片段或病毒蛋白抗原。

(2)病毒抗体第 2 份血清中同型病毒抗体(如柯萨奇 B 组病毒中和抗体或流行性感冒病毒血凝抑制抗体等)滴度较第 1 份血清升高 4 倍(2 份血清应相隔 2 周以上)或一次抗体效价≥640 者为阳性,320 者为可疑阳性(如以 1:32 为基础者,则宜以≥256 为阳性,128 为可疑阳性,根据不同实验室标准作决定)。

(3)病毒特异性 IgM≥1:320 者为阳性(按各种实验室诊断标准,但需要在严格质控条件下)。如同时有血中肠道病毒核酸阳性者更支持有近期病毒感染。

同时具有上述 1、2[(1)(2)(3)]中任何一项,3 中任何二项,在排除其他原因心肌疾病后,临床上可诊断急性病毒性心肌炎。如同时具有 4 中(1)项者,可从病原学上确诊急性病毒性心肌炎;如仅具有 4 中[(2)(3)]项者,在病原学上只能拟诊为急性病毒性心肌炎。如患者有阿-斯综合征发作、充血性心力衰竭伴或不伴心肌梗死样心电图改变、心源性休克、急性肾衰竭、持续性室性心动过速伴低血压或心肌心包炎等一项或多项表现,可诊断为急性重症病毒性心肌炎。如仅在病毒感染后 3 周内出现少数期前收缩或轻度 T 波改变,不宜轻易诊断为急性病毒性心肌炎。

对难以明确诊断者,可进行长期随访,有条件时可做心内膜心肌活检进行病毒基因检测及病理学检查。

(二)鉴别诊断

1.链球菌感染后综合征　以往称扁桃体心脏综合征,一些青少年患者有慢性扁桃体炎或咽峡炎等链球菌反复感染,由于链球菌毒素引起机体变态反应,致关节炎、心悸、气短等症状,心电图也有 ST-T 变化,甚至有 I 度房室传导阻滞,因此易与病毒性心肌炎相混淆。本病预后良好,症状虽可时轻时重,但经青霉素治疗或摘除扁桃体后可治愈。

2.风湿性心肌炎　两者都可有抗溶血性链球菌溶血素"O"增高、血沉增快、心肌酶增高及心电图改变等。但风湿性心肌炎常伴有大关节炎、皮下小结节、环形红斑及心脏杂音,病毒学检查阴性,抗风湿治疗有效。

3.冠心病　两者均可出现心前区疼痛及 ST-T 改变等,但冠心病年龄多较大,常伴有冠心病易患因素,其心前区闷痛持续时间短,硝酸甘油可缓解。如患者无心肌梗死,短期内出现心律失常且演变迅速,如 I 度房室传导阻滞很快演变成 II 度、III 度房室传导阻滞,则要多考虑心肌炎,冠状动脉造影可鉴别。

4.二尖瓣脱垂综合征　多见于年轻女性,心电图上可有 ST-T 改变及各种心律失常,但本病多数患者在心尖部有收缩中晚期喀喇音或伴收缩晚期或全收缩期杂音,超声心动图检查可鉴别。

5.β 受体亢进综合征　两者均为年轻患者多见,均有心电图 ST-T 改变及窦性心动过速等,但 β 受体亢进综合征患者常有一定精神因素为诱因,主诉多变,普萘洛尔试验可使 ST-T 改变恢复正常。病毒性心肌炎所致 ST-T 改变,一般不能在用药后片刻内使之恢复正常。

6.甲状腺功能亢进症 多见于 20~40 岁女性,以神经兴奋性与机体代谢增高为主要表现,如兴奋、易激动、怕热多汗、心率增快、体重下降、食欲亢进、双手细颤等,伴有双眼突出和甲状腺肿大等体征,血清 T_3、T_4 增高,甲状腺 ^{131}I 摄取率增高。

7.原发性心肌病 起病慢,无前驱感染史,无病毒感染证据,活检以心肌肥大或心肌变性坏死为主,超声心动图示心室腔明显扩大等可予区别,但与心肌炎晚期则鉴别较难。

8.部分疾病 如尿毒症、肠伤寒、大叶性肺炎、细菌性痢疾、立克次体感染也可伴发心肌炎,通常程度较轻,均有原发病的相应表现,不难鉴别。

五、治疗

(一)治疗思路

1.辨证要点 中医学认为本病发生的关键是正气不足、邪毒侵心。在疾病的发生发展过程中,要始终注意"热毒"和"湿毒",且其多在阴分、血分。温热毒邪感人最易伤阴耗气,使心阴亏虚,虚火内炽或气阴两虚,气为血帅,气虚不运则致气虚血瘀,经脉瘀阻;或变生痰浊水饮;病久则阴损及阳致阴阳两虚或心阳暴脱。病位虽在心,与肺、脾、肾三脏关系密切。

2.治疗原则

(1)急性期祛邪治肺,防邪传变:病毒性心肌炎的急性阶段,一般都与六淫外邪有密切关系。邪毒犯人,多从口鼻而入,邪入必损卫气营血,循经络由表入里,袭表侵肺,致肺卫受损,宣降失司。继则邪毒侵心,先损心之本,继废心之用,由阴血之伤而渐致阳气虚损,病情反复,经久难愈。病之初,病位在肺,邪滞不去,损伤心气心血,瘀阻脉络,使气血失调,心律因而紊乱,多具有风热外感,热毒壅盛的特征。因此,在治疗上,应根据感邪之深浅,分别采用肃肺祛邪、宣肺透表、清热解毒、护心调脉等方法,以防病邪入里传变。

(2)缓解期扶正固本,调理阴阳:病程进入缓解期,多邪气始退而正气已伤,或已无外邪存在,邪去而正伤。因病变特点为机体阴阳气血的紊乱和由此而产生的痰浊、血瘀等病理变化,因虚而致实,形成虚中有实、实中有虚的虚实夹杂之证。治疗以调理阴阳气血为主,兼以攻邪。就其具体证候而言,以气阴两虚最多见,治宜益气养阴为主;气血亏损者,治宜益气养血、和营卫、复化源、扶虚损;气阳不足者,治宜振奋阳气;阴阳俱损者,在治疗上二应注重阴阳双补,并根据阴阳之偏衰有所侧重,阴虚阳亢者,治宜侧重滋阴潜阳;营卫不足者,治宜益气固表,调和营卫。

(3)慢性期豁痰化瘀:病毒性心肌炎的病位在心,但随着病程的发展,后期可累及肺脾肾。由于心主血脉,若心之气血、阴阳亏虚,势必造成血脉运行无力而致心脉瘀阻,肺、脾、肾三脏受损,气化不利,以致水湿停聚、痰浊酿生。因此,瘀血、痰浊存在于心肌炎病程的始终,临床上常与本虚证同时兼见,属于本虚标实、以实为主之证,治疗应在补益扶正的基础上,酌加化瘀、祛痰。近年来的临床实验证实,以活血化瘀为主治疗各期病毒性心肌炎均取得了较好的临床疗效。在急性期,活血化瘀之法一般多与清热解毒法合用,在恢复期、慢性期,则多与调理气血阴阳之法合用,在治疗后遗症时应单独用活血化瘀之法。现代药理研究结果表明,丹参、益母草等活血化瘀中药具有改善心脏微循环、促进心肌再生等作用,这些作用有利于消除心肌遗留病灶,促使疾病痊愈。

（二）中医治疗

1. 分证论治

（1）邪毒扰心

症状：发热，或微恶风寒，咽痒喉痛，肌肉酸痛常较明显，或咳嗽咳痰，心悸胸闷，心前区隐痛，气短乏力，汗出心烦，舌尖红，苔薄白或薄黄，脉浮数或数。

治法：疏风清热解毒，益气滋阴宁心。

代表方：银翘散合生脉饮加减。

银花、连翘、板蓝根、荆芥、丹参、生甘草、太子参、麦冬。

常用药：银花、连翘、板蓝根清热解毒；荆芥疏风发汗逐邪；太子参、麦冬益气滋阴，扶正达邪；丹参养血活血，因心主血，心被邪侵，血行必受其碍，活血则有利正气恢复，又可助祛邪之力；生甘草清热解毒，助正达邪。

加减：若表邪重，恶寒、畏风明显，苔薄白者，加防风，紫苏；咽喉痛甚，加桔梗，山豆根；湿热蕴脾，症见泄泻腹痛，苔黄腻者，加黄连，木香，黄芩；心络不和，症见胸痛者，加炒延胡索，矾郁金；心气虚甚，症见心悸怔忡者，加炙黄芪，炙甘草。

（2）心气虚弱

症状：心悸，胸闷隐痛，气短乏力，不耐活动，自汗，易外感。舌质淡，苔薄白，脉细弱或结代。

治法：补益心气

代表方：举元煎加减。

党参、炙黄芪、炒白术、炙甘草、当归、炙桂枝、炒白芍苦参

常用药：党参、黄芪、白术、甘草补益心气；桂枝、白芍调和营卫，固表止汗，甚符《难经》："损其心者，调其营卫"之旨；桂枝温通心阳，又可增强益气功能；当归养血活血，行血中瘀滞；苦参辨病用药，抗病毒、抗期前收缩，尚能制约以上药物的温热燥性之弊。

加减：若气虚甚，见气短乏力明显者，加太子参，增加黄芪用量至；气虚及阳，症见肢冷不温、怕冷者，加仙灵脾、熟附片；气阳欲脱，症见气喘，倚息不得卧，大汗淋漓，四肢厥冷，脉微欲绝者，加熟附片，人参（另炖），煅龙骨，煅牡蛎；瘀血较显，见胸痛、舌紫者，加三七，丹参；兼脾胃不和，症见脘痞、便溏者，加木香，砂仁（后下）。

（3）气阴两虚

症状：心悸怔忡，胸闷气短，神疲乏力，失眠多梦，口舌干燥，咽部不适。舌淡尖红少津，苔薄白或淡黄，脉细数或结代。

治法：益气滋阴，养心安神。

代表方：人参芍药散加减。

太子参、炙黄芪、麦冬、玉竹、白芍、炙甘草、山萸肉石菖蒲板蓝根

常用药：太子参、黄芪、炙甘草补心气；麦冬、玉竹、白芍滋心阴；山萸肉益气滋阴，收敛正气；石菖蒲宁心安神；板蓝根清利咽喉，清热解毒。

加减：若阴虚明显，症见烦扰不宁，手足心热者，加生地，莲子心；夹有痰火，症见口苦、苔黄腻者，加黄连，竹沥半夏；本证进一步发展至气血阴阳俱亏时，症见面黄无华、畏寒者，加炙桂枝，阿胶（烊化），当归，去玉竹、板蓝根，增甘草量为；夹有瘀滞，症见胸痛，舌质暗红或瘀斑

瘀点者,加丹参,炒延胡索;兼胃气郁滞,症见脘痞闷胀,纳少不馨者,加陈皮,炒枳壳。

（三）心阳虚损

症状:心悸气短,怔忡,动则气促,胸憋闷疼痛,形寒肢肿,面色虚浮,面白无华。舌淡胖,苔白,脉细沉迟,或结或代。

治法:温阳益气,活血利水。

代表方:参附汤合右归饮加减。

人参(另煎)、制附片、熟地、山萸肉、枸杞子、杜仲、肉桂、益母草、炙甘草

常用药:以参、附、桂温阳散寒,益气强心;熟地、山萸肉、枸杞子、杜仲补益心阳;阳虚血滞,血不利则为水,取桂枝、益母草活血以利水。

加减:浮肿严重加车前子(布包)、玉米须;心胸疼痛,加降香,失笑散,参三七;喘甚不得卧加葶苈子;汗多不止加炙黄芪,浮小麦;若阳损及阴,阴阳两虚者,可加麦冬、五味子;如出现面色苍白,喘促不宁,冷汗淋漓,四肢厥逆,脉微欲绝,为正气不支,心阳暴脱,宜中西医结合抢救,中医亟宜回阳救逆,改用参附龙牡四逆汤:吉林红参,制附片(先煎20分钟),干姜,炙甘草,生龙牡各。

2.中成药治疗

(1)抗病毒冲剂:清热解毒。适用于热毒侵心者。用法:每次1~2包,每天3~4次,5~7天为一个疗程。

(2)玉屏风颗粒:益气祛风。适用于表虚自汗者。用法:每次1包,每天3次,7天为一个疗程。

(3)天王补心丸:益气滋阴,养心安神。适用于心阴亏虚,心神不宁者。用法:每次1丸,每天2次,14天为一个疗程。

(4)清开灵注射液:清热解毒宁心。适用于本病急性期。用法:20~40mL加入5%葡萄糖注射液250mL中静脉滴注,7~14天为一个疗程。

(5)生脉注射液:益气养阴。适用于气阴两虚或合并心律失常、心力衰竭者。用法:40~60mL加入5%葡萄糖注射液250~500mL中静脉滴注,7~14天为一个疗程。

(6)黄芪注射液:补益心脾。适用于本病急性期、恢复期。用法:20~60mL加入5%葡萄糖注射液250mL中静脉滴注,7~14天为一个疗程。

3.外治法

(1)穴位注射:①双侧足三里注射:以参麦针2mL,常规皮肤消毒后直刺,得气后每穴注入药物1mL,隔天1次,15次为一个疗程;②内关注射:以去氧肾上腺素0.5~1mg,加注射用水0.5mL,作穴位注射,隔天1次,15次为一个疗程。

(2)敷贴法:①选取膻中、双心俞、阿是穴。以红花、地龙、三七、冰片等研末制成贴剂,做穴位外敷,每2天1次,10次为一个疗程;②选取膻中、心俞、心前区。以葛根、桂枝、苦参、三七、甘松、丹参制成软膏,做穴位外敷。隔天1次,10次为一个疗程。

（四）西医治疗

1.一般治疗 急性期卧床休息,直到症状消失、心电图正常。有心肌坏死、心绞痛、心力衰竭、严重心律失常者,应卧床休息3~6个月。心脏增大、严重心律失常、重症心力衰竭者,应卧床休息半年至1年,直至心脏缩小、心力衰竭控制。进食易消化,富含维生素、蛋白质的

食物。保持大便通畅。

2.药物治疗

(1)抗感染治疗:抗病毒药物的疗效尚难以肯定。一般主张流感病毒致心肌炎可试用吗啉胍100~200mg,每天3次;金刚烷胺100mg,每天2次。疱疹病毒性心肌炎可试用阿糖腺苷50~100mg静脉滴注,每天1次,疗程1周;利巴韦林100mg,每天3次,疗程3~7天,必要时也可用300mg静脉滴注,每天1次。病毒感染(尤其是流感病毒、柯萨奇病毒及腮腺炎病毒)常继发细菌感染,一般多主张使用广谱抗生素及时处理。

(2)调节细胞免疫功能药物:α干扰素100万~200万U,每天肌肉注射1次,2周为一个疗程。免疫核糖核酸3mg,皮下或肌肉注射,每2周1次,共3个月,以后每月肌肉注射3mg,连续6~12个月。还可酌情选用胸腺素、转移因子等。

(3)肾上腺糖皮质激素:一般患者不必应用,特别是最初发病10天内。因激素可抑制干扰素的合成和释放,促进病毒繁殖和引起感染加重。但对合并难治性心力衰竭、严重心律失常(如高度房室传导阻滞)、严重毒血症状、重症患者或自身免疫反应强烈的患者可使用,但激素疗程不宜长,以防继发性细菌感染。常用药物有泼尼松、氢化可的松、地塞米松等,酌情选用,一般疗程不宜超过2周。

(4)改善心肌细胞营养与代谢的药物:①三磷酸腺苷(ATP)或三磷酸胞苷(CTP)20~40mg,肌肉注射,每天2次;辅酶A 50~100U,肌苷200~400mg,肌肉注射或静脉注射,每天1~2次;细胞色素C 15~30mg,静脉注射,每天1~2次;辅酶Q_{10} 10~20mg,每天3次口服,或10mg肌肉注射或静脉注射,每天2次;牛磺酸1.2~1.6g,每天3次;②极化液疗法:氯化钾1~1.5g,普通胰岛素8~12U加入10%葡萄糖注射液500mL静脉滴注,7~10天为一个疗程;③1,6-二磷酸果糖5g,静脉滴注,每天1~2次。

(5)并发症的治疗

1)心律失常:原则上按一般心律失常处理。如期前收缩频繁或快速性心律失常,可选用抗心律失常药物治疗,如胺碘酮200mg,每天1~3次,或普罗帕酮150mg,每天3~4次。室性心动过速、室扑或室颤,应尽早直流电复律,也可用利多卡因静脉注射。心动过缓者,可用阿托品或山莨菪碱,必要时加用肾上腺糖皮质激素治疗。如并发高度房室传导阻滞、窦房结损害而引起昏厥或低血压者,则需要电起搏,安放临时人工心脏起搏器帮助患者度过急性期。

2)心力衰竭:绝对卧床休息,吸氧,限制钠盐。应用洋地黄类药物必须谨慎,宜从小剂量开始以避免毒性反应。还可选用扩血管药、血管紧张素转换酶抑制剂和利尿剂。

六、预防与调护

接种疫苗是预防病毒感染的主要措施。对麻疹、脊髓灰质炎、腮腺炎、流感病毒进行疫苗接种有一定预防作用,但柯萨奇病毒、埃可病毒尚无特异的疫苗。积极锻炼身体,增强机体的抗病能力,预防呼吸道和消化道的病毒感染。免疫力低的易感患者,可注射较大剂量的丙种球蛋白。已有病毒感染者应充分休息和及时治疗,防止病毒性心肌炎的发生和发展。

注意避风保暖,保持居住环境安静、空气流通。饮食宜清淡,忌油腻,避免辛辣燥热刺激之品,戒烟酒。保持心情愉快,避免精神刺激,有充足的睡眠。

第二节 论治经验

心肌炎是临床常见疾病之一,是指各种原因引起的心肌局灶性或弥漫性炎性病变。罗铨主任积 30 余年临床经验,对心肌炎治疗多有独到之处,指导临床频有效验。罗主任认为,病毒性心肌炎的中医辨证治疗应抓住其病因病机,首先辨明病邪的性质,包括病因的内容,第二是辨明脏腑气血阴阳失调的情况,第三是抓住临床表现特征,从而根据病情的动态变化,辨明标与本、虚与实、常与变,制定出清、补、镇三法。诚然,治疗本病不能硬套一个分期,拘泥一个药方,而且三法也不是截然划分的,在具体应用时往往是相互参用,或清或补,或清补镇兼施,但各有偏重,独具匠心,今撷其要,整理如下。

一、急性期邪毒侵心,以清为治

病毒性心肌炎的急性期,多因感受外邪而引发。这个外邪主要是风热之邪和风湿之邪。

风热之邪侵袭人体,伤及肺卫,由于肺朝百脉,与心脉相通,肺脏受邪损及于心,故而出现肺心同病的病证。一般先有发热微寒,全身酸楚,头痛、咽痛、咳嗽流涕、舌苔薄白、脉浮数等风热犯肺的上呼吸道感染症状,继而出现心悸、气短、乏力、胸闷或胸痛等。风热初起治疗宜透表清热解毒,方选银翘散加味;热伤气阴,损及心肺,出现心悸、气短、乏力者,合用生脉散。

风湿之邪内侵,易伤脾之气阳,一般先有肌肉酸痛,寒热起伏,恶心呕吐、腹泻纳呆、舌苔滑腻、脉濡缓或结代等风湿犯脾的消化道感染症状,继而出现胸闷、胸痛、心悸、乏力等,风湿初起治宜芳香清热化湿,方选藿朴夏苓汤加减。

二、恢复期邪伤心阴,以补为治,补清结合

病毒性心肌炎的恢复期,邪气始退而正气已伤。有的患者在发病初期往往被外感症状所掩盖,至外感症状消失后,始觉胸闷或胸痛、心悸乏力、脉结代,心电图则出现心肌劳累、心动过速、期前收缩或传导阻滞等。这时治疗应以扶正为主,兼祛余邪。如风热犯肺,肺心同病患者,由于热伤气阴,多致气阴两伤,热邪未尽。临床症见:身热多汗、心胸烦闷、气逆欲呕、口干喜饮、虚烦不寐、脉虚数,舌红苔少。当补清兼施,方予竹叶石膏汤加味,以收清热生津,益气和胃之功。如阴伤气耗甚者,以清暑益气汤加减。

三、慢性后遗症期气阴两虚,血瘀痰阻,以补清镇综合为治

病毒性心肌炎慢性后遗症期以心律失常为主,如常见的有房室或束支传导阻滞,期前收缩及交界性心律等,有的则表现为心肌劳累,有的伴有全身症状,有的没有明显症状,只是遗留较稳定的异常心电图。

病毒性心肌炎进入慢性期,多已无外邪的存在,邪去而正伤,由于病情反复发作,精气内夺,心肾亏虚,积虚成损,痰浊瘀血阻其气机运行,因而其病理特点是机体阴阳气血的紊乱和由此而产生的痰浊瘀血等病理变化。因虚而致实,形成虚中有实,实中有虚的虚实夹杂之证。临床症见:心悸怔忡,胸闷气短,头晕耳鸣,失眠多梦,舌淡少津,脉细结代。如阴亏火旺,煎液成痰,痰火阻络,则见口干不欲饮,舌苔腻或黄,脉滑数。如阴亏气虚血滞则见舌质暗红或有瘀斑瘀点,故治疗时应以调整阴阳气血为主,因虚而致实的兼以攻邪。罗主任鉴于

中医学之观点,结合自己多年诊治外感内伤病的丰富经验,在对病毒性心肌炎患者辨证施治过程中,发现气阴两虚的病理现象存在于大部分患者的全病程。病初因气阴两虚之体易感热邪,病中又可因邪热加重气阴虚损,导致瘀热内阻,痰浊滋生;久病又可因之反复发作,迁延难愈,终至脏损严重,气阴益虚。因此,气阴虚损是病毒性心肌炎最多见的证型,也是该病最基本最关键的病理机制。临床实践中,清、补、镇三法以益气养阴扶正固本,活血清热祛邪治标,突出体现了罗主任的辨证思想和治疗法则。常用方药为炙甘草汤加减,有血瘀者加丹参、赤芍等,有热复感外邪者加黄连、连翘,如出现心神不宁,悸动不安时的加琥珀粉、紫石英以镇心安神等。全方相合,益心气、滋心阴、清心热、通心滞、调心血、除心烦、安心神、攻补兼施,相辅相成。在临床应用中临床症状均获不同程度的改善。

由于中医药对病毒性疾病有良好疗效,因此中药作用机理的研究也日益增多。据研究,银翘散之类具有较强的抗病毒作用,人参具有增强心肌收缩力,增强心功,防止心力衰竭,调整心律的作用。丹参能扩张冠状动脉,增加冠脉血流量,改善血供,改善心肌收缩力,调整心律,生地的强心利尿、镇静作用;麦冬的抑菌、强心、利尿作用;黄芪抗病毒、调节免疫、改善心室功能作用等,这些都为病毒性心肌炎的治疗提供了理论依据。罗主任以益气养阴作为基本法则,结合活血清热,宁心安神法的使用,使其辨证思想更具备完整、周密、科学和客观性。其不仅具有改善症状,控制和减轻病情的治疗作用,还通过益气养阴增强免疫功能,减少和预防复发。因此,对于病毒性心肌炎疾病有预防、治疗和改善预后的既广泛又重要的意义。

四、在治疗中应注意的问题

1.早期诊断,急性期治疗是影响预后的关键。

2.在整个治疗过程中,要始终注意正邪消长的关系。急性期祛邪为主,扶正为辅,祛邪以清热解毒为大法,但因患者正气素亏,过分寒凉恐伤心阳,痰湿浊邪蒙闭心窍,易生他变。所以本病初起祛邪勿忘扶正。

3.治本务求彻底。由于患此病病程长,症状体征消失慢,又易为外邪所复感。重视对心肌炎恢复期咽炎的治疗,务使热清毒除咽利为度。恢复期对感冒的防治宜扶正祛邪,以补虚解毒为治法,当邪去之后,迅速养心,注意调摄,防止再感。

4.适当休息,特别是在急性期和恢复期是十分必要的。

(肖政)

第五章　老年高血压论治经验

高血压是一种以体循环动脉血压持续升高为特征的心血管综合征，是多种心脑血管疾病的重要病因和危险因素，动脉压的持续升高可导致靶器官如心脏、肾脏、大脑和血管的损害，最终导致这些器官功能衰竭，是心血管疾病死亡的主要原因之一。高血压分为原发性高血压（即高血压病，通常简称为高血压）和继发性高血压。原发性高血压占高血压的95%以上，老年人群发病率较高。

古代无高血压病名，有关论述散见于头痛、眩晕等篇。眩晕最早见于《内经》，称为"眩冒""眩"。如《灵枢·口问》曰："上气不足，脑为之不满，耳为之苦鸣，头为之苦倾，目为之眩。"提出气虚清阳不展而引起眩晕。《灵枢·海论》说："髓海不足，则脑转耳鸣，胫酸眩冒，目无所见，懈怠安卧。"提出因虚致病《素问·至真要大论》指出："诸风掉眩，皆属于肝。"认为眩晕与肝有关。为后世研究奠定了基础。汉·张仲景对眩晕一证未有专论，仅有"眩""目眩""头眩""身为振振摇""振振欲擗地"等描述。如《金匮要略·痰饮咳嗽病脉证并治》提出："心下有支饮，其人苦冒眩。"对其病因的认识，也散见于《伤寒论》和《金匮要略》中，认为或邪袭太阳，阳气郁而不得伸展；或邪郁少阳，上干清窍；或肠中有燥屎，浊气攻冲于上；或胃阳虚，清阳不升；或阳虚水泛，上泛清阳；或阴液已竭，阳亡于上，以及痰饮停积胃中（心下），清阳不升等多个方面，并拟定出相应的治法方药。如小柴胡汤治疗少阳眩晕；大承气汤治疗阳明腑实之眩晕；真武汤治疗少阴阳虚水泛眩晕；苓桂术甘汤、小半夏加茯苓汤、泽泻汤等治疗痰饮眩晕等，对后世医家影响很大。古代无高血压病名，有关论述散见于头痛、眩晕等篇。眩晕最早见于《内经》，称为"眩冒""眩"。如《灵枢·口问》曰："上气不足，脑为之不满，耳为之苦鸣，头为之苦倾，目为之眩。"提出气虚清阳不展而引起眩晕。《灵枢·海论》说："髓海不足，则脑转耳鸣，胫酸眩冒，目无所见，懈怠安卧。"提出因虚致病《素问·至真要大论》指出："诸风掉眩，皆属于肝。"认为眩晕与肝有关。为后世研究奠定了基础。汉·张仲景对眩晕一证未有专论，仅有"眩""目眩""头眩""身为振振摇""振振欲擗地"等描述。如《金匮要略·痰饮咳嗽病脉证并治》提出："心下有支饮，其人苦冒眩。"对其病因的认识，也散见于《伤寒论》和《金匮要略》中，认为或邪袭太阳，阳气郁而不得伸展；或邪郁少阳，上干清窍；或肠中有燥屎，浊气攻冲于上；或胃阳虚，清阳不升；或阳虚水泛，上泛清阳；或阴液已竭，阳亡于上，以及痰饮停积胃中（心下），清阳不升等多个方面，并拟定出相应的治法方药。如小柴胡汤治疗少阳眩晕；大承气汤治疗阳明腑实之眩晕；真武汤治疗少阴阳虚水泛眩晕；苓桂术甘汤、小半夏加茯苓汤、泽泻汤等治疗痰饮眩晕等，对后世医家影响很大。明清两代对眩晕的认识日臻完善。如张景岳特别强调因虚致眩，在《景岳全书·眩运》中曰："无虚不能作眩""眩运一证，虚者居其八九，而兼火兼痰者，不过十中一二耳"。陈修园则在风、痰、虚之外，再加上火，从而把眩晕的病因病机概括为"风""火""痰""虚"四字。此外，明代虞抟提出"血瘀致眩"的论点，在《医学正传》中说："外有因呕血而眩冒者，胸中有死血迷闭心窍而然。"对跌仆外伤眩晕有所认识，使眩晕的辨证论治更趋完整。

第一节 疾病概述

一、病因病机

(一)病因与发病机制

1.病因　参与人体血压调节有诸多神经、体液因子,有中枢神经和周围反射的整合作用,有体液和血管因素的影响。认为本病是在一定的遗传易感性基础上经多种后天因素作用所致。

(1)遗传:本病发病有较明显的家族集聚性,双亲均有高血压的正常血压子女(儿童或少年)血浆去甲肾上腺素、多巴胺的浓度明显较无高血压家族史的对照组高,以后发生高血压的比例也高。国内调查发现与无高血压家族史者比较,双亲一方有高血压病者的高血压患病率高 1.5 倍,双亲均有高血压病者则高 2~3 倍,本病患者的亲生子女和收养子女虽然生活环境相同但前者更易患高血压。可能本病是多基因的遗传病。

(2)肥胖:肥胖者易有高血压。男性体重每增加 1.7kg/m²,女性每增加 1.25kg/m²,收缩压对应上升 1mmHg。而减肥使体重下降后血压可有一定程度的下降。肥胖者常有高胰岛素血症,交感系统活性增高,且脂肪细胞可产生过多的血管紧张素原等可能是其出现高血压的原因。

(3)钠过多:人群的血压水平及本病患病率与平均摄钠量呈正相关。限制钠的摄入可以改善高血压情况。钠潴留使细胞外液量增加,引起心排血量增高;小动脉壁的含水量增高,引起周围阻力的增高;由于细胞内外钠浓度比值的变化而引起的小动脉张力增加等,都可能是发病机制。

(4)心理社会因素:社会因素包括职业、经济、劳动种类、文化程度及人际关系等。高血压病的患病率,城市显著高于农村。高血压患者心理紧张水平显著高于血压正常者。创造良好的心理环境对预防高血压病具有重要的意义。

(5)精神、神经作用:在外因刺激下,患者出现较长期或反复明显的精神紧张、焦虑、烦躁等情绪变化时,各类感受器传入的病理信号增加,大脑皮质兴奋、抑制平衡失调以至不能正常行使调节和控制皮层下中枢活动的功能,交感神经活动增强,舒缩血管中枢传出以缩血管的冲动占优势,从而使小动脉收缩,周围血管阻力上升,血压上升。

(6)肾素-血管紧张素-醛固酮(RAA)系统平衡失调:肾脏球囊细胞分泌的肾素可将肝脏合成的血管紧张素原转变为血管紧张素 Ⅰ (angiotensin, AT),而后者经肺、肾等组织时在血管紧张素转换酶(ACE)的活化作用下转化成血管紧张素 Ⅱ (AT Ⅱ),后者可在酶作用下脱去门冬氨酸转化成 AT Ⅲ,ACE 还可促进缓激肽的分解。此外,脑、心、肾、肾上腺、动脉等多种器官组织可局部合成 AT Ⅱ 称为组织 RAA 系统。在 RAA 系统中 AT Ⅱ 是最重要的活性成分,其病理生理作用主要是通过和 AT Ⅰ 受体结合产生的,经此途径它可促使血管收缩,醛固酮分泌增加,水钠潴留,增加交感神经活力,最终导致血压上升。AT Ⅱ 强烈的缩血管作用造成的加压效应为肾上腺素的 10~40 倍,凡 RAA 系统的过度活性将导致高血压的产生,而且AT Ⅱ、醛固酮等还是组织生长的刺激因素,可以说 AT Ⅱ 在高血压的发生发展、靶器官的组织重构,以及出现并发症等诸多环节都有重要作用。

(7)胰岛素抵抗:约50%高血压病的患者中存在胰岛素抵抗,胰岛素抵抗、高胰岛素血症和代谢综合征、2型糖尿病密切相关,2型糖尿病患者高血压的发生率为非糖尿病者的2.5~3倍。胰岛素抵抗时血压升高的机制可能是胰岛素水平升高可影响 Na^+-K^+-ATP 酶与其他离子泵促使胞内钠、钙浓度升高,并使交感神经活性上升,促进肾小管对水、钠的重吸收,提高血压对盐的敏感性,以及减少内皮细胞产生 NO,刺激生长因子(尤其平滑肌),以及增加内皮素分泌等。

(8)其他吸烟、饮酒过度也易患高血压。

2.发病机制

(1)大动脉硬化:由于老年人大动脉粥样硬化,弹性减退,顺应性减低所致收缩压随增龄而逐步升高。

(2)总外周血管阻力升高:老年人血流动力学特点为心排血量正常或稍偏低,而总外周阻力升高。

(3)肾排钠功能降低:随增龄有效肾单位减少,肾小球滤过降低,肾小管浓缩功能减退,因此肾排钠功能降低,引起水钠潴留,使血压升高。

(4)交感神经系统 α 受体功能亢进:老年人对去甲肾上腺素(NE)的灭活及清除能力降低,血浆 NE 水平升高,同时血管平滑肌细胞膜上 β 受体数目随增龄减少,所以 α 受体相对占优势。

(5)血小板释放功能增强:血小板释放功能随增龄而增强,血浆中致血栓性物质及收缩血管的物质水平升高,导致血管收缩和血黏度升高,进一步增加了血管阻力。

(6)压力感受器缓冲血压的能力减退:随增龄主动脉弓与颈动脉窦的压力感受器的敏感性降低,使调节血压波动的缓冲能力降低。

(二)病因病机

1.病因

(1)情志不节:忧郁恼怒太过,肝失条达,肝气郁结,气郁化火,肝阴耗伤,风阳易动,上扰头目,或肝郁化火,发为眩晕、头痛。若肝火郁久,耗伤阴血,肝肾亏虚,精血不承,也可引发眩晕、头痛。

(2)饮食不节:若饮食不节,嗜酒肥甘,损伤脾胃,以致健运失司,水湿内停,积聚生痰,阻遏清阳,上蒙清窍。故发为眩晕、头痛。

(3)先天不足、年高肾亏或房事不节:肾为先天之本,主藏精生髓,脑为髓之海。若禀赋不足,或年高肾精亏虚,髓海不足,无以充盈于脑;或体虚多病,损伤肾精肾气;或房劳过度,阴精亏虚,均可导致髓海空虚,发为眩晕、头痛。正如《灵枢·海论》所言:"髓海不足,则脑转耳鸣,胫酸眩冒,懈怠安卧。"如肾阴素亏,水不涵木,肝阳上亢,肝风内动,也可发为眩晕、头痛。若阴损及阳,肾阳虚弱,清阳不展,也可发为眩晕、头痛,此类临床较为少见。

(4)病后体虚:脾胃为后天之本,气血生化之源。若久病体虚,脾胃虚弱,或失血之后,耗伤气血,或饮食不节,忧思劳倦,均可导致气血两虚。气虚则清阳不升,血虚则清窍失养,故而发为眩晕、头痛。正如《景岳全书·眩晕》所言:"原病之由有气虚者,乃清气不能上升,或亡阳而致,当升阳补气;有血虚者,乃因亡血过多,阳无所附而然,当益阴补血,此皆不足之证也。"

2.病机

（1）病理变化：病理变化主要为肝、肾、心的阴阳失调，阴虚阳亢。审证求因，高血压病虽然表现以肝经病候为主，但因内脏之间的整体关系，往往与肾、心紧密相关。早期多以肝为主，后期常与肾、心同病，且可涉及脾，但其间又有主次的不同。由于脏腑阴阳的平衡失调，表现为阳亢与阴虚两个方面的病变。阳亢主要为心肝阳亢，但久延可致伤阴，发展为肝肾阴虚；而肝肾（心）阴虚，阴不制阳，又可导致心肝阳亢。两者之间相互联系、演变，故其病理中心以"阴虚阳亢"为主，表现"下虚上实"之候。少数患者，后期阴伤及阳，可致阴阳两虚。从其病程经过而言，一般初起时中青年者以阳亢居多，逐渐发展为阴虚阳亢。久病不愈又可见阴虚为主，阳亢为标，多属暂时性，阴虚是本，常为重要的后果。标实与本虚互为对立，影响联系。脏腑阴阳的正常功能活动，是生化气血并主宰其运行的基础，脏腑阴阳失调也必然引起气血运行的反常，而气血运行的紊乱又可加重脏腑阴阳的失调。《管见大全良方》在论述中风病时指出："皆因阴阳不调，脏腑气偏，荣卫失度，气血错乱。"提示气血运行的紊乱又可加重脏腑阴阳失调，是高血压病发展至中风的病理基础，它是阴阳失调的具体表现。部分妇女患者，因妊娠、多育，或天癸将竭之际，阴阳乖逆，可导致冲任失调。因冲任隶属肝肾，冲为血海，任主一身之阴，而肝藏血，肾藏阴精，故肝肾阴虚，冲任失调为病。

（2）病理因素：病理因素为风、火、痰，三者可以相互转化、并见。在脏腑阴阳失调的基础上，不但阳亢与阴虚互为因果，且可导致化火、动风、生痰，三者又可相互转化、兼夹，表现为"火动风生""风助火势""痰因火动""痰郁化火""风动痰升"等。在不同个体及病的不同阶段，又有主次、先后之分。风、火、痰三者均有偏实、偏虚的不同。凡属阳亢而致心肝火盛，阳化内风，蒸液成痰者属实，久延伤阴，则由实转虚；因阴虚而致虚风内动，虚火上炎，灼津成痰（或气不化津）者属因虚致实，表现本虚标实（虚中夹实）之证。

（3）病理转归：久病气血逆乱可见气升血逆及血瘀络痹的病理转归。如病延日久，或病情急剧发展，虚实向两极分化，阴虚于下，阳亢于上，肝风痰火升腾，冲激气血，气血逆乱，可见气升血逆，甚至阻塞窍络，突发昏厥、卒中之变，或风痰入络，气血郁滞，血瘀络痹，而致肢体不遂，偏枯㖞僻，或因心脉瘀阻而见胸痹、心痛。《素问·调经论篇》说："血之与气，并走于上则为大厥，厥则暴死，气复反则生，不反则死。"提示了高血压病发展为中风的严重后果。

二、临床表现

1.症状 大多数起病缓慢、渐进，一般缺乏特殊的临床表现。约1/5患者无症状，仅在测量血压时或发生心、脑、肾等并发症时才被发现。一般常见症状有头晕、头痛、颈项板紧、疲劳、心悸等，呈轻度持续性，多数症状可自行缓解，在紧张或劳累后加重。也可出现视力模糊、鼻出血等较重症状。症状与血压水平有一定的关联，因高血压性血管痉挛或扩张所致。典型的高血压头痛在血压下降后即可消失。高血压患者可以同时合并其他原因的头痛，往往与血压高度无关，例如精神焦虑性头痛、偏头痛、青光眼等。如果突然发生严重头晕与眩晕，要注意可能是短暂性脑缺血发作或者过度降压、直立性低血压，这在高血压合并动脉粥样硬化、心功能减退者容易发生。高血压患者还可以出现受累器官的症状，如胸闷、气急、心绞痛、多尿等。另外，有些症状可能是降压药的不良反应所致。

2.体征 血压随季节、昼夜、情绪等因素有较大波动。冬季血压较高，夏季较低；血压有明显昼夜波动，一般夜间血压较低，清晨起床活动后血压迅速升高，形成清晨血压高峰。患者在家中的自测血压值往往低于诊所血压值。

高血压时体征一般较少。周围血管搏动、血管杂音、心脏杂音等是重点检查的项目。常见的并应重视的部位是颈部、背部两侧肋脊角、上腹部脐两侧、腰部肋脊处的血管杂音。血管杂音往往表示管腔内血流紊乱，与管腔大小、血流速度、血液黏度等因素有关，提示存在血管狭窄、不完全性阻塞或者代偿性血流量增多、加快，例如肾血管性高血压、大动脉炎、主动脉狭窄、粥样斑块阻塞等。肾动脉狭窄的血管杂音，常向腹部两侧传导，大多具有舒张期成分。心脏听诊可有主动脉瓣区第二心音亢进、收缩期杂音或收缩早期喀喇音。

有些体征常提示继发性高血压可能，例如腰部肿块提示多囊肾或嗜铬细胞瘤；股动脉搏动延迟出现或缺如，并且下肢血压明显低于上肢，提示主动脉缩窄；向心性肥胖、紫纹与多毛，提示库欣综合征可能。

3.临床类型

（1）缓进型高血压：多中年后起病，起病隐匿，进展缓慢，早期在精神紧张、劳累或情绪波动时血压升高；经休息去除上述诱因后可恢复正常。随着病情发展，血压逐渐升高并呈持续性，而波动幅度变小。临床症状可有可无，如不及时合理治疗，血压持续明显增高，则可导致心、脑、肾等靶器官功能障碍和器质性损害。

1）脑部表现：多见头痛、头胀和头晕，头痛多在前额、枕部或颞部，多在早晨出现。头晕可为暂时性或持久性，仅少数患者伴眩晕。本病易并发脑血管意外，常见因脑梗死和脑出血而致头痛、头晕、偏瘫、昏迷、二便失禁。

2）心脏表现：左心室肥厚，日久可致左心衰竭，前者可无症状，体格检查时有心界向左下扩大，心尖冲动呈抬举样，心尖部可闻及吹风样杂音，左心衰竭时，气喘、心悸、不能平卧，多在夜间发作，甚者可发生肺水肿，体格检查可见心率增快，心尖部奔马律，两肺底出现湿啰音。

3）肾脏表现：肾细小动脉硬化，肾功能不全，浓缩功能受损时可出现多尿、夜尿、口渴多饮。肾功能进一步受损时可出现少尿，尿常规检查有蛋白、红细胞和管型，血中尿素氮和肌酐升高，最终出现尿毒症。

（2）高血压急症：少数高血压患者，可在很短时间内（数小时至数天）血压急剧增高，常伴有心、脑、肾功能障碍，根据临床表现可分为如下几种。

1）恶性高血压：本型由中、重度高血压发展而来，临床见血压升高明显。舒张压>16.9kPa（130mmHg），眼底出血渗出和视盘水肿，心肾功能不全，如不及时治疗，可死于心肾衰竭和脑卒中。

2）高血压危象：本型是指血压在很短时间内明显升高，并出现头痛、烦躁、心悸、多汗、恶心、呕吐、面色苍白或潮红，视力模糊等症状。其收缩压高达33.8kPa（260mmHg），舒张压15.6kPa（120mmHg）以上。

3）高血压脑病：是指血压突然升高的同时伴有中枢神经功能障碍征象。临床见剧烈头痛、呕吐和神志改变，严重者可出现抽搐、昏迷。

三、辅助检查

1.血压测量　　是诊断高血压及评估其严重程度的主要手段，目前主要用以下三种方法：

（1）诊所血压：诊所偶测血压是目前临床诊断高血压和分级的标准方法，由医护人员在标准条件下按统一的规范进行测量,是目前评估血压水平和临床诊断高血压并进行分级的标准方法和主要依据。具体要求如下:选择符合计量标准的水银柱血压计或者经国际标准(BHS 和 AAMI)检验合格的电子血压计进行测量。使用大小合适的袖带,袖带气囊至少应包裹 80%上臂。被测量者至少安静休息 5 分钟,取坐位,最好坐靠背椅,裸露右上臂,上臂与心脏处在同一水平。如果怀疑外周血管病,首次就诊时应测量左、右上臂血压。老年人、糖尿病患者及出现直立性低血压情况者,应加测站立位血压。将袖带紧贴缚在被测者的上臂,袖带的下缘应在肘弯上 2.5cm。将听诊器探头置于肱动脉搏动处。测量时快速充气,使气囊内压力达到桡动脉搏动消失后再升高 30mmHg,然后以恒定的速率(2~6mmHg/s)缓慢放气。在放气过程中仔细听取柯氏音,观察柯氏音第Ⅰ时相(第一音)和第Ⅴ时相(消失音)水银柱凸面的垂直高度。收缩压读数取柯氏音第Ⅰ时相,舒张压读数取柯氏音第Ⅴ时相。<12 岁儿童、妊娠妇女、严重贫血、甲状腺功能亢进、主动脉瓣关闭不全及柯氏音不消失者,以柯氏音第Ⅳ时相(变音)定为舒张压。应相隔 1~2 分钟重复测量,取 2 次读数的平均值记录。如果收缩压或舒张压的 2 次读数相差 5mmHg 以上,应再次测量,取 3 次读数的平均值记录。

(2)家庭血压:对于评估血压水平及严重程度,评价降压效应,改善治疗依从性,增强治疗的主动参与,具有独特优点。且无白大衣效应,可重复性较好。目前,患者家庭自测血压在评价血压水平和指导降压治疗上已经成为诊所血压的重要补充。然而,对于精神焦虑或根据血压读数常自行改变治疗方案的患者,不建议自测血压。推荐使用符合国际标准(BHS 和 AAMI)的上臂式全自动或半自动电子血压计。家庭自测血压低于诊所血压,家庭自测血压 135/85mmHg 相当于诊所血压 140/90mmHg。

(3)动态血压:动态血压监测在临床上可用于诊断白大衣性高血压、隐蔽性高血压、顽固难治性高血压、发作性高血压或低血压,评估血压升高的严重程度短时变异和昼夜节律,评估心血管调节机制、预后意义、新药或治疗方案疗效考核等,不能取代诊所血压测量。动态血压测量应使用符合国际标准(BHS 和 AAMI)的监测仪。动态血压的正常值推荐以下参考标准:24 小时平均值<130/80mmHg,白昼平均值<130/85mmHg,夜间平均值<125/75mmHg。正常情况下,夜间血压均值比白昼血压值低 10%~15%。动态血压测量时间间隔应设定一般为每 30 分钟一次。可根据需要而设定所需的时间间隔。

2.血液生化检查　测定血糖、总胆固醇、低密度脂蛋白胆固醇(LDL-C)、高密度脂蛋白胆固醇(HDL-C)、三酰甘油、尿酸、肌酐、血钾等常规检查,必要时可进行一些特殊检查,如血液中肾素、血管紧张素、醛固酮和儿茶酚胺等。

3.尿液分析　检测尿比重、pH、尿蛋白、尿微量蛋白和肌酐含量,计算白蛋白/肌酐比值。

4.心电图　可诊断高血压患者是否合并左心室肥厚、左心房负荷过重和心律失常。

5.超声心动图　诊断左心室肥厚比心电图更敏感,并可计算左心室重量指数。还可评价高血压患者的心脏功能,包括收缩功能和舒张功能。

6.颈动脉超声　颈动脉病变与主动脉、冠状动脉等全身重要血管病变有着很好的相关性,颈动脉为动脉硬化的好发部位,其硬化病变的出现往往早于冠状动脉及主动脉,而颈部动脉位置表浅,便于超声检查,是评价动脉粥样硬化的窗口,对于高血压患者早期靶器官损伤的检出具有重要的临床意义。

7.脉搏波传导速度(PWV)和踝臂指数(ABI)　动脉硬化早期仅仅表现为动脉弹性降低、顺应性降低、僵硬度增加,先于疾病临床症状的出现。PWV 增快,说明动脉僵硬度增加,是心血管事件的独立预测因子。PWV可以很好地反映大动脉的弹性,PWV越快,动脉的弹性越差,僵硬度越高。ABI与大动脉弹性、动脉粥样硬化狭窄的程度有良好相关性,ABI<0.9提示下肢动脉有狭窄可能。

8.眼底检查　可发现眼底的血管病变和视网膜病变。前者包括动脉变细、扭曲、反光增强、交叉压迫和动静脉比例降低,后者包括出血、渗出和视盘水肿等。高血压患者的眼底改变与病情的严重程度和预后相关。

四、诊断与鉴别诊断

(一)诊断要点

对老年人测量血压的方法与中青年人相同,但由于血压变异随年龄的增长而升高,因此在确定老年高血压的诊断前,需多次在不同时间测量血压。诊断步骤:①确定血压水平;②识别高血压的继发病因;③寻找其他危险因素,靶器官损害情况(TOD)及并发症,或伴随临床情况来评价总心血管危险性。

1.临床需评估问题

(1)听诊间歇:在听诊血压时,有时在动脉声音初现的压力水平以下10~50mmHg出现一个无声音的听诊间歇。由于不能确认听诊间歇,可低估收缩压的水平。因此,在测量血压时应予以注意。

(2)"白大衣"现象:这是指患者面对医务人员所产生的反应性血压升高。通常在家测量血压正常,而在诊室测血压升高[一般升高(10~15)/(5~10)mmHg]。这种情况下以无创性动态血压检测或在家多次测量血压可明确诊断。

(3)"假性高血压":由于肱动脉严重硬化时可能会出现假性高血压,如有怀疑应测量卧位血压与立位血压。

2.诊断标准

(1)高血压分类:2005年参考借鉴了国外《2003年WHO/ISH高血压处理指南》,制订了《中国高血压防治指南》,2010年出台修订版,有关定义及分类如表5-1所示。

表5-1　我国高血压水平的定义或分类

分级	收缩压(mmHg)		舒张压(mmHg)
正常血压	<120	和	<80
正常高值	120~139	和(或)	80~89
高血压	≥140	和(或)	≥90
1级高血压	140~159	和(或)	90~99
2级高血压	160~179	和(或)	100~109
3级高血压	≥180	和(或)	≥110
单纯收缩期高血压	≥140	和	<90

注:当收缩压与舒张压分属不同级别时,以较高的级别为准。单纯收缩期高血压按照收缩压水平分级。1mmHg=0.133kPa。

(2)老年高血压病诊断标准:根据2014年我国《老年人高血压特点与临床诊治流程专家

建议》,在排除假性高血压和继发性高血压前提下,老年高血压诊断标准为:①年龄≥65岁;②连续3次非同日血压坐位测量,收缩压≥140mmHg和(或)舒张压≥90mmHg;老年单纯收缩期高血压诊断标准为收缩压≥140mmHg,舒张压<90mmHg。

(3)高血压的危险程度分层:2007版《中国高血压防治指南》主张应根据患者高血压的分级,以及患者的危险因素,是否有亚临床器官损害、糖尿病、心血管疾病和肾病等对患者进行危险分层,2010年进行了修订(表5-2)。

表5-2　心血管危险分层的构成

心血管危险因素	靶器官损害	伴临床疾病
高血压1~3级	左心室肥厚	脑血管疾病:缺血性卒中、脑出血、短暂性脑缺血
男性>55岁;女性>65岁	心电图或超声心动图	心脏疾病:心肌梗死、心绞痛、冠状动脉血运重建、充血性心力衰竭
吸烟	微量蛋白尿和(或)血浆肌酐浓度轻度升高	肾脏疾病:糖尿病肾病、肾功能受损(血肌酐男性>133μmol/L,女性>124mol/L;蛋白尿)
糖耐量受损	证实有动脉粥样斑块	外周血管疾病
血脂异常	颈、髂、股或主动脉	视网膜病变:出血或渗出、视盘水肿
1℃≥5.7mmol/L或LDL-C>3.3mmol或<HDL-C 1.0mmol/L	颈-股动脉脉搏波速度≥12m/s	糖尿病,糖化血红蛋白≥6.5%
早发心血管疾病家族史	踝/臂血压指数<0.9	
一级亲属发病年龄<50岁		
腹型肥胖		
腰围男性≥90cm,女性≥85cm		
或肥胖BMI≥28kg/m²		
高同型半胱氨酸,>10μmol/L		

注:TC,总胆固醇;LDH-C,低密度脂蛋白胆固醇;HDL-C,高密度脂蛋白胆固醇;BMI体重指数。

根据高血压分级、心血管危险因素、靶器官受损情况及临床情况并发症或糖尿病,2010版《中国高血压防治指南》将原发性高血压者分为低危组、中危组、高危组、很高危组四层(表5-3)。

表 5-3 原发性高血压危险性分层(略)

其他危险因素和病史	血压(mmHg)		
	Ⅰ级高血压(SBP 140~159 或 DBP 90~99)	2 级高血压(SBP 160~179 或 DBP 100~109)	3 级高血压(SBP ≥180 或 DBP ≥ 110)
Ⅰ无其他危险因素	低危	中危	高危
Ⅱ1~2 个危险因素	中危	中危	很高危
Ⅲ≥3 个危险因素或靶器官损害	高危	高危	很高危
Ⅳ临床并发症或糖尿病	很高危	很高危	很高危

注:SBP.收缩压;DBP,舒张压。

(二)鉴别诊断

高血压病的诊断并不困难,不同时间血压≥18.6/12.0kPa(140/90mmHg)达到 3 次,就可考虑其诊断,关键是要排除继发性高血压。

1.肾性高血压　有急、慢性肾炎,肾盂肾炎、多囊肾、糖尿病肾病病史,且出现在高血压之前。尿常规检查可见蛋白尿,尿中有红细胞、白细胞、管型,常伴有浮肿。随着原发病的治愈,血压可恢复正常。

2.嗜铬细胞瘤　主要起源于肾上腺髓质,也可发生在交感神经或其他部位的嗜铬组织。由于肿瘤持续或间断释放大量儿茶酚胺而引起持续或阵发性高血压。本病以高血压为主要症状,发作时血压从正常范围骤然上升到很高水平,伴有剧烈头痛、面色苍白、大汗淋漓、心动过速。严重者可引发心绞痛、心律失常,甚至引起急性左心衰竭或脑卒中。持续时间数分钟至数小时,多因情绪激动,扪触肿瘤部位,体位改变而诱发。同时伴有低热、多汗、心悸、消瘦。血、尿儿茶酚胺测定,尿中儿茶酚胺代谢物、总甲氧基肾上腺素和香草基杏仁酸测定,加上酚妥拉明试验可资鉴别。B 超、CT、磁共振可以定位诊断。

3.皮质醇增多症(柯兴氏综合征)　本病由各种原因引起的肾上腺皮质分泌过量的糖皮质激素(主要是皮质醇)所致。糖皮质激素分泌过多,使水钠潴留可导致高血需。临床有向心性肥胖、满月脸、多毛、多血质外貌,皮肤紫纹,骨质疏松、高血糖特征性表现,临床不难鉴别。24 小时尿中 17-羟皮质类固醇或 17-酮类固醇增多,地塞米松抑制试验及促肾上腺皮质激素兴奋试验,有助于鉴别诊断。

4.原发性醛固酮增多症　本病由肾上腺皮质肿瘤或增生、分泌的醛固酮增多而引起,醛固酮增多引起水钠潴留,致血压增高。临床以长期血压增高和顽固性低血钾为特征。表现为肌无力、四肢周期性瘫痪或抽搐、烦渴多尿。血钾低、血钠高、尿排钾增多;血、尿醛固酮增多可资鉴别诊断。

5.妊娠高血压　本病多在妊娠后期 3~4 个月、分娩期或产后 48 小时内发生。临床以高血压、蛋白尿、水肿为特征,甚者有抽搐和昏迷。孕前无高血压病史或早期妊娠血压不高可资鉴别诊断。

五、治疗

(一)治疗思路

1.辨证要点　本病为本虚标实之证,主要是上实下虚。上实为肝阳上亢,肝火、肝风上扰,气血并走于上,瘀血痰浊阻滞,症见头晕头痛、口干口苦、面红目赤、烦躁易怒。胸闷,腹胀痞满,肢体沉重,舌胖苔腻,脉濡滑者,属痰浊内阻;头晕阵作,偏身麻木,口唇发紫,舌紫,脉弦细涩,属瘀血阻滞。本虚为肝肾阴虚,或肾阳虚衰。头晕目眩,耳鸣,五心烦热,不寐多梦,腰膝酸软,脉细数或细弦者,属肝肾阴虚;头晕眼花,形寒肢冷,心悸气短,腰膝酸软,舌淡胖,脉沉弱者,属肾阳虚衰。

2.治疗原则　治疗以补虚泻实、调整阴阳为原则,治法有从标从本之异。急者多偏实,可选用息风、潜阳、清火、化痰等法,以治其标为主。缓者多偏虚,当用补益气血、益肾、养肝、健脾等法,以治其本为主。

(二)中医治疗

1.分证论治

(1)肝阳上亢证

症状:头晕头痛,面红目赤,口干口苦,烦躁易怒,大便秘结,小便黄赤。舌质红,苔薄黄,脉弦有力。

证候分析:肝阳风火上扰清窍则眩晕头痛,面红目赤;肝胆火旺则急躁易怒,口干口苦,大便秘结,小便黄赤;舌质红,苔黄,脉弦皆是阳亢火旺之征。

治法:平肝潜阳。

代表方:天麻钩藤饮加减。

常用药:天麻、钩藤、石决明平肝潜阳;栀子、黄芩、菊花清泻肝火;牛膝,桑寄生、杜仲补益肝肾;茯神、夜交藤养心安神;益母草活血利水以降压。

加减:阳亢化风者,加羚羊角、珍珠母镇肝息风;便秘者,加大黄、芒硝通便泄热。

(2)痰湿内盛证

症状:头重如蒙,困倦乏力,胸闷,腹胀痞满,少食多寐,呕吐痰涎。舌胖,苔腻,脉濡滑。

证候分析:痰浊中阻,清阳不升,浊阴不降,上蒙清窍,则头重如蒙,多寐;痰浊阻滞中焦气机,故见胸闷,腹胀痞满,少食,呕吐痰涎;舌体胖,苔白腻,脉弦滑皆为痰湿中阻之象。

治法:祛痰降浊。

代表方:半夏白术天麻汤加减。

常用药:半夏、白术、橘红、茯苓、甘草健脾化痰降逆;天麻平肝息风。

加减:眩晕较甚,呕吐频作者,加代赭石、竹茹降逆化痰;脘闷不食,加白蔻仁、砂仁化石和胃;耳鸣,加石菖蒲、远志化痰开窍;胸闷气促,烦躁呕吐,舌红苔黄腻者,加枳实、竹茹、黄芩、黄连清热化痰。

(3)瘀血内停证

症状:头痛经久不愈,固定不移,头晕阵作,偏身麻木,口唇发紫。舌紫暗,有瘀点或瘀斑,脉弦细涩。

证候分析:瘀血阻络,气血不畅,脑失所养,故眩晕,头痛,偏身麻木;口唇紫暗,舌紫暗,有瘀点或瘀斑,脉涩或细涩,均为瘀血内阻之征。

治法:活血化瘀。

代表方:血府逐瘀汤加减。

常用药:生地、当归、赤芍、川芎、桃仁、红花活血养血;柴胡、牛膝、枳壳调畅气机。

加减:气虚明显者,加黄芪、山药补气活血;阳虚明显者,加仙茅温阳化瘀。

(4)肝肾阴虚证

症状:头晕目眩,耳鸣,目涩咽干,五心烦热,盗汗,不寐多梦,腰膝酸软,大便干涩,小便热赤。舌红,苔少或光剥,脉细数或细弦。

证候分析:肾精不足,髓海空虚,脑失所养,故头晕目眩;肝肾同源,精血同源,肝肾阴虚,肾开窍于耳,故耳鸣;肾精不足,心肾不交,故不寐多梦;腰为肾之府,肾虚则腰失濡养,故腰膝酸软;肾虚精关不周则遗精滑泄;肾阴虚则生内热,故五心烦热,盗汗;舌红,苔少或光剥,脉细数为阴虚之征。

治法:滋补肝肾,平潜肝阳。

代表方:杞菊地黄丸加减。

常用药:熟地、山萸肉滋补肝肾;山药滋肾补脾;泽泻泻肾降浊;丹皮泻肝火;茯苓渗脾湿;枸杞子、菊花养肝明目。

加减:大便秘结者,加玄参、火麻仁润肠通便;虚烦不寐者,合黄连阿胶汤滋阴降火,养心安神。

(5)阴阳两虚证

症状:头晕眼花,耳鸣,形寒肢冷,心悸气短,腰膝酸软,小便短少,下肢浮肿,遗精阳痿,夜尿频数,大便溏薄。舌淡胖,脉沉迟。

证候分析:肾精亏虚,髓海不足则头晕眼花,耳鸣;肾阳不足,失于温煦则形寒肢冷,心悸气短,腰膝酸软;阳气衰微,精关不固则遗精、阳痿;肾阳虚,气化无权则小便短少,下肢浮肿,夜尿频数;舌淡胖,脉沉迟均为阳气亏虚之象。

治法:滋阴温阳。

代表方:济生肾气丸加减。

常用药:肉桂、附子温补肾阳;白术、茯苓、泽泻、车前子通利小便;生姜温散水寒之气;白芍调和营阴;牛膝引药下行,直驱下焦,强壮腰膝。

加减:便溏者,加四神丸温肾散寒,涩肠止泻;小便短少,下肢浮肿者,加葶苈子利水消肿。

2.中成药治疗

(1)脑立清丸:每次10粒,每天2次。

(2)牛黄降压丸:每次30粒,每天2次。

(3)天麻钩藤冲剂:每次1~2袋,每天3次。

(4)诺迪康胶囊:每次2粒,每天3次。

(5)养血清脑颗粒:每次1袋,每天3次。

(6)复方羚角降压片:每次4片,每天2~3次。

(7)知柏地黄丸:每次8丸,每天3次。

(8)肾气丸:每次8丸,每天3次。

3.外治法

（1）针刺治疗：取曲池、合谷、内关、足三里、三阴交为主穴。肝火上炎配太阳、风池、风府、行间、阳陵泉；阴虚阳亢配阳陵泉、悬钟、通里、神门、百会、太冲、人迎；肾精不足配太溪、复溜、阴陵泉、血海、关元。用提插捻转之泻法或平补平泻法，每天1次，留针20~30分钟，10次为一个疗程。

（2）三棱针：取大椎、曲泽、委中、太阳。每次取1穴（双侧），曲泽、委中可缓刺静脉放血，每次放血5~10mL，每5~7天1次，5次为一个疗程。

（3）敷贴法：取神阙、涌泉穴。用吴茱萸（胆汁拌制）100g，龙胆草60g，土硫黄20g，朱砂15g，明矾30g。将上药共研细末，加入适量小蓟根汁，调成糊状。用药糊10~15g，分别贴于上穴，覆以纱布，胶布固定，每2天1换，1个月为一个疗程。

4.饮食疗法

（1）鲜芹苹果汁：鲜芹菜250g，苹果1~2个。将鲜芹菜放入沸水中烫2分钟，切碎与苹果（去核）绞汁。具有降血压、平肝、镇静、解痉、和胃止吐、利尿作用。适用于眩晕头痛、颜面潮红、精神易兴奋的高血压患者。每次1杯，每天2次。

（2）芹菜根炖马蹄：芹菜根60g，马蹄6粒，芹菜根和马蹄放入砂锅炖水，日饮数次。常用有降压、安神、镇静功效。

（3）芹菜葡萄汁：鲜葡萄250g，芹菜250g。将芹菜带叶洗净，以沸水烫2分钟，切碎，榨汁，将葡萄洗净榨汁，与芹菜汁对匀装入杯中备用。年老体弱的高血压患者温开水送服，每天2~3次，20天为一个疗程。

（三）西医治疗

1.治疗目标　老年高血压的主要治疗目标是保护靶器官，最大限度地降低心血管事件和死亡的风险。一般高血压患者，应将血压降至140/90mmHg以下；65岁及以上的老年人，收缩压应控制在150mmHg以下，如能耐受还可进一步降低至140/90mmHg以下；伴有糖尿病、肾脏疾病或病情稳定的冠心病高血压患者，治疗宜个体化，一般可将血压降至130/80mmHg以下；脑卒中后的高血压患者，一般血压目标为140/90mmHg；处于急性期的冠心病或脑卒中患者应按相关指南进行血压管理；舒张压低于60mmHg的冠心病患者，应在密切监测血压的情况下逐渐实现降压达标。

2.非药物治疗　非药物疗法是降压治疗的基本措施，包括纠正不良生活方式和不利于身心健康的行为和习惯。具体内容如下：①减少钠盐的摄入，增加钾盐摄入，建议每天摄盐量少于6g。同时，警惕过度严格限盐导致低钠对老年人的不利影响；②调整膳食结构，鼓励老年人摄入多种新鲜蔬菜、水果、鱼类、豆制品、粗粮、脱脂奶及其他富含钾、钙、膳食纤维、多不饱和脂肪酸的食物；③控制总热量摄入并减少膳食脂肪和饱和脂肪酸摄入；④戒烟，避免吸二手烟；⑤限制饮酒；⑥适当减轻体重；⑦规律适度的运动；⑧减轻精神压力，避免情绪波动，保持精神愉快、心理平衡和生活规律。

3.降压药物治疗

（1）降压药物应用的基本原则：①小剂量：初始治疗时通常应采用较小的有效治疗剂量，并根据需要逐步增加剂量；②优先选择长效制剂：为了有效地防止靶器官损害，尽可能使用每天1次给药而有持续24小时降压作用的长效药物；③联合用药：在低剂量单药治疗疗效不满意时,可以两种或多种降压药物联合应用,以使降压效果增大而不增加不良反应;④个体化:根据患者的病情、耐受性、个人意愿及承受能力,选择适合患者的降压药物。

(2)常用降压药物

1)利尿剂:尤其适用于老年高血压、单纯收缩期高血压或伴心力衰竭者,也是难治性高血压的选择用药。主要包括噻嗪类利尿剂、祥利尿剂、保钾利尿剂与醛固酮受体拮抗剂等。在我国,常用的噻嗪类利尿剂有氢氯噻嗪和吲哒帕胺。噻嗪类利尿剂易引起低血钾,导致血糖、尿酸、胆固醇增高,其不良反应与剂量密切相关,故通常采用小剂量。痛风者禁用;高尿酸血症及明显肾功能不全者慎用;糖尿病、高脂血症慎用。

2)β受体阻滞剂:适用于伴快速性心律失常、冠心病、慢性心力衰竭、交感神经活性增高,以及高动力状态的高血压患者。常用药物有美托洛尔、比索洛尔、阿替洛尔等。高度心脏传导阻滞和哮喘患者禁用。慢性阻塞性肺疾病、周围血管疾病或糖、脂代谢异常者慎用。

3)钙通道阻滞剂(CCB):尤其适用于老年高血压、单纯收缩期高血压、高血压伴稳定性心绞痛、冠状动脉硬化、颈动脉硬化及周围血管病患者。根据药物的分子结构和作用机制分为二氢吡啶类和非二氢吡啶类,前者如硝苯地平、尼群地平、氨氯地平、非洛地平等,后者有维拉帕米和地尔硫䓬。此类药物常见不良反应为反射性交感活性增强引起的心率快、面潮红、头痛和踝部水肿,长效制剂不良反应明显减少。二氢吡啶类CCB没有绝对禁忌证,但心动过速与心力衰竭患者应慎用。

4)血管紧张素转换酶抑制剂(ACEI):除降压作用外,还具有良好的靶器官保护和减少心血管终点事件作用。适用于伴慢性心力衰竭、心肌梗死后伴心功能不全、糖尿病肾病、非糖尿病肾病、代谢综合征、蛋白尿或微量白蛋白尿患者。常用药包括卡托普利、依那普利、贝那普利、培哚普利等。主要的不良反应是刺激性干咳,多见于用药初期,症状较轻者可坚持服药,不能耐受者可改用ARB。其他不良发应有低血压、皮疹,偶见血管性水肿,长期应用可导致高钾血症。禁忌证为双侧肾动脉狭窄、高钾血症。

5)血管紧张素Ⅱ受体拮抗剂(ARB):适用于伴左心室肥厚、心力衰竭、预防心房颤动、冠心病、糖尿病肾病、代谢综合征、微量白蛋白尿或蛋白尿患者,以及不能耐受ACEI的患者。常用药有氯沙坦、缬沙坦、厄贝沙坦、替米沙坦等。此类药物不良反应少见,偶有腹泻,长期应用可使血钾升高。禁忌证为双侧肾动脉狭窄、高钾血症。

6)α受体阻滞剂:不作为一般高血压治疗的首选药,适用于高血压伴前列腺增生者,也用于难治性高血压患者的治疗。如哌唑嗪、特拉唑嗪等。开始用药应在入睡前,以防止体位性低血压的发生,使用中注意测量坐位、立位血压,最好使用控释制剂。体位性低血压禁用,心力衰竭者慎用。

(3)降压药物的联合应用:2级高血压和(或)伴有多种危险因素、靶器官损害的高危人群,往往初始治疗即需要应用两种小剂量降压药物,如仍不能达到目标水平,可在原药基础上加量,或给予3种或以上降压药物。我国临床推荐的联合治疗方案为:①主要推荐的优化方案:二氢吡啶类CCB+ARB;二氢吡啶类CCB+ACEI;ARB+噻嗪类利尿剂;ACEI+噻嗪类利尿剂;二氧吡啶类CCB+噻嗪类利尿剂;二氢吡啶类CCB+β受体阻滞剂;②次要推荐的方案:利尿剂+β受体阻滞剂;α受体阻滞剂+β受体阻滞剂;二氢吡啶类CCB+保钾利尿药;噻嗪类利尿剂+保钾利尿药。

六、预防与调护

高血压及其并发症是我国人群疾病死亡的首位病因,因此必须及早发现、及时治疗、终生服药,尽量防止靶器官损害,减少其严重后果。

高血压的预防分为三级:一级预防针对高血压病的高危人群,减少高血压病的发生;二级预防是针对高血压患者,采用简便、有效、安全、价廉的药物进行药物治疗;三级预防针对高血压重症的抢救,预防其并发症的发生和死亡。

健康宣教,保持健康的生活方式非常重要。生活中要注意劳逸结合,情绪乐观。饮食不宜太精细,多吃富含营养而热量较低的食物,每天盐的摄入不超过6g,少食油腻、动物内脏及含糖的食物。

第二节　论治经验

一、从"虚、痰、瘀、毒"论治老年高血压病探析

老年高血压病的中医病机总属本虚标实,以脏腑、精气血亏虚为本,痰浊、瘀血及久病痰瘀致毒为标,治疗当用扶正补虚、化痰活血、清热解毒之法。

高血压病是一种以动脉压升高为主要特征的"心血管综合征"。老年人高血压病具有收缩期血压升高、脉压增大及血压波动大的特点,发生心脑血管不良事件的危险明显增加,因而治疗老年高血压病不仅是控制血压水平,更重要的是预防心脑血管并发症。高血压病属中医"眩晕""头痛"的范畴,尚与"心悸""胸痹""中风"等有所关联。笔者通过深入研究老年人病理生理特点和长期的临床观察,认为脏腑功能减退、精气血虚衰是老年高血压病的内在发病基础;痰浊、瘀血则是其主要病理因素;而痰瘀蓄积,日久致毒也是其重要病机,故从"虚、痰、瘀、毒"论治可收良效。兹略陈管见如下,以就正于同道。

1."虚"是老年高血压病的内在发病基础　《素问·阴阳应象大论》云"年四十,而阴气自半也……年六十,阴痿,气大衰";《素问·灵兰秘典论》云:"五十岁,肝气始衰……六十岁,心气始衰……血气懈惰";《素问·上古天真论》云:"女子……七七任脉虚,太冲脉衰少,天癸竭,地道不通……丈夫……七八肝气衰,筋不能动,天癸竭,精少,肾气衰"。可见,人至老年,元气渐衰,五脏虚损,精气血亏虚,即出现全身各脏器功能衰退,生理过程受阻甚或紊乱的现象。这一改变是老年人发生多种疾病的内在原因,而"脏腑虚"中与老年高血压病关系最为密切的,当属肝、脾、肾三脏之虚。其中,肝藏血主疏泄,体阴用阳,主升主动,"全赖肾水以涵之,血液以濡之,肺金之气以平之,中宫敦阜之气以培之……倘精液有亏,肝阴不足,生燥生热,热则风阳上升,窍络阻塞,头目不清,眩晕跌仆"(《临证指南医案·肝风》);脾主运化,为气血生化之源,脾虚运化不及则气血生化乏源导致气血亏虚,脑窍失养而作眩晕,即所谓:"上气不足,脑为之不满,耳为之苦鸣,头为之苦倾,目为之眩"(《灵枢·口问》);脾还是生痰之源,脾虚布行无力则水湿停聚而变生痰浊,痰浊中阻,阻碍气机,使清阳不升,浊阴不降,或痰湿内郁,郁久化热,上扰清窍,痹阻脑络,均可导致眩晕;肾主藏精,生髓以充脑,肾虚精亏则无以生髓,而致髓海空虚,"髓海不足,则脑转耳鸣,胫酸眩冒"(《灵枢·海论》);此外,肾亦主水,为一身阴阳之根,肾虚主水失职则阴阳失调,使水不涵木而肝阳上亢,扰乱清空,也可发为眩晕。

可见,老年人脏腑虚损,尤其是肝、脾、肾虚,导致精气血亏虚、阴阳失衡,使髓海不充、脑窍失养、脑络痹阻、清窍不宁,进而造成高血压的发病。正如张景岳所云,"无虚不能作眩""眩晕、掉摇惑乱者,总于气虚于上而然"。

2. "痰"与"瘀"是老年高血压病的主要病理因素

(1)痰浊与老年高血压病:痰浊是水液代谢失常的病理产物,其产生与肺、脾、胃、肝、肾等脏腑的功能失调密切相关。《素问·经脉别论》曰:"饮入于胃,游溢精气,上输于脾,脾气散精,上归于肺,通调水道,下输膀胱,水精四布,五经并行。"老年人脏腑功能衰退,胃虚无力"游溢精气"以"上输于脾";脾虚不能"散精"以"上归于肺";肺虚难以"通调水道"以"下输膀胱";肾虚气化失司,水液不化;肝虚疏泄不及,气机郁滞,皆可打破"水精四布,五经并行"之生理,使水液停聚,酿生痰浊。

痰浊内阻,危害甚广,《杂病源流犀烛》谓"其为害,上至巅顶,下至涌泉,随气升降,周身内外皆到,五脏六腑俱有",《松崖医径》则谓"痰饮者,为患百端",常常扰脏腑,伤血脉,害筋骨,损皮肉,进而产生各种疾病。若痰浊内阻脑络,留滞不去,令脑窍失养,或郁久化热化火,痰热交阻,随火升腾,扰动清窍,导致眩晕,发生高血压病,故有朱震亨"无痰则不作眩"之论。

(2)瘀血与老年高血压病:血液的正常运行有赖气的温煦和推动,因为气为血帅,气行则血行,气旺则血行自畅。老年人元气亏虚,气虚温煦失职,行血无力,令血运不畅,停滞成瘀,此即"元气既虚,必不能达血管,血管无气,必停留而瘀"(《医林改错》)、"血气虚,脉不通"(《灵枢·九针论》)之谓。故有学者认为"瘀血"是老年人生理、病理变化的重要方面,并提出"年老多瘀"之说。

盖瘀血形成后,便阻滞经脉窍隧,然"经脉者,乃气血之通道也,气血流通,如环无端,内溉脏腑,外濡肌腠,以供生生不息之机。一旦气血凝滞,脉络瘀阻,脏腑经络失于气血濡养,功能失常,疾病便随之而起。"故瘀血内阻,经脉不通,脏腑失养,脑窍不充,而发生眩晕,《仁斋直指方》就说:"瘀滞不行,皆能眩晕。"《医宗金鉴》又云:"瘀血停滞……神迷眩运。"叶天士则指出:"血络瘀阻,肝风上巅,症见头眩耳鸣。"虞抟也明确提出"瘀血致眩"的观点。可见,古人早已认识到"瘀血"是导致高血压发病的重要病理因素。

(3)痰瘀互结与老年高血压:老年人因元气亏虚、脏腑功能失调而导致痰浊、瘀血内生,痰浊由水津失于正化而生,瘀血因血液运行不利而成。二者虽是不同的病理产物,但均属阴类,且津、血本同源,故痰浊与瘀血常相互影响、互为因果。若痰浊内蕴,阻滞脉道,气机运行不畅,则血行不利而致瘀血内生,正如《医学正传》所云:"津液稠粘,为痰为饮,积久渗入脉中,血为之浊";而瘀血留着,阻碍气化,令津液涩滞,则水聚津凝而化生痰浊,故《血证论》谓"痰水之壅,由瘀血使然""血积既久,亦能化为痰水"。

可见,痰浊或瘀血蕴蓄不解,可因痰致瘀,或由瘀生痰,并形成痰瘀互结之患。《类证活人书》载:"赤茯苓汤,治伤寒呕哕,心下满,胸膈间宿有停水,头眩心悸",以赤茯苓、川芎活血化瘀;半夏、陈橘皮理气化痰;《医门法律》对头目眩晕、半身不遂病在经络肌表筋骨之间者,治以"和荣汤",用川芎、当归、牛膝、红花活血化瘀,白术、茯苓、胆南星、法半夏、竹沥、姜汁健脾消痰;均蕴含了痰瘀互结导致眩晕的思想。

(4)痰浊、瘀血与高血压病的相关现代研究:从前述可知,痰浊和瘀血关系紧密,二者既是病理产物又是致病因素,在老年人高血压的发病中起着重要作用。故现代学者在中医传统理论基础上,为探讨高血压病与痰浊、瘀血的关系进行了许多研究。

目前,对痰浊、瘀血的认识主要集中在脂代谢、血流变、血液成分、代谢产物及血管内皮损伤等方面。屠浩明研究发现,痰浊和瘀血与高脂血症密切相关。而血脂升高时,血液黏稠度增加,血细胞聚集性增强,使血流速度缓慢,血液淤滞,进而导致脂质沉积在血管壁,并引发血管壁内皮细胞损伤、凋亡,氧自由基增加,使血管壁内膜增厚硬化,血管的舒缩功能失调,从而引发高血压、动脉粥样硬化等病变。王文智等研究表明,高血压病血瘀证的病理基础主要有微循环障碍、血液流变学改变、血流动力学障碍等。徐树楠研究也发现,高血压病患者常出现血液流变学改变、血小板功能异常、微循环障碍及血管形态的变化等。具体表现为全血黏度、血浆黏度与血细胞比容增高,红细胞压积、红细胞内黏度增高,红细胞电泳降低,血栓形成率增高,血栓降解率降低,即血液处于"浓、黏、凝、聚"的状态,这些改变与高血压病的严重程度呈正相关。李军认为痰浊和瘀血是高血压病的两个重要致病因素,可相互转化,贯穿于高血压病的始终,提出"见痰及瘀""见瘀及痰"的观点,主张将痰瘀同治贯穿于治疗高血压病的始终;又结合痰、瘀的相关现代研究,认为治疗高血压病除关注血压水平、头晕等症状外,还需关注血液流变学的改变(尤其是血黏度)、血管内皮的变性、动脉硬化的进展、血糖血脂等血液成分的变化等。因此,处方时在辨证的基础上选用一些既符合辨证又具有降血脂、扩血管、改善微循环等针对性药物,常有良效。

3."痰瘀致毒"是老年高血压病的重要病机　"毒"系脏腑功能和气血运行失常使体内的生理或病理产物不能及时排出,蕴积体内过多而生成。正如《金匮要略心典》所云:"毒者,邪气蕴蓄不解之谓。"痰浊、瘀血内蕴,若未得及时消解,形成痰瘀互结,痰瘀蕴蓄日久则酿热生火,变化成毒,即所谓"痰毒""瘀毒""痰瘀之毒",属中医"内毒"的范畴,其危害和致病力较一般意义上的痰、瘀之邪更加广泛和强烈,故《医医琐言》谓:"百病为一毒,毒去体佳。"痰瘀之毒伏于体内,随气升降,"上行极而下,下行极而上",不仅进一步败坏形体,重伤脏腑,耗气动血,损精败液,使虚者愈虚;而且"久病入络",可伤心络、脑络、目络等,并令气血运行更加紊乱,促进痰浊、瘀血形成,使痰浊更盛,瘀血更壅,恶性循环,终成虚、痰、瘀、毒胶着为患,导致高血压病情趋于深重锢结,进而引发一系列心脑血管并发症。

现代研究表明,"内毒"的病理基础包含了西医学的毒性氧自由基、兴奋性神经毒、酸中毒、微生物毒素、钙离子超载、凝血及纤溶产物、微小血栓、血中脂质、突变细胞、自身衰老及死亡细胞、致癌因子、炎性介质和血管活性物质的过度释放等。韩学杰等则进一步研究得出,"痰瘀之毒"包含了胰岛素抵抗、凝血及纤溶产物、炎性介质、细胞因子及血管紧张素等。这些因素除与高血压病的发生、发展密切相关外,还与靶器官损害:血管重构、动脉粥样硬化及心、脑、肾并发症的发生关系至密。有不少学者运用清热解毒中药治疗高血压及其并发症都取得了满意疗效,并可改善胰岛素抵抗、炎性介质过度释放,抗动脉粥样硬化等,从侧面也说明了"痰瘀致毒"是本病的重要病机。

4.老年高血压病的治法　基于上述认识,对老年高血压病的治疗当需邪正兼顾,补虚与泻实并举,整体调节,综合运用扶正补虚、化痰活血、清热解毒之法。从整体出发,通过多层次、多环节、多靶点的综合调理,以改善老年高血压病患者临床症状,控制血压水平及异常波动,减轻或逆转靶器官损害,预防心脑血管严重并发症。

在选方用药上,因老年人脾胃运化之力较弱,不胜厚味重剂滋补,加之精血难于速生,所以常用太子参、麦冬、五味子等轻清之品益气养阴为基础,酌情选用桑寄生、枸杞子、桑葚、黄精、鹿衔草、肉苁蓉、菟丝子、酸枣仁、制何首乌等养肝益肾,填精补血;白术、茯苓、砂仁、陈皮、枳实、法半夏、竹茹、石菖蒲等健脾化湿，理气消痰；当归、鸡血藤、丹参、川芎、红花、牛膝、益母草等养血活血，化瘀降浊；生地黄、赤芍、黄连、黄芩、栀子、芦根、连翘、蒲公英、鱼腥草等凉血散血，清热解毒；地龙、豨莶草等通经活络。此外，若头晕症状明显者，天麻、钩藤、石决明等平息内风之品也不可少；甘草护胃缓中，调和诸药可为佐使之功。如此，虚损得补，正气来复，邪气方为可解，此亦仲景"大气一转，其气乃散"之义；而痰消瘀祛，气机无阻，则气血运行流畅；热清毒解，脏腑清净，则脉道滑利，经络畅通，使"五脏元真通畅，人即安和"。

二、老年人高血压证治体会

高血压属中医"眩晕""头痛"等范畴，笔者依据老年人生理病理特点辨证治疗老年人高血压取得较好效果，体会如下。

1.从风火论治　多因年老体衰，肾虚精亏，虚阳失潜所致。肝肾亏虚为老年人高血压常见病机特点，尤以肝肾阴亏、肝阳上亢为多见。若情志不遂或郁怒伤肝，易致气郁化火、阳亢动风、风火相煽而引发中风。《素问玄机原病式·五运主病》中言："所谓风气甚，而头目眩晕者，由风木旺，必是金衰不能制木，而木复生火，风火皆居阳，多为兼化，阳主乎动，两阳相搏，则为之旋转。"主张眩晕的病机应从风火立论。证见眩晕、耳鸣、头目胀痛、颜面潮红、急躁易怒、肢体震颤、舌红苔黄、脉浮数。多用天麻钩藤饮加减以平肝潜阳，清火息风。

2.从痰湿论治　痰浊壅遏，清阳不升，头窍失养，发为眩晕。病机为年老气衰，脾胃虚弱，脾失健运，水湿聚集。证见头重昏蒙，胸闷，恶心，呕吐痰涎，食少多梦，舌苔白腻，脉濡滑。用半夏白术天麻汤加减以化痰祛湿，健脾和胃。

3.从虚论治　人至老年，气血渐衰。肾精亏虚、髓海不足，或水不涵木、肝阳上亢、肝风内动，均可发为眩晕。证见眩晕日久不愈，腰膝酸软，健忘，目涩，五心烦热，舌红少苔，脉细数等。多用左归丸加减以滋养肝肾，益精填髓。脾胃虚弱、忧思劳倦或久病体虚、耗伤气血、清阳不升、清窍失养，也可发为眩晕。证见眩晕动则加剧，劳累即发，倦怠乏力，纳少，舌淡苔薄白，脉细弱等。用归脾汤加减以补益气血，调养心脾。

4.从瘀论治　无论是肝气郁滞，或痰湿内盛、痰火壅滞，或肝肾亏损、阴阳失调，均可病及血脉，致瘀血阻滞经脉、气血不能荣于头目而发头痛眩晕。证见头痛，眩晕，面唇紫暗，耳鸣耳聋，心悸，失眠，舌暗有瘀斑，脉细涩等。用通窍活血汤加减以祛瘀生新，活血通窍。

5.从郁论治　情志不遂、郁怒太过、化火伤阴、风阳升动、肝阳上扰，可发为眩晕。证见眩晕，烦躁易怒，心神不安，食少，眠差，舌红苔黄，脉弦等。用天麻养心汤加减以行气解郁，调肝安神。

6.随证施治　由于年老脏器虚衰，不耐劳作，过度思虑劳累；或气候变化、寒温失调，易使脏器受损、气机逆乱、证候多变；或气血瘀滞、痰浊内阻以致心脉痹阻，而见胸痹、心痛；或阳亢化火动风、冲激气血，发为中风。均应辨证施治，方可收效。

三、罗铨辨治老年高血压经验

罗铨教授为云南省名老中医，全国第二批师带徒指导老师，在老年高血压的治疗中，积累了丰富的经验，现就其治疗经验浅谈如下。

老年高血压，多为阴虚阳亢，痰瘀交结，本虚标实之证，吾师强调必须扶正祛邪并进，调整阴阳盛衰以求相对平衡，要以"虚""淤""痰""风"为着眼点，求其因，方能伏其果。

1.补虚治其本　老年高血压患者肾阴不足可引起肝阴不足，阴不制阳而导致肝阳上亢，即"水不涵木"。症见头晕目眩,咽干耳鸣,两目干涩,视物昏花,失眠寐浅,烦躁易怒,腰膝酸软,肢麻震颤,舌红或绛,少苔或无苔,脉弦数或细数。治以滋阴潜阳,养血柔肝,常用杞菊地黄丸,二至丸。而由肾阴不足所致的心神失养,每兼心悸、失眠、多梦等神志不安之症,而神不守舍、虚阳浮动又不利于肝阳的平潜,所以吾师根据心神不安的轻重不同酌情选用琥珀、夜交藤、柏子仁、紫石英等养心安神之品。若见肾阳虚者可选用右归丸、巴戟天、杜仲、制首乌、仙灵脾等。中药药理研究也证实,补益肝肾药中,怀牛膝、桑寄生、制首乌、仙灵脾、杜仲等具有活血作用,有扩张血管、降低血压及改善症状作用。

2.活血化瘀治其标　年老脏气渐衰,气血化源不足,脉道空虚,血行无力,多发血瘀。瘀血阻滞心脉可见胸闷、胸痛、气短、心悸、舌质紫暗、脉弦涩等心血瘀阻之症,可酌加丹参、桃仁、红花、赤芍、积壳等行气活血祛瘀通脉之品。老年高血压病程日久,络脉瘀阻,肌肤筋脉失其濡养则出现肢体麻木疼痛甚或活动失灵等症。吾师根据其轻重程度不同选用丹参、红花、益母草、全虫、水蛭等活血通经之品,以畅血行。

3.降气以调和气血　肝肾阴虚,肝阳偏亢,风阳上扰,血随气逆,并走于上。气血不调既成,则气血不得上充养脑,清窍空虚,发为眩晕。吾师在治疗中善于重用牛膝、石决明、代褚石活血通脉降气,引血下行以降压。

4.利水渗湿以降压　痰浊中阻,则清阳不升,浊阴不降,引起眩晕,导师在遣方用药中常选泽泻、车前子、益母草利水渗湿以降压。

四、万启南教授运用中医药治疗早期高血压的临证经验

高血压病常常可以诱发心、脑、肾血管疾病,近年来其发生率和致死率明显上涨。我国古代著作中未见记载"高血压病",但是根据其临床表现,如头痛、头胀、头昏、眩晕等,可归属为中医学的"头痛、眩晕"等。研究发现患高血压病的年龄逐渐年轻化的诱因主要与精神压力和生活习惯息息相关。患者一经确诊为高血压病将毕生口服降压药,以减少脑卒中、心血管系统及肾脏系统的疾病的发生率。《黄帝内经》中有记载到眩晕为肝所主,主要与肝气升降功能和调节贮藏血液的功能失调有关;又有诸风掉眩,皆属于肝之说;百病生于气,情志的异常可扰乱气血的运行,而情志的调节乃肝的疏泄功能所主;万启南教授通过多年的临床观察,发现早期高血压患者多伴有焦虑抑郁状态,主要表现烦躁、易怒、情绪低落伴头昏、头痛、不寐、心悸、胸闷等表现,其血压不稳定并往往伴随情志的改变;而随着现在中年人生活节奏加快、工作竞争压力增加和昼夜生活节律错乱,导致机体功能障碍而引发多种疾病;女性在绝经期发生高血压的概率较高,西医认为女子在绝经前后激素水平的下降导致机体各个系统发生相应的改变;脏腑衰竭,气虚血亏,血不养肝,心失血荣,精血同源,肾精亏耗则眩晕、头痛等;因此,万教授对早期高血压的患者,施以对其生活方式干预,注重从心理调节,通过对心脏和心理同时治疗的这种双心治疗模式可达到更好的效果,有研究证明增加心理干预可以有效降低血压,改善负面情绪;另外,运用中医理论从整体调节气血阴阳,辨证施治,重视从肝、心论治,调补脾、肾先后天之本,标本兼顾,可有效地控制血压,避免服用西药引起的不良反应,并且调节了高血压患者的心理及情志问题。

万启南教授乃云南省名中医,是第二批全国老中医药专家学术继承人,从事中西医结合科研及临床工作 40 年,善于整体审查,调和气机,平秘阴阳,固本扶正,对早期高血压有独到的见解及临床经验。

1.平肝宁心 《素问·至真要大论》言:"诸风掉眩,皆属于肝。"肝乃风木之脏,木气失和调达,疏泄不及,郁久化火,上扰头窍;怒则气逆,肝气可上冲头目而为头痛头昏、目赤肿胀;肝不藏血,阴血不足而阳亢于上致头痛;有研究统计高血压病的主要中医证型依次为肝阳上亢证、痰湿雍盛证和阴虚阳亢证。心主血藏神,心血不足则神不安;肝藏血舍魂,肝血不足则魂不守舍;女子七七则天癸竭,精血乃亏,脑髓失养;阴不制阳,阳气升泄,致抑郁、躁烦、眩晕;万教授在治则上重视平肝清肝,宁心安神。重用天麻、钩藤以清肝熄风,平肝潜阳;莲子、炒酸枣仁等清心安神,养血宁心。

2.补虚固本 张景岳言"无虚不作眩";脾胃为后天之本,维持人体的生命活动和气血津液的化生;脾气升清功能失常,致头目眩晕,神疲乏力。现代人偏食肥甘美味;或忧郁、劳倦,耗损脾胃而导致诸多疾病。脾为生痰之源,脾的运化失职,水液停滞,日久炼液为痰,痰浊中阻,清阳不升,所谓"无痰不作眩";认为眩晕主要是痰夹气虚并火,强调治痰时兼以补气、降火;肾乃先天之本,精之所也;肾精为五脏六腑所化。咸味入肾入血,过食咸则易化热,热损精血,热邪可随肝经上逆,精血不足可致肝肾阴虚。肾阴是各脏腑的阴之本,肾阴亏则肝阴亏,水不涵木,则肝风内动、肝阳上亢;心失肾阴的上承,心火偏亢,则心神不宁;万教授指出云南乃高原地带,气候干燥,饮食多辛辣,五味过极,耗伤阴气,化生火热,火盛耗气损阴。故在临床上万教授常用枸杞子补益肝肾,粉葛生津养阴,炒酸枣仁养心肝之阴血。因有"百病皆有脾胃衰而生"之说,所以万教授重视固护脾胃。常用陈皮、甘草以醒脾健脾,砂仁一味,芳香入脾,为开脾胃的要药,可治一切气。

3.典型病例 安某,男,47岁。2018年11月21日初诊。自诉头痛头昏,头痛为阵发性,以两侧为重,平素性格急躁,睡眠较差,多梦易醒,饮食可,二便可。舌质红,舌苔薄黄,脉沉弦细。血压:158/113mmHg。患者否认既往有高血压、冠心病、糖尿病等慢性病病史。辨证为头痛(气阴两虚,肝阳上扰),治法:平肝潜阳,益气养阴。方药用天麻钩藤活血汤加减:天麻15g,钩藤15g,石决明15g,川芎10g,赤芍15g,郁金15g,炙香附10g,陈皮10g,法半夏10g,当归15g,玉竹15g,炒黄芩10g,炒杜仲15g,炒川牛膝15g,枸杞子15g,菊花10g,荷叶10g,莲子15g,仙鹤草30g,蒲公英15g,丹参15g,粉葛30g,炒酸枣仁15g,砂仁10g,甘草10g;共3剂,水煎服。二诊患者诉头痛偶发,睡眠质量提升,血压下降,今测 Bp:143/90mmHg。按上方继服3剂以巩固病情。三诊患者诉病情较前明显改善,Bp:128/81mmHg,近日因饮食不当出现食后腹胀,二便调,舌质红,舌苔黄稍腻,上方予焦山楂15g,炒神曲15g以健脾消食,予6剂继服;患者连续医治3个月,病情稳固无反复未继续就治。

按:脑为髓海,髓海不充,则脑转耳鸣;肾藏精生髓,肝藏血,精血亏虚,精血乃脾胃化生;心主神明,乃五脏六腑之主,头痛、眩晕的发生与心、肝、脾、肾关系密切。由于现在人生活工作竞争激烈,因情志内伤而发病为多见,或易怒损肝,或忧思损脾,肝气升泄太过或肝阴不足都会导致肝风内动、肝阳上亢而头痛;心主血脉,心阳不足则脑失所养,神明不宁;肾阴和肾阳为脏腑阴阳之本;万教授提出平肝宁心,补虚固本的治则。万教授常用天麻、钩藤、石决明清肝平肝;川芎、赤芍、郁金、香附调气活血;陈皮、法半夏益脾胃,燥湿化痰,砂仁醒脾化湿,玉竹养心阴,清心热,具有滋阴不留邪之用;炒黄芩,取其清肝火,平肝阳的作用;常用荷叶、莲子、炒酸枣仁清心、养血安神,甘草既益脾又调和诸药,万教授强调仙鹤草又名脱力草,补五脏之虚,补而不燥,在临床收效显著;蒲公英既清肝火,又补脾胃。当归补血和血;丹参,调理血分之要药;二药相承,使血脉通调。粉葛乃固本,生津养阴,升清脾阳,现代药理研究认为葛根可扩血管,降血压。菊花配枸杞子,一清一补,平肝阳,补肾阴;万师强调百病滋生,全赖气血运行不畅,气机阻滞所致,以致各种痰、气、血、瘀、毒等秽浊之物的化生;万师着重从整体审视,重视阴阳气血的调和,全身气机的调畅,则百病不生。

(薛涵予)

第六章　冠心病论治经验

冠状动脉粥样硬化性心脏病是冠状动脉血管发生动脉粥样硬化病变而引起血管腔狭窄或阻塞,造成心肌缺血、缺氧或坏死而导致的心脏病,简称为冠心病,也称缺血性心脏病。冠心病是动脉粥样硬化导致器官病变的最常见类型,分为无症状心肌缺血、心绞痛、心肌梗死、缺血性心力衰竭和猝死5种临床类型。近年来冠心病发病呈年轻化趋势,已成为威胁人类健康的主要疾病之一。本章主要讨论心绞痛和急性心肌梗死。

本病属中医"胸痹心痛"范畴。对胸痹心痛的描述最早见于《内经》,《灵枢·五邪》篇曰:"邪在心,则病心痛。"《素问·脏气法时论篇》指出:"心病者,胸中痛,胁支满,胁下痛,膺背肩胛间痛,两臂内痛。"《灵枢·本脏》篇曰:"肺大则多饮,善病胸痹。"《内经》对心痛的认识非常全面。《灵枢·厥病》将心痛为主但兼证不同者,通过审证求因而分归五脏,详细提出了肝心痛、脾心痛、胃心痛、肺心痛、肾心痛五种厥心痛,而其中如"心痛间,动作痛益甚""色苍苍如死状,终日不得太息""痛如以锥针刺其心"等描述,与临床表现颇相符合。就其病因而言,《内经》中多强调因寒、因虚导致气滞、血瘀,也谈到了筋脉挛急、痰湿阻滞等。如《素问·举痛论》指出:"经脉流行不止,环周不休,寒气人经而稽迟,泣而不行,客于脉外则血少,客于脉中则气不通,故卒然而痛。"汉代张仲景《金匮要略·胸痹心痛短气病脉证治》一篇,对胸痹和心痛的认识做了极为重要的发挥。其一,张仲景明确地将胸痹和心痛的病因病机放在一处讨论,并提出"阳微阴弦"是其关键,即上焦阳气不足,下焦阴寒气盛。原文曰:"夫脉当取太过不及,阳微阴弦,即胸痹而痛,所以然者,责其极虚也。今阳虚知在上焦,所以胸痹心痛者,以其阴弦故也。"其二,对胸痹心痛症状的描写也比《内经》更为具体明确,可见到胸背痛、心痛彻背、喘息咳唾、短气不足以息、胸闷、气塞、不得卧、胁下逆抢心等症。其三,根据临床表现的差异,提出"胸痹缓急",将胸痹心痛分为轻重缓急的不同诊治层次,即有时缓和、有时急剧的发病特点,从而为后世开创了对该病辨证论治的先河。隋.巢元方在《诸病源候论》中对本病的认识又有进一步的发展,巢氏认为"心病"可有心痛证候,心痛中又有虚实两大类,并指出临床上有"久心痛"证候,伤于正经者病重难治。该书曰:"心痛者,风冷邪气乘于心也,其痛发有死者,有不死者,有久成疹者。"《久心痛候》称:"其久心痛者,是心之支别络,为风邪冷热所乘痛也,故成疹,不死,发作有时,经久不瘥也。"还指出有的心痛胸痹者可有"不得俯仰"表现,观察颇为细致。此外,在《胸痹候》中提出"因邪迫于阳气,不得宣畅,壅瘀生热"的病机转归,可见在病机的阐发上,较张仲景又有所提高。宋代陈无择《三因极一病证方论》强调"皆脏气不平,喜怒忧郁所致",使本病的病因,在认识方面又有所发展。金.刘完素《素问病机气宜保命集》提出:"诸心痛者,皆少阴厥气上冲也。"进一步强调了心肾在该病中的主导作用,根据临床不同,将本证分为"热厥心痛""大实心中痛""寒厥心痛"三种不同类型,并提出"久痛无寒而暴痛非热"之说,对本病的辨证具有一定的指导意义。至明清时期,对本病的辨证更为细致。如《玉机微义·心痛》中特别提出本病之属于虚者:"然亦有病久气血虚损及素作劳羸弱之人患心痛者,皆虚痛也",补前人之未备。《杂病源流犀烛》也对胸痹的辨证进行了比较详尽的描述,指出:"胸痹心中痞,留气结在胸,胸满,胁下逆抢心。

乃上焦阳微,而客气动膈,故有心痞胸满之象,其言留气,即客气,至胁下逆抢心,则不特上焦虚,而中焦亦虚,阴邪得以据之也。曰胸痹胸中寒,短气,夫胸既痹,而又言气塞,短气,是较喘息等,更觉幽闭不通,邪气之有余实甚也。"尤为突出的是,明清时期对心痛与胃脘痛、厥心痛与真心痛等,有了明确的鉴别。明清以前的医家多将心痛与胃脘痛混为一谈,如《丹溪心法·心脾痛》说:"心痛,即胃脘痛。"而明清不少医家均指出两者须加以区别。如《证治准绳·心痛胃脘痛》云:"或问:丹溪言心痛即胃脘痛然乎? 曰:心与胃各一脏,其病形不同。因胃脘痛处在心下,故有当心而痛之名,岂胃脘痛即心痛者哉。"《临证指南医案·心痛》徐灵胎评注也说:"心痛、胃脘痛确是二病,然心痛绝少,而胃痛极多,也有因胃痛及心痛者,故此二症,古人不分两项,医者细心求之,自能辨其轻重也。"自唐容川、王清任开始,到近年来的现代临床,又把瘀血学说提到了一个新的高度。

第一节　疾病概述

一、心绞痛

心绞痛是冠状动脉供血不足,心肌急剧的、暂时的缺血与缺氧所引起的临床综合征。其特点为发作性前胸压榨性疼痛或憋闷感觉。主要位于胸骨后,可放射至心前区与上肢,或伴有其他症状。

本病多属于"心痛""胸痹"范畴,并与"真心痛""厥心痛"等病证相关。

(一)病因病机

1.病因与发病机制

(1)病因:在老年心绞痛患者中,最常见病因是冠状动脉粥样硬化,约占心绞痛的90%,粥样硬化斑块固定狭窄造成心肌缺血、缺氧;心绞痛也可由冠状动脉痉挛引起或两者并存,在冠状动脉狭窄的基础上发生冠状动脉痉挛,使心肌氧供需失平衡而发生心绞痛。老年人主动脉瓣退行病变、主动脉瓣狭窄、先天性二叶主动脉瓣、风湿性心脏病主动脉瓣狭窄等疾病所致心绞痛不在冠心病心绞痛之列。

(2)诱因:除一般心绞痛常见的诱因如寒冷、饱餐、酷热、顶风行走外,老年人常见的诱因是体力活动和情绪激动。老年人常合并多系统疾病,如肺部感染、糖尿病、血糖控制不好等,也常为老年人心绞痛的诱因。

(3)发病机制:稳定型心绞痛的发病机制主要是冠状动脉粥样硬化使管腔形成固定狭窄基础上出现如寒冷、饱餐、体力活动和情绪激动等诱因致心肌需氧量增加,而此时冠脉供血却不能相应增加以满足心肌对血液的需求时,即可引起心绞痛。在缺血、缺氧的情况下,心肌无氧代谢释放的缓激肽、5-羟色胺或组胺等物质刺激心脏内传入神经末梢而引起疼痛,痛觉传入冲动的强弱及中枢对其调控作用都可影响疼痛的程度。

2.病因病机

(1)病因

1)寒邪内侵,凝滞心脉:如寒邪内袭,痹阻心阳,致使胸阳不振,血行不畅,心脉瘀滞,不通则痛。若素体阳虚,阴寒内盛,心阳不足,胸阳不振,血脉失于温运而痹阻不畅,也可致心痛诸症发生。

2)情志失调,气血瘀滞:郁怒伤肝,肝失疏泄,肝郁气滞,甚则气郁化火,灼津成痰。忧思伤脾,脾失健运,津液不布,遂聚为痰。无论气滞或痰阻,均可使血行失畅,脉络不利,而致气血瘀滞,心脉痹阻,不通则痛,而发胸痹。总之,情志刺激可损伤心脏,是胸痹心痛的病因,又能加重病情。

3)饮食失调,痰浊内蕴:饮食不节是导致冠心病发生的重要致病因素之一。经常恣食肥甘厚味,可损伤脾胃,使脾失健运,聚湿成痰,上犯心胸,气机不畅,痹阻心脉而发为胸痹心痛;或痰浊久留,痰瘀交阻,阻滞心脉而发病;或因饱餐伤气,气行无力,气血运行不畅而发病。

4)劳逸不节,气血失调:劳倦伤脾,脾虚转输失能,气血生化乏源,无以濡养心脉,拘急而痛。积劳伤阳,心肾阳微,鼓动无力,胸阳失展,阴寒内侵,血行涩滞,而发胸痹。过度安逸,少动多坐,胸阳不振,气机不畅而致胸痹。过劳则气阴两伤,久病者气血虚损,心气不足,血不养心,则心痛作矣。

5)年老体弱,肾脏虚衰:年老脏腑气血自然虚损,肾气渐亏。肾阳虚衰则不能鼓动五脏之阳,引起心阳不振或心气不足,血脉失于温煦,鼓动无力而致血脉痹阻不通;或因肾阴亏虚,则不能润养五脏之阴,肾水不能上济于心,使心阴失养,心阴亏虚,脉道失润而发心痛。

6)脏腑亏虚,他脏及心:本病的病变部位虽在心脉,因脏腑彼此相关,病虽在心,但与其各脏腑之间都有密切关系。《证治准绳》谓:"心痛有心脏本病而痛,有他脏干之而痛。"脾、肝、肾、肺等脏腑病变,在一定条件下,均可累及心脏而引发胸痹心痛。

（2）病机

1)病理变化:病理变化主要为心脉痹阻,乃本虚标实之证。冠心病心绞痛的病机关键在于外感或内伤引起心脉痹阻,其病位在心,与肝、脾、肺、肾等脏腑功能的失调有密切的联系。心主血脉,肺主治节,两者相互协调,气血运行自畅。心病不能推动血脉,肺气治节失司,则血行瘀滞;肝病疏泄失职,气郁血滞;脾失健运,聚生痰浊,气血乏源;肾阴亏损,心血失荣,肾阳虚衰,君火失用,均可引致心脉痹阻,胸阳失旷而发胸痹心痛。

2)病理因素:病理因素为虚、痰浊、瘀血、寒凝、气滞、郁热。心阳虚与心阴虚是本病的始发病机。心为君主之官,通过供给全身血液以濡养脏腑、经络、四肢百骸,而其血液的正常运行"上下贯通,如环无端","流行不止,环周不休",均需以心的阳气为动力。其温煦、推动功能正常,则心功能旺盛。心阳不足,温煦推动功能失职,可生痰致瘀,发为胸痹。心阴不足,脉失所养;阴虚火旺,灼津生痰;脉失所充,停而为瘀,常可发为胸痹。临床中也有作为兼症出现者,多由心阳虚日久伤阴,或过用辛燥药物伤及阴血而成。因而心阳虚与心阴虚是本病的始发病机,是第一位的病理因素。痰浊、血瘀既是病理产物又是致病因素,为演变的必然过程。在胸痹的发病过程中,痰、瘀一经形成,往往缠绵难愈,贯穿疾病的始终,相互转化。津血同源为痰瘀互化的生理基础。津血互化、运行正常以发挥营养和滋润脏腑经络的生理功能。若津液停聚,积水成饮,饮凝成痰,痰阻脉络,血滞则瘀,痰夹瘀血,窠囊遂生;若血瘀脉中或溢脉外,停而为瘀,阻滞气机,水湿亦停,聚而成痰,痰瘀互结。而心阳为推动津血运行之动力,心阳虚衰,推动无力,痰瘀易生,亦常互化;心阴内耗,阴虚火旺,煎熬津液成痰,燔灼血液为瘀,痰瘀同生。寒凝、气滞、郁热是病机演变日渐复杂与急性发病的主要病理因素。寒邪内袭,痹阻心阳,或素体阳虚,阴寒内盛,心阳不足,胸阳不振,血脉失于温运而痹阻不畅。气是构成人体和维持人体生命活动的基本物质,气机阻滞,推动无力,气不行津运血,而加重痰阻血瘀,则可引起病情的恶化与急性发病。胸痹者,心阳虚为主要病理基础,阳虚生寒,寒极则郁而为热;阳损及阴,心阴亏少,虚火自生;痰、瘀为有形之邪,皆阻碍气机,郁而生热。如遇诱因,或情志失调,或嗜酒过度,或过食辛热,或过服芳香温热药物皆可生郁热。郁热一经形成,既可煎熬津液,加重痰阻,又可燔灼血液,加重血瘀,也可伤阴耗气,加重本虚;重则郁热日久化火,火邪痹阻心脉而厥。因而寒凝、气滞、郁热是病机演变日渐复杂与急性发病的主要病理因素。

3)病理转归:病机转化可有先虚后实,也可因虚致实。心气不足,鼓动无力,易致气滞血瘀;心肾阴虚,水亏火炎,炼液为痰;心阳虚衰,阳虚外寒,寒痰凝络。此三者皆由虚而致实。痰踞心胸,胸阳痹阻,病延日久,每可耗气伤阳,向心气不足或阴阳并损证转化;阴寒凝结,气失温运,日久寒邪伤人阳气,也可向心阳虚衰转化;瘀阻脉络,血行滞涩,瘀血不去,新血不生,留瘀日久,心气痹阻,心阳不振。此三者皆因实致虚。但临床表现多是虚实夹杂,或以实证为主,或以虚证为主。本病多在中年以后发生,如治疗及时得当,可获较长时间稳定缓解,如反复发作,则病情较为顽固。病情进一步进展,可见心胸猝然大痛,出现真心痛证候,甚则可"旦发夕死,夕发旦死"。

(二)临床表现

1.症状

(1)诱因:劳累、情绪激动、寒冷、饱餐、吸烟等。

(2)部位:常在心前区或胸骨后,范围不局限,患者常以手掌来表示,边界不清(称手掌征)。可放射至上肢、两肩,尤以左臂内侧及小指和无名指为多。少数患者可表现为头痛、牙痛、咽痛、耳痛、上下颌、左肩胛、左前胸及腹痛,甚至可放射至大腿、髋部和肛门,对此应特别重视。

(3)性质:呈压迫性、紧缩性、闷胀感或窒息感,而不是针刺性或跳动性。发作开始时疼痛较轻,继而变为难以忍受或伴濒死的恐惧感,迫使患者立即停止活动,不愿动弹或说话,然后逐渐缓解,症状消失后如正常人。

(4)持续时间:典型劳力型心绞痛历时多为 3~5 分钟,一般不少于 1 分钟,不超过 15 分钟。恶化劳力型心绞痛或变异型心绞痛持续时间可较长。

(5)缓解方法:体力活动引起的心绞痛,原位站立数分钟即可缓解,或含服硝酸甘油后 1~2 分钟缓解,很少含服后超过 5 分钟才缓解者。

老年人心绞痛表现多不典型,以不稳定型较为常见。大部分老年人的心绞痛往往不如青壮年患者剧烈,常无心前区疼痛,或疼痛不典型,不是压榨性或紧缩性疼痛,常表现为心前区不适、闷压感,也有主诉牙痛、咽痛、肩背痛、上腹痛、心窝部疼痛。患者可有呼吸困难,活动后气急,有的表现为上腹痛而类似消化系统疾病;有的表现为肩部痛而被误诊为关节炎;有的出现夜间痛而被与溃疡病相混淆;有的则出现餐后痛而被当作食管裂孔疝。老年人心绞痛之所以表现不典型,除与老年人感觉迟钝、痛阈增高,以及记忆力、判断力差等因素有关外,还因为老年人往往心肌缺血缺氧,因无氧代谢导致心肌内酸性物质积聚,刺激心脏自主神经、胸交感神经节及相近的脊神经,从而引起疼痛性质,以及部位异常。另外,心绞痛症状还可能被合并的其他疾病的症状所掩盖,且往往缺乏急性心肌缺血性心电图改变,休息时心电图有 1/3~1/2 可以正常,故易误诊。

2.体征 疼痛发作时伴有下列体征,有助于心绞痛的诊断:①胸痛伴新出现的加强的第四心音;②胸痛伴新出现的心尖部收缩期杂音;③胸痛时心率增快和血压增高;④胸痛并出现 P_2 亢进及 P_2 逆分裂;⑤胸痛时心前区收缩期局部矛盾性膨胀。

(三)辅助检查

1.心电图 半数慢性稳定型心绞痛患者静止心电图正常。心绞痛发作时最常见的是 ST 段压低($\geq 0.1mV$),症状缓解后恢复,有时也可出现 T 波倒置。老年人最常见的心电图异常是非特异性的 ST-T 改变,一过性的完全性左束支传导阻滞常提示有多支冠状动脉病变或左心功能不全,有一定的诊断意义。老年患者出现胸闷等无特异性症状时,立即做心电图检查有 ST-T 改变,并给予硝酸甘油舌下含化,若症状缓解者,则老年心绞痛的诊断可以确立。但需注意患者所用药物是否已经失效,以免造成判断失误。

2.运动平板负荷心电图 通过运动增加心脏负荷以激发心肌缺血,阳性结果对冠心病的诊断有一定价值。老年人可因肺功能下降或体能差无法完成检查而影响结果判断,对老年患者体能较差、有潜在的心功能不全、严重高血压、疑不稳定型心绞痛、无痛性心肌梗死、合并严重心律失常者不宜做该项检查。

3.动态心电图(Hotler) 监测患者 24 小时心电图,可观察胸痛时心肌缺血,也可发现无痛性心肌缺血,且还可观察到日常生活中心肌缺血发生的频率、持续时间,以及各种心律失常,若发现伴随心绞痛发作而出现的 ST-T 改变则有重要的诊断价值。老年人因多种原因不能做运动心电图检查,Hotler 监测有一定的价值。

4.核素心肌显影检查 ^{201}Tl 可早期显示缺血区的部位和范围,其敏感性较高,特异性较强,结合其他临床资料,对老年心绞痛诊断有较大价值。

5.多层螺旋 CT 冠状动脉成像(CTA) 通过建立冠状动脉三维成像以显示其主要分支管腔狭窄程度和管壁钙化情况,并可显示管壁上的斑块,已被广泛用于无创性诊断冠状动脉病变。CTA 有较高阴性预测价值,但老年人多存在明显钙化病变,会影响其对狭窄程度的判断。

6.超声心动图 如有节段性室壁运动异常,可根据其部位及异常程度判断受累冠状动脉,结合其他临床资料辅助诊断。超声心动图还可测定左心室射血分数以反映左心室功能,射血分数降低者预后差。

7.冠状动脉造影 可对冠脉狭窄部位及严重程度做出准确判断,对患者是否需做冠状动脉血运重建也是必不可少的检查手段。老年人做冠状动脉造影及介入治疗是安全可靠、切实可行的。

(四)诊断与鉴别诊断

1.诊断要点 根据典型的发作特点和体征,结合存在的冠心病危险因素,除外其他原因所致的心绞痛,一般即可确立诊断。发作时典型的心电图改变有助于诊断。发作不典型者,诊断要依靠观察硝酸甘油的疗效和发作时心电图的改变。如仍不能确诊,可多次复查心电图,或做心电图负荷试验,以及动态心电图连续监测,如心电图出现阳性变化或负荷试验诱发心绞痛时也可确诊。诊断有困难者可行选择性冠状动脉造影。

2.鉴别诊断

(1)心脏神经官能症:此病多见于中年绝经期前后的妇女。其疼痛部位在左乳房下或心尖附近,呈刺痛或持续性胸闷感,与体力活动无关。常伴有焦虑、心悸及叹息样呼吸,手足麻木等。过度换气或自主神经功能紊乱时,心电图可有 T 波低平或倒置,但心电图氯化钾试验或普萘洛尔试验时,T 波能恢复正常。

(2)颈胸疾患:此类病中如颈椎病、胸椎病、肩关节周围炎、肋软骨炎、胸膜炎、胸肌劳损、肋间神经痛等,可类似心绞痛,但这些病变均有局部压痛,疼痛常与某些姿势或动作有关,含服硝酸甘油不能立即见效,颈、胸椎 X 线片有助于诊断。

(3)上消化道病变:此类病如食管裂孔疝、贲门痉挛、胃及十二指肠球部溃疡等,其中,食管裂孔疝疼痛常发生于饱餐后平卧位时,坐起行走后疼痛减轻;胃及十二指肠球部溃疡有与进餐时间相关的节律性,碱性药物有效,贲门痉挛者上腹部有压痛,解痉药物有效。

(4)急腹症:此类病如急性胆囊炎、胆石症及急性胰腺炎、急性胃穿孔等。其中,急性胆囊炎及胆石症常有疼痛、黄疸、发热同时出现,胆囊区压痛有助于诊断;急性胰腺炎多在高脂肪餐后发病,上腹部束腰带状疼痛,平卧位加重而坐位可减轻,常伴恶心、呕吐,凭上腹部深压痛及血尿淀粉酶阳性可做出诊断;急性胃穿孔常有胃溃疡病史,发作时有腹膜刺激征可做出鉴别。

(5)急性心肌梗死:本病疼痛部位与心绞痛相仿,但程度更剧烈,这与心外膜缺血或外壁心肌梗死刺激心包痛觉神经有关,疼痛持续时间较长,可达数小时或数天,休息和含服硝酸甘油多不能缓解。其心电图可见缺血型 T 波、损伤型 ST 段、坏死型 Q 波,在 1~2 周有演变性特征;同时有心肌坏死引起的血沉增快、发热、白细胞增高、心肌酶谱增高等征象。而心绞痛多数仅示短暂 ST-T 改变,发作后可恢复至发作前状态,少数变异型心绞痛者可示暂时性深 Q 波,但无心肌梗死的其他特征性变化。

(6)急性心包炎:本病患者常出现胸骨部、胸骨旁或心前区剧痛,有时可为心前区闷痛,伴重压感,可延及颈肩部。常伴发热、血沉增快、心包摩擦音。疼痛可因咳嗽、深呼吸、平卧位而加重。心电图除 aVF 外,各导联均有 ST 段升高,以及低电压改变。

(五)治疗

1.治疗思路

(1)辨证要点

1)辨标本虚实:本病总属本虚标实之证,辨证首先辨别虚实,分清标本。标实应区别气滞、痰浊、血瘀、寒凝的不同,本虚又应区别阴、阳、气、血亏虚的不同。急性期以实证为主,缓解期以虚证为主。

2)辨疼痛:①辨疼痛部位:局限于胸膺部或大部分心前区,多为气滞或血瘀,放射至肩背、咽喉、脘腹甚至臂、指者,痹阻较著;②辨疼痛性质:属虚者,病势较缓,其痛绵绵或隐隐作痛,喜揉喜按;属实者,痛势较甚;属气滞者,闷重而痛轻;属血瘀者,痛如针刺,痛有定处,疼痛拒按,夜间尤甚;③辨疼痛程度:疼痛持续时间大多短暂,一般疼痛发作次数多少与病情轻重程度成正比,即偶发者轻,频发者重。但也有发作次数不多而病情较重的情况,必须结合临床表现,具体分析判断。若疼痛遇劳而作,休息或服药后能缓解者为顺证。疼痛发作无明显诱因,休息或服药效果较差者,病情较重,并有可能恶化为真心痛,应积极治疗。

3)辨病情轻重:疼痛持续时间短暂,瞬息即逝者多轻;持续时间长,反复发作者多重;若持续数小时甚至数天不休者常为重症或危候。休息或服药后症状缓解者为顺证;难以缓解者为危候。疼痛的发作次数多少和病情轻重程度成正比,但也有发作次数不多而病情较重的情况,尤在安静或睡眠时发作疼痛者病情比较重,必须结合临床表现,具体分析判断。

(2)治疗原则:本病治疗原则为先治其标,后治其本,补其不足,泻其有余。发作期以标实为主,疼痛发作之际,宜采用芳香温通、活血化瘀、宣痹通阳、豁痰开窍等治法以急解其疼痛,防止发生变证。缓解期以本虚为主,在补益心肾的基础上活血通络、理气化痰。因本病为虚实夹杂,故要做到补虚勿忘邪实,祛邪勿忘本虚,权衡标本虚实之多少,审定补泻法度之适宜。对真心痛的治疗,必须辨清证候之重危顺逆,一旦发现脱证之先兆,必须尽早投用益气固脱之品,或采用中西医结合治疗。

2.中医治疗

(1)分证论治

1)心血瘀阻证

症状:心胸疼痛剧烈,如刺如绞,痛有定处,甚则心痛彻背,或痛引肩背,伴有胸闷,日久不愈,可因暴怒而加重。舌质暗红,或暗紫,有瘀斑,舌下瘀筋,苔薄,脉涩或结、代、促。

证候分析:血行瘀滞,瘀血内停,络脉不通,故见心胸疼痛剧烈,如刺如绞;血脉凝滞,故痛有定处,甚则心痛彻背,或痛引肩背;血瘀气郁,故胸闷,日久不愈,可因暴怒而加重。舌质暗红,或暗紫,有瘀斑,舌下瘀筋,脉涩或结、代、促,均为瘀血内停之候。

治法:活血化瘀,通脉止痛。

代表方:血府逐瘀汤加减。

常用药:桃仁、红花、川芎活血祛瘀;当归、赤芍、生地黄养血活血;牛膝祛瘀通脉;柴胡、枳壳、桔梗宽胸中之气滞。

加减:兼寒者,加细辛、桂枝温阳;兼气滞者,胸闷痛著,加沉香、檀香理气止痛;瘀血痹阻重证,胸痛剧烈,加乳香、没药、郁金活血止痛;胸痛猝然发作,可含化复方丹参滴丸、速效救心丸活血化瘀,芳香止痛。

2)寒凝心脉证

症状:卒然心痛如绞,或心痛彻背,背痛彻心,或感寒痛甚,心悸气短,形寒肢冷,冷汗自出。舌质淡苔薄白,脉沉紧。

证候分析:诸阳受气于胸中而转行于背,寒邪内侵致使阳气不运,气机阻痹,故见卒然心痛如绞,或心痛彻背,背痛彻心,或感寒痛甚;胸阳不振,气机受阻,故见心悸气短;阳气不足,故见形寒肢冷,冷汗自出。舌质淡苔薄白,脉沉紧,均为阴寒凝滞,阳气不运之候。

治法:温经散寒,活血通痹。

代表方:当归四逆汤加减。

常用药:当归、芍药养血活血;桂枝、细辛、高良姜、薤白温阳散寒;川芎、香附行气通脉。

加减:疼痛较甚,加延胡索、郁金行气活血止痛;疼痛剧烈,心痛彻背,背痛彻心,伴有身寒肢冷,气短喘息,脉沉紧或沉微者,为阴寒极盛之胸痹心痛重证,加乌头赤石脂丸温阳逐寒止痛。

3)痰浊内阻证

症状:胸闷重而心痛轻,形体肥胖,痰多气短,遇阴雨天而易发作或加重,伴有倦怠乏力,纳呆便溏,口黏,恶心,咯吐痰涎。苔白腻或白滑,脉滑。

证候分析:痰浊盘踞,胸阳失展,故胸闷重而心痛;气机阻滞不畅,故见痰多气短,遇阴雨天而易发作或加重;脾主四肢,痰浊困脾,脾气不运,故见形体肥胖,倦怠乏力,纳呆便溏,口黏,恶心,咯吐痰涎。苔白腻或白滑,脉滑,均为痰浊壅阻之候。

治法:通阳泄浊,豁痰开结。

代表方:瓜蒌薤白半夏汤加减。

常用药:半夏、石菖蒲、瓜蒌、薤白豁痰通阳;理气宽胸;人参、茯苓、白术、甘草益气健脾。

加减:年老而兼气虚之症,如倦怠乏力,纳呆便溏者,加四君子汤益气健脾;血脉滞涩,痰瘀互结,加郁金、川芎、丹参活血化瘀;痰黏稠,色黄,大便干,苔黄腻,脉滑数,为痰浊郁而化热之象,用黄连温胆汤清热化痰。

4)气虚血瘀证

症状:心胸刺痛、绞痛,固定不移,劳累易作,静息则止,或心胸隐痛,时作时止,心悸气短,神疲乏力。舌质紫暗或淡紫,脉沉弦或细涩。

证候分析:胸痹日久,心气亏虚,气虚则无力行血,血脉滞涩,故见心胸刺痛、绞痛,固定不移,劳累易作,静息则止;心气亏虚,心脉失养,故见心胸隐痛,时作时止,心悸气短,神疲乏力。舌质紫暗或淡紫,脉沉弦或细涩,均为心气亏虚、血脉凝滞之候。

治法:益气活血。

代表方:补阳还五汤加减。

常用药:黄芪、党参、太子参、甘草健脾益气;丹参、当归、川芎、赤芍、桃仁、红花活血祛瘀;地龙、水蛭通络止痛。

加减:纳呆便溏,加茯苓、白术、陈皮、山药健脾益气;胸部闷痛,加枳壳、瓜蒌壳、延胡索宽胸止痛;湿重苔腻者,加苍术、藿香、佩兰芳香燥湿。

5)心肾阳虚证

症状:胸闷心痛,气短,心悸怔忡,自汗,动则更甚,神倦怯寒,面色㿠白,四肢欠温。舌质淡胖,苔白滑,脉沉迟。

证候分析:阳气虚衰,胸阳不运,气机痹阻,血行瘀滞,故见胸闷或心痛,气短,心悸怔忡,自汗,动则更甚;肾阳虚衰,故见神倦怯寒,四肢欠温,面色㿠白。舌质淡胖,苔白滑,脉沉迟,均为阳气虚衰之候。

治法:补益阳气,振奋心阳。

代表方:参附汤合桂枝甘草汤加减。

常用药:人参大补元气;附子温壮元阳;桂枝、甘草辛甘化阳;山茱萸、仙灵脾、补骨脂、肉苁蓉温肾助阳。

加减:阳虚寒凝而兼气滞血瘀者,加薤白、降香、延胡索通阳行气止痛;心肾阳虚、虚阳欲脱、厥逆者,合四逆加人参汤回阳救逆;若见大汗淋漓、脉微欲绝等亡阳证,予参附龙牡汤回阳固脱,并加用大剂量山萸肉加强温阳益气、回阳固脱之效。

(2)中成药治疗

1)速效救心丸:行气活血,祛瘀止痛。适用于冠心病心绞痛气滞血瘀型。用法:含服,每次4~6粒,每天3次;急性发作时,每次10~15粒。

2)冠心苏合丸:理气宽胸止痛。适用于寒凝气滞引起的心绞痛,胸闷憋气。用法:嚼碎服,每次1丸,每天1~3次。

3)通心络胶囊:益气活血,通络止痛。适用于气虚心血瘀阻者。用法:口服,每次2~4

粒,每天 3 次。

4)复方丹参滴丸:活血化瘀,理气止痛。适用于胸中憋闷、心绞痛气滞血瘀型。用法:口服或舌下含服,每次 10 丸,每天 3 次。

5)麝香保心丸:芳香温通,益气强心。适用于心肌缺血引起的心绞痛、胸闷气滞血瘀型。用法:口服,每次 2 丸,每天 3 次。

6)血塞通注射液:活血祛瘀,通脉活络。适用于冠心病心绞痛血瘀脉络者。用法:每次 200~400mg,稀释后缓慢滴注,每天 1 次。

7)精制冠心颗粒(即冠心 2 号):理气活血定痛。适用于冠心病气滞血瘀者。用法:每次 1 包,每天 3 次。

(3)外治法

1)针刺治疗:①针刺心俞、厥阴俞,配内关、膻中、通里、间使、足三里,并结合辨证加减选穴。每天或隔天 1 次。15 次为一个疗程。一般 3~4 次即可见效;②取心俞、巨阙、心平与厥阴俞、膻中、内关,二组穴位交替使用。阴虚型配三阴交或太溪;阳虚型配关元或大椎;气虚型配气海或足三里;痰阻型配丰隆或肺俞;血瘀型配膈俞或血海。每天或隔天 1 次,10 次为一个疗程;③取心俞、厥阴俞,均为双侧,交替使用;取内关、阳陵泉、郄门、三阴交,单侧取穴,交替使用;配神堂、膻中,采用平补平泻手法,留针 15 分钟,隔天 1 次,每周 3 次,15 次为一个疗程。

2)灸法:①用艾条灸内关(双)、膻中、心俞(双),采用温和悬灸法,每穴各灸 5 分钟,每天 1 次,6 次为一个疗程,间隔 1 天,进行下一个疗程,一般治疗 5~10 个疗程;②治猝心痛,取乳下 1 寸处,灸 7 壮;也可灸两手大拇指内边爪后第一纹头,各 1 壮;又可灸两手中央长指爪下各 1 壮。

3)穴位注射:①将哌替啶 10mg 用注射用水稀释至 5mL,直刺内关,得气后注入药物,每穴注射 2.5mL。若 5~10 分钟后疼痛不消失,则在 30 分钟后于双侧间使穴各注药 5mL,本法适用于心绞痛及心肌梗死发作;②将复方丹参注射液 4mL、独参注射液 4mL 吸入注射器摇匀,用 5 号局麻针头在心俞、厥阴俞部位向脊柱方向斜刺,深度不超过 15mm;内关直刺 10mm。回抽无血,即可轻轻提插,得气后把药注入,心俞、厥阴俞每穴 2mL,内关 1mL,20 天为一个疗程,一般治疗 2 个疗程。

4)敷贴法:①将栀子、桃仁各 12g 碾末,加炼蜜 30g,调成糊状,摊敷在心前区处,面积约 7cm×15cm,纱布覆盖并固定,初用时每 3 天换 1 次,2 次后 7 天换 1 次,6 次为一个疗程;②心绞痛宁膏:丹参、红花加入载体药物,每次 2 贴,贴敷心前区,24 小时更换 1 次;③将山楂浸膏 10g,厚朴 100g,白芍 120g,甘草浸膏 3g 共调匀,烘干,调细末,过筛,加鸡血藤挥发油 2mL,冰片少许,装瓶密封。再将山楂 160g,葛根浸膏 10g,甘草浸膏 5g,白芍 150g 烘,研末过筛,加乳香、没药、酒精浸出液各 70mL,拌匀再烘干,加鸡血藤挥发油 4mL,细辛挥发油 1mL,冰片少许,装瓶密封。以上两瓶半成品各取 100mg,混匀研细,加黄酒调成膏,纱布包裹,敷神阙穴,外用胶布固定,3 天换 1 次。

(4)食疗:冠心病的发病同饮食营养因素有直接或间接关系,高脂血症尤其高胆固醇血症为动脉粥样硬化的发病基础。科学的膳食配方,良好的饮食习惯,对冠心病的防治甚为重要。因此,注重合理饮食是防治冠心病的重要措施之一。

提倡以碳水化合物和植物蛋白及一些质量较高的动物性蛋白质为主要食物来源,多吃新鲜蔬菜、瓜果等富含纤维素的食物。应限制食盐摄入量,少吃盐渍品。膳食中胆固醇摄入量与动脉粥样硬化发生率呈正相关,应减少富含胆固醇的食物进入,减少动物脂肪摄入量,增加含不饱和脂肪酸的食物摄入,则有利于降低血脂与致冠心病的危险因素载脂蛋白 B 水平,抑制动脉粥样硬化的形成和发展,增强血管的弹性和韧性,降低血液黏稠度,增进红细胞携氧的能力。在鱼类、植物油脂和家禽油脂中,不饱和脂肪酸含量较高。新鲜的瓜果蔬菜富含维生素与纤维素成分,尤其后者可阻止肠道对食物胆固醇的吸收。

1)山楂粥:山楂 30g(鲜者 60g),粳米 100g。将山楂入砂锅煎取浓汁,去渣,而后加粳米共同煮粥,作上、下午点心服用,不宜空腹食用。本方有活血化瘀之效,用于心血瘀阻型冠心病。

2)芥菜粥:芥菜头半个,同 100g 大米煮粥,温热食用。本方有温中利气、宣痹祛痰之功,用于冠心病痰浊壅塞者。

3)仙人粥:制首乌 5g,粳米 100g,红枣 3~5 枚,红糖适量。将制首乌水煎取汁,去渣,同粳米、红枣同煮成粥,再加入红糖少许,而后煮沸即成。早、晚温热分服,本方具有益气养阴、滋补心肾之效。用于气阴两虚,心肾阴虚者。

4)三仁汤:瓜蒌仁 10g,薏苡仁 20g,冬瓜仁 20g,共煎汤,分早、晚两次服用。本方具有豁痰化浊、通阳开结之功效。

3.西医治疗

(1)发作时的治疗:患者卧床休息以减低心肌耗氧量,使用作用快的硝酸酯制剂如硝酸甘油舌下含化。

(2)缓解期常用药物治疗

1)硝酸酯类:主要作用是松弛血管平滑肌,产生血管扩张的作用,对静脉的扩张作用明显强于对动脉的扩张作用。周围静脉的扩张可降低心脏前负荷,动脉的扩张可减轻心脏后负荷,从而减少心脏做功和心肌耗氧量。硝酸酯类药物还可直接扩张冠状动脉,增加心肌血流,预防和解除冠状动脉痉挛,对于已有严重狭窄的冠状动脉,硝酸酯类药物可通过扩张侧支血管增加缺血区血流,改善心内膜下心肌缺血,并可能预防左心室重塑。常用药如二硝酸异山梨醇酯等。

2)β-受体阻滞剂:主要作用机制是通过抑制肾上腺素能受体,减慢心率,减弱心肌收缩力,降低血压,减少心肌耗氧量,防止儿茶酚胺对心脏的损害,改善左室和血管的重构及功能。常用药如阿替洛尔、美托洛尔等。

3)钙离子拮抗剂:可以选择性抑制 Ca^{2+} 经细胞膜上的钙通道进入细胞内,具有扩张血管和负性肌力作用,松弛血管平滑肌,减少末梢血管阻力,从而降低血压。钙拮抗剂抑制心肌的收缩力及传导,并抑制血管平滑肌的收缩使血管扩张。常用药如硝苯地平、非洛地平、地尔硫草等。

4)抗血小板聚集药物:能够抗血小板黏附性和聚集性,防止血栓形成,有助于防止动脉粥样硬化和心肌梗死。常用药如阿司匹林肠溶片、硫酸氢氯吡格雷等。

(六)预防与调护

预防或者降低心绞痛发作的风险,需要养成健康的生活习惯。健康的饮食结构能够有效预防或者降低高血压、高胆固醇血症和肥胖的风险。遵照医嘱适度参加体育锻炼,控制体重。食用低热量、低脂肪、低胆固醇和高纤维的食物,避免饱食,禁烟酒,保持大便通畅。早睡早起,养成良好的作息习惯。

二、急性心肌梗死

急性心肌梗死是心肌缺血性坏死,为在冠状动脉病变基础上,发生冠状动脉血供急剧减少或中断,相应的心肌严重而持久的急性缺血而导致的坏死。临床表现为持久的胸骨后剧烈疼痛、发热、白细胞计数和血清坏死标志物增高及心电图进行性改变,可发生心律失常、心力衰竭和休克,属冠心病的严重类型。

本病多属于"真心痛""厥心痛"范畴,并与"厥脱""暴脱""喘厥"等相关。

(一)病因病机

1.病因与发病机制

(1)病因与发病机制:CAG 显示,绝大部分老年患者均存在 2~3 支冠状动脉粥样硬化病变,不仅局部病损严重,而且病变范围广泛。在冠状动脉粥样硬化基础上并发新鲜血栓是 AMI 的主要原因,3/4 的粥样硬化斑块有破溃出血、继发血栓形成,导致冠状动脉急性闭塞。另外,老年患者神经调节及体液调节功能障碍,儿茶酚胺分泌增加,血小板释放,血栓素 A_2 (TXA_2)-前列环素平衡失调,血管紧张素和(或)其他致血管收缩物质释放相应增多,血小板聚集性增高,由其产生的代谢产物 TXA_2 诱发冠状动脉强烈痉挛,进而使原已存在的粥样硬化病变狭窄的部位发展为完全闭塞,发生 AMI。

(2)病理特点

1)冠状动脉粥样硬化病变的检出率和严重程度随增龄而增加。老年人粥样硬化斑块破裂出血、血栓形成和钙化等复合病变多,因而临床症状重、并发症多、病死率高。

2)老年冠心病患者多支病变多见。病变血管依次为左前降支、右冠状动脉、左回旋支。

3)老年人冠心病患者侧支循环丰富。老年人由于病程冗长,长期慢性心肌缺血有助于侧支循环的建立,故相对而言老年人易发生 NSTEMI 和无痛性心肌梗死。

2.病因病机

(1)病因

1)年迈体虚:本病多见于老年人,年过半百,肾气自半,精血渐衰。如肾阳虚衰,则不能鼓舞五脏之阳,可致心气不足或心阳不振,血脉失于温运,痹阻不畅,发为胸痹,严重者可致真心痛。

2)情志失节:忧思伤脾,脾运失健,津液不布,遂聚为痰。郁怒伤肝,肝失疏泄,肝郁气滞,甚则气郁化火,灼津成痰。无论气滞或痰阻,均可使血行失畅,脉络不利,而致气血瘀滞;或痰瘀交阻,胸阳不振,心脉痹阻,不通则痛,而发为胸痹,甚则发生真心痛。

3)饮食失调:饮食不节,如过食肥甘厚味,或嗜烟恣饮酒浆,以致脾胃损伤,运化失健,聚湿生痰,上犯心胸清旷之区,阻遏心阳,胸阳失展,气机不畅,心脉痹阻,严重者发为本病。如痰浊留恋日久,痰阻血瘀,亦成本病症。

4)劳倦内伤:劳倦伤脾,脾虚转输失能,气血生化乏源,无以濡养心脉,拘急而痛。积劳伤阳,心肾阳微,鼓动无力,胸阳失展,阴寒内侵,血行涩滞,发为此病。

5)外邪内侵:老年体虚,卫外不固,若起居不慎,风寒湿热邪毒乘虚侵入,闭塞心脉,则成心痛。

（2）病机

1）病理变化:本病的主要病机为气血阴阳不足,邪闭心脉,不通则痛。病理变化主要表现为本虚标实,虚实夹杂。本虚可有气虚、阳虚、阴虚、血虚,且又多阴损及阳,阳损及阴,而见气血两亏、气阴不足、阴阳两虚,甚至阳微阴竭,心阳外越。以上诸虚证不仅可相互转化,更可因虚导致瘀血阻滞。标实有寒凝、痰浊、气滞、血瘀之不同,同时又有兼寒、兼热的区别,临床上常表现为虚实兼夹,如阴虚与痰热并见,阳虚与寒邪互存等。

2）病理因素:病理因素为痰浊、血瘀、气滞、寒凝、毒邪。①痰浊、血瘀是急性心肌梗死发生发展的关键因素。外感六淫、情志内伤、饮食不节等均可出现脏腑功能失调,气机升降失常,水液代谢紊乱,水湿内停,聚而成痰。久病脏腑功能虚损,阳虚则水液输布失常,水湿上泛,聚而成痰;阴虚则虚火内生,灼津为痰。瘀血之病机也有虚实之分:虚者,是指气虚血瘀,心气不足,无力推动血行,血停而为瘀;实者,是指气滞、寒凝、热毒、痰浊等实邪客于脉中,阻遏血流,而致瘀血。痰浊、血瘀均是机体脏腑功能失调的病理产物,痰浊壅滞血脉,阻遏血行,则滞血成瘀;瘀血停于胸中则胸阳不振,精微不布,则痰浊内生。由此可见,痰瘀可互为因果,互相兼夹,循环往复,痰瘀互结,痹阻心脉。情志过激、劳累过度、饱餐、暴受寒邪等诱因均可引起机体气机逆乱,引动痰浊、血瘀阻遏胸中气机,胸阳痹阻,心脉闭塞不通而发为急性心肌梗死。痰浊和瘀血互结,贯穿疾病的始终,在 AMI 的发生发展过程中起到重要作用;②寒凝、气滞是急性发病的主要病理因素。胸阳不足,心阳不振,复受寒邪,阴寒内盛,阳气失展,寒凝心脉,血行受阻,发为本证。心脉不通,不通则痛,故心痛彻背;寒为阴邪,心阳不振,虚寒内生,复感外寒则阴寒益甚,故易引发心痛;心阳失展,营血运行不畅,心失所养,阳气失达,心液失摄,故见心悸、气短、手足不温、冷汗出等症,以心痛较剧、遇寒而作、舌淡、苔白、脉紧为特征。气机阻滞,推动无力,气不行津运血,而加重痰阻血瘀,则可引起急性心肌梗死急性发病;③毒损心络是发生急性心血管事件的重要病理机制。动脉粥样硬化稳定斑块向易损斑块发展,并继而破裂导致血栓形成,是引起急性冠状动脉综合征（ACS）的主要病理学基础。ACS 不同于稳定性冠心病的病机特点在于毒邪为患,引发本病的毒邪主要为热毒和瘀毒。

心阴不足,虚热内生,复感温热之邪,或气郁化火,或湿浊蕴久化热,均可使热结于内,火热之邪（热毒）上扰于心,阻滞心脉而成心痛。火邪热结证以心胸灼痛、心烦易怒、舌红苔黄为特征。

由于寒凝、热结、气滞、气虚等因素,皆可致血行郁滞而为瘀血。血瘀停着不散,心脉不通,故作心痛如刺如绞,而痛处不移;血为气母,瘀血痹阻,则气机不运而见胸闷;暴怒则肝气上逆,气与瘀交阻,闭塞心脉,故作猝然剧痛,痛则脉弦涩,舌紫暗、瘀斑,均为瘀血之候。若瘀久化热,酿生毒邪,或从化为毒,可致瘀毒内蕴,如迁延日久,失治误治,则正消邪长,一旦外因引动,蕴毒骤发,则蚀肌伤肉,进而毒瘀搏结,痹阻心脉,导致病情突变。

3）病理转归:表现为阴损及阳,阳损及阴,可见气阴不足、阴阳两虚;甚至阳微阴竭,心阳外越。以上诸虚证不仅可相互转化,更可因虚导致瘀血阻滞。若心气不足,运血无力,心脉瘀阻,心血亏虚,气血运行不利,可见心动悸、脉结代（心律失常）;若心肾阳虚,水邪泛滥,水饮凌心射肺,可见心悸、水肿、喘促（心力衰竭）,或亡阳厥脱、亡阴厥脱（心源性休克）,或阴阳俱脱,最后导致阴阳离决。

(二)临床表现

1.症状

(1)先兆症状:老年急性心肌梗死有一半以上有先兆症状,如心绞痛发作频繁加剧,时间延长,间歇缩短,诱因改变,以往有效剂量的硝酸甘油不能缓解;不明原因的胸闷、呼吸困难;不能解释的恶心呕吐、上腹部胀满、食欲减退等。

(2)胸痛:持续性胸痛超过30分钟以上,甚至1~2小时,严重者可至十几小时。其性质和部位与心绞痛相似,但程度更剧烈,患者常呈难以忍受的压榨、窒息,甚至濒死感,伴有大汗及烦躁不安。但应注意,至少有20%的老年人急性心肌梗死时无疼痛,因为老年人梗死面积多,梗死区心肌传导痛觉神经的纤维减少,且对疼痛敏感性较低。

(3)呼吸困难:是最常见的症状之一,可伴有咳泡沫痰、发绀、烦躁、出汗等症状。

(4)胃肠道症状:发病早期剧痛时常伴有恶心呕吐及腹痛,多见于下壁心肌梗死,常引起心动过缓与呃逆。故老年人出现消化道症状,且腹部无压痛及反跳痛,而伴有心动过缓者,应警惕急性心肌梗死。

(5)坏死物质吸收:主要是发热,多在发病后1~3天出现,持续1周,患者体温多在38℃以下,但部分老年人反应低下,可不出现发热症状。

(6)低血压和休克:表现为反应迟钝,面色苍白,皮肤湿冷,血压下降甚至昏厥。休克是心肌梗死的重要并发症,梗死面积达到左心室面积的40%时易出现。

(7)意识和精神障碍:患者突然出现意识不清或意识丧失,在老年急性心肌梗死中并不少见,且预后较差。精神障碍多见于老年女性,轻者明显激动、烦躁不安,重者表现为急性精神障碍,

2.体征 一般体征为焦虑不安、大汗淋漓、面色苍白、四肢冰凉等。部分患者(主要是前壁梗死)在发病1~2小时伴有交感神经亢进、心率增快和(或)血压上升;而部分患者(主要为下壁梗死)则伴有副交感神经亢进、心率减慢和(或)低血压。心脏体征不多,可表现为心音弱,第三心音或第四心音;乳头肌功能不全致二尖瓣反流时可闻及心尖部收缩期杂音,穿壁性心肌梗死累及心包时,可听到心包摩擦音。

3.老年人心肌梗死的特点

(1)症状不典型或无痛性居多:据国内外有关资料,老年人急性心肌梗死缺乏疼痛症状或疼痛表现不明显者约占1/2。80岁以上患者几乎全为无痛性心肌梗死。患者常以原因不明的左心衰竭、休克昏迷等为主要表现而就诊。有的表现为精神不振、嗜睡、头晕、昏厥等,易被误诊为精神神经疾病;有的以恶心、呕吐、腹痛等消化道症状出现,常被当作胃肠疾病;有的以咳嗽、气短、低热、肺部啰音等呼吸道症状为主,易被误诊为肺部感染。究其原因,在于老年患者与年轻人比较,其病变部位多在冠脉的小分支而非主支。因此缺血坏死范围较小、发展速度慢,侧支循环形成较好;加上老年人脑动脉硬化,易遗忘或曲解疼痛;老年人心肌梗死并发症多,易掩盖疼痛,故而症状不典型。

(2)复发性心肌梗死(再梗死)多见:与初发梗死部位可以相同,也可不同。有些患者对首次发病史可能回忆不起来,因此须从心电图典型的图形改变中确诊。在尸检中也可见到新旧病灶并存的现象,可从病理上证实再梗死的存在。

(3)并发症多,病死率高:老年人心肌梗死的病理特点是大型大片状较少,虽说以中、小

型居多,但因老年人的心脏代偿能力差,所以即使不是大面积心肌梗死也易造成死亡。并发症多也是造成老年人心肌梗死病死率高的重要原因。老年人急性心肌梗死并发症的特点是来势凶猛,常同时合并两种以上的并发症,加之老年人常在心肌梗死前已患有多种慢性疾病,因而病死率往往随年龄而上升。

(三)辅助检查

1.心电图　特征性动态心电图改变对 STEMI 的诊断、定位、梗死范围的估计及预后判断有重要意义。

STEMI 特征性心电图表现:①宽而深的病理性 Q 波,弓背向上型损伤性 ST 段抬高和缺血性 T 波倒置;②上述改变的动态演变:超急性期的异常高大不对称 T 波出现于起病数小时内,随后的 2 天内出现 ST 段弓背向上抬高,然后出现病理性 Q 波,是为急性期改变;在数天至 2 周左右 ST 段逐渐回到基线水平且 T 波变平坦或倒置,是为亚急性期;数周至数月后 T 波深倒,是为慢性期;③在特定的导联组合出现上述改变反映了相应部位的心肌梗死,梗死部位以下壁、前间壁、前壁较多见。老年人无 Q 波 AMI 检出率较高。

2.血清心肌损伤标志物检查　肌钙蛋白(cTn)出现和升高是心肌坏死标志,其水平与心肌坏死范围和预后密切相关。cTnI 和 cTnT 起病 3~4 小时后升高,cTnI 12~24 小时达高峰,7~10 天降至正常;cTnT 24~48 小时达高峰,10~14 天降至正常;肌钙蛋白诊断 STEMI 的敏感性和特异性均高,目前已取代以往的心肌酶如肌酸激酶、谷草转氨酶、乳酸脱氢酶用于诊断 STEMI。肌红蛋白出现早、恢复快,但特异性差。老年 STEMI 患者心肌损伤标志物变化无特有模式,一般峰值较低,且达高峰时间比成年人晚。

3.冠状动脉及左心室造影　对准确判断冠状动脉病变部位、程度及侧支循环建立情况及选择治疗方案具有重要价值,用于准备行介入治疗的患者。

4.其他　临床上还有放射性核素、超声心动图作为诊断心肌梗死辅助检查,但与心电图及心肌标志物相比,并不具有诊断的特异性。

(四)诊断与鉴别诊断

1.诊断要点　临床一般根据缺血性胸痛的临床病史;心电图的动态演变;血清心肌坏死标志物浓度的动态改变作出判断。

欧洲心脏病学会(ESC)、美国心脏病学会(ACC)、美国心脏学会(AHA)和世界心脏联盟(WHF)联合颁布了最新的全球心肌梗死统一定义,该定义将敏感性和特异性更高的生化标志物-肌钙蛋白(cTn)作为诊断的核心项目。新版定义的心肌梗死标准为:血清心肌标志物(主要是肌钙蛋白)升高(至少超过 99%参考值上限),并至少伴有以下一项临床指标:①缺血症状;②新发生的缺血性 ECG 改变:新的 ST-T 改变或左束支传导阻滞(LBBB);③ECG 病理性 Q 波形成;④影像学证据显示有新的心肌活性丧失或新发的局部室壁运动异常;⑤冠脉造影或尸检证实冠状动脉内有血栓。对老年患者,突然发生严重心律失常、休克、心力衰竭而原因未明,或突然发生较重而持久的胸闷或胸痛者,都应考虑本病的可能。宜先按急性心肌梗死来处理,并短期内进行心电图、血清心肌酶测定和肌钙蛋白测定并动态观察以确定诊断。对非 ST 段抬高性心肌梗死,血清肌钙蛋白测定的诊断价值更大。

2.鉴别诊断

(1)不稳定型心绞痛:本病性质、部位与 AMI 相似,但每次发作时间<15 分钟,发作次数

频繁,含硝酸甘油有效,常因体力活动或情绪激动而诱发,其中特别是初发劳力型心绞痛,因过去无心绞痛历史,其性质及持续时间有时与稳定型心绞痛相似,易被医师忽视,再次来诊时已发展为AMI。对不稳定型心绞痛应住院监护处理,最终的鉴别主要依靠心电图的演变及心肌酶学的改变。

(2)主动脉夹层:本病常与AMI诊断混淆,因两者均有剧烈的胸痛,有时甚至伴有休克,但详细追问病史,主动脉夹层的胸痛常为撕裂样,迅速达到高峰且多放射至背部、腹部、腰部和下肢。疼痛持续不缓解,虽可有休克症状,但病程中常出现高血压。主动脉夹层可产生动脉压迫症状,两侧上肢的血压和脉搏常不一致,此为重要体征。少数可出现主动脉关闭不全的听诊所见。X线和超声心动图可出现主动脉明显增宽,没有AMI心电图的特征性改变及血清酶学变化。

(3)肺动脉栓塞:急性的肺动脉大块栓塞常可引起胸痛、呼吸困难、休克等表现。常见急性肺源性心脏病改变有右心室增大,P_2亢进、分裂和右心衰竭体征。心电轴可出现电轴右偏、肺性P波,右心室扩大及典型的心电图$Q_{\text{III}}T_{\text{III}}S_{\text{I}}$。异常Q波常较狭窄,主要在III导上,而很少在II导发现。其心电图变化常于3~4天恢复正常,与AMI心电图的演变不同。肺动脉栓塞对血清酶的影响主要为乳酸脱氢酶(LDH)升高,特别是LDH_3增加,而AMI时则为LDH_1升高,且肺动脉栓塞时血清肌酸激酶(CK)及其同工酶均在正常范围,凭此可资鉴别。长期卧床,尤其是骨科手术后的患者易发生肺动脉栓塞。

(4)急腹症:急性胆囊炎、胆石症、急性坏死性胰腺炎,溃疡病合并穿孔常有上腹痛及休克表现,可能与放射至上腹部的梗死性疼痛相混淆,但此类病常有典型急腹症的体征,心电图检查及酶学检查可助确诊。

(5)急性心包炎:特别是急性非特异性心包炎,也可有严重胸痛及ST段抬高,与AMI有时难以区别。但急性心包炎在病前病初常有上呼吸道感染情况,发热、血白细胞升高,且疼痛于咳嗽及深吸气时加重,听诊可听到心包摩擦音,心电图改变常为普遍导联ST段弓背向下抬高,无AMI心电图的演变过程,也无血清酶学改变。

(五)治疗

1.治疗思路

(1)辨证要点

1)辨虚实:真心痛属本虚标实之证。一般说来,刺痛、绞痛、闷痛、灼痛为实,而心痛隐隐属虚。但由于老年人反应能力差,不少老年人常以昏厥起病,随后才见心痛。故临床上需结合老年人的特点及伴随症状,辨明虚实。

2)辨疼痛性质:心胸痛如绞,遇寒而作,得冷则剧,兼见肢冷,舌淡,苔白滑,脉紧,多属寒凝心脉所致。心胸灼痛,伴心烦易怒,舌红苔黄,为火邪热结。心胸窒闷疼痛或闷重而疼轻,兼见痰多、口黏,苔腻,多属痰浊内阻为患。心胸刺痛,固定不移,入夜尤甚,兼见舌紫暗或瘀斑,多为瘀血阻滞心脉。心胸隐痛,兼见面色㿠白,气短懒言,舌淡暗,苔薄白,多由心气不足所致。

3)辨顺逆:真心痛无论属阴虚或阳虚,皆可发生厥脱之变,但阳虚比阴虚更易发生厥脱的变化。真心痛常见有精神萎靡和烦躁的精神表现,如精神症状加重,应引起注意,若出现神志不清,则病已危重。真心痛多有气短见症,若气短之症有渐重趋势,应提高警惕;若见喘促,不能平卧,则病情严重。自汗或动则汗出也为真心痛常见症状,如汗出过多,大汗淋漓,应防止厥脱之变。真心痛伴见手足温度逐渐下降,应充分重视,若四肢厥冷过肘膝而青紫者,表明病已危重。真心痛若出现下列脉象变化应引起高度重视,如脉濡弱、釜沸、弦紧、结代、躁疾、散涩、迟虚、弦曳,表明正气虚弱,心气严重不足。

（2）治疗原则:本病治疗原则为先治其标,后治其本。标实当通,针对气滞、血瘀、寒凝、痰浊而疏理气机、活血化瘀、辛温通阳、泄浊豁痰,尤重活血通脉;本虚宜补,权衡心脏阴阳气血之不足,分别予以补气温阳、滋阴益肾,尤重补益心气。发作期间,首先选用速效止痛之药剂,以缓解心痛症状;其次须辨清证候之危重顺逆,一旦发现脱证之先兆,必须尽早投用益气固脱之品,采用中西医结合救治。

2.中医治疗

（1）分证论治

1）气虚血瘀证

症状:胸闷胸痛,动则加重,伴短气,乏力,汗出,心悸。舌体胖大,有齿痕、瘀斑或瘀点,或舌暗淡,苔薄白,脉细无力或结代。

证候分析:心主血脉,心气不足则无力鼓动血脉,血行不畅,心脉痹阻,故见胸闷心痛;劳则气耗,故动则痛甚;气为血帅,气虚则运血无权,血运不达四肢,百骸失于充养,故见短气、乏力;汗为心之液,心气虚则心液失于固摄,故易汗出;寸口脉动应心,心气虚则心血不能接续,脉道失充,故脉细或结代;舌为心之苗,舌质淡胖、瘀点、瘀斑、紫暗,均为气虚血瘀之象。

治法:益气活血,通脉止痛。

代表方:保元汤合血府逐瘀汤加减。

常用药:黄芪、党参益气通脉;桂枝、炙甘草助心阳,通经脉,鼓舞气血运行;丹参、川芎、赤芍、红花、桃仁活血化瘀;檀香、砂仁、薤白、厚朴理气宽胸。

加减:失眠,加酸枣仁、五味子安神定志;气虚及阳,阳失温煦,见畏寒怕冷、肢凉不温,加肉桂、仙灵脾、炮干姜温助阳气;阳虚不化,痰浊瘀阻,见胸脘满闷、恶心呕吐,加半夏、石菖蒲、瓜蒌化痰;瘀血明显,疼痛甚者,加元胡、川楝子行气活血止痛。

2）痰瘀交阻证

症状:突发胸痛,胸闷如窒,肢冷,甚则昏厥,恶心呕吐,或形体肥胖,素食肥甘厚味。舌质暗,边有瘀点,苔厚腻,脉滑或涩。

证候分析:痰瘀交阻,停于心胸,闭阻心脉,故突发胸痛,胸闷如窒;痰瘀痹阻,胸阳失展,则见肢冷;痰瘀交阻,气血阴阳不相顺接,故昏厥;痰浊上犯,胃失和降,则恶心呕吐;形体肥胖为痰浊停滞之象;舌质暗,边有瘀点,苔厚腻,脉滑或涩均为痰瘀交阻之象。

治法:化痰泄浊,活血化瘀。

代表方:温胆汤合桃红四物汤加减。

常用药:半夏、陈皮、竹茹豁痰泄浊;桃仁、红花、川芎、赤芍活血化瘀。

加减:胸闷为甚,苔白腻或垢浊,加桂枝、薤白、石菖蒲温阳泄浊;痰浊化热,见胸脘烦热,大便干结,口苦,苔黄腻者,加黄连、制大黄通腑泄热;血瘀较甚,疼痛较剧者,加失笑散活血化瘀,散结止痛;气滞胸脘,胀痛甚者,加香附、郁金理气止痛。

3）气阴两虚证

症状：胸闷胸痛，短气乏力，口咽干燥，大便干，或有低热。舌暗红，苔薄少，脉细数无力或结代。

证候分析：气为血帅，气虚则运血无力，阴血同源，阴虚则脉络阻涩，气阴两虚则血行不畅，脉道干涩，心脉瘀阻，故见胸闷胸痛；气虚则乏力气短；阴液亏虚，上不能滋润口咽，下不能濡润大肠，故见口咽干燥，大便干；阴虚生热，故见低热。舌暗红，苔薄少，脉细数无力或结代均为气阴两虚兼瘀血的表现。

治法：益气养阴，活血通络。

代表方：生脉散加减。

常用药：人参、西洋参、麦冬、五味子益气生津；丹参、桃仁、赤芍、川芎活血化瘀。

加减：心阴虚甚，见心悸盗汗，心烦不寐，加酸枣仁、柏子仁、夜交藤滋阴安神；肾阴虚甚，见耳鸣，腰膝酸软，潮热盗汗，加熟地、女贞子滋补肾阴；阴虚阳亢，头晕目眩，舌麻肢麻，面部烘热，加怀牛膝、钩藤、石决明滋阴潜阳；气阴两虚，心失所养，脉结代明显者，加炙甘草、干地黄、桂枝益阴复脉。

4）心肾阳虚证

症状：卒然胸痛，胸闷气短，四肢不温，平素畏寒肢冷，腰酸耳鸣，夜尿清长，唇甲淡白。舌紫暗，或舌淡苔白，脉沉细或结代。

证候分析：病久体虚，损及心阳，胸阳不振，不能鼓动血脉，则心脉瘀阻；阳虚则寒盛，或因寒邪入侵，致寒凝胸中，心脉挛急不通，故见卒然心痛；胸阳不振，宗气失于充养，则胸闷气短；阳气不足，血脉失于温煦，气血不能布达四肢末端，故见四肢不温，畏寒肢冷；腰为肾之府，耳为肾之窍，肾阳虚不能温阳则见腰酸，不能充养肾窍则见耳鸣；肾阳亏虚，开合失度，膀胱不约，故见夜尿清长；阳气虚弱，脉气鼓动无力或不能接续，故脉沉细或结代；唇甲淡白，舌紫暗，或舌淡，苔白，皆为心肾阳虚，阴寒内盛，血行瘀滞之征。

治法：温补心肾，祛寒通脉。

代表方：右归饮合当归四逆汤加减。

常用药：附子、肉桂温补肾阳；熟地黄滋肾填精；山茱萸、枸杞子滋肾养肝；杜仲补肝肾，壮筋骨；山药、甘草补中养脾。

加减：寒气盛，胸痛彻背，重用附子、干姜，加川椒温阳散寒；阳虚水泛，水气凌心射肺，症见喘息不得卧、心悸、水肿者，加葶苈子、车前子利水通阳；阳损及阴，阴阳两虚，症见心悸盗汗，五心烦热，加麦冬、五味子滋阴清热；阴竭阳脱，四肢厥逆，大汗淋漓或汗出如油，神志淡漠或烦躁不安，面色唇甲青紫，脉沉微者，重用附子，加煅龙骨、煅牡蛎回阳固脱，病情危重者用独参汤大补元气。

（2）中成药治疗

1）速效救心丸：行气活血，祛瘀止痛。适用于冠心病气滞血瘀型。用法：含服，每次4~6粒，每天3次；急性发作时，每次10~15粒，舌下含服。

2）麝香保心丸：芳香温通，理气止痛。适用于寒凝气滞血瘀者。用法：含服每次2丸，每天3次。急性发作时，每次2~4粒，舌下含服。

3）复方丹参滴丸：活血化瘀，理气止痛。适用于冠心病气滞血瘀型。用法：口服或舌下含服，每次10丸，每天3次。

4）通心络胶囊：益气活血，通络止痛。适用于气虚心血瘀阻者。用法：口服，每次 2~4 粒，每天 3 次。

5）血塞通注射液：活血祛瘀，通脉活络。适用于冠心病心肌梗死血瘀脉络者。用法：每次 200~400mg，稀释后静脉滴注，每天 1 次。

6）生脉注射液：益气养阴，复脉固脱。适用于心肌梗死、心源性休克的气阴两亏、脉虚欲脱型，见心悸、气短、四肢厥冷、汗出、脉欲绝者。用法：每次 20~60mL，稀释后静脉滴注，每天 1 次。

7）参附注射液：回阳救逆，益气固脱。适用于阳气暴脱的厥脱证，以及阳气亏虚所致的惊悸、怔忡、喘咳等证。用法：静脉滴注，每次 20~100mL，稀释后使用；静脉注射，每次 10~20mL，以 5%~10% 葡萄糖注射液 20mL 稀释后使用。

8）参麦注射液：益气固脱，养阴生脉。适用于气阴两虚型之休克、冠心病心肌梗死等。用法：每次 20~60mL，以 5% 葡萄糖注射液 250~500mL 稀释后静脉滴注。

（3）外治法

1）针刺治疗：①立即针刺内关、鸠尾穴，中刺激不留针。若疼痛不止者，针刺内关、通里、神门、膻中等穴，轻刺激得气后，留针 3~5 分钟；②取双侧内关、膻中为主穴。双侧足三里为配穴。于膻中穴针尖向下平刺，反复运针，于内关穴先用导气法，待针感放射至前胸或侧胸，并用泻法；于足三里捻转加小幅度提插之补泻。留针至胸痛显著缓解或消失，留针期间宜反复间断运针。此法适用于血瘀心痛；③取心俞、郄门（双）、巨阙为主穴，厥阴俞为配穴，均用补法，加用艾灸或温针灸。此法适用于寒性心痛；④缓解胸痛：取内关、间使、神门、心俞、阴郄，用中等刺激，留针 20 分钟。偏虚寒者可灸足三里、三阴交和内关；⑤心肌梗死恢复期：取膻中、内关、三阴交，用补法，留针 20 分钟，每天 1 次，连用 3~4 周。

2）穴位注射：①取内关，用哌替啶 10mg，用注射用水稀释至 5mL，垂直刺入上穴，得气后施强刺激，注入药液，每侧穴 2.5mL，止痛效果显著；②取心俞、厥阴俞为主穴，内关、间使为配穴。每天取两穴交替。每穴注射复方活血注射液（鸡血藤、白果、当归、阿胶、川芎、盐酸普鲁卡因，水煎，过滤去蛋白，高压消毒后用）或复方鸡血藤注射液（鸡血藤、阿胶、盐酸普鲁卡因，制法同上）0.5mL，15~20 天为一个疗程。

3）敷贴法：将红花、三七、地龙、白芷、乳香、没药、沉香各 10g，冰片 4g，丹参 30g，麝香 0.5g，牙皂 6g，当归 15g 等药研成粉末，制成药膏以胶布固定贴敷于虚里、膻中、心俞、内关、阿是穴等处，或以 NTG 贴片（TIS 护心贴片）及 NTG 缓释薄膜贴敷于以上穴位，配合药物治疗急性心肌梗死具有较好疗效。

（4）食疗：起病后 1~3 天，以流质饮食为主，可予少量菜水、去油的肉汤、米汤、稀粥、果汁、藕粉等。凡胀气、刺激性食物皆不宜吃，如豆浆、牛奶、浓茶等。避免过热过冷，以免引起心律失常。发病 4 天至 4 周，随着病情好转，可逐步改为半流食，但仍应少食而多餐，食宜清淡、富有营养且易消化。允许进食粥、麦片、淡奶、瘦肉、鱼类、家禽、蔬菜和水果。食物不宜过热、过冷，经常保持胃肠通畅，以预防大便过分用力。3~4 周后，随着患者逐渐恢复活动，饮食也可适当放松，但脂肪和胆固醇的摄入仍应控制。绿叶蔬菜和水果等富含维生素 C 的食物，宜经常摄食。每天的饮食中还要含有一定量的粗纤维，以保持大便通畅，以免排便费力。饱餐（尤其是进食多量脂肪）应当避免，因它可引起心肌梗死再次发作。还应注意少食易产生胀气的食物，如豆类、土豆、葱、蒜及过甜食物等，忌辛辣刺激性食物，如浓茶、白酒、辣椒、可可粉、咖啡等。

1)灵芝田七饮:灵芝 20g,田七末 3g。先煎灵芝 1 小时,取汁送田七末,每天 1 次,30 天为一个疗程,连用 2~3 个疗程。具有益气通络的功效。

2)薤白粥:薤白 30g,粳米 100g。薤白、粳米放入锅内,加清水适量,用武火烧沸后,转用文火煮至米烂成粥,每天 2 次,早、晚餐食用。用于心阳痹阻型心肌梗死。

3)人参麦冬粥:人参 3g,茯苓 10g,麦冬 5g。加水煎煮取汁,以药汁与粳米 100g 同煮粥,熟后食用。治疗心气虚弱型心肌梗死。

3.西医治疗　治疗原则是尽快恢复缺血坏死心肌的血液供应,以挽救濒死的心肌、防止梗死扩大、保护心脏功能,及时处理各种严重并发症,使患者不但能度过急性期,恢复后还能保持尽可能多的有功能的心肌。

(1)一般治疗:老年患者的一般治疗与成年人相似,包括卧床休息、生命体征监护、吸氧、镇静、缓解疼痛(吗啡、硝酸酯类及 β 受体拮抗剂)等,但对有严重并发症患者,以及高龄、体弱的老年患者应适当延长卧床休息时间,下床活动需有人照顾;老年患者对吗啡的耐受性降低,使用时应密切观察不良反应,伴有慢性阻塞性肺气肿、肺部疾病患者忌用吗啡,睡眠不好或焦虑者可酌情给予地西泮镇静,便秘者适当给予缓泻剂以保持大便通畅。

(2)药物治疗

1)抗血小板治疗:所有 STEMI 患者均需使用抗血小板药物,治疗方案与 NSTEMI 相同。

2)抗凝治疗:对于 STEMI 患者无论其是否接受再灌注治疗,均应给予抗凝血酶类药物以阻止纤维蛋白的形成和血小板的激活。肝素在急性 STEMI 患者中的应用视是否溶栓和用什么溶栓剂而方案不同,直接 PCI 患者静脉应用普通肝素联合 GP Ⅱ b/ Ⅲ a 受体拮抗剂,静脉注射比伐芦定,出血风险低,磺达肝癸钠不单独用于 PCI;静脉溶栓者普通肝素常用,依诺肝素疗效肯定、使用方便,但肾衰竭患者需减量。老年 STEMI 患者常伴有多种内科和脑血管严重疾病,抗凝治疗应严密观察重要脏器如颅内和消化道出血等不良反应。STEMI 患者能从 ACEL/ARB 及他汀类药物获益,若无禁忌证均应使用。

(3)再灌注治疗:发病 3~6 小时最多不超过 12 小时开通闭塞的冠状动脉可以挽救濒临坏死的心肌,缩小梗死范围,减轻梗死后心肌重塑以改善预后。

1)经皮冠状动脉介入治疗(PCI):所有确诊的 STEMI 患者均应尽快转至具备实施介入治疗条件的医院,对符合下列条件的患者施行直接 PCI:发病小于 12 小时伴新出现的完全性左束支阻滞者或发病 12~24 小时但仍有临床和(或)心电图进行性缺血证据、伴心源性休克或心力衰竭者。但对于发病超过 24 小时、无心肌缺血、血流动力学和心电稳定的患者不宜行直接 PCI。

2)溶栓治疗:STEMI 患者不能行 PCI 又无禁忌证时考虑溶栓治疗。溶栓治疗的临床适应证与 PCI 基本相同,但对 75 岁以上的老年人需慎重权衡利弊再做是否溶栓的决定。溶栓禁忌证包括出血性脑卒中病史、近期缺血性脑卒中、内脏出血、外伤、大手术、未控制的高血压、主动脉夹层等。溶栓常用药物有尿激酶、链激酶、重组组织型纤维蛋白溶酶原激活剂(rt-PA),新型选择性纤溶酶原激活剂(仅作用于血栓部位)有替奈普酶、阿替普酶等。若条件许可,建议优选选择性纤溶酶原激活剂。溶栓再通判断标准,直接指征:冠脉造影 TIMI 达到 2 级、3 级者表明血管再通;间接指征:抬高的 ST 段 2 小时内回降大于 50%、胸痛 2 小时内基本消失、2 小时内出现再灌注心律失常。

3)急诊冠状动脉旁路移植术(CABG):急性 STEMI 患者出现持续或反复缺血、心源性休克、严重心力衰竭,而冠脉解剖特点不适合行 PCI 或出现心肌梗死机械并发症需外科修复时考虑行急诊 CABG。

(4)并发症治疗:老年 STEMI 患者并发心力衰竭、心室破裂、心源性休克等并发症多,且可成为 STEMI 首发症状。

1)STEMI 并发心律失常:综合各类文献,老年 STEMI 的心律失常发生率约为 77.2%,窦性心动过缓发生率高于成年人。老年人多患有前列腺肥大或青光眼,用阿托品治疗时易发生尿潴留、排尿困难和青光眼急性发作;用异丙肾上腺素治疗可导致室性心律失常甚至扩大梗死面积,故应十分慎重使用。老年人心肌及传导系统有退行性病变,逸搏点频率低,并发高度和Ⅲ度房室传导阻滞时,心脏破裂的机会比成人高,若药物治疗不理想、血压低、心率小于 50 次/分,应及时安置人工心脏起搏器治疗。

2)STEMI 并发心力衰竭:老年人一旦发生心力衰竭,往往病情复杂、治疗困难、病死率高。STEMI 伴中度心力衰竭时对利尿剂有较好的疗效,老年人切忌过度利尿,一般情况下尽量口服给药。洋地黄中毒多见于老年人,在必须应用洋地黄制剂时应选用快速制剂毛花苷 C 并严格控制其用量在常规剂量的 1/3~1/2 量,应动态观察肾功能和电解质,防止洋地黄中毒。在合并高血压、二尖瓣反流、室间隔穿孔应用利尿剂无效时,选用血管扩张剂治疗尤其适合。

3)STEMI 并发心源性休克:STEMI 并发心源性休克多为老年人。既往有心肌梗死、心力衰竭史或前壁心肌梗死的患者在 STEMI 过程中发生休克,意味着梗死面积扩展,病死率高达 70% 以上。在血流动力学监测下,用升压药、正性肌力药或扩血管药物治疗,老年患者对多巴胺的治疗易产生依赖性,应用不当或剂量过大可诱发严重心律失常,加重心肌缺血,故不宜长期应用。有适应证者立即给予溶栓、PCI 或 CABG 治疗,恢复冠状动脉灌注。对 STEMI 心源性休克患者行 PCI 术,住院成活率为 69.3%,病死率下降 35%。对改善预后有重要意义,是抢救 STEMI 心源性休克的主要手段。药物治疗无效时,应尽早应用主动脉内气囊反搏治疗。虽不能提高患者存活率,但也不失为老年人 STEMI 心源性休克的一种抢救方法。

(六)预防与调护

一级预防主要是合理均衡的膳食结构,科学的生活方式。二级预防要对老年人群坚持定期体检及疾病的诊治,随访,早期发现、诊断和治疗冠心病。积极控制危险因素,如高血压、高血糖、高血脂等,以减少冠心病的患病率。三级预防是开展康复医疗、心理医疗等,以降低冠心病的病死率,防止病情恶化,减轻病残,降低复发,提高生活质量。

第二节　论治经验

"冠心病"是冠状动脉血管发生动脉粥样硬化病变而引起血管腔狭窄或阻塞,造成心肌缺血、缺氧或坏死而导致的心脏病。老年冠心病具有临床症状不明显、病情发展较快、误诊漏诊情况较多、并发症较多、治疗预后较差等特点。冠心病属中医"胸痹"的范畴。万启南教授是云南省中医,擅长于中西医结合诊治老年性疾病,现将导师治疗老年冠心病的经验介绍如下。

一、五脏皆虚，病之本源

《素问·阴阳应象大论》云"人年四十，阴气自半，起居衰矣"；《太平圣惠方》："夫心背彻痛者，由人脏腑虚弱，肾气不足，积冷之气，……故曰心背彻痛也。"可见，人至老年，元气虚衰，五脏虚损，精气血不足，即出现全身各脏腑功能失调，生理功能紊乱甚至病理产物生成的现象。这一变化是老年人产生各种疾病的内在原因，而"脏腑虚"中与老年冠心病关系最为密切的，当属心、肝、脾、肾四脏。其中，肝藏血，调节全身血量，心肝相互协调则心有所主，肝有所藏，气血运行有序，《明医杂著·医论》载："肝气通则心气和，肝气滞则心气乏。"认为肝气滞乃心系病的病机源头，故治须调肝顺气，而心病自愈，故在治疗患者胸痹止痛时应配伍疏肝之药以调畅气机。脾胃为后天之本，气血生化之源，脾胃运化水谷精微而营养全身，运化所成的气血通过经脉以灌注、滋养心脉，诚如《素问·经脉别论》所言："食气入胃，散精于肝，淫气于筋。食气入胃，浊气归心，淫精于脉"，脾胃功能正常水谷得消，气血充旺，则血脉冲和，心脉灌注正常。肾为阴阳之根，与心水火相济，肾之阴精可助阳化血，肾之元阳可助心通阳《素问·藏气法时论》载："肾虚者虚则胸中痛。"心肾二脏同属少阴，以经络相连，若肾阳亏虚，则心失温煦，心阳不振，鼓动无力；若肾阴亏虚，则心失濡润，营阴亏耗，脉道空虚发为胸痹。可见，老年人素体亏虚致机体失养、阴阳失衡，尤其是心、肝、脾、肾虚，使心血不盈、心脉失养或气虚不能行血，导致血行不畅进而造成心脉瘀阻，如未能及时治疗，均有可能演变成为胸痹。

二、痰瘀双毒，合并致病

1.痰毒扰心　痰浊的生成主要由于各种原因引起水谷津液代谢失常所致，其产生与肺、脾、胃、肝、肾等脏腑的功能失调密切相关。老年人脏腑功能衰退，胃虚无力"游溢精气"以"上输于脾"；脾虚不能"散精"以"上归于肺"；肺虚难以"通调水道"以"下输膀胱"；肾虚气化失司，水液不化；肝虚疏泄不及，气机郁滞，皆可打破"水精四布，五经并行"之生理，使水液停聚。所以从肝气的疏泄异常、脾失健运、肾气亏虚失于气化开合，到气血失调、气机逆乱和阳气虚衰，都会影响到人体"水液"的正常代谢，从而在体内异常堆积，湿聚而成痰浊之邪，所以古人有"液有余便为痰"（《成方便读》）之说。痰浊聚积为毒，痰毒交织浸淫心脉。

2.瘀阻心脉　《医林改错》指出："元气既虚，必不能达于血管，血管无气必停留为瘀。"心主血脉，血液运行赖心气推之，若元气已虚，则推动无力，血停而瘀；且阳虚日久，阳损及阴，阴血亏少，运行迟滞，亦可致瘀；或肺气不足，则大气虚陷，不得下贯心脉，无力行血，而致血瘀。如《景岳全书》指出："凡人之气血犹源泉也，盛则流畅，少则壅滞。故气血不虚则不滞，虚则无有不滞"。可见，古人早就发现瘀血为"胸痹"的致病因素。

3.痰瘀互结　在病理上，痰瘀相关，现代越来越多的患者都有痰瘀互结的症候，而不是痰瘀单独存在。如《血证论》曰："血积既久，亦能化为痰水"。在胸痹心痛病因方面，多痰瘀并提，因痰源于津，津源于血，津血同源，故有痰瘀同源之说，且临床之证以痰瘀兼夹者多见。

曹仁伯《继志堂医案》载有"胸痛彻背，是名胸痹……此病不惟痰浊，且与瘀血交阻隔间"。尤在泾又曰："若有湿痰死血，阻滞其气而不得调达，两相搏击，则痛甚矣"。如各种原因引起津液代谢失常，水湿运行阻滞，则生痰浊水饮，痰浊水饮使气机郁滞则血行受阻，而生瘀血。然而瘀血久而不去，阻碍津液的运行，则痰浊水饮又生，积而不解，陈腐日久，则生秽浊。

三、痰瘀化火,热扰心神

"火毒"引起冠心病胸痹的病机理论始见于《素问·刺热篇》:"心热病者,先不乐,数日乃热,热争则卒心痛。"这说明火热之邪进入人体可以导致冠心病胸痹的发生。而痰瘀日久化火毒是冠心病胸痹病情发展和恶化的关键所在。

而"火毒"又可分为实火和虚火之分。清代程钟龄曾对此论述,"夫实火者,六淫之邪,饮食之伤,自外而入,势犹贼也;虚火者,七情色欲,劳役耗神,自内而发,势犹子也"(《医学心悟·火字解》)。唐代孙思邈则在《备急千金要方·心脏·心虚实》中记载了"心实热"的脉证:"左手寸口人迎以前脉阴实者,手少阴经也,病苦闭,大便不利,腹满,四肢重,身热,名曰心实热也。"这是热邪客于心经所致的里实热证。虚火之产生,本源于脏腑阴阳气血之亏损,故在致病过程中,脏腑组织受损而表现出虚火证候群,这一发病机理,即为虚火致病的病机,清代陈士铎《辨证录》曰:"肾水交心,而成既济之泰…故既济而心安,未济而心烦耳。老人孤阳无水,热气上冲,乃肾火冲心。火之有余,实水之不足。"清代李用粹《证治汇补》曰:"有阴气内虚,虚火妄动,…或虚大无力者是也。"所以肾阴耗损,不能上养心阴,心阴虚,心火扰动,可致虚烦。心阴亏损、心阴不足,心阳偏旺,阴不恋阳,阳不入阴,心神不宁。这些虚火证候大多在冠心病患者中非常常见。而火毒又会炼津为痰,痰浊阻滞血行而化瘀从而形成恶性循环。

四、治法方药

在选方用药上,因老年人脾胃运化之力较弱,不胜厚味重剂滋补,加之精血难于速生,所以常用太子参、麦冬、五味子等轻清之品益气养阴为基础,酌情选用枸杞子、桑葚、酸枣仁、制何首乌等养肝益肾,填精补血;白术、茯苓、砂仁、陈皮、枳实、法半夏、竹茹、石菖蒲、藿香、佩兰等健脾化湿,理气消痰;鸡内金、焦山楂、炒神曲消食化积,行气散瘀;当归、丹参、川芎、赤芍、郁金等养血活血,化瘀降浊;生地黄、赤芍、黄连、黄芩、栀子、芦根、连翘、蒲公英、鱼腥草、菊花、淡竹叶、荷叶等凉血散血,清热解毒;豨莶草通经活络;莲子清心安神,交通心肾;仙鹤草补五脏之虚。此外,若近日胸痛明显者,延胡索、川楝子可以行气止痛;甘草护胃缓中,调和诸药可为佐使之功。如此,虚损得补,正气来复,而痰消瘀祛,气机无阻,则气血运行流畅;热清毒解,脏腑清净,则脉道滑利,经络畅通,使"五脏元真通畅,人即安和"。

五、医案举例

熊某某,男,67岁。初诊:2016年9月22日。胸闷、阵发性胸痛2年余,加重1月。2014年5月,患者无明显诱因突感心前区疼痛,持续数秒钟后缓解,患者未做特殊处理,后患者连续发作胸部憋闷伴左侧胸痛,并放射至左臂内侧,剧痛难忍,伴窒息感,数分钟后疼痛自行缓解,但周身瘫软,大汗出。患者于2016年4月12日至曲靖市第一人民医院就诊,行冠脉CT、颈部血管彩超检查,确诊为冠心病心绞痛,劝患者行支架手术,患者拒绝,给予"阿托伐他汀""阿司匹林""美托洛尔"口服,静脉滴丹参注射液治疗1月余,症状缓解。但此后胸痛连及后背等仍间断性发作,遂来本院就诊。现症见:胸闷、阵发性胸痛,乏力,气短,汗出,纳可,口干欲饮,眠可,二便调,舌质暗红有裂纹,苔薄白,脉弦细。查体:血压130/80mmHg,心率75次/分。心电图:窦性心律,$V_4 \sim V_6$导联下降0.1mV,T波Ⅱ、Ⅲ、aVF导联低平。中医诊断:胸痹(气阴两虚、瘀血阻络)。西医诊断:冠心病,心绞痛型。治以益气养阴、活血化瘀,方药用生脉散加减：太子参 30g，麦冬 15g，五味子 10g，川芎 10g，赤芍 15g，炒黄连 10g，豨莶草 30g，仙鹤草 30g，炙延胡索 15g，炒川楝子 15g，炒酸枣仁 15g，砂仁 10g，甘草 10g，3 剂，水煎服。患者服上方后，胸痛发作次数明显减少，气短改善，口干有明显改善，法契病机，守法不更，继服上方。后在上方基础上加减进退，用法半夏、陈皮、茯苓、竹茹、炒枳实、制何首乌、炒白术、石菖蒲、藿香、佩兰、延胡索、炒川楝子、生地黄、炒黄芩、芦根、淡竹叶、荷叶、莲子等药。共服130 余剂，诸症消失，心绞痛未再发作。本例老年男性，年过六旬，五脏之气已虚。心主血脉，心气不足，不能帅血运行，所以心脉痹阻，不通则痛，故胸痛发作；乏力、气短、汗出也为心气虚之表现；口干欲饮、舌质暗红有裂纹、苔薄白为心气阴虚、血脉瘀阻之征。辨证为气阴两虚，瘀血阻络，治以益气养阴，活血通络。方中太子参、麦冬、五味子益心气养心阴；丹参、川芎、赤芍、炙延胡索、炒川楝子活血通脉止痛；炒黄连清热解毒；豨莶草通经活络；炒酸枣仁、砂仁、甘草健胃益气，宁心安神。诸药合用，使心气阴足，心脉通畅，胸痛减轻。在整体治疗过程中，患者症状在服用第二剂方剂时就有了明显改善，后期的方剂一直沿用了扶正补虚、化痰活血、清热解毒之法，为的就是调整阴阳，使机体达到一个平和的状态，阴阳平和，则心气通顺，心气通顺则血脉通畅，血脉通畅则胸痹得愈。

（薛涵予）

第七章 心律失常论治经验

心律失常是指心脏起搏和传导功能紊乱而发生的心脏节律、频率或激动顺序异常,主要由高血压性心脏病、心力衰竭、冠心病、病毒性心肌炎、自主神经功能紊乱等多种疾病引起。以心悸、心跳停歇感、胸闷、乏力、眩晕,甚则昏厥,心电图提示各种心律失常为主要临床特征。各类期前收缩、室性或阵发室上性心动过速、心房颤动、房室传导阻滞、病态窦房结综合征等均为心律失常的临床常见类型。病态窦房结综合征另立专篇讨论。心律失常可见于正常人,但大多见于器质性心脏病患者,如心肌炎、冠心病、心肌病、风湿性心脏病、心力衰竭等,以及洋地黄、奎尼丁等药物中毒。

本病属于中医惊悸、怔忡范围。追溯《内经》虽无惊悸、怔忡一类的病名,但有其类似的临床证候及脉象的一些论述。如《素问·举痛论》曰:"惊则心无所倚,神无所归,虑无所定,故气乱矣。"《素问·平人气象论》指出:"胃之大络,名曰虚里,贯膈络肺,出左乳下,其动应衣,脉宗气也。"《素问·痹论》曰:"心痹者,脉不通,烦则心下鼓。"证之临床,若虚里跳动,其动应衣,以及心痹时"心下鼓",病者多自觉心悸怔忡。《素问·至真要大论》所讲的"心澹澹大动"和《灵枢·本神篇》所讲的"心.怵惕",也是类似心悸的描述。另一方面,心悸患者的脉象常伴有相应的变化,或脉来疾数,或脉来缓慢,或叁伍不调。《素问·平人气象论》曰:"人一呼脉一动,一吸脉一动,日少气……人一呼脉四动以上曰死……脉绝不至曰死……作疏乍数曰死。"《素问·三部九候论》指出:"叁伍不调者病。"显然,这些关于脉搏的论述,与惊悸、怔忡的临床表现是相吻合的。汉代张仲景《金匮要略》一书中,正式以惊悸为病名,并对水饮为患的惊悸探究尤详。《金匮要略·痰饮咳嗽病脉并治》中说:"水在心,心下坚筑""水在肾,心下悸"。隋代巢元方《诸病源候论》根据惊悸的发病原因设"金疮惊悸候"曰:"金疮失血多者,必惊悸";设"产后心虚候"曰:"产则血气伤损……则令惊悸恍惚";设"心病候"曰:"心气不足则胸腹大,胁下与腰背相引痛,惊悸恍惚";设"虚劳惊悸候"曰:"虚劳损伤血脉,致令心气不足,因为邪气所乘,则使惊而悸动不定"等,为后世探讨惊悸、怔忡之病因病机奠定了基础。宋代严用和在《济生方·惊悸怔忡健忘门》中分别对惊悸、怔忡的病因病机、病情演变等,作了比较详细的论述,认为"心虚胆怯之所致也"。金元时期,是惊悸、怔忡学说进一步发展的时期,各家学说颇多,提出了许多新的理论。如刘完素在《素问玄机原病式》中强调:"悸为怔忪,皆热之内作。"李东垣在《内外伤辨惑论》中也主张惊悸、怔忡"皆膈上血中伏火,蒸蒸而不安"。朱丹溪在《丹溪心法》中所说:"有思虑便动,属虚。时作时止者,痰因火动。瘦人多因是血少,肥人属痰,寻常者多是痰",指出了痰致惊悸的临床特征。明清时期,在对惊悸、怔忡的认识上,论述较前更加精要,如张介宾《景岳全书·怔忡惊恐》认为怔忡由劳损所致,"盖阴虚于下,则宗气无根而气不归源,所以在上则浮撼于胸臆,在下则振动于脐旁"。因此,"凡治怔忡惊恐者,虽有心脾肝肾之分,然阳统乎阴,心本乎肾,所以上不宁者,未有不由乎下,心气虚者,未有不因乎精"。指出了心肾的相互关系,提出了病本在肾的理论。清代王清任《医林改错》提出血瘀可致"心跳心忙"。

第一节 疾病概述

一、病因病机

(一)病因与发病机制

现代医学认为心律失常可见于各种器质性心脏病,其中以冠心病、心肌病、心肌炎和风湿性心脏病多见,尤其多见于心力衰竭或心肌梗死时。其他病因尚有电解质紊乱、内分泌失调、低温、胸腔或心脏手术、药物作用和中枢神经系统疾病等,部分病因不明。在基本健康者或自主神经功能失调患者中心律失常的发生并不少见。心律失常有多种不同发病机制,如折返、自律性改变、触发激动(后除极引起)和平行收缩等。临床检查目前尚不能判断大多数心律失常的电生理机制及离子流机制。目前,直接在人体心脏进行的心律失常研究多仅限于折返机制。不少室上性和室性快速性心律失常的机制是心房和心室内微折返。

1.快速性心律失常 包括心动过速和期前收缩。

(1)窦性心动过速:迷走神经张力降低或交感神经兴奋性加强均能引起。生理性因素包括情绪激动、运动、进食、饮酒、喝咖啡等。病理性因素如贫血、发热、血容量不足、缺氧、感染、休克、甲状腺功能亢进、心功能不全、心肌炎等。另外肾上腺素、阿托品等药物也可引起窦性心动过速。

(2)期前收缩(或称过早搏动、早搏):是一种提早的异位心搏,可见于正常人。功能性期前收缩见于情绪激动、过度疲劳,或吸烟、饮酒、喝茶过多等,也可无明显原因。心脏疾病如冠心病、风心病、心肌炎、心肌病、心功能不全等常发生期前收缩;药物如洋地黄、普鲁卡因胺、肾上腺素、麻黄碱、咖啡因等或缺钾、心导管检查、心脏手术也可以引发。期前收缩的产生机制有多种,可以一种或多种联合存在:①异常自律性可致冲动形成异常;②折返现象——环行折返或局灶性微折返;③平行收缩;④触发激动。

(3)阵发性心动过速

1)室上性阵发性心动过速:多见于非器质性心脏病,常因情绪激动、体力劳动、噩梦、吸烟过多、饮酒或饱餐等激发。器质性心脏病如冠心病、高血压性心脏病、风心病、心肌病、甲状腺功能亢进性心脏病、先天性心脏病、肺心病等也多见。预激综合征、低钾血症、洋地黄中毒等也能引发。伴有房室传导阻滞的房性心动过速是洋地黄中毒伴低血钾所致的典型心律失常之一。

2)室性阵发性心动过速:多有严重的心肌损害,如冠心病急性心肌梗死、风心病、急性心肌炎、心肌病等引起。药物如洋地黄、奎尼丁,以及电解质紊乱、心脏手术、心导管术等可引起。

(4)心房扑动与心房颤动与心房颤动:多数由于器质性心脏病等引起。其他如洋地黄中毒、急性感染、心包积液、心导管检查、纵隔肿瘤等也能引起。心房颤动发生在无器质性心脏病变者称为孤立性心房颤动。

(5)心室扑动与心室纤颤:心室扑动与心室纤颤时心室有快而微弱无效的收缩或心室内各部分纤维发生更快而不协调的乱颤,常为心脏病和其他疾病临终前的心律,也是猝死常见原因。

2.缓慢性心律失常

（1）窦性心动过缓：常见于运动员、健康的青年人、老年人及睡眠状态等生理情况。病理性见于如冠心病、心肌炎、心肌病，以及颅内压增高、甲状腺功能减退、阻塞性黄疸、尿毒症等心外性疾病。药物作用、窦房结病变、下壁心肌梗死也常发生窦性心动过缓。

（2）病态窦房结综合征：为窦房结病变产生不可逆的改变。常见病因如冠心病、心肌炎、某些感染（如伤寒）及特发性窦房结退行性变等。

（3）房室传导阻滞：多见于器质性心脏病，如急性下壁心肌梗死、病毒性心肌炎、心内膜炎、先天性心脏病、风心病等，药物如洋地黄、奎尼丁、普鲁卡因胺等也能引起暂时性的房室传导阻滞。电解质紊乱、心脏手术、房室结退行性改变、某些感染（如螺旋体感染）皆可导致。个别迷走神经张力过高也可引起Ⅰ度或Ⅱ度房室传导阻滞。

（二）病因病机

1.病因　心悸的病因病机比较复杂，外感、内伤各种因素均可导致心悸的发生。

（1）感受外邪：风寒湿三气杂至，合而为痹，痹证日久，复感外邪，内舍于心，痹阻心脉，心血运行受阻，发为心悸；或风寒湿热之邪，由体表、血脉内侵于心，耗伤心气心阴，也可引起心悸。温病、疫毒均可灼伤营阴，心失所养，或邪毒内扰心神，如春温、风温暑湿等病，往往伴见心悸。

（2）七情所伤：平素心虚胆怯，突遇惊恐，如忽闻巨响、突见异物，或登高涉险，忤犯心神，心神动摇不能自主而发心悸；或长期忧思不解，心气郁结，化火生痰，痰火扰心，心神不宁而心悸。再如大怒伤肝、大恐伤肾、大喜伤心，喜、怒、忧、思、悲、恐、惊七情过极，气机逆乱，均可动撼心神而发惊悸。

（3）伤食失节：嗜食膏粱厚味，煎炒炸炙，蕴热化火生痰，或伤脾而滋生痰浊，痰火扰心而致心悸。如唐容川《血证论》指出：“痰入心中，阻其正气，是以心跳不安。”《医学正传》曰：“肥人因痰火而心惕然跳动惊起。”《丹溪心法》也指出：“心悸时发时止者，痰因火动”“肥人属痰，寻常者多是痰”。

（4）药物影响：服药过量，如使用洋地黄、奎尼丁、阿托品过量，或服有毒药物，或用药失当，或有机磷农药中毒等，均可损及心脏而致心悸。

（5）素体本虚：禀赋不足，年老体弱，或大病久病诸因导致脏腑亏虚，心失所养；或心阳受损，失其温煦；或虚及脾肾之阳，水湿不得运化，酿痰成饮，上逆于心；或肾阴不足，水不济火，心火独亢等皆可致心悸。

部分患者可随着基础病加重，病程久延，由一脏累及多脏，一损再损，瘀血、痰浊、水气等内生之邪则日复加重，正气愈虚，病势日深，甚则导致心气衰弱，心阳暴脱，阴阳离决而猝死。

2.病机

（1）病理变化：心律失常病理变化为气血阴阳亏虚，心失所养，或邪扰心神，心神不宁。本病属于本虚标实，虚实夹杂，在疾病过程中又有虚实相互转化。本虚是指心之阴阳气血不足，使心失滋养；标实指血瘀、气滞、痰浊、寒湿等痹阻心脉。本病病位在心，与肝、脾、肾、肺四脏密切相关。如心之气血不足，心失滋养，搏动紊乱；或心阳虚衰，血脉瘀滞，心神失养；或肾阴不足，不能上制心火，水火失济，心肾不交；或肾阳亏虚，心阳失于温煦，阴寒凝滞心脉；或肝失疏泄，气滞血瘀，心血失畅；或脾胃虚弱，气血乏源，宗气不行，血脉凝滞；或脾失健运，痰湿内生,扰动心神;或热毒犯肺,肺失宣肃,内舍于心,血运失常;或肺气亏虚,不能助心以治节,心脉运行不畅,均可引发心悸。

(2)病理因素:本病的病理因素为痰浊、水饮、瘀血。情志抑郁,化火生痰,痰火内扰,心神不宁,因乱而悸;水饮上犯,心阳受困,因而作悸;风湿舍心,心络闭塞,心体失健,因痹而悸;瘀血内阻,血循不畅,心阳不振,因遏而悸。痰饮和瘀血是顽固性心律失常的重要病理产物,痰瘀阻滞是本病的中心病理环节,也是致病因素,形成恶性循环。《证治汇补·惊悸怔忡》曰:"人之所主者心,心之所养者血,心血一虚,神气失守,神去则舍空,舍空则郁而停痰,痰居心位,此惊悸之所以肇端也。"《医林改错·血府逐瘀汤所治症目》言:"心跳心悸,用归脾安神等方不效,用此方(血府逐瘀汤)百发百中。"均说明痰饮、瘀血在顽固性心律失常发病中的重要作用。痰瘀内阻之心律失常表现为脉搏节律不匀,除常见结、代、促脉外,往往兼见沉、弦、滑、细、涩诸脉,同时伴有心悸、胸闷、胸痛、呕恶、纳呆、神疲肢困、舌淡胖嫩、边有齿痕或紫暗瘀斑,苔薄白或黄厚腻等症状和体征。具有以上脉症者,即可认为主要病机是痰饮瘀阻。

(3)病理转归:心律失常的转归主要取决于本虚标实的程度、邪实轻重、脏损多少、治疗当否及脉象变化情况。患者气血阴阳虚损程度较轻,未见瘀血、痰饮之标症,病损脏腑单一,呈偶发、短暂、阵发,治疗及时得当,脉象变化不显著者,病证多能痊愈。反之,脉象过数、过迟、频繁结代或乍疏乍数,反复发作或长时间持续发作者,治疗颇为棘手,预后较差,甚至出现喘促、水肿、胸痹心痛、厥证、脱证等变证、坏病,若不及时抢救治疗,预后极差,甚至猝死。

二、临床表现

心律失常的症状,轻者无不适感觉或仅有一过性乏力、心悸,重者可有发作性或持续性心悸胸闷、头晕,甚至心绞痛发作或出现心力衰竭。要详细追问心律失常发作时心率、节律(规则与否、漏搏感等)起止与持续时间,发作时有无低血压、昏厥、抽搐、心绞痛或心力衰竭的表现,以及发作的诱因、频率和治疗经过。

1.症状

(1)快速性心律失常

1)窦性心动过速:可无症状或有心悸、乏力等。

2)期前收缩:偶发者无症状或自觉心跳不规则,心跳停歇感或增强感。频发者有心悸、胸闷、乏力,甚至有心绞痛发作。

3)阵发性室上性心动过速:发作时有心悸、头晕、乏力,发作时间长、基础病变重的患者可出现心绞痛、心力衰竭和休克。

4)阵发性室性心动过速:突然发作头晕、血压下降,甚至昏厥、休克、猝死。

5)心房扑动与心房颤动:患者可有心悸、胸闷,严重者可出现昏厥、心绞痛或心力衰竭。持久心房颤动者常有附壁血栓形成,有时栓子脱落造成栓塞。

6)心室扑动与心室纤颤:一旦发生随即出现意识丧失、抽搐等血流动力学障碍的表现,继之循环、呼吸停止。

(2)缓慢性心律失常

1)窦性心动过缓:心率不低于50次/分,一般不引起症状,如心率低于45次/分,常引起昏厥、视蒙、心绞痛、心功能不全或中枢神经系统功能障碍等症状。

2)病态窦房结综合征:轻者可出现头昏、乏力、失眠、记忆力减退、反应迟钝等,重者可出现反复昏厥等血流动力学障碍的表现,甚至出现心脏停搏。

3)房室传导阻滞:Ⅰ度房室传导阻滞一般无症状,Ⅱ度房室传导阻滞可有心悸或心脏停搏,心跳缓慢时可有头昏、乏力、活动后气促,甚至昏厥。Ⅲ度房室传导阻滞除上述症状外,还可出现心、脑、肾等脏器供血不足的临床表现,如心、脑、肾功能不全等,重者可发生昏厥或心脏停搏。

2.体征

(1)快速性心律失常

1)窦性心动过速:心率在100～150次/分,可有心尖部搏动和颈部血管搏动增强,在心尖部可听到收缩期杂音。

2)期前收缩:听诊可听到提前发生的期前收缩和其后较长时间的间歇,期前收缩的第一心音常增强,第二心音减弱或消失。

3)阵发性心动过速:发作时心率在150～250次/分,心律规则,第一心音强度不变,心脏原有杂音减弱或消失。阵发性室性心动过速心率在100～250次/分,心律可规则或略不规则,心尖部第一心音强弱不等并可有心音分裂。

4)心房扑动与心房颤动:心房扑动时心率常较快,房室传导比率恒定时心律规则,反之,心律不规则。心房颤动时心律绝对不规则,心音强弱不一,脉搏短绌。

5)心室扑动与心室纤颤:患者意识丧失,血压下降,大动脉搏动消失,听不到心音。

(2)缓慢性心律失常

1)窦性心动过缓:心率低于60次/分。

2)病态窦房结综合征:心律表现为多样性,如严重窦性心动过缓、窦性停搏、窦房阻滞,心率常在50次/分以下,并可听到心律失常或长间歇。有时心动过缓与心动过速特别是快速心房颤动相互交替,即"慢-快综合征"。

3)房室传导阻滞:Ⅰ度房室传导阻滞一般无异常体征。Ⅱ度房室传导阻滞可分为莫氏Ⅰ型(称文氏现象),听诊第一心音强弱不等,有长的间歇;莫氏Ⅱ型听诊发现每隔一次或数次规则性心脏搏动后有一长间歇,或心率慢而规则。Ⅲ度房室传导阻滞(完全性房室传导阻滞)心率多在40次/分左右,心尖区第一心音强弱不等,有"大炮音",收缩压偏高,舒张压偏低。严重时因心室率突然减慢或暂时停搏,而出现心音、脉搏暂时消失。

三、辅助检查

1.心电图　心律失常发作时心电图记录是确诊心律失常的重要依据。心电图记录应包括较长的Ⅱ导联或V₁导联记录,注意P波和QRS波群形态、P波与QRS波群关系、P-P、P-R与R-R间期,以判断心律失常的性质。

(1)窦性心动过速:心电图P波为窦性,P-R间期≥0.12秒,P-P间距<0.6秒,心率大于100次/分,P波可能与前面的T波重叠。

(2)期前收缩

1)房性期前收缩:有提早出现的P波,形态与窦性不同。常重叠于T波上,P-R间期>0.12秒,提早出现的QRS波群形态大多与窦性心律者相同。期前收缩后代偿间歇不完全。

2)交界性期前收缩:提早出现的QRS波群形态与窦性者相同,逆行P′波可出现于QRS

之前,P-R 间期<0.12 秒,或出现于 QRS 之后,R-P 间期<0.12 秒,或埋藏于 QRS 之中,期前收缩后多有完全性代偿间歇。

3)室性期前收缩:提早出现的 QRS 波群形态异常,时限>0.12 秒,前无相关的 P 波,期前收缩之后多有完全性代偿间歇,T 波与 QRS 波群主波方向相反。如果同一导联期前收缩形态不一,偶联间期不等者称为多源性室早,偶联间期相等者则为多形性室早。

(3)阵发性心动过速

1)室上性心动过速:90%以上为房室结折返性心动过速(AVNRT)和房室折返性心动过速(AVRT)。心电图表现为有连续三次以上房性或交界性期前收缩,频率多在 150~250 次/分,节律规则;P 波形态与窦律不同,QRS 波群形态一般正常;P 波可与 T 波重叠,或 QRS 波后见逆行 P 波。

2)室性心动过速:连续 3 次以上室性期前收缩,QRS 波群增宽超过 0.12 秒,心室率150~250 次/分,节律略不规则,P 波与 QRS 波群无固定关系。

3)尖端扭转型室速:发作时室性 QRS 波群振幅和方向每隔 3~10 个波群转至相反方向,似乎在环绕等电位线扭转;QRS 波群频率 160~280 次/分;易在长-短周期序列后发作;QT 间期常延长,并伴 U 波高大。

(4)心房扑动与心房颤动

1)心房扑动:P 波消失,代之以规则、形状一致的房扑波(F)波,频率在 250~350 次/分。QRS 波群形状大致与窦性相同,房室传导比例为 2:1 至 4:1 不等。

2)心房颤动:P 波消失,代之以大小形态不一且不整齐的心房颤动波(f 波),频率在 350~600 次/分,心室律绝对不规则,QRS 波群形态与窦性心律大致相同。

(5)心室扑动与心室颤动

1)心室扑动:为规则而连续的大扑动波,频率为 150~250 次/分,QRS-T 波相互融合无法区分图。

2)心室颤动:QRS 波群完全消失,代之以频率为 150~500 次/分的大小不等、形状不同、极不均匀的颤动波形。室颤开始时,其波幅常较大,以后逐渐变小,频率变慢,最终变为等电位线。

(6)预激综合征:①室上性激动多显示窦性 P 波,但也可为房性 P'波、F 波或 f 波;②P-R 间期<0.12 秒;③QRS 波群起始部粗钝,形成预激波(Delta 波),QRS 时限≥0.12 秒;④ST-T 段呈继发性改变,其方向与 QRS 主波方向相反;⑤该型又可分为以下两个亚型:A 型为 V_1 导联 delta 波和 QRS 波群主波方向向上,其预激区多在左室或右室后底部;B 型为 V_1(有时包括 V_2)导联 delta 和 QRS 主波方向向下,V_5、V_6 导联 delta 波和 QRS 主波方向向上,其预激区多在右室侧壁或邻近前壁区。

(7)窦性心动过缓:窦性心律,P-R 间期 0.12~0.20s,P-P 间距>1.0s,T-P 段常显著延长。窦性心动过缓常与窦性心律失常合并存在。

(8)病态窦房结综合征:可有窦房传导阻滞或窦性静止、显著窦性心动过缓、逸搏、短暂或持续逸搏心律,逸搏夺获二联律,伴随房性快速心律失常等。

(9)房室传导阻滞

1)Ⅰ度房室传导阻滞:P 波后均有 QRS 波群,P-R 间期>0.20s。

2)Ⅱ度房室传导阻滞:①莫氏Ⅰ型:P-R间期逐渐延长,直至P波后脱落1次QRS波群,以后又周而复始(文氏现象),形成3:2、4:3或5:4的房室传导比例的阻滞;②莫氏Ⅱ型:P-R间期较为恒定,每隔1个、2个或3个P波后有一个QRS波群脱漏。因而分别称为2:1、3:2、4:3房室传导阻滞。

3)Ⅲ度房室传导阻滞:P波与QRS波群相互无关,心房率比心室率快,心房激动可以是窦性或起源于异位,心室激动由交界区或心室起搏点维持。

(10)室内传导阻滞

1)完全性右束支传导阻滞:①QRS波群时限≥0.12s;②QRS波群形态:V_1导联常呈rSR′波形,R′波宽大而有切迹,偶呈有切迹的宽大R波;V_5、V_6和Ⅰ、aVL导联常有终末宽而粗钝的S波;aVR导联常有终末粗钝的r波或r′波;③ST-T段在V_1、V_2导联与QRS主波方向相反;④QRS心电轴可有偏,一般<+110°;⑤若QRS波群时限<0.12秒,而具备上述其他表现者,为不完全性右束支传导阻滞。

2)完全性左束支传导阻滞:①QRS波群时限≥0.12秒;②QRS波群形态:V_1导联常呈rS型,偶呈QS型;V_5、V_6和Ⅰ、aVL导联呈增宽而有切迹的R波,一般无Q波或S波;③ST-T段与QRS主波方向相反;④QRS心电轴可轻度左偏,但一般不超过-30°;⑤若QRS波群时限<0.12秒,而具备上述其他表现者,为不完全性左束支传导。

3)左前分支传导阻滞:①QRS心电轴左偏<-30°~45°;②QRS波群形态:Ⅰ和aVL导联呈qR型,RaVL>RⅠ;Ⅱ、Ⅲ和aVF导联呈rS型,SⅢ>SⅡ;③QRS时限<0.11秒;④ST-T段在正常范围内。

4)左后分支传导阻滞:临床上较少见。

2.动态心电图检查　能记录24小时心电活动,能发现短暂的心律失常,用于评价患者活动、症状与心律失常关系,鉴别良恶性心律失常,观察药物作用等。

3.希氏束电图　是有创性的心腔内心电图,用于研究心律失常的发生机制,鉴别室上性或室性心动过速,诊断房室传导阻滞部位等。

4.食管心电图　能记录心房电位和心房快速起搏或程序电刺激。用于确定是否存在房室结双径路和鉴别室上性和室性心动过速;有助于预激综合征诊断;评价药物疗效;有助于病态窦房结综合征诊断。快速心房起搏可终止某些室上性折返性心动过速。

5.信号平均技术　常用于检测心室晚电位。预测心肌梗死后心律失常的危险因素。

6.临床心电生理检查　记录心腔内的不同部位局部电活动。确立心律失常类型、发生部位和机制;终止心动过速的发作;判断患者是否容易诱发室速、是否容易发生心脏性猝死。

心律失常发作或间歇期要确定发作诱因和有无基础心脏病,除常规心电学检查外,需要做心脏X线、超声心动图、放射性核素心肌显像或冠状动脉造影等无创和有创性检查,确诊或排除器质性心脏病。

四、诊断与鉴别诊断

(一)诊断要点

1.期前收缩　期前收缩的共同心电图特征为较基本心律提早的1次或多次P-QRS波群。

(1)房性期前收缩:P波提早出现,形态与窦性P波不同,PR间期>0.12秒。房性期前收缩冲动常侵入窦房结,使后者提前除极,窦房结自发除极再按原周期重新开始,形成不完全性代偿间歇。

(2)房室交接处性期前收缩:期前收缩冲动侵入窦房结的形成不完全性代偿间歇,不干扰窦房结自发除极的则形成完全性代偿间歇。

(3)室性期前收缩:QRS波群提早出现,其形态异常,时限大多>0.12秒,T波与QRS波主波方向相反、ST随T波移位,其前无P波。

2.室上性心动过速 室上性的QRS波,频率大多在150~220次/分,律匀齐;逆行性P波可落在QRS波中,或落在QRS的起始部位,或落在QRS波的终末都。

3.房扑 典型房扑的心电图示P波不见,代之以连续的(其间无等电线)形状、大小一致和规则的锯齿样彼(房扑波F),频率250~350次/分,房室传导比例固定时,室律规则,否则可不规则。房室比例为2:1和4:1多见,有时2:1与4:1交替。

4.心房颤动 心房颤动P波消失,代之以小而不规则的振幅、形态均不一致的基线波动(心房颤动波f),频率350~600次/分。心室律大多不规则。

5.室性心动过速 起源于心室、自发、连续3个或3个以上、频率大于100次/分的期前搏动组成的心律。

6.病态窦房结综合征 主要基于窦房结功能障碍的心电图表现,应排除迷走神经功能亢进或药物影响。

(1)窦房传导阻滞和(或)窦性静止和(或)显著窦性心动过缓。

(2)逸搏、短阵或持续逸搏心律,逸搏夺获二联律,游走心律。

(3)伴随的房性快速心律失常,如频发房性期前收缩、阵发或反复发作短阵心房颤动、心房扑动或房性心动过速,与缓慢的窦性心律形成所谓慢-快综合征。快速心律失常自动停止后,窦性心律常于长达2秒以上的间歇后出现。

(4)房室交接处起搏和(或)传导功能障碍,表现为延迟出现的房室交接处逸搏、过缓的房室交接处逸搏心律或房室传导阻滞。

(二)鉴别诊断

1.病理性室性期前收缩与良性室性期前收缩鉴别

(1)病理性室性期前收缩:多源性、多形性及连发的室性期前收缩;频发室性期前收缩,尤其是形成二联律者;期前收缩的QRS波振幅<10mm;期前收缩的QRS时间>0.14秒,甚至达0.18秒,并有明显的切迹;ST段呈水平型下降、T波与QRS主波方向一致;室性并行心律型期前收缩有80%为病理性;室性期前收缩及房性或交界性期前收缩同时存在;有期前收缩后ST-T改变者;过于提前的室性期前收缩(R-R′<0.43秒),尤其是R-on-T现象;无感觉的室性期前收缩病理性较多;运动后或心率增快后期前收缩增多;心肌损伤及心功能不全时出现的室性期前收缩肯定为病理性。病理性室性期前收缩又称器质性室性期前收缩,指具有器质性心脏病或其他异常情况的患者所发生的室性期前收缩。符合以上1项或1项以上时,可考虑为病理性室性期前收缩,但临床确定病理性室性期前收缩时,应结合患者心脏的基础状态,综合判断。

(2)良性室性期前收缩:无心脏病史,常偶然发现临床无自觉症状,活动如常,心脏不大,无器质性杂音;期前收缩在夜间或休息时多,活动后心率增快,期前收缩明显减少或消失;心电图示期前收缩呈单源性、配对型,无 R 落在 T 波上,无其他心电图异常。

2.风心病心房颤动、冠心病心房颤动、甲心病心房颤动鉴别

(1)风心病心房颤动:较多见,是我国房颤的主要原因;多有心瓣膜损害的证据;房颤多发生于风心病晚期;多发生于非风湿活动的病例中;房颤一般呈阵发性发作到持续发作的演变过程;大多数病例均存在心肌的器质性病变;发生心力衰竭、栓塞等并发症的机会多。

(2)冠心病心房颤动:往往伴有高血压、高血脂、肥胖、高龄等危险因素;有阳性的家族史;房颤常与窦房结功能不全或束支阻滞合并存在;可有典型心绞痛或(和)心肌梗死病史。

(3)甲心病心房颤动:发病年龄>40 岁者占 80%;女性较多;多伴有甲状腺素过多的表现,如心悸、多汗、多食、消瘦、甲状腺肿大等;多存在甲状腺功能亢进的实验证据,有基础代谢率升高等;多呈快速型及细颤型心房颤动;一般纠颤治疗后容易复发,但彻底的抗甲状腺素治疗常可获得持久疗效。

五、治疗

(一)治疗思路

1.辨证要点

(1)辨虚实:心悸的病变特点多为虚实相兼,所谓虚是指五脏气血或阴阳的亏虚,实则多指痰饮、血瘀、火邪夹杂。痰饮、血瘀、火邪既属病理产物,在一定情况下又可成为惊悸、怔忡的直接病因。在辨证时不仅要辨虚实,还要分清其虚实之程度。其正虚程度与脏腑虚损的多寡有关,一脏虚损者轻,多脏亏损者重。其邪实方面,一般说来,单见一种夹杂者轻,多种夹杂者重。

(2)辨惊悸与怔忡:惊悸发病,可由骤然惊恐,忧思恼怒,悲哀过极或过度紧张而诱发,多呈阵发性,病来虽速,病情较轻,实证居多,但也存在内虚因素,其病势较浅,可自行缓解,不发时则如常人。怔忡多由久病体虚,心脏受损所致,无精神因素也可发生,常持续心悸,心中惕惕,不能自控,活动后加重,病情较重,多属虚证或虚中夹实。

(3)辨脏腑的虚损程度:由于本病以虚为主,而其本虚的程度又常与脏腑虚损的多寡有关,故应详辨。脏腑之间相互联系,互相影响。心脏病变可以导致其他脏腑功能失调或亏损,同样他脏病变也可以直接或间接影响于心。如肾水不足可致心肾失交,肝血亏虚不能养心致心血虚,脾肾阳虚致心气虚弱等。在一般情况下,仅心脏本身虚损而致病者病情较轻,夹杂证少,其临床表现仅以心悸、心悸、胸闷、少寐为主。而与他脏并病,兼见肾虚、脾虚、肝火或肝阴不足证候者,病较重。且初发多轻,以单脏病变为主;病久则重,多为数脏同病。

(4)辨脉象:脉象的节律异常为本病的特征性征象,通过脉率可辨明快速性或缓慢性心律失常。一般认为,阳盛则促,阴盛则结。沉迟或弱脉多为阳气虚损;细数脉多为阴血不足;痰饮多兼弦滑;瘀血则见涩脉;结脉、促脉和代脉等多为气血不足、阴阳俱虚之候,病情较重。

2.治疗原则主要是采取辨证施治的方法,区别心气阴不足、心肾阳虚、心阳欲脱、心血瘀阻、水气凌心等不同病机,分别采用益气养阴、温补心肾、回阳固脱、活血化瘀、化气行水等治法。在此基础上,可结合辨病和现代药理研究加用具有抗心律失常作用的药物。此外,部分心律失常并不存在明显的虚实偏盛,而主要是气血失调,因此调和气血应是其有效治法。

(二)中医治疗

1.分证论治

（1）心虚胆怯证

症状：惊悸不安,善惊易恐,稍惊即发,坐卧不宁,少寐多梦而易惊醒。舌淡红,苔薄白,脉细数或细弦。

证候分析：惊则气乱,心神不能自主,故惊悸不安;心不藏神,心中惕惕,则善静易恐,稍惊即发,坐卧不宁,少寐多梦而易惊醒;脉细数或细弦为心胆虚怯、心神不安之象。

治法：镇惊定志,养心安神。

代表方：安神定志丸加减。

常用药：龙齿、琥珀镇惊安神;远志、茯神养心安神;茯苓、人参益气宁心;天冬、生地滋养心血。

加减：心悸气短,动则为甚,气虚明显者,加黄芪、党参益气补虚;自汗加麻黄根、浮小麦固表止汗;夹瘀加丹参、红花活血化瘀;痰火较盛者,加竹茹、胆南星清热豁痰;心气不敛者,加五味子、酸枣仁敛气宁心安神;心气郁结,心悸烦闷,精神抑郁,胸胁胀痛者,加柴胡、郁金、合欢皮解郁安神。

（2）心脾两虚证

症状：心悸头晕,面色不华,倦怠无力,失眠健忘,或有纳呆食少,腹胀便溏。唇舌色淡,脉细。

证候分析：心主血脉,其华在面,血虚故面色不华;心血不足,不能养心,故而心悸;心血亏损不能上营于脑,故而头晕;血亏气虚,不能濡养四肢百骸,则倦怠无力;脾为气血生化之源,脾虚则气衰血少,心无所养,不能藏神,故失眠健忘;运化失健,故纳呆食少,腹胀便溏;心开窍于舌,心主血脉,心血不足,则唇舌色淡,脉细。

治法：补血益气,健脾养心。

代表方：归脾汤加减。

常用药：人参、黄芪、白术、炙甘草益气健脾;当归、龙眼肉补养心血;酸枣仁、茯神、远志宁心安神;木香理气醒脾,使补而不滞。

加减：心烦、口干、心阴不足者,加麦冬、玉竹、北沙参养阴清心;气虚甚者加黄芪益气固虚;血虚甚加枸杞子、熟地黄益精养血;阳虚加附片、仙灵脾温阳补虚;气血虚弱,脉结代,心动悸者,宜用炙甘草汤加减益气滋阴,养血复脉。

（3）肝肾阴虚证

症状：心悸不宁,心烦少寐,头晕目眩,耳鸣腰酸,视物昏花,五心烦热,口干盗汗。舌红少苔或无苔,脉细或细数。

证候分析：肾阴不足,水不济火,以致心火内动,扰动心神,故心悸不宁,心烦少寐;阴亏于下,阳扰于上,则头晕目眩;肾之阴精不足,耳失充养则耳鸣;腰府失于滋养则腰酸;阴虚失润,虚火内炽,故见五心烦热,口干盗汗,舌红少苔或无苔,脉细或细数。

治法：滋补肝肾,养心安神。

代表方：一贯煎合酸枣仁汤加减。

常用药：生地黄滋阴养血,补益肝肾;当归、枸杞子养阴柔肝;沙参、麦冬滋养肺胃,养阴生津,佐金平木;酸枣仁、茯神宁心安神;知母滋阴润燥,清热除烦。

加减:口渴心烦者,重用麦冬、沙参,加石斛、玉竹养阴除烦;阴虚火旺,热象偏重者,加黄连、栀子、淡竹叶清热除烦;潮热盗汗者,加地骨皮、浮小麦滋阴除热;便秘者,加瓜蒌子润肠通便;善惊易恐,加生龙骨、生牡蛎镇静安神;阴虚夹瘀热者,加丹参、丹皮、赤芍祛瘀清热。

(4)阳气虚衰证

症状:心悸不安,胸闷气短,面色苍白,形寒肢冷,神疲倦怠,甚或小便短少,肢体浮肿,胸闷痞满,渴不欲饮,伴恶心呕吐。舌淡胖,苔白滑,脉沉细而迟,或弦滑。

证候分析:久病体虚,损及心阳,心失温养,故心悸不安;胸中阳气不足,故胸闷气短;心阳虚衰,血液运行迟缓,肢体失于温煦,故面色苍白,形寒肢冷;阳虚不能鼓舞精神,则神疲倦怠;肾司二便,肾阳不足,气化失权,水湿内停,津不上承,故小便短少,肢体浮肿,渴不欲饮;气机不利,故胸闷痞满;饮邪上逆则恶心呕吐;舌淡胖,脉沉细而迟为心阳不足,鼓动无力之征;舌苔白滑,脉弦滑为水饮内停之象。

治法:温阳益气,宁心安神。

代表方:桂枝甘草龙骨牡蛎汤加减。

常用药:桂枝、制附子温振心阳;生龙骨、生牡蛎重镇安神定悸。

加减:小便不利,肢体肿胀严重,宜用苓桂术甘汤,酌加五加皮、葶苈子、车前子温阳健脾,利水渗湿;心悸、咳喘、浮肿较甚,不能平卧者,用真武汤加减温肾阳,利水气;大汗淋漓,面青唇紫,肢冷脉微者,当急服独参汤或参附汤回阳益气救脱;兼阴伤,加麦冬、玉竹养阴;心动过缓,加麻黄、补骨脂、细辛振奋心阳。

(5)血脉瘀阻证

症状:心悸不安,胸闷不舒,心痛时作,痛有定处,唇甲青紫,舌质紫暗或有瘀斑,脉涩。

证候分析:心主血脉,心失所养,故心悸不安;血瘀气滞,宗气失于斡旋,则胸闷不舒;心络挛急,心脉不通,则心痛时作;血脉凝滞,故痛处固定不移;气血运行不利,肌肤失养,则唇甲青紫;舌质紫暗或有瘀斑,脉涩,均为瘀血内停之候。

治法:活血化瘀,通络止痛。

代表方:血府逐瘀汤加减。

常用药:桃仁、红花、川芎、赤芍活血祛瘀;牛膝活血通经,祛瘀止痛;生地、当归养血益阴,清热活血;枳壳、桔梗一升一降,宽胸行气;柴胡疏肝解郁,升达清阳。

加减:肢冷畏寒者,加桂枝、细辛温经通阳;心痛甚者加延胡索、乳香、没药活血止痛;因虚致瘀者,去理气之品,气虚者加黄芪、党参益气补虚,血虚者加熟地黄、何首乌、枸杞子养血补虚,阴虚者加麦冬、玉竹、女贞子滋阴清热,阳虚者加制附子、肉桂、淫羊藿温阳补虚。

(6)痰浊阻滞证

症状:心悸怔忡,胸闷痞满,食少痰多,恶心呕吐,或烦躁失眠,口干口苦,小便黄赤,大便秘结。舌苔白腻或黄腻,脉弦滑。

证候分析:心脉痹阻,心阳不振,失于温养,故心悸怔忡;痰浊中阻,胃失和降,故见食少痰多,恶心呕吐;痰浊郁久化热,内扰心神则烦躁失眠;热灼津伤则口干口苦,小便黄赤,大便秘结;舌苔白腻或黄腻,脉弦滑为痰浊内阻之征。

治法:理气化痰,宁心安神。

代表方:导痰汤加减。

常用药:半夏、陈皮燥湿化痰;制南星清热化痰;茯苓健脾渗湿,健脾以杜生痰之源,渗湿以助化痰之力;远志、酸枣仁宁心安神。

加减:脾虚见纳呆腹胀者,加党参、白术、谷芽、麦芽健脾益胃;心悸伴烦躁、口中苦,苔黄脉滑数者,加苦参、黄连、竹茹清热除烦;痰火伤津,大便秘结,加大黄、瓜蒌仁清热润肠通便;痰火伤阴,口干盗汗,舌红少津者,加麦冬、玉竹、石斛养阴生津。

2.中成药治疗

(1)参松养心胶囊:益气养阴,活血通络。适用于气阴两虚、心络瘀阻引起的冠心病室性期前收缩。用法:口服每次2~4粒,每天3次。

(2)天王补心丹:养阴清热。适用于阴虚火旺型心律失常。用法:口服每次3g,每天3次。

(3)生脉注射液:益气养阴。适用于气阴两虚患者。用法:稀释后静脉滴注,每次40mL,每天1次。

(4)复方丹参滴丸:活血化瘀,理气止痛。适用于气滞血瘀型心悸。用法:口服或舌下含服,每次10粒,每天3次。

(5)稳心颗粒:益气养阴,定悸复脉,活血化瘀。适用于气阴两虚兼心脉瘀阻所致的心悸。用法:开水冲服,每次1袋,每天3次。

(6)心宝丸:温阳通脉。适用于各种缓慢性心律失常、心功能不全患者。用法:口服每次5~10粒,每天3次。

(7)血府逐瘀口服液:活血化瘀。适用于心血瘀阻型心律失常者。用法:口服每次10mL,每天3次。

(8)参附注射液:温阳益气。适用于阳气亏虚型心律失常者。用法:静脉滴注,每次40mL,每天1次。

(9)参仙升脉口服液:温补心肾,活血化瘀。适用于阳虚脉迟。用法:口服,每次20mL,每天2次。

3.食疗 在药物治疗的同时,适当的食疗可促进康复。嗜食肥甘厚味、恣饮烈酒、吸烟等是导致心律失常的基础病如冠心病、高血压、心肌病等的重要病因,而且烟酒、浓茶、咖啡等刺激之物本身也易直接导致心律失常的发生。因此饮食宜多样、清淡,富有营养,富含维生素,多食水果、蔬菜,可适当增加一些有益的无机盐如钾、镁、锌等,并限制钠的摄入。一般原则是宜少食多餐,忌食过饱;痰湿甚或有蕴热者,宜食清淡而有营养的食物,忌烟、酒、浓茶、咖啡及肥甘油腻厚味;适当进食含镁的食物,如黄豆、赤豆、油豆腐、芹菜、白菜、萝卜、鲢鱼等;适当进食含钾的食物,如菠菜、黄鳝、豆腐、土豆、山药、香蕉、苹果、梨等。此外,按中医辨证择膳更佳。

(1)白鸽参芪汤:白鸽1只,黄芪30g,党参30g。将白鸽去毛及内脏,洗净,同黄芪、党参一起放锅内煮汤,吃鸽肉饮汤。适用于心脾两虚型心律失常。

(2)百合莲子羹:鲜百合50g,莲子50g,加蜂蜜适量,宜常服,可治阴虚火旺,心神不宁型心悸。

(3)茯苓红枣粥:茯苓30g,红枣10个,粳米50~100g。将茯苓研末与红枣、粳米共煮成粥,可治心血不足型心悸。

(三)西医治疗

病因治疗包括纠正心脏的病理改变、调整异常病理生理功能(如冠状动脉狭窄、泵功能不全、自主神经张力改变等），以及去除导致心律失常发作的其他诱因（如电解质失调、药物不良反应等）。其他还有药物治疗、电治疗、介入性导管消融、手术治疗等。

1.期前收缩　应参考有无器质性心脏病，是否影响心排血量，以及发展成为严重心律失常的可能性而决定治疗原则。

无器质性心脏病基础的期前收缩，大多不需特殊治疗。有症状者宜解除顾虑，由紧张过度情绪激动或运动诱发的期前收缩可试用镇静剂和β受体阻滞剂。

频繁发作，症状明显或伴有器质性心脏病者，宜尽快找出期前收缩发作的病因和诱因，给予相应的病因和诱因治疗，同时正确识别其潜在致命可能，积极治疗病因和对症治疗。

除病因治疗外，可选用抗心律失常药物治疗，房性和房室交接处期前收缩大多选作用于心房和房室交接处的Ⅰa类、Ⅰc类、Ⅱ类、Ⅳ类药，而室性期前收缩则多选用作用于心室的Ⅰ类和Ⅲ类药。

2.室上性心动过速　发作时应取卧位、吸氧。可先用兴奋迷走神经的方法，如刺激呕吐、压迫眼球、按摩颈动脉窦等，往往能使室上速终止。

上述方法不能终止发作的，可依具体情况选用药物治疗或经静脉置入起搏导管，在心腔内进行心脏调搏来终止室上速；也可用食管调搏来终止之。还可选用电复律治疗。药物可选用普罗帕酮、维拉帕米等静脉给药治疗。

3.房扑和心房颤动　包括消除有关病因和诱因，急性和慢性发作的治疗、复发的预防，以及栓塞并发症的预防。

随患者心脏病基础、耐受发作的程度，以及既往发作规律而定。阵发房扑或心房颤动首次发作，在24小时内自动转复可能大，持续时间越长，自动转复的机会越小。转复窦律可缓解症状、改善心功能并减少栓塞危险。房扑急性发作一般首选低能量同步直流电复律，作用迅速且转复成功率高。

心房颤动急性发作在排除病窦、慢快综合征后，考虑复律治疗。伴明显血流动力功能恶化如预激综合征并发心房颤动者，首选电复律。

不适合复律的患者应控制心室率，提高运动耐力并预防长期心动过速诱发的心肌病，但不能预防栓塞并发症。人为规定以静息时60~80次/分，中等运动时如<110次/分为满意的室率，还应做个体化调整。伴心功能不全者首选地高辛。

4.室性心动过速　终止发作对于持续性室速的治疗，视其对血流动力学影响程度而有不同。如患者神志不清，立即予以同步电复律；如有血压下降、神志模糊、休克表现者，可在麻醉下行同步电复律，复律的能量以100~250J为宜，同时应寻找诱发的因素，纠正电解质、酸碱平衡紊乱，停用诱发室速的药物等。无明显血流动力学改变者可静脉给予药物治疗，如利多卡因、胺碘酮、普罗帕酮、硫酸镁等。

5.病态窦房结综合征　可用人工心脏起搏，是用人造的脉冲电流刺激心脏，以带动心搏的治疗方法。

六、预防与调护

注意保持心情愉快，精神乐观，情绪稳定，以利气机调达，促进病情的缓解，避免不良情绪的刺激。注意寒暑变化，避免外邪侵袭而诱发或加重心悸。注意劳逸结合，可适当进行体育活动，如散步、慢跑，但应避免过于劳累。心悸病势缠绵，应坚持长期治疗，定期复查。

第二节 论治经验

从"虚、痰、瘀、毒"论治老年冠心病心律失常探析。

随着我国社会人口老龄化进程,老年人数量呈上升趋势。现代医学研究表明,老年人脂质代谢能力随年龄增大而逐渐退化,体内血脂水平增高,血管弹性降低,血管内皮上形成斑块附着而导致冠状动脉出现粥样硬化性病理改变,使冠脉管腔狭窄或堵塞,心肌缺血、缺氧而发为冠心病。当冠心病患者心肌缺血未能得到及时干预,便会对心脏传导系统产生影响,常表现为心肌细胞除极、复极和电传导异常,易形成异位兴奋灶或微折返而出现心律失常。严重的心律失常可损害心脏的泵血功能,甚至危及生命,因此属于冠心病的高危并发症之一。目前治疗本病的抗心律失常药多为化学合成药,其拥有明显疗效的同时也存在严重的不良反应。介入治疗诸如射频消融、起搏器、除颤器等均属有创方法且费用昂贵,患者难以接受,极大限制了其在临床的广泛应用。为了更有效地改善老年人冠心病心律失常的症状,提高患者的生存质量,近现代中医学者不断探索与完善治疗本病的相关措施,并为中医药治疗该病提供了许多新思路。

祖国医学认为老年冠心病心律失常属中医"心悸""怔忡"的范畴,尚与"胸痹""心痛"等有所关联。历代医家对心悸论述颇多,认为病机总属本虚标实,以心之气血阴阳亏虚为本,痰浊、瘀血及体内痰瘀蕴蓄日久所化之毒为标,治疗当以扶正补虚、温阳化痰、益气活血、标本兼治之法。笔者通过深入研究老年人病理、生理特点,以及长期的临床观察,认为气虚血少,阴阳失调是老年冠心病心律失常的内在发病基础;痰浊、瘀血则是其主要病理因素;而患病日久,迁延不愈所致痰瘀蓄积致毒也能损伤心气心阴,邪毒日久不去,瘀滞于内,心脉不利,发为心悸,故从"虚、痰、瘀、毒"论治可收良效。

一、"虚"是老年冠心病心律失常的内在发病基础

《素问·灵兰秘典论》云:"五十岁,肝气始衰……六十岁,心气始衰……七十岁,脾气虚……八十岁,肺气衰……九十岁,肾气焦……百岁,五脏皆虚。神气皆去。形骸独居而终矣。"《素问·上古天真论》云:"女子……七七任脉虚,太冲脉衰少,天癸竭,地道不通……丈夫……七八肝气衰,筋不能动,天癸竭,精少,肾气衰"。可见,人体功能随着年龄增大而衰退,逐渐出现元气亏虚、脏腑失养、卫气不固、体虚易病,故人至老年,先有气虚。《黄帝内经》曾载:"中焦受气取汁,变化而赤是谓血",意为气能生血,气与血有相互促进资生的关系。老年人气血两虚,易出现全身各脏腑功能衰退,正常传化过程受阻甚或紊乱的现象。这一改变是老年人容易发生多种疾病的内在原因,而"脏腑虚"中与老年冠心病心律失常关系最为密切的,当属心、肝、脾、肾四脏之虚。其中,心主血亦藏神,正如《丹溪心法·惊悸怔忡》指出"人之所主者心,心之所养者血,心血一虚,神气不守,此惊悸之所肇端也。"心血虚所致的心脉失养为心悸发生的主要原因。肝为将军之官,主疏泄,为气血调节之枢纽,古有"气血为病多责之与肝"之说。早有《古今医统大全》提出,"治惊悸有从肝胆一经,肝出之谋虑,游魂散守,恶动而惊,……或嗜欲繁冗,思想无穷,则心神耗散,而心君不宁,此其所以有从肝胆出治也"。其表明肝协助心主血脉,其疏泄太过与不及皆可致脉律紊乱。脾为气血生化之源也能统血,运化不及则气血生化乏源导致气血亏虚,心脉失养而作心悸。肾为阴阳之根,与心水

火相容,阴阳相济,肾之阴精可助阳化血,肾之元阳可辅心通阳。若元阳虚衰而心火不旺,则水凌心气而惊悸怔忡;阴精下竭而心火炽烈,则虚热忧心而怔忡心烦。

可见,老年人气血亏虚致机体失养、阴阳失衡,尤其是心、肝、脾、肾虚,使心血不盈、心脉失养或气虚不能行血,使血行不畅而致瘀进而造成心脉瘀阻,如未能及时治疗,均有可能演变成为心悸。正如《医方难辨大成》指出:"人身清阳之道,果得顺正流行之乐,毫无逆滞壅塞之患,则气自充实,不致有空乏馁败之殃;神自完固,不致有虚怯惊惕之祸"。

二、"痰"与"瘀"是老年冠心病心律失常的主要病理因素

1.痰浊与老年冠心病心律失常　《证治汇补》有云:"痰迷于心,为心痛惊悸怔忡恍惚""心血一虚,神气失守,神去则舍空,舍空则郁而停痰,痰居心位,此惊悸之所以肇端也。"元代著名医家朱丹溪在《丹溪心法·惊悸怔忡》将心悸责之虚与痰。痰浊作为心悸的主要病理因素,其产生主要与心、脾、胃有关。《素问·六节藏象论》基于心脾阳虚论"心为阳中之太阳",心阳能温煦脏腑经脉、化气利水以维持正常的水液代谢。若心气不足、心阳不振无力推动脾阳,则无法化气行水,使津液运行迟缓,从而聚痰成饮,正如尤在泾《金匮要略心典》中所云"(心)阳痹之处,必有痰阻其间。"《素问·经脉别论》从脏腑精气论:"饮入于胃,游溢精气,上输于脾,脾气散精,上归于肺,通调水道,下输膀胱,水精四布,五经并行",说明老年人脏腑功能退化,胃气虚弱无以将精气上输于脾;使脾虚不能升清于肺;肺虚难以通调水道无以下输膀胱;肾虚气化失司,水液潴留;肝虚疏泄无力,致肝郁气滞,皆可使水湿停滞,酿生痰浊。同时,心气不足则正虚不能自护而使痰浊上犯于心,导致心悸,正如《伤寒明理论》中云"心悸之由,不越二种:一者气虚,二者停饮也。"

2.瘀血与老年冠心病心律失常　《景岳全书》指出:"凡人气血犹如源泉也,盛则流畅,少则塞滞,故气血不虚则不滞,虚则无有不滞。"其说明经脉是气血的通道,若气血流通,则循环全身,内灌溉脏腑,外濡养肌肤,以供机体生养之需。一旦气虚血瘀,瘀阻脉内,血行不畅,脏腑经络失其荣养,则机体功能失常,疾病也随之而来。老年人素体亏虚,脏腑功能失司,而致心气不足鼓动无力,血行失畅,滞而化瘀,其痹阻于心络处正合《素问·痹论》所载:"心痹者,脉不通,烦则心下鼓。"此意即老年人气虚血滞,瘀阻络道可引起心悸。故有学者认为痰浊瘀血阻滞心脉,络脉不通,气血不荣,心失所养遂发为心悸是心悸产生主要的病理过程。《素问·举痛论篇》就说:"过劳耗气,心气不足,血不得运,停为瘀血,而致病发。"叶天士则据此制定了心悸气虚血瘀证的治疗大法:"通血脉,攻坚垒,佐以辛香行气。"可见,古人早已预见到瘀血是心悸发病的主要病理因素。

3.痰瘀互结与老年冠心病心律失常　心悸乃心系本脏症候。心之疾患如冠心病、肺心病、先心病等均可出现心悸怔忡的症状,当伴有心律失常时更是主要临床表现。当观察这些疾病的病程中,大多可见有痰浊和血脉瘀滞的病理过程,而痰瘀互结于脉中又时常会进一步加重病情和症状。

中医学很早就有痰瘀同源的观点,如《圣济总录》认为,"脉道闭塞,津液不通"是形成痰邪的主要原因;晋巢元方在《诸病源候论》中也指出:"诸痰者,此由血脉壅塞,饮水积聚而不消散,故成痰也。"由于老年人素体亏虚,脏腑缺少元气滋养,失去阳气温煦而使痰浊、瘀血内生。故二者虽有不同,但均属阴类的病理产物,且痰浊由水液失于阳气蒸化而生,瘀血因元气不足无力推动血液运行而成,津血同源,互相资生转化,所以痰浊与瘀血常搏结而生、互为

因果。正如《血证论》谓"痰水之壅,由瘀血使然""血积既久,亦能化为痰水"。

老年人脏腑虚衰,功能失调所致水湿痰饮内停,清阳失旷;或本脏阳气虚衰,痰浊水饮内侵,上凌于心;或内有宿痰郁火;或外感时邪伤正,凡此种种均可导致痰瘀互结阻闭心络,出现心悸怔忡。故《类证活人书》中记载:"赤茯苓汤,治伤寒呕哕,心下满,胸膈间宿有停水,头眩心悸",其中赤茯苓、川芎化瘀活血;半夏、陈皮化痰理气,治疗效果明显。现代医者王键教授治疗心悸的临床经验,也指出心悸的病因病机以气阴两虚为本,痰瘀互结为标,治疗时须将辨证与辨病相结合,考虑患者是虚实偏重或虚实并重,治以益气养阴为本,化痰逐瘀为标,强调无论补益机体或通利血脉,都应以通法为重点。可见,不论古今医家,其思想均蕴含了痰瘀互结导致心悸的思想。

4.痰浊、瘀血与冠心病心律失常的相关现代研究　痰浊和瘀血在体内相互资生,互为因果,二者既是老年人脏腑虚弱、功能衰败的病理产物又是导致心悸发病的主要病理因素,在老年人冠心病心律失常的发病中起着重要作用。现代医者在中医传统理论基础上,为探讨老年冠心病心律失常与痰浊、瘀血的关系进行了许多深入研究。

目前,对痰浊、瘀血的研究主要集中在脂质代谢、血液流变学、血液成分、代谢产物及血管内皮损伤等方面。美国 Framingham 研究表明,冠心病的发病率与血中 LDL-C 水平呈正相关,与 HDL-C 水平呈负相关。医学家早已通过动物实验证实,降低血液中的 TC 水平能预防和减缓动脉粥样硬化病变的发生和发展。TC 和 LDL-C 升高是血脂异常的首要指标。现已有研究表明,TC/LDL-C 升高是冠心病和缺血性脑卒中的独立危险因素之一。流行病学研究资料揭示了 TC 水平升高与冠心病危险系数增高的相关性:血清 TC 水平在小于 4.5mmol/L(173mg/dL)时冠心病发病人数较少。已确诊冠心病的患者血清 TC 多数在 5.0~6.5mmol/L(192~250mg/dL),可知血清 TC 水平越高,冠心病发病率越高,TC 水平每增高 1%,则冠心病发病的危险系数增加 2%~3%。现我国大系列的队列研究结果均显示此种相关性是客观存在的,其研究分析结果显示:TC 从 3.63mmol/L(140mg/dL)开始,缺血性心血管病发病危险系数会随着随 TC 水平的增加而增高。朱玉娟等研究发现,在使用益气活血法治疗冠心病稳定型心绞痛后与治疗前相对比,血液流变学的四个指标上均有显著差异($P<0.01$),记录数据均比治疗前有所降低,说明血液流变学指标与冠心病发病呈正相关。武云涛等研究发现,血管内皮细胞功能失调是冠状动脉粥样硬化起始环节,且与冠心病(CHD)发生、发展密切相关。血管内皮细胞功能障碍可用血浆标志物来评价,其血浆标志物高低与 CHD 病情变化相关。李晓等认为心血瘀阻证是冠心病心律失常最常见的证型之一,也可能存在内皮细胞功能障碍。痰浊和瘀血是心悸病的两个重要致病因素,可相互资生转化,贯穿于冠心病心律失常发病的始终,提出治心悸当重痰瘀,主张将痰瘀并治贯穿于治疗冠心病心律失常的始终;又结合痰、瘀的相关现代研究,认为治疗冠心病心律失常除关注心悸、胸闷不适等症状外,还应关注患者血液中全血黏度、血浆黏度、红细胞比积之异常,并指出痰证和瘀证无论在发病机理和临床症候等方面均有一定的内在联系。因此,处方时在辨证的基础上应适当选用一些既符合辨证又具有降血脂、扩血管、改善微循环等针对性药物,常有良效。

三、"痰瘀致毒"是老年冠心病心律失常的重要病机

痰饮、瘀血作为津液代谢失调的病理产物,痰瘀蕴蓄日久则酿热生火,变化成毒,形成痰毒、瘀毒,属于中医"内毒"范畴。津血同源,痰瘀关系也十分紧密,诸多疑难危急重症、缠绵

久病不愈,常与"痰瘀互结"相关联。清代著名医家叶天士曾将许多疑难慢性疾病,如积聚、痹症、症瘕、噎膈等称之络病,认为此以"痰凝血瘀"者居多。痰瘀互结,日久郁而腐化成毒,从而形成痰、瘀、毒相互交结,其危害与致病力较一般意义上的痰、瘀之邪更加广泛和强烈,易使病邪顽固不去,成为或危重,或反复难治的疾病。痰能生毒,瘀亦能化毒。在温病过程中,热毒、瘀血、痰饮三者之间不但相挟而生,而且还经常相互转化,最终形成痰、瘀、毒同病。戴天章在《广瘟疫论》中就有瘟疫挟痰水、协蓄血的记载。何秀山在《重订通俗伤寒论》亦云"热陷包络神昏,非痰迷心窍,以及瘀阻心孔"。实际上,痰瘀毒邪蕴蓄于体内,随气升降,不仅进一步残坏形骸,内伤脏腑,阻痹脉络,使气血运行无序,促进痰、瘀形成,使痰浊更盛,瘀血更壅,循环往复,终致虚、痰、瘀、毒胶结为患,导致虚者愈虚;且"热毒内壅,络气阻遏",使心络不宁,发为心悸。

四、老年冠心病心律失常的治法

如上所论,无论是环境变化所染的外毒,还是机体虚弱、脏腑不调而生的内毒,与痰饮、瘀血都有着密切联系,一旦痰、瘀、毒相互胶结,更增加了疾病的发病时的急骤性、病程中的顽固性、症状的危重性,以及治疗时的疑难性等。因此,在治疗方面,要注重虚毒痰瘀四者并治,故治疗时应标本兼治,邪正兼顾,通察整体,寻因求本,抓住主要矛盾,通过多层次、多环节的治疗手段,充分缓解患者症状,改善患者体质,达到预防与治疗并举的良好效果。

在选方用药上,宋代医家严用和提出"当随其证,施以治法。"当患者以气阴两虚,肾精不足为主证,方选生脉散合炙甘草汤加减,因老年人多脾胃虚弱,难以耐受厚味重剂滋补,加之精血难以速生,故常用太子参、麦冬、五味子等轻清之品益气养阴为基础,酌情选用桑寄生、桑葚、枸杞子、黄精、鹿衔草、仙鹤草、肉苁蓉、菟丝子、酸枣仁、制何首乌等养肝益肾,填精生血。当患者脾胃虚弱、痰热内蕴挟瘀,痹阻脉络时,方选血府逐瘀汤合温胆汤加减,选用白术、茯苓、橘红、胆星、砂仁、陈皮、枳实、竹茹、半夏、石菖蒲等醒脾化湿,理气消痰;当归、丹参、鸡血藤、桃仁、红花、川芎、牛膝、益母草等养血活血,化瘀降浊;若久病血热郁而化为瘀毒,则选用生地黄、赤芍、黄连、黄芩、黄柏、栀子、芦根、连翘、蒲公英、鱼腥草等凉血活血,清热解毒;地龙、全蝎、豨莶草等通经活络。此外,当选甘草调和诸药以助诸药直达病所,为佐使之功。此上方药,既能补虚培元,又能兼顾各种有形之痰、瘀、毒邪,使邪去正安,心脉得养,心络得畅,心神得安,用之效若桴鼓。

(聂皎)

第八章 老年慢性支气管炎论治经验

慢性支气管炎是由物理、化学等因素的刺激,在机体抵抗力下降时,容易引起气管、支气管黏膜炎性变化,黏液分泌增多,临床出现咳嗽、咳痰、喘息症状。早期症状较轻,一般在冬季发作,春暖后缓解,晚期症状加重,咳嗽、咳痰、喘息长年存在,不分季节,疾病进展又可并发肺气肿,肺动脉高压及右心肥大,严重影响劳动力和健康。本病在我国是一个多发病、常见病,据不完全统计,我国有3000多万人患此病,患病率为3%~5%。随着年龄的增长而患病率递增。50岁以上患病率较50岁以下者高3~8倍,50岁以上患病率可高达15%~24%,表明老年慢性支气管炎发病率很高,值得关注。本病流行与地区、环境卫生和吸烟等有密切关系。北方气候寒冷患病率高于南方,工矿地区大气污染严重,患病率高于一般城市。有1%~2%患有慢性支气管炎的患者由于防治延误,发展成阻塞性肺气肿,甚至肺源性心脏病,而丧失劳动能力或生活能力。我国对本病极为重视,1972年起将本病与感冒、肺气肿和肺心病列为"呼吸四病",各地成立了防治小组,加强研究和防治。

本病属中医"咳嗽""痰饮""喘证"等范畴。咳嗽病名最早见于《内经》,该书对咳嗽的成因、症状、证候分类、病理转归及治疗等问题做了较系统的论述。如《素问·宣明五气》说:"五气所病……肺为咳。"《灵枢·经脉》说:"肺手太阴之脉,是动则病肺胀满,膨胀而喘……是注肺所生病者,咳上气喘。"指出咳嗽病证的病位在肺。对咳嗽病因的认识,《素问·咳论》指出,咳嗽系由"皮毛先受邪气,邪气以从其合也","五脏六腑皆令人咳,非独肺也",说明外邪犯肺可以致咳,其他脏腑受邪,功能失调而影响于肺者也可致咳,咳嗽不只限于肺,也不离乎肺,并依据咳嗽的不同表现,将其分为肺、肝、心、脾、肾、胃、大肠、小肠、胆、膀胱、三焦诸咳,从而确立了以脏腑分类的方法。《内经》的上述论述,为后世医家对咳嗽病证的研究奠定了理论基础。隋代巢元方《诸病源候论·咳嗽候》有十咳之称,除五脏咳外,尚有风咳、寒咳、支咳、胆咳、厥阴咳等,虽然体现了辨证思想,但名目繁多,临床难以掌握。宋代陈无择《三因极一病证方论》将咳嗽分为内因、外因、不内外因三大类。金代张从正《儒门事亲·咳分六气毋拘从寒》指出:"岂知六气皆能嗽,若谓咳止为寒邪,何以岁火太过,炎暑流行,金肺受邪,民病咳嗽。"指出外因六气皆能致咳,从而发展了《内经》外感致咳的观点。明代程充所辑的《丹溪心法》一书中提出"咳嗽有风寒、痰饮、火郁、劳嗽、肺胀"之异,且以五行生克制化理论,区分昼、夜、昏、晨咳嗽之别。明代张介宾执简驭繁,将咳嗽分为外感、内伤两大类,《景岳全书·咳嗽》指出:"咳嗽一证,窃见诸家立论太繁,皆不得其要,多致后人临证莫知所从,所以治难得效。以余观之,则咳嗽之要,止惟二证,何为二证? 一曰外感,一曰内伤而,尽之矣。夫外感之咳,必由皮毛而入,盖皮毛为肺之合,而凡外邪袭之,则必先人于肺,久而不愈,则必自肺而传于五脏也;内伤之嗽,必起于阴分,盖肺属燥金,为水之母,阴损于下,则阳孤于上,水涸金枯,肺苦于燥,肺燥则痒,痒则咳不能已也。总之,咳证虽多,无非肺病,而肺之为病,也无非此二者而已,但于二者之中当辨阴阳,当分虚实耳。"至此,咳嗽的辨证分类,渐趋完善,切合临床实用。吴澄《不居集》补前人所未及,总结出辨治咳嗽的"三纲领""八条目",指出:"三纲领者,外感咳嗽、内伤咳嗽、虚中夹邪咳嗽也。八条目者,外感病多不离寒热二证,内伤不一,总属金水二家,其虚中夹邪则有轻重虚实之各别也。"对于咳嗽的辨证具有纲举目张的作用。

第一节　疾病概述

一、病因病机

(一)病因与发病机制

1.病因　西医的病因极其复杂,虽然近年来国内外对其病因进行了大量的研究,但至今仍未能完全明了。其病因大致如下。

(1)遗传因素:慢性支气管炎的患者从家族史上分析,患者家族患病率显著高于对照组,有遗传因素的患者,常在童年时期曾患呼吸道感染,如急性支气管炎、肺炎等,虽经治疗常遗留下肺部的永久性损伤,以致到了成年发展为慢性支气管炎或支气管扩张。这种患者血中缺乏免疫球蛋白A(IgA)及丙种球蛋白。

(2)大气污染:化学气体如氯、氧化氮、二氧化硫和烟雾等,对支气管和黏膜有刺激和细胞毒性作用。空气中的烟尘或二氧化硫超过 $1000\mu g/m^3$ 时慢性支气管炎的急性发作就显著增多。其他粉尘如二氧化硅、煤尘、棉屑、蔗尘等,也刺激支气管黏膜,并引起肺纤维组织增生,使肺清除功能遭受损害,为细菌的入侵创造条件。

(3)吸烟:现在公认吸烟为慢性支气管炎最重要的发病因素。纸烟所含焦油和烟碱能抑制气道纤毛的活动,削弱肺泡巨噬细胞的吞噬灭菌作用,引起支气管痉挛,增加气道的阻力。经常吸烟的患者其发病率是不吸烟患者的两倍以上。

(4)感染:患者痰中的细菌有草绿色链球菌、奈瑟球菌、肺炎球菌和流感嗜血杆菌四种。感冒病毒引起的细菌感染占慢性支气管炎复发的半数以上。病毒感染后,致呼吸道柱状纤毛上皮细胞损伤,为细菌继发感染创造了条件。

(5)过敏因素:过敏因素与慢性支气管炎的发病有一定关系。临床上单纯型支气管炎患者服解痉药,有时也有一定疗效。认为细菌致敏可能与慢性支气管炎发病有关,尤其是喘息型与Ⅰ型变态反应有一定关系,其致敏原为螨、细菌、粉尘等。用抗原脱敏药有一定的疗效。

(6)自主神经功能失调:自主神经功能失调是本病病理改变的一种内因。动物实验证明,以毒扁豆碱和二异丙氟磷酸使副交感神经处于持续兴奋状态,可使呼吸道杯状细胞分泌亢进。

国内很多单位对慢性支气管炎患者进行临床自主神经功能检查,约半数患者有自主神经失调表现。多数表现副交感神经亢进,相对交感神经功能低下,从而支气管分泌亢进,临床表现为咳嗽、痰多。

除以上外,气候的变化,冷空气刺激支气管黏膜使分泌增多,导致气道阻力增高。老年人性腺及肾上腺皮质功能衰退,喉头反射减弱,呼吸防御功能退化,也可使慢性支气管炎发病增加。

2.病理　慢性支气管炎早期主要累及管径<2mm 的小气道,杯状细胞不同程度的增生,黏膜及黏膜下炎症细胞浸润,管壁黏膜水肿,分泌物增加,有不同程度的炎性改变。此时的病变基本上是可逆的。随着病变的进展,气管、支气管腺体由正常人浆液腺泡占多数,逐渐

发展成黏液腺泡占多数,甚至全为黏液腺泡所占有,浆液腺泡及混合腺泡所占比例甚少;支气管黏膜上皮表面的纤毛被炎症反复刺激,受到破坏,纤毛变短,其修复功能下降,失去了正常的清除功能,从而痰液不易排出;支气管壁被炎症反复浸润,导致充血,水肿,纤维组织及肉芽组织增生,支气管平滑肌增厚,弹力纤维遭破坏,管腔狭窄,支气管软骨萎缩变性,部分被结缔组织所取代。由于终末细支气管腔内黏液和炎性渗出物的阻塞,管壁增厚及伴行动脉的炎性狭窄改变,可引起小叶中心型肺气肿。

(二)病因病机

1.病因　咳嗽的病因有外感、内伤两大类。外感咳嗽为六淫外邪侵袭肺系;内伤咳嗽为脏腑功能失调,内邪干肺。不论邪从外入,或自内而发,均可引起肺失宣肃,肺气上逆作咳。

(1)外感六淫:六淫外邪侵袭肺系,从口鼻或皮毛而入,肺气被郁,肺失宣降。多因起居不慎,寒温失宜,或过度疲劳,肺的卫外功能减退或失调,以致在天气冷热失常、气候突变的情况下,六淫外邪或从口鼻或从皮毛而入,内舍于肺导致咳嗽。故《河间六书·咳嗽论》谓"寒、暑、燥、湿、风、火六气,皆令人咳"即是此意。由于四时主气不同,因而人体所感受的致病外邪也有区别。风为六淫之首,其他外邪多随风邪侵袭人体,所以外感咳嗽常以风为先导,或夹寒,或夹热,或夹燥,表现为风寒、风热、风燥相合为病,其中尤以风邪夹寒者居多。张景岳说:"六气皆令人咳,风寒为主。"

(2)内邪干肺:内伤咳嗽总由脏腑功能失调,内邪干肺所致,可分其他脏腑病变涉及于肺和肺脏自病两端。

1)饮食不当:由于饮食不调者,或因嗜烟好酒,烟酒辛温燥烈,熏灼肺胃;或因过食肥甘辛辣,酿湿生痰;或因平素脾运不健,饮食精微不归正化,变生痰浊,肺脉连胃,痰邪上干,乃生咳嗽。

2)情志所伤:情志不遂,郁怒伤肝,肝失条达,气机不畅,日久气郁化火,因肝脉布胁而上注于肺,故气火循经犯肺,发为咳嗽。

3)肺脏自病:常因肺系疾病迁延不愈,阴伤气耗,肺的主气功能失常,以致肃降无权,肺气上逆作咳。

2.病机　本病病变主脏在肺,与肝、脾、肾密切相关。本病有虚有实,也有虚实夹杂。外感咳嗽多属邪实,由于感邪不同有风寒、风热、风燥之分;内伤咳嗽,属邪实和正虚并见,或以邪实为主,病机与湿、痰、火关系密切,或以正虚为主,而阴虚、气虚多见。外感咳嗽来势急,初起病位在肺,日久损伤正气,可由肺及脾肾,病势由上而下。内伤咳嗽起病多缓,表现不一,既可由肺及脾肾,又可由脾肾及肺。本病的基本病机是肺失宣肃,肺气上逆。老年外感咳嗽其病尚浅易治,但燥与湿二者较为缠绵,因湿邪困脾而致积湿成痰,转为痰湿咳嗽;燥伤肺津,久则肺阴亏耗,成为内伤阴虚肺燥之咳嗽,故古书曰"燥咳成痨"之说。内伤咳嗽多呈慢性反复发作过程,其病较深,治疗难取速效。痰湿咳嗽,由于反复发作,病久,肺脾两伤,可转化为气虚咳嗽。老年咳嗽以内伤最为常见,多因外感而诱发,而成为虚实夹杂之复杂病机。但无论外感还是内伤,均为肺系受邪而咳。

二、临床表现

1.症状多缓慢起病,病程较长,反复急性发作而加重。

(1)咳嗽:支气管黏膜充血,水肿或分泌物积聚于支气管腔内均可引起咳嗽。咳嗽严重程度视病情而定,一般晨间咳嗽较重,晚间睡前有阵咳或排痰。

(2)咳痰:由于夜间睡眠后管腔内蓄积痰液,加以副交感神经相对兴奋,支气管分泌物增加,因此起床后或体位变动引发刺激排痰,常以清晨排痰较多,痰液一般为白色黏液或浆液泡沫性,偶可带血。若有严重反复咯血,提示严重的肺部疾病,如肿瘤。急性发作伴有细菌感染时,则变为黏液脓性,咳嗽和痰量也随之增加。

(3)喘息或气急:喘息性慢支有支气管痉挛,可引起喘息,常伴有哮鸣音。早期无气急现象。反复发作数年,并发阻塞性肺气肿时,可伴有轻重程度不等的气急,先有劳动或活动后气喘,严重时则喘甚、生活难以自理。

2.体征　早期无任何异常体征。急性发作期可有散在的干湿啰音,多在背部及肺底部,咳嗽后可减少或消失。啰音的多少或部位不一定。喘息型者可听到哮鸣音及呼吸延长,而且不易完全消失。并发肺气肿时有肺气肿体征。

3.分型　可分为单纯型和喘息型两型。

(1)单纯型:符合慢性支气管炎诊断标准,具有反复咳嗽、咳痰两项症状。

(2)喘息型:符合慢性支气管炎诊断标准,除咳嗽、咳痰尚有喘息症状,并经常伴有或多次出现哮鸣音。

4.分期按病情进展可分为三期。

(1)急性发作期:指在1周内出现脓性或黏液性痰,痰量明显增加,或伴有发热等炎症表现,或"咳""痰""喘"等症状任何一项明显加剧。

(2)慢性迁延期:指有不同程度的"咳""痰""喘"症状迁延1个月以上者。

(3)临床缓解期:经治疗或临床缓解,症状基本消失或偶有轻微咳嗽,少量痰液,保持2个月以上者。

5.并发症　老年慢性支气管炎难以根治,病情不断进展、恶化,最后出现严重并发症,常见并发症有支气管肺炎、支气管扩张症、阻塞性肺气肿、慢性肺源性心脏病。

(1)支气管肺炎:老年人咳嗽无力,痰不易咯出,细菌在支气管内生长繁殖,沿支气管侵入肺泡,引起支气管肺炎。病情突然加重,患者有呼吸困难、发热、乏力、精神萎靡等全身症状。化验检查白细胞计数及中性粒细胞增高,X线检查两肺下叶有片状阴影。

(2)支气管扩张症:由于炎症反复发作,支气管壁支撑组织破坏,管壁变薄,管腔扩大变形。合并感染时有大量黏液性痰或脓痰,也可咯血。

(3)阻塞性肺气肿:慢性支气管炎、支气管哮喘可形成肺泡间组织衰退或消失,肺泡弹性减退,气道阻力增加,可造成阻塞性肺气肿,严重影响呼吸功能,易发生低氧血症或二氧化碳潴留,进而发展为肺源性心脏病。

(4)慢性肺源性心脏病:由肺组织或肺血管的疾病引起肺循环阻力增加,导致肺动脉高压,增加右心室负担,使右心室肥厚和右心衰竭而形成肺源性心脏病。

三、辅助检查

1.实验室检查　慢性支气管炎患者缓解期阶段,血检白细胞数一般无变化;急性发作期或并发肺部急性感染时,血白细胞数及中性粒细胞数增多,喘息型者则见嗜酸性粒细胞增多,但老年人由于免疫力降低,白细胞检查可正常;痰液检查于急性发作期阶段,中性粒细胞可增多,喘息型常见有较多的嗜酸性粒细胞;痰涂片或培养可找到引起炎症发作的致病菌。

2.X线检查 早期常无异常改变;反复发作时可见肺纹理粗乱,严重时可呈网状、条索状、斑点状阴影;如并发肺气肿者则双肺透亮度增加,横膈低位,以及肋间隙增宽等表现。

3.支纤镜检查 慢性支气管炎患者一般可见支气管黏膜增厚、充血、水肿等炎性改变,可取分泌物送检涂片或培养检查,以确定有无细菌感染。

4.免疫学检查 慢性支气管炎患者表现为细胞免疫功能低下,尤见于老年患者。由于支气管黏膜受损,分泌型 IgA(SIgA)水平下降,故痰中 SIgA 可明显减少。

5.自主神经功能检查 慢性支气管炎患者往往表现自主神经功能紊乱,以副交感神经功能亢进为主。

6.肺功能检查 慢性支气管炎患者早期多无明显异常,但也有部分患者表现为小气道阻塞征象,如频率依赖性肺顺应性降低;75%肺活量最大呼气流速(V_{75})、50%肺活量最大呼气流速(V_{50})、25%肺活量最大呼气流速(V_{25})、最大呼气后期流速($FEF_{75~85}$)等均见明显降低;闭合气量(CV)可增加。

7.动脉血气分析 早期无明显变化。长期反复发作的慢性支气管炎或并发阻塞性肺气肿的患者,也可有轻度的低氧血症表现。

四、诊断与鉴别诊断

(一)诊断要点

1.临床有慢性或反复咳嗽、咳痰或伴有喘息,每年发病至少 3 个月,并连续 2 年或以上者。

2.排除其他心、肺疾患(如肺结核、肺尘埃沉着病、支气管哮喘、支气管扩张、肺癌、心脏病、心肺功能不全、慢性鼻炎等)引起的咳嗽、咳痰或伴有喘息等。

(二)鉴别诊断

1.支气管哮喘 幼年发病,20%有遗传史,有诱发因素的发作史,缓解期如常人。老年人临床表现多为慢支并喘息。

2.支气管扩张 幼时有麻疹、百日咳史,有肺部反复感染史。临床表现有反复咳脓痰和咯血史。在肺部可闻及固定的水泡音。有杵状指。X线检查发现肺纹理紊乱成网状或卷发状。支气管造影可确诊。CT 可鉴别。

3.肺结核 老年人表现长期咳痰、咯血。痰内查出结核菌。X 线检查可有助诊断。

4.肺癌 刺激性咳嗽、咯血,痰内可查到脱落癌细胞。X 线片和 CT 有助于诊断,必要时肺泡灌洗,肺活检等。

5.矽肺和其他尘肺 有多年接触粉尘的职业史。X 线片和 CT 检查有网状、条状、点状和小结节影,肺门影增大,肺功能呈限制性通气功能障碍。必要时可做肺组织活检。

五、治疗

(一)治疗思路

1.辨证要点

(1)辨别外感与内伤:一般说,外感咳嗽起病较急,病程较短,病情较轻,常在受凉之后突然发生,伴有鼻塞、咽痒、头痛、全身不适、恶寒发热等症,病变多局限于呼吸道方面,一般无其他脏腑的病理改变及临床症状,易于治疗。内伤咳嗽证多虚实并存,病情较重,病程较长,病变主要在肺,但常涉及肝、脾、肾等脏,病理复杂,多呈慢性反复发作过程,治疗难取速效。但是,内伤咳嗽患者,由于肺虚容易感受外邪,特别是在天气变冷的时候,往往受到外邪侵袭而使咳嗽加重,这时咳嗽是由外感、内伤两方面的原因造成的。

（2）了解咳嗽的特点:包括时间、节律、性质、声音及加重因素等。

1）时间、节律:咳嗽时作,白天多于夜间,多为外感或内伤偏实;早晨咳嗽,痰出后咳减,多为内伤痰湿或痰热较重;午后、黄昏咳嗽加重,多属肺燥阴虚;夜间发作或加重,多属虚寒咳嗽。

2）性质:干性咳嗽见于风燥、气火、阴虚等咳嗽;湿性咳嗽见于痰湿（或痰浊、寒饮）等咳嗽。

3）声音:咳嗽声低气怯属虚,洪亮有力属实。咳嗽声重,见于外感风寒;声音粗浊,为外感风热,痰热伤津（阴）;声音嘶哑,病程短者,为外感风寒或风热、风燥;病程长者,为阴虚或气虚;单声、轻微短促的咳嗽,为风燥、阴虚;连声重浊的咳嗽,为痰湿。

4）咳嗽加重相关因素:饮食肥甘、生冷后加重,属痰湿;情志郁怒后加重,属气郁化火,肝火犯肺;劳累受凉后加重,属虚寒、痰湿。

（3）辨痰的性状:包括色、质、量、味等。

1）辨色:痰色白属风、寒、湿;色黄属热;色灰为痰浊;血性痰（脓痰、铁锈色痰）属肺脏风热或痰热;粉红色泡沫属心肺气虚,气不主血。

2）辨质:痰液稀薄属风寒、虚寒;痰黏属热、燥、阴虚;痰稠厚属湿热。

3）辨量:痰量偏少多属干性咳嗽,痰量偏多多属湿性咳嗽。

4）辨味:痰之气味,热腥为痰热,腥臭为痰热胶结成痈之候,味甜者属痰湿,味咸为肾虚。

2.治疗原则　治疗咳嗽应分清邪正虚实和标本缓急,采用"实则泻之,虚则补之""急则治其标,缓则治其本"的基本原则,并注意标本兼治。外感咳嗽当以宣肺散邪为主,用药宜轻扬,忌收涩留邪,因势利导使邪去正安;内伤咳嗽以调理脏腑虚实为主,标实为主者以祛邪止咳为治,本虚为主者,以补肺、健脾、补肾纳气为主,标本并重者,当标本兼治,但总原则治咳不离肺,治疗常以宣、降、清、温、补、润、敛、收等为法则。老人多虚,祛邪不可过散,以防耗损肺气。补正勿忘祛邪,以免闭门留寇。因为肺为清虚之脏,不受邪侵,邪侵影响肺之宣降,即发咳喘。肺为娇脏,宣肺宜轻透之品,过散反而伤肺。过于温散,则伤肺阴,过于凉散,则伤肺气,过于滋润,则碍肺气,过于辛燥,则伤肺津。当然,不当敛肺止咳而用敛肺之品,也会因阻碍肺之宣发而加重病情。

（二）中医治疗

1.分证论治

（1）风寒束肺

症状:咳嗽声重,咳痰稀薄色白,咽痒,鼻塞流涕,或伴有头痛身痛,恶寒发热,无汗,骨节疼痛,舌苔薄白,脉浮紧。

证候分析:此证乃外感风寒之邪,肺气壅遏不宣所致。外邪侵袭,或从口鼻而入,或从皮毛而受,肺卫受邪,即可致肺气郁闭、呼吸不利而咳嗽咽痒,鼻塞声重;寒邪郁肺,气不布津,凝聚为痰,可见清痰稀薄色白,属寒象;风寒束于肌表,腠理闭塞,阻遏经络,故恶寒发热无汗,头痛身痛;舌苔薄白、脉浮紧也为风寒在肺卫在表之征。

治法:疏散风寒,宣通肺气。

代表方:止嗽散合三拗汤加减。

加减:风寒表证重者,加防风、羌活疏风散寒;外寒内热者,去白前、紫菀,加生石膏、桑白皮、黄芩以清泻里热。

(2)风热犯肺

症状:咳痰黄稠,咳而不爽,口渴咽痛,身热或见头痛、恶风、有汗等症,舌苔薄黄,脉浮数。

证候分析:风热犯肺,肺失清肃,热熬津液,故咳嗽痰黄而稠,咳而不爽;肺热津耗,故咽痛口渴;邪客皮毛,则有头痛、身热、恶风等表证;疏泄失职,故汗出;舌苔薄黄、脉浮数均为风热之征。

治法:疏风清热,宣肺化痰。

代表方:桑菊饮加减。

加减:咳嗽重者,加浙贝母、枇杷叶、前胡宣肺止咳;发热较重者,加柴胡、生石膏等苦寒清热;口渴甚者,加知母、天花粉生津止渴;咽喉肿痛者,加牛蒡子、金银花、射干清热利咽。

(3)风燥伤肺

症状:干咳少痰,或痰黏不易咳出,咽干鼻燥、咳甚则胸痛,初起或有恶寒,身热头痛,舌尖红,苔薄黄,脉小而数。

证候分析:风燥伤肺,灼伤津液,肺失清润,故干咳少痰,或痰黏不易咳出;燥胜则干,肺气不利,故咽干鼻燥,咳甚则胸痛;初起兼有表证者,则因风邪外束,卫气不和而身热,或兼微恶风寒;舌尖红、苔薄黄、脉小而数均属燥热之征。

治法:清肺润燥。

代表方:桑杏汤加减。

加减:津伤较重者,加麦冬、石斛、玉竹养阴生津;热象明显者,加生石膏、知母等清热;痰胶黏难出者,加瓜蒌化痰利气;初期有表热证者,可加薄荷、连翘、蝉蜕以疏解表热;痰中带血者,加白茅根凉血止血。温燥之邪时用药也不可过寒,以免妨碍散表邪;凉燥之邪时,用药也不可过温,以免更伤阴津。

(4)痰湿蕴肺

症状:咳嗽痰多,咳声重浊,痰黏腻而色白易咳,食甘甜油腻物加重;胸闷,脘痞,呕恶,食少,体倦,苔白腻,脉濡滑。

证候分析:多因饮食肥甘,脾胃不和,健运失常所致。脾失健运,痰浊内生,上渍于肺,壅遏肺气而咳嗽痰多,痰白而黏;脾失健运,运化无力而见食少,体倦乏力;痰湿中阻,气机不畅,故胸闷、脘痞、呕恶;苔白腻、脉濡滑也为痰湿之象。

治法:健脾燥湿,理气化痰。

代表方:二陈汤合三子养亲汤加减。

加减:寒痰重,痰黏白如沫,怕冷者,加干姜、细辛、五味子温肺化饮;脾虚食少者,加白术、焦山楂、麦芽健脾消食;痰吐不利者,加瓜蒌仁、海浮石化痰利肺。

(5)痰热郁肺

症状:咳嗽痰多,质稠色黄难咳,气粗息促,口干渴,便秘尿赤,面部烘热,胸胁胀满,咳时引痛,舌质红,苔黄腻,脉滑数。

证候分析:多因饮食不节,嗜食过度,过食辛辣肥甘,酿成痰热,或因痰湿化热,或因肝火炼津成痰而成。痰热郁肺,肺失清肃而咳嗽;热灼津液,故痰黄稠难咳,口干渴;痰热壅盛,气机不畅而见胸闷;舌红、苔黄、脉滑数均为痰热之象。

治法:清热化痰,肃肺止咳。

代表方:清金化痰汤加减。

加减:痰黄如脓腥臭者,加鱼腥草、冬瓜仁、薏苡仁清肺化痰;津伤口渴甚者,加沙参、天花粉生津止渴;身热烦躁者,加生石膏、知母清热除烦;大便秘结者,加大黄以通导。

（6）肝火犯肺

症状:气逆咳嗽阵作,咳引胁痛,咽喉干燥,面红目赤,心烦口苦,常感痰滞咽喉而咳之难出,量少质黏,甚或咯血,舌苔薄黄少津,脉象弦数。

证候分析:多由情志抑郁不舒,肝气郁而化火,木火刑金,以致肺失清肃,故自觉气逆于喉而作咳嗽;肝火上炎故时咳面赤,口苦咽干;胁肋为肝经循行之区域,肝肺络气不和故咳引胁肋作痛;木火刑金,炼液为痰,损伤肺络而现痰少质黏或痰中带血;情绪急躁、舌苔薄黄少津、脉弦数均为肝火内盛之象。

治法:清肝泻肺,顺气降逆。

代表方:泻白散合黛蛤散加减。

加减:肝火旺者,加山栀、牡丹皮、白芍清肝泻火;胸闷胁痛者,加枳壳、郁金、丝瓜络理气解郁;津伤口渴者,加沙参、麦冬、生地黄养阴生津;痰黏难咳者,加川贝母、海浮石润肺化痰。

（7）寒饮犯肺

症状:咳嗽气急,呼吸不利,咳吐白色清稀泡沫痰,形寒背冷,喜热饮,在冬季或受寒后发作或加重,舌苔白滑,脉细弦滑。

证候分析:多因久病损伤肺肾阳气,或饮食劳倦,元阳受损,脾肾阳虚所致。脾肾阳虚,不能运化精微,水湿内停,上逆犯肺,肺气不得下降,故咳嗽气急,呼吸不利,咳吐白色清稀泡沫痰;阳虚肌肤失于温煦,故形寒,喜热饮,冬季或受寒后发作加重;苔白滑、脉细弦滑为寒饮内停之象。

治法:温肺化饮。

代表方:小青龙汤加减。

加减:痰多稀薄者,加白芥子、白前、苏子温化痰饮;胸膈满闷者,加厚朴、莱菔子、陈皮理气宽胸化痰。

（8）肺阴亏耗

症状:干咳,咳声短促,痰少黏白或痰中带血,口干咽燥,或声音逐渐嘶哑,手足心热,潮热盗汗,形瘦神疲,舌红,少苔,脉细数。

证候分析:多因久咳伤肺,耗伤肺阴,或失血过多,房劳太过,真阴耗损所致。肺阴亏耗,虚火内灼,肺失润降,则干咳无痰或痰少而黏;热伤肺络则咳痰带血,甚或咯血;阴虚肺燥,津液不能濡润上乘,故口干咽燥或声音嘶哑;手足心热、潮热、盗汗、形瘦神疲、舌红少苔、脉细数,均为阴虚之象。

治法:滋阴润肺,止咳化痰。

代表方:沙参麦冬汤加减。

加减:阴虚火旺者,加银柴胡、青蒿、鳖甲滋阴清热;咳嗽较重者,加百部、炙紫菀、炙款冬花止咳化痰;痰黏难咳者,加蛤壳粉、黄芩、知母润肺化痰;痰中带血者,可加牡丹皮、白茅根、藕节凉血止血。

（9）肺气虚寒

症状:咳声低弱无力,气短不足以息,咳痰量多、清稀、色白,神疲懒言,食少,面色㿠白,畏风自汗,易感冒,舌淡苔白,脉细弱。

证候分析:多因久咳伤肺,或平素体弱,肺气不足,或七情饮食劳倦,损伤脾肺所致。肺气不足,气逆不降而咳嗽、声低、气短;气虚不能化津,津聚为痰,故咳痰清稀色白量多;肺气虚卫外不固,腠理不密,故畏风自汗,易感冒;面色㿠白、舌淡苔白、脉细弱为气虚之象。

治法:补气温肺,止咳化痰。

代表方:温肺汤加减。

加减:痰多清稀者,加白芥子、细辛温化寒痰;咳逆气短,动则更甚者,加补骨脂、诃子、沉香补肾纳气;神疲懒言食少者,加白术、茯苓健脾益气。

2.中成药治疗

（1）小青龙颗粒:麻黄、桂枝、白芍、干姜、细辛、五味子、法半夏、甘草(蜜炙)。每次 6g (无糖型)或 13g(含糖型),每天 3 次,冲服。解表化饮,止咳平喘。用于寒饮咳嗽、恶寒发热、无汗、喘咳痰稀。

（2）川贝枇杷露:川贝母、枇杷叶、桔梗、杏仁、薄荷油。每次 10～20mL,每天 3 次,口服。清热化痰,宣肺止咳。用于风热咳嗽。

（3）蛇胆川贝液:蛇胆汁、川贝母、杏仁、蜂蜜、薄荷脑等。每次 10mL,每天 2～3 次,口服。清热润肺,止咳化痰。用于风热及肺热咳嗽。

（4）橘红痰咳冲剂:橘红、茯苓、苦杏仁、五味子、半夏(制)、甘草、白前、百部、蔗糖等。每次 10g,每天 2 次,口服。理肺健脾,宁嗽祛痰。用于痰湿咳喘。

（5）桂龙咳喘宁胶囊:桂枝、龙骨、白芍、生姜、大枣、炙甘草、牡蛎、黄连、法半夏、栝楼皮等。每次 5 粒,每天 3 次,口服。止咳化痰,降气平喘。用于外感风寒,痰湿阻肺引起的咳嗽、气喘、痰涎壅盛等症。

（6）肺力咳胶囊:梧桐根、红花龙胆、红管药、前胡、百部、黄芩。每次 3～4 粒,每天 3 次,口服。止咳平喘,清热解毒,降气祛痰。用于喘咳痰多。

（7）复方鲜竹沥液:鲜竹沥、鱼腥草、枇杷叶、桔梗、生半夏、生姜、薄荷油等。每次 20mL,每天 2～3 次,口服。清热化痰,止咳。用于痰热咳嗽、痰黄黏稠。

（8）人参保肺丸:人参、罂粟壳、五味子(醋炙)、川贝母、陈皮、砂仁、枳实、麻黄、苦杏仁(去皮炒)、石膏、甘草、玄参。每次 2 丸,每天 2～3 次,口服。益气补肺,止嗽定喘。用于肺气虚弱,津液亏损引起的虚劳久嗽、气短喘促等症。

（9）参芪膏:党参、黄芪。每次 10g,每天 2 次,口服。补脾益肺。用于脾肺气虚、动辄喘乏、四肢无力、食少纳呆、大便溏泄。

（10）固本咳喘片:党参、白术(麸炒)、茯苓、麦冬、五味子(醋制)、甘草(炙)、补骨脂(盐炒)。每次 3 片,每天 3 次,口服。益气固表,健脾补肾。用于脾虚痰盛,肾气不固所致的咳嗽、痰多、喘息气促、动则喘剧。

3.外治法

（1）针灸疗法:取肺俞、合谷。痰多配丰隆;胸闷配内关、膻中;痰浊闭窍者选人中、涌泉、太冲;体弱久咳温灸肺俞、胃俞、脾俞。穴位封闭,取双侧尺泽和足三里,交替注射核酪或当归注射液,每次每穴 0.5mL,整个疗程共 8 周,第 1 阶段为每 2 天 1 次,连用 2 周,第 2 阶段每 3 天 1 次,连用 2 周,第 3 阶段每周 1 次,连用 4 周。

(2)穴位敷贴:白芥子、延胡索各 21g,甘遂、细辛各 12g,共研末,于夏季三伏天开始使用。每次以 1/3 药末,加生姜汁调成稠膏状,分摊于 6 块直径约 5cm 的油纸或塑料布上,贴于背部肺俞、心俞膈俞(均为双侧)穴上,后用胶布固定,贴 4~6 小时。于初伏、中伏、末伏各 1 次,共 3 次;连贴 3~5 年,宜晴天中午前后贴。贴药后不宜过多活动。本法对喘息型慢支、支气管哮喘有良好的防复发作用,疗效随贴药年限的延长而逐渐提高。

(3)穴位按摩:常用砒椒散(白砒 1.5g,白胡椒 9g,研末)用四层纱布包好,乙醇适量浸渍散药使之微湿润,取少许作按摩用。取穴:①肺俞(双)、膻中;②大椎、天突。每天 1 组,交替按摩。上药可供 1 人用 10~15 天。初伏开始,连续按摩 3 个月;每穴不超过 30 分钟;皮肤出现小水疱,涂甲紫数次即愈。

4.饮食疗法

(1)鲜萝卜 1 个,蜂蜜 30g,水煎服。适用于风寒咳嗽。

(2)川贝母 9g,梨 1 个,煮汁饮服。适用于虚火咳嗽。

(3)川贝粉 6g,豆腐浆 1 碗。先将豆腐浆炖热冲川贝粉内服。治久咳不愈。

(4)白果 5~7 粒,用猪肉蒸食 3~5 次。治疗久咳。

(5)八仙膏:生藕汁、生姜汁梨汁、萝卜汁、甘蔗汁、白果汁、竹沥、蜂蜜各 150mL。同盛一处,饭甑蒸熟,任意食之,具生津养液、清热化痰作用。主治慢性支气管炎属痰热型者。

(6)枇杷叶煎汤:枇杷叶 15g,去毛,煎水,兑冰糖,每天服 2 次,具清肺平喘作用,主治慢性支气管炎。

(7)款冬花茶:款冬花 10g,冰糖 15g,同入茶壶内,滚开水冲泡 15 分钟,即可饮用,每天 2~3 次,每次 1 杯,温热饮用,5~7 天为一个疗程。具润肺、化痰、止咳作用,主治急慢性气管炎、支气管哮喘、咳嗽少痰,或干咳无痰,久咳不止。

(三)西医治疗

针对慢支的病因、病期和反复发作的特点,采取防治结合的综合措施。在急性发作期和慢性迁延期应以控制感染和祛痰、镇咳为主。伴发喘息时,应予解痉平喘的治疗。对临床缓解期宜加强锻炼,增强体质,提高机体抵抗力,预防复发为主。应宣传教育患者自觉戒烟,避免和减少各种诱发因素。

1.急性发作期的治疗

(1)控制感染:视感染的主要致病菌和严重程度或根据病原菌药敏选用抗生素。轻者可口服,较重患者用肌内注射或静脉滴注抗生素。常用的有氨苄西林、红霉素、氨基甙类(阿米卡星、庆大霉素)、喹诺酮类(氧氟沙星、培复新)、头孢菌素类(头孢唑啉、头孢拉啶)抗生素等。能单独应用窄谱抗生素应尽量避免使用广谱抗生素,以免二重感染或产生耐药菌株。

(2)祛痰、镇咳:对急性发作期,在抗感染治疗的同时,应用祛痰、镇咳药物,以改善症状。迁延期患者尤应坚持用药,以求清除症状。常用药物有复方甘草合剂、鲜竹沥、乐舒痰、氯化铵合剂等。中成药止咳也有一定效果,如神奇止咳冲剂、蛇胆川贝液等。对年老体弱无力咳痰者或痰量较多者,应以祛痰为主,协助排痰,畅通呼吸道。应避免应用强的镇咳药,如可待因等,以免抑制中枢及加重呼吸道阻塞和炎症,导致病情恶化。

(3)解痉、平喘:常选用氨茶碱、二羟丙茶碱、博利康尼、特布他林等口服或用沙丁胺醇等吸入剂。若气道舒张剂使用后气道仍有持续阻塞,可使用皮质激素、地塞米松 5～10mg/d 或泼尼松 20～40mg/d 口服。

(4)气雾疗法:气雾湿化吸入,可稀释气管内的分泌物,有利排痰。如痰液黏稠不易咳出,目前超声雾化吸入有一定帮助,也可加入抗生素及痰液稀释剂。如 NS 20mL,两性霉素 B 5～10mL,每天 2～3 次。复方异丙托溴铵 2.5mL,每天 3～4 次。氨溴索黏液溶解剂,目前国外已有剂型。迄今为止我国尚无专供雾化吸入的制剂。静脉制剂不完全适用于雾化给药。因含有防腐剂,易发生哮喘。

2.缓解期治疗　加强锻炼,增强体质,提高免疫功能。加强个人卫生,避免各种诱发因素的接触和吸入。耐寒锻炼,能预防感冒。

六、预防与调护

做好防寒保暖,避免受凉,预防感冒。老人和免疫功能低下者尤应注意。室内空气要经常流动,保持空气清新。避免烟雾、粉尘和刺激性气体对呼吸道的影响,以免诱发慢性支气管炎,吸烟者一定要戒烟。饮食宜清淡,多饮水,不宜过咸,不宜过食油腻,忌食辛辣刺激油炸之品,戒烟酒。生活要有规律,做到起居有常,既要保证足够的睡眠,又要避免卧床过久。保持乐观舒畅、积极向上的良好心情,避免过于喜怒忧思,消极悲观等不良情绪的影响。加强体育锻炼,以增强体质,提高抗病能力。气虚反复感冒者,可服用玉屏风散等。痰多时应积极排痰。

第二节　论治经验

扶正祛邪并举治疗老年咳嗽。

慢性支气管炎是老年人常见的呼吸系统疾病,临床表现为咳嗽、咳痰或伴有喘息等症状,如不及时治疗,病情反复发作,最终发展为阻塞性肺疾病,甚至肺心病,因此早期治疗慢性支气管炎为防止其进一步发展具有现实意义。慢性支气管炎属于中医咳嗽范畴,《黄帝内经·素问·咳论》篇讲"五脏六腑皆令人咳,非独肺也",该篇为后世医家论述咳嗽奠定理论基础。

1.老年咳嗽的主要病机特点为正虚邪实,老年人年老虚弱或因治疗不当,久病不复,导致脏腑功能衰退,气的生化不足而致气虚,肺主一身之气,人体之气的生成必须有赖于肺吸入的清气,老年咳嗽患者的肺脏功能减弱,吸纳清气的能力降低,故影响人体之气的生成,日久则发展为肺气虚。肺为娇脏,不耐寒热,最易受邪而发病。尤其是外界之风、寒、暑、湿、燥、火侵袭人体,肺则首当其冲。老年咳嗽患者肺脏虚损,久咳劳咳,津气耗伤,感受外邪,瘀而化热,劳热熏肺,肺阴大伤,阴虚生内热,脾胃上输之津液,炼液为痰,故而咳吐涎沫,疾病日久,迁延不愈,最终发展为夹痰夹瘀,因此气阴两虚夹痰瘀是老年咳嗽常见病证类型。

老年人生理特点为精亏体虚,《素问·上古天真论》曰:"男子不过八八,女子不过七七,而天地之精气皆竭矣"。精是构成人体和维持生命的基本物质,老年人多肾精亏虚,肾藏精的生理功能低下,故正气易虚,《素问·通评虚实论》曰:"邪气盛则实,精气夺则虚"。故虚证往往是贯穿老年疾病的主线。老年人各种生理功能低下,脾胃受纳腐熟运化能力降低而致后天之精气化生不足,再加上先天之精本已亏虚,因而后天无法养先天,故表现为精气不足的虚证。

正气存内,邪不可干,只有正气充足,人才会身体健康。老年病理的特点:人进入老年期,各种脏器功能虚衰,老年人随着机体衰老导致抵抗力低下而容易患各种感染性疾病,如肿瘤,肺炎,慢性支气管炎急性发作等疾病,老年人对于各种内外刺激反应减弱,故临床表现常不明显。临床上常遇到老年患者虽患感染性疾病,但其临床症状和体征又往往不明显,血常规也并不高,从中医上讲则为正气极虚,人体的正气无法与病邪交争,故而出现症状体征不明显,以及血常规或体温并不升高的表象。老年人多器官功能老化常常引发多种合并疾病,多种疾病互相影响则导致病情复杂。老年患者往往患有某一种基础疾病,疾病日久体虚成劳,故老年疾病常常归属虚劳范畴。因老年疾病有着与青年人不同的生理病理特点,故治疗老年疾病有其独特的思路。

2.从气血论治老年咳嗽　气为血之帅,血为气之母,气行则血行,气滞则血瘀。气血阴阳不调则百病始生,气能生血,血能载气,气盛则生血充足,气虚则影响血之化生;血虚则气的营养乏源,血虚也可导致气虚。老年人因肾精亏虚,又因精血同源,精亏则化血乏源,精之与血同属为阴,精亏血虚日久则为阴虚。故老年疾患病机多阴虚为本。正气存内,邪不可干,老年人因年老体衰,脏腑器官功能低下,则导致正气化生乏源,老年人因正气虚衰而易致正虚邪恋,久病则耗气伤血伤阴,最终发展的结果为气阴两虚。故治疗老年病以益气养阴为主。

3.从脾胃论治老年咳嗽　脾胃为后天之本,气血生化之源,脾胃者“仓廪之官,五味出焉”,胃主受纳腐熟水谷,以降为和,脾主升清,以升为和,一升一降,其升降影响着各脏腑气机,因此脾胃健运,脏腑气机才能协调,正气才能充沛。老年人因年老体衰或久病导致脾气亏虚,运化功能失常,再加上老年人胃肠功能降低,故易发生消化不良与便秘。脾失健运,运化水谷与水湿能力降低,痰饮内生,日久郁而化热,故而老年患者多表现为舌苔黄腻。脾为生痰之源,肺为贮痰之器,又因脾主升清,《素问·经脉别论》:“饮入于胃,游溢精气,上输于脾,脾气散精,上归于肺”,脾虚痰饮内生,故而随气机上归于肺。肺主通调水道,肺失宣降,则水液失于输布,停聚于肺,化为痰饮。老年咳嗽患者多因正气亏虚,易导致正虚邪恋,痰热交阻,临床表现为低热不退,津液耗伤之余热未清证。因此治疗老年咳嗽常辅以清热健脾利湿之法。

4.从瘀论治老年咳嗽　瘀血既为病理产物又为致病因素,老年瘀血产生的主要病因是气虚或久病正虚导致血行不畅,瘀塞不散而成瘀血之证,即形成病理产物瘀血。由于瘀血为病理产物,所以其临床多表现为实证,但是瘀血又作为病理因素,瘀证日久,耗伤正气可致气血阴阳亏虚,故又属于虚证,从这个方面讲瘀证的虚证应属于虚实夹杂证。治疗上活血化瘀是治疗瘀证基本原则,兼有其他致病病因者应配合其他疗法,如虚证血瘀,常配合益气、养阴、扶阳等疗法。老年患者多属于虚证血瘀,故治疗老年疾患者常以益气养阴为主,活血化瘀为辅。而清代叶天士在《临证指南医案》中多次提及“初病在经,久病入络,以经主气,络主血”“初为气结在经,久则血伤入络”“病久、痛久则入血络”,老年疾患多日久夹瘀,疾病日久不愈,即使无明显的瘀血存在,也因考虑瘀血的因素。故在治疗上应辅以活血化瘀之法。

临床上导师应用养阴清热活血汤治疗老年慢性支气管炎急性发作和肺气肿取得良好的

疗效,组方原理以益气养阴为主,辅以健脾清热化痰,活血化瘀,常常取得良好的疗效。

5.病案举隅　张某,男,68岁,患者有慢性支气管炎病史10年,每因天气变冷而咳嗽加重,咳嗽发作时常到社区医院输液治疗可以控制病情,具体用药不详,近1周来因天气变冷咳嗽咳痰再次发作,常常在夜间加重,自服左氧氟沙星胶囊,疗效不佳,为求进一步诊治来医院治疗。现症见:咳嗽,咳痰,痰色黄白,无心悸,无胸痛,饮食可,二便调,睡眠差,舌质红,苔黄腻,脉弦滑。胸部X线片提示右下肺野斑片状阴影,双肺呼吸音减弱,右下肺可闻及湿啰音。四诊合参诊断为:咳嗽,证型:气阴两虚夹瘀,处方为养阴清肺活血汤加减。方药如下:南沙参15g,麦冬15g,五味子10g,黄芪20g,黄精15g,桑叶15g,玉竹10g,天花粉15g芦根15g,瓜蒌皮15g,紫菀10g,款冬花15g,桔梗10g 杏仁10g,浙贝母10g,蒲公英30g,鱼腥草30g,川芎10g,赤芍15g,丹参10g,砂仁10g,甘草10g。此方南沙参、麦冬、五味子益气养阴;黄芪,黄精补气健脾;桑叶、玉竹、天花粉奏生津润燥之功;芦根、瓜蒌皮、紫菀、款冬花、桔梗、杏仁、浙贝母清热化痰、止咳平喘;蒲公英和鱼腥草奏清热解毒消肿排脓之功;川芎、赤芍、丹参辅以活血化瘀;砂仁行气温中,为醒脾调胃之要药;甘草奏补脾益气、祛痰止咳、清热解毒、调和诸药的功效。患者服药一周后,复诊,自感症状明显减轻,咳嗽咳痰减少,听诊右下肺偶闻肺湿啰音,患者病史同前,续给原方2剂巩固治疗。

6.讨论　养阴清热活血汤是根据导师万启南使用清热扶正颗粒治疗老年肺炎的基础上化裁而来的。中医治疗"老年咳嗽"在清热解毒的同时应注重益气养阴,扶正祛邪。葛明珠等研究表明给小鼠口服南沙参多糖一周可明显对抗^{60}Co-γ线引起的免疫器官重量减轻和WBC的减少。临床实验表明,鱼腥草提高体内巨噬细胞吞噬能力,增加机体抗感染和特异性体液免疫力。具有较强的抗病毒、抗衰老、抗癌的功效。黄芪、川芎能提高机体免疫功能,改善患者生存质量,对肺心病患者反复发作的呼吸道感染有明显的防治作用。丹参多糖对小鼠淋巴细胞增值反应有着显著的促进作用;可以显著提高小鼠腹腔巨噬细胞的吞噬作用;可以显著的抑制DNFB所致的小鼠耳郭变应性接触性皮肤炎所致的耳肿胀及血管通透性的增加,同时能影响主要的免疫器官胸腺、脾脏的脏器指数,显著抑制iNOS、IFN-α及IL-1βmRNA基因表达,具有保护机体避免细胞因子过量表达而受到损伤,显示出较好的免疫调节保护活性。养阴清热活血汤不仅对老年慢性支气管炎急性发作具有良好的疗效,而且在治疗其他老年感染性疾病如老年肺炎,老年阻塞性肺疾病也取得了良好的疗效。

（聂皎）

第九章　老年肺炎论治经验

肺炎是由感染与非感染因素所导致的终末气道、肺泡及肺实质的炎症。其中肺实质炎症反应发生在 60 岁以上的个体或群体，称为老年人肺炎。年龄是影响肺炎发病与转归的重要因素之一，随年龄的增长，肺炎的发病率与病死率均相应增加。与一般人群相比，老年人肺炎病情严重，缺乏明显的呼吸系统症状，常以自身基础疾病或肺外表现为首发症状，体征多不典型，病情进展快，易致重症肺炎。基础疾病与严重并发症是老年人肺炎病死率上升的主要原因，早期诊断与治疗可以改善预后。

根据本病的发病情况，可参考中医学中之"肺热病""风温"等进行辨证论治。肺热病一名首先见于《素问·刺热篇》："肺热病者，先淅然厥，起毫毛，恶风寒，舌上黄，身热，热争则喘咳，痛走胸膺背，不得太息，头痛不堪……"概要地说明了本病的临床特征。《素问·至真要大论》也指出："少阴司天，热淫所胜……民病寒热咳喘，甚则……肺……"说明寒热、咳喘为肺热病的主要症状。《中脏经·论脏腑虚实生死》则以"肺病"立论，云："又肺病，实则上气喘息咳嗽，身热脉大也，虚则力乏喘促，右胁胀，语言气短者是也。"首次以虚实对肺热病进行分类。唐代孙思邈《千金要方》中也有关于对肺热病病机及表现的论述："胸满气喘，痰盛稠黏，皆肺气热也""寒热上气喘邪克于肺汗出……甚则唾血"。宋代杨仁斋《直指方》提出肺热病实证治法"肺实肺热，必有塞盛，胸满，外上炎之状，治当清利"，为肺热病用清法提供了依据。陈无择指出"治肺虚感热，咳嗽、喘满、自汗衄血、肩背督重、血便注下……"药用紫草、白芷、人参、甘草、黄芪、地骨皮、杏仁、桑白皮等，扶正祛邪并用，也可作为老年人肺热病虚实夹杂的重要治则（《三因极一病证方论·五运时气民病证治》）。陈直则提倡饮食疗法，《养老奉亲书》中有较详论述，如"食治老人咳嗽、烦热或唾血气急不能食，地黄饮方""桃仁煎方，食治老人上气、热、咳嗽、引心腹痛、满闷"，反对应用汗、吐、下峻攻之法，"老弱之人，若汗之则阳气泄，吐之则胃气逆，泻之则元气脱，立致不虞"。金元时期，张从正治老年肺热病，反对用温补法，"老人喘嗽，火乘肺也，若温之则甚，峻补之则危"（《儒门事亲》）。刘河间认识到老年人正气虚亏，易感外邪，是导肺热喘咳等症的主因："老年正气衰也，多病……上气喘咳，涎唾稠黏，口苦舌干，咽嗌不利……"明代李中梓认为对虚人感邪表证的治疗同样适用于老年肺热病初期，"然治表者，虽宜动以散邪，若形病俱虚者，又当补中气而佐以和解，倘专于发散，恐肺气愈弱，腠理亦疏；邪乘虚入，病反增剧也"（《医宗必读·宣明五气论》）。风温之名，首见于《伤寒论》："太阳病，发热而渴，不恶寒者，为温病，若发汗已，身灼热者，名曰风温。"但其为热病误汗后的坏症。唐代孙思邈《千金要方》引《小品方》之葳蕤汤作为治疗伤寒论所述风温的主方。朱代医家庞安常对风温的病因、病变部位、症状、治法提出了新的看法。他在《伤寒总病论》说："病人素伤于风，因复伤于热，风热相搏，则发风温。四肢不收，头痛身热，常自汗出不解。治法在少阴厥阴，不可发汗，汗出则谵语。"清代，随着温病学说的发展，以叶天士、陈平伯为代表的温病学家，总结出了一整套诊治风温的理论和方法，从而形成了对风温病因证治较为全面的认识。叶天士在《三时伏气外感篇》中说："风温者，春月受风，其气已温。经谓春气病在头，治在上焦。肺位最高，邪必先伤，此手太阴气分先病，失治则入手厥阴心包络,血分亦伤。"在《外感温热篇》中提出"温邪上受,首先犯肺",指出了本病是感受时令风温之邪所致。并提出"或其人肾水素亏,虽未及下焦,先自彷徨矣,必先验之于舌,如甘寒之中,加入咸寒,务在先安未受邪之地,恐其陷入易易耳。"这对老年肺热病的治疗用药具有重要指导作用。此外,清代的一些著名医家如吴鞠通、吴坤安、王孟英等,都在叶氏等理论基础上从不同方面对风温病的因、证、脉、治作了阐述和补充,从而进一步丰富了风温病辨证论治的内容。至此,对本病理法方药的认识也日趋充实。

第一节　疾病概述

一、病因病机

(一)病因与发病机制

1.病因　绝大多数老年肺炎是由感染所致,其中又以细菌为最常见。据多数文献报告,老年 CAP 仍以肺炎链球菌为最常见,其次为流感嗜血杆菌(尤其原有 COPD 者)、金黄色葡萄球菌、肺炎克雷白杆菌等;老年 HAP 的病原菌以革兰阴性杆菌最为多见,占 50%~70%,其中尤以肺炎克雷白杆菌、铜绿假单胞杆菌、肠杆菌属及变形杆菌多见。

无论是老年 CAP,还是 HAP,厌氧菌都是非常常见的病原菌,特别是高龄、衰弱、意识或吞咽障碍的患者。综合国外近年报道,吸入性肺炎的厌氧菌检出率为 63%~100%,肺脓肿的厌氧菌检出率为 85%~100%,坏死性肺炎的厌氧菌检出率为 85%~100%;国内报道中吸入性肺炎、肺脓肿、支气管肺癌并感染的厌氧菌检出率分别为 82.4%、100% 和 46.2%。穆魁津综合国内资料后报告,社区获得性肺炎患者采用环甲膜穿刺抽吸或纤支镜保护套取材的细菌学检测,厌氧菌感染占 21%~33%。

老年患者厌氧菌感染比例更高。误吸是厌氧菌肺炎最主要的原因,45%正常人可能在睡眠中发生误吸,有意识障碍的患者则高达 70%(包括隐匿性误吸)。下呼吸道感染中常见的厌氧菌种有脆弱类杆菌、产黑色素类杆菌、口腔类杆菌、具核梭杆菌、韦荣球菌、消化链球菌、厌氧球菌。

老年人是嗜肺军团菌的高危易感人群。该病的发病率与年龄直接相关,老年人的发病率是年轻人的 2 倍。军团菌肺炎大多数为散发,偶有暴发性流行。流行可能与水或集中式空调系统污染有关。

衰弱老人是真菌的易感者,特别是免疫抑制剂或强力广谱抗生素的受用者,最多见的是白色念珠菌。

老年肺炎往往是多种病原体的混合感染,有报道称老年肺炎的复合感染率高达 40%,其中尤以非发酵菌(铜绿假单胞杆菌、产碱杆菌、不动杆菌)+厌氧菌、非发酵菌+白色念珠菌、革兰阳性球菌+厌氧菌为多见。

老年病毒性肺炎也可见及,常见引起老年病毒性肺炎的有流感病毒、副流感病毒、合胞病毒及腺病毒。其中,最主要的是流感病毒,它的发生率与年龄明显相关,70 岁以上老人的发病率 4 倍于 40 岁以下者。

2.发病机制　健康人口、咽部寄居着各种致病性与非致病性微生物,特别是细菌。在正常情况下,唾液中的蛋白酶及分泌性 IgA 能阻止细菌在黏膜表面黏附和增生,细菌只在黏膜表面的分泌物中黏着并随分泌物被排除;一些非致病菌还可以抑制致病菌生长,使口、咽部的菌群处于相对平衡状态,病原菌处于非活跃增生状态。呼吸道黏膜表面有一层分泌型蛋白覆盖,如纤维连接蛋白(Fn)等,它们可以阻止革兰阴性杆菌与黏膜表面受体结合、黏附并侵入;吞咽反射、咳嗽反射可以阻止口、咽部异物和病原微生物进入下呼吸道;气管-支气管树的黏液-纤毛排送系统可以清除侵入的病原微生物。

衰老过程中,特别是患有各种慢性疾病,如 COPD、糖尿病、神经系统疾病、营养不良、肿瘤等时,机体的免疫功能及上呼吸道防御屏障功能下降,易罹患肺炎。老人,特别是虚弱高龄慢性病患者,口腔卫生状况往往较差,口、咽部细菌密度升高,菌群平衡失调。65 岁以上老人口腔革兰阴性杆菌分离率较年轻人上升了 10 倍,达 20%,患有基础疾病的甚至可高达60%。随着老化,呼吸道黏膜表面的纤维连接蛋白和分泌性 IgA 逐渐减少,病原菌易在黏膜黏附、侵入。老人咽喉部黏膜萎缩、感觉减退,咳嗽与喉反射减弱而易导致异物误吸(特别是长期卧床虚弱患者,神志或意识障碍、吞咽障碍、胃食管反流患者,胃管鼻饲、大剂量镇静剂使用者)。大量资料证明,上呼吸道寄殖菌的吸入是老年肺炎的主要致病原因。有学者采用同位素铟示踪检查,发现 71% 的老年 CAP 患者有吸入现象,而对照组仅为 10%。另外,胃液氢离子浓度与肺炎发病率存在明显负相关,胃酸下降时胃内细菌繁殖大大增加。有资料表明,胃酸<3.4 时,HAP 发病率为 41%;胃酸>5.0 者发病率为 69%。

除病原微生物外,变态反应、药物、化学、物理及放射线等因素也可以引起老年肺炎。

老年肺炎大多数表现为支气管肺炎和节段性肺炎,多侵犯下叶和上叶后段,其病理变化视病因不同而有所不同。就一般病原微生物肺炎而言,吸入含菌气溶胶、深睡中吸入唾液(隐匿性误吸)、呛吸食物,饮料,胃内容物或源自血循环的病原菌进入肺泡后生长繁殖并释放毒素,引起肺泡毛细血管扩张、充血、水肿、浆液渗出;继而肺泡内大量中性粒细胞、吞噬细胞渗出呈现早期实变;进而肺泡内充满白细胞、红细胞、白细胞碎片及纤维蛋白呈现充血实变;随着纤维蛋白性渗出物被白细胞破裂释放出的蛋白溶酶溶解后吸收或咳出,细胞碎片被巨噬细胞吞噬或咳出,肺泡重新充气,肺组织逐渐恢复正常。

(二)病因病机

1.病因 本病通常由正气虚弱、基础病多及滥用药物、环境影响等因素引起。

(1)正气衰弱:随着人体年龄的增加,机体的正气逐渐衰弱,相应的脏腑功能也逐渐降低。正虚则抗邪无力,邪易侵袭,脏腑功能低下,又不耐邪气扰动,故老年性肺炎会随着年龄的增大而发病率和病死率逐渐增多。

(2)基础病多:年老而正气虚弱,脏腑功能低下,导致各种疾病接踵而来(如肺心病、高血压、脑血管疾病、糖尿病、冠心病等)。五脏功能相互影响,他脏功能的失常,也常常影响及肺,使肺的功能低下,而易为邪气侵袭。

(3)滥用药物特别是对保健品和抗生素的滥用,严重地影响了人体内环境阴阳的平衡,而阴阳失衡是疾病发作的内在原因。

(4)环境影响老年患者正气亏虚,腠理不固,最容易感受风寒之邪,所以居住当有一定的保温设施,并且门窗不可过度敞开,防止"过堂风"的形成。在夏季炎热之时,室内空调不可过低,并且尽量减少白天在户外活动的频率,从户外进入空调房后,当立即添加衣物,以免身体不能突然适应新环境而形成"空调病"。

2.病机　本病病位在肺,与脾、心关系密切。主要病理因素为痰、热、毒胶着为患,互为因果。邪气入里化热,酝酿痰毒,邪热与痰毒胶结,耗伤气阴;热邪发散,伤阴耗气,正气更虚,则抗邪无力;痰毒壅滞肺中,阻滞肺气,郁久化热,更伤气阴。可见,热盛为毒,痰因热起,热、痰、毒胶着为患,耗伤气阴而又助热成痰酿毒。痰、热、毒进一步侵害脏腑,导致耗气、阴伤、血瘀等一系列病理后果。老年患者常见多种宿疾缠绵不愈,久病入络,瘀血内停;又正气不足,气血不畅,加之风热毒邪炽盛,热灼血黏,痰瘀互阻,致使病情缠绵难愈。若平素正气不足,热邪内陷,逆传心包,蒙蔽心窍,甚至出现邪闭正脱等危证,表现为神昏谵语、喘脱、厥脱等,多预后不良。总之,老年肺炎病理性质多为本虚标实,本虚以气虚、阴虚、气阴两虚为主,标实以痰、热、毒为主,可兼见瘀证。在疾病的早期、中期,以标实为主;恢复期多以气阴两虚、肺脾气虚为主。

二、临床表现

1.老年肺炎临床特点　①起病相对缓慢,主诉常较少而含混,约半数以上患者无典型高热、咳嗽、咳痰:常见有低热、呼吸急促、心动过速;②全身症状往往较肺部症状更明显,常表现有食欲缺乏、乏力、倦怠、精神萎靡、意识模糊、营养不良等;咳嗽、咳痰、胸痛则相对较轻;③可能缺乏明显肺部症状,而仅仅表现为基础疾病与全身状况的恶化;④因原潜在有器官功能不全,肺炎易并发多器官衰竭与休克,病情多较重;⑤肺部体征以双肺底或局限性啰音、呼吸音减弱为多见,而肺实变体征不明显;⑥部分患者可以没有白细胞总数的明显升高,但多有中性粒细胞升高和核左移;⑦X线片表现:80%以上呈现为支气管肺炎,多表现为两肺中下野内中带肺纹理增粗增多和沿肺纹理分布的斑片状模糊、密度不均阴影。节段性肺炎也常见,甚少有大叶性肺炎。金黄色葡萄球菌与厌氧菌肺炎易侵犯胸膜,形成脓胸或脓气胸;⑧病灶吸收缓慢,病程较长;⑨常为多种病原菌合并感染,耐药情况比较多见。

2.老年肺炎分类　老年肺炎分为社区获得性肺炎(CAP)和院内获得性肺炎(HAP)。

(1)老年CAP(老年人在社区感染发生肺炎):患者通常原来身体及肺部状况尚可,常以受凉为诱因,以上呼吸道症状为前驱。起病较急,开始常表现有中度发热(少数也可为高热或体温正常)、鼻塞、流涕、咽部不适、乏力,继而出现咳嗽、咳痰(多为黄黏痰),常有胸闷、气促、呼吸困难、心悸。一些高龄体弱、长期卧床、脑血管疾病、痴呆等患者因呛食或隐匿性误吸而发生吸入性肺炎。这类患者起病较急,发热、中毒症状突出,常见有精神萎靡或神志模糊、呼吸困难、发绀、咳嗽、咳痰(部分患者还可有恶臭痰)、咯血、心悸,甚至出现呼吸衰竭、休克或心力衰竭等。值得警惕的是,不少患者缺乏呼吸道症状而以消化道症状(如食欲缺乏、恶心、呕吐、腹泻)或精神-神志变化(如乏力、倦怠、精神萎靡、意识模糊)为主要表现。常见的体征有肺底或局限性啰音、呼吸音减弱、痰鸣,多数患者呼吸加快,约半数患者出现心动过速与期外收缩,而肺实变征并不常见。

(2)老年HAP(因其他疾病住院的老年人在医院内感染发生肺炎):患者发病可无明显诱因,也可因受凉、情绪刺激或医源性因素诱发(如胃管鼻饲、气管插管、麻醉、手术、药物等),多呈亚急性起病,有的起病隐袭,临床症状更加不典型和轻重不一。若原有慢性肺疾病患者,其呼吸道症状多表现为原有症状加重,痰由原白黏痰转为黄黏痰或脓痰,痰量增多且不易咳出,胸闷、气促更加突出,呼吸困难、发绀、心动过速更加多见,常并发呼吸衰竭。若继发于非呼吸系统疾病,如脑血管意外、心血管疾病、肝或肾衰竭、手术后等,则临床表现更加复杂和不典型,常表现为原有症状加重,气促、倦怠、精神萎靡、意识模糊,发热、咳嗽、咳痰可能并不突出。体征与 CAP 相似,但呼吸困难、发绀、心动过速更加常见。HAP 的病情往往比较严重、病程迁延、并发症较多。

3.并发症 老年肺炎并发症相当多见,并且严重地影响预后,主要有以下几种:

(1)呼吸衰竭:中重度 COPD 基础上发生肺炎、严重吸入性肺炎易诱发呼吸衰竭,使病情急剧恶化。

(2)心力衰竭:原患有严重心脏病的肺炎患者常因缺氧、毒血症、水-电解质平衡紊乱、心律失常等原因诱发心力衰竭。

(3)休克:老年肺炎患者由于免疫功能低下或病原菌毒力强,或大量胃内容物误吸而易诱发中毒性休克,病情险恶,预后较差。

(4)消化道大出血:重症或衰竭的老年肺炎患者可以合并消化道大出血,它常是应激性溃疡或弥散性血管内凝血(DIC)的征象。

(5)胸膜炎、脓胸及脓气胸:老年肺炎在病程中常累及胸膜,多数引起的是较轻的反应性胸膜炎;金黄色葡萄球菌、铜绿假单胞杆菌、厌氧菌等感染可引起坏死性炎症,有时向胸膜穿破而导致脓胸或脓气胸。

三、辅助检查

1.X 线检查胸部 X 线片对老年肺炎的诊断非常重要,80% 以上表现为支气管肺炎,少数呈节段性肺炎,少见有典型的大叶性肺炎。合并有脓胸或脓气胸者则有相应的 X 线征。胸部 CT、MRI 检查常能提供有关 X 线浸润病因的重要信息。同一部位短期内多次发生肺炎或规范积极治疗下肺部阴影迁延 6~8 周以上不愈应警惕肿瘤引起阻塞性肺炎的可能,应做纤维支气管镜、CT、MRI 检查。

2.白细胞计数 白细胞总数常 $>1\times10^9/L$,中性粒细胞多在 80% 以上;衰弱、重症或免疫功能低下的老年患者白细胞总数可以不高,但中性粒细胞比例仍高,并可见核左移或中毒颗粒。

3.病原体检查 痰直接涂片和痰培养做革兰染色检查仍是病原体鉴定的最主要手段,但关键是无污染的合格的痰标本发现或分离到病原体。在抗生素治疗前的血培养约有 10% 的患者可望获得阳性结果。为获得无污染的合格的痰标本,对疑难肺炎患者必要时可采用环甲膜穿刺、保护性毛刷(PSB)、保护性支气管-肺泡灌洗(PBAI)、经皮肺穿刺(TIB)取样做(含厌氧菌和 L 型菌)病原菌培养+革兰染色检查,或经 24 小时厌氧菌培养后做气相色谱检测。大约 10% 老年肺炎患者血培养可分离到特异病原体,并且很少误导治疗,对轻症老年肺炎患者无须列为常规检查;而对于重症肺炎和早期治疗无效患者血培养是有价值的。

免疫扩散法、聚合酶链反应(PCR)、DNA 探针、荧光标记抗体等方法的应用可以提高阳性率。

4.降钙素原(PCT)、C-反应蛋白(CRP)检测 大量资料表明,CRP、PCT 可以作为细菌性感染的标志物,还有助于病情监测和预后判断。

5.血清学检查 血清学检查对怀疑衣原体、各种病毒及军团病感染等病因诊断很有价值,由于恢复期患者抗体滴度至少患病后 2~3 周才明显升高,所以它的价值主要在于流行病学调查而不是临床诊断。

6.其他检查 老年肺炎常伴并发症,特别是呼吸衰竭、酸碱失衡、电解质紊乱、心律失常、肾功能不全等,故必要时应及时进行血气分析、血液生化检测、心电图检查、心脏B超、心力衰竭标志物——B型脑钠肽(BNP)及其N末端B型脑钠肽原(NT-proBNP)检查分析以明确诊断。

四、诊断与鉴别诊断

(一)诊断要点

对于老年单纯的CAP,具有发热、咳嗽、咳痰、肺部湿啰音、白细胞总数和中性粒细胞升高、胸部X线片有炎症阴影者诊断并不困难;对有明显呛咳史的老人,具有发热、痰量增多或恶臭痰、呼吸困难、肺底湿啰音、中性粒细胞升高、胸部X线片有炎症阴影者诊断也比较容易;对于缺乏明显肺部症状与体征,主要表现为消化道、中枢神经系统或循环系统障碍者则容易漏诊或误诊。对于具有下列征象的老年患者应高度警惕肺炎的可能:①不能用其他原因解释的精神萎靡、意识障碍、呼吸急促、心动过速、食欲锐减;②不能用其他原因解释的心功能不全、休克、呼吸衰竭;③不能用其他原因解释的原慢性肺疾病患者肺部表现加重;④不能用其他原因解释的发热、白细胞总数和(或)中性粒细胞升高;⑤既往健康者出现轻微呼吸道症状、咳痰及肺部湿啰音。

拟诊肺炎患者应及早进行病原体鉴定。抗生素治疗前的血培养、痰检是非常重要的。但值得指出的是,由于病原菌的鉴定通常以咳痰培养作为依据,而咳痰难免被口咽正常寄殖菌所污染、老年患者往往难以得到合格痰(涂片低倍镜每视野下鳞状上皮细胞<10个、白细胞>25个,有资料表明老年患者痰标本合格率仅35%),故假阴性率和假阳性率均高。即使是综合其他方法检查,仍可能有半数的患者难以明确鉴定病原体。

胸部X线片是老年肺炎诊断的重要手段。但肺炎初期,特别是脱水患者胸部X线片可能是正常的,纠正脱水24小时后才会出现浸润病灶影。短期内同一部位多次发生肺炎者应警惕肺癌的可能。

(二)鉴别诊断

老年人肺炎需要与肺结核、肺癌相鉴别。

1.肺结核 急性干酪性肺结核的症状、体征甚至X线片表现都比较类似于大叶性肺炎。主要区别点在于肺结核患者的一般健康差,病程较长,一般抗生素治疗无效;X线随访,病灶非但不见消散,且可以出现空洞和支气管播散;痰中找到结核菌可确定诊断。

2.肺癌 肺癌常以肺炎的形式出现,其X线征象易与肺炎混淆。但肺癌患者年龄较大,有刺激性干咳或痰中带血,中毒症状不明显,与炎症程度不相称。抗菌治疗后,炎症消散,肿瘤更明显,常伴肺门淋巴结肿大或肺不张。痰脱落细胞、X线体层摄影、纤维支气管镜、CT检查有助于诊断。

3.心力衰竭 左心衰竭的呼吸困难、心悸更加突出,不能平卧,两肺底密集中、小湿啰音,PaO_2显著降低、$PaCO_2$正常或降低,多有心脏病病史而别于肺炎。

4.肺栓塞 起病急骤,胸痛、呼吸急促往往更突出,心电图常有$S_I Q_{III} T_{III}$动态典型变化及$V_{1~2}$T波倒置、肺性P波及右束支传导阻滞而有别于肺炎。必要时可进行同位素肺通气/灌注扫描检查以资鉴别。

5.其他 伴有消化道症状者应注意与急性胃肠炎鉴别;休克型肺炎应与其他原因所致的休克相鉴别。

五、治疗

(一)治疗思路

1.辨证要点 本病属虚实错杂,本虚标实。故辨证首当辨虚实主次,标本缓急。

(1)辨外感内伤:外感与内伤是本病的两大病因,辨证时首当分清。外感者,为六淫之邪侵袭肺系所致,多为新病,起病急,病程短,常伴有肺卫表证。内伤者,由脏腑功能失调,内邪犯肺所致,病程较长,可伴见他脏见证。本病以外感者居多。

(2)辨证候虚实:外感以风寒、风热、风燥为主,均属实,内伤中的痰湿、痰热、肝火多以邪实为主,或兼有正虚,阴津亏耗则属虚,或虚中夹实。另外,咳声响亮者多实,咳声低怯者多虚;脉有力者属实,脉无力者属虚。本病以实证为多见。

老年人多罹患慢性疾病,体内积生痰湿、瘀血等。在此基础上易感受外邪而患 CAP,以痰热壅肺或痰浊阻肺为主,常兼有气阴两虚、肺脾气虚、瘀血等。恢复期多以气阴两虚、肺脾气虚为主,常兼有痰热或痰浊。

2.治疗原则 本病治疗以祛邪扶正为原则,重在清热解毒扶正,并根据病位之不同和热、痰、毒的性质及兼夹之异采用不同方法。病情发作时,当以清热解毒化痰为主以祛邪实。病情恢复以虚为主时,兼热、痰、毒稽留未尽,宜益气养阴、补益肺脾为主。若出现热入心包、邪陷正脱,当需清心开窍、扶正固脱。

(二)中医治疗

1.分证论治

(1)风热袭肺证

症状:发热、恶风、鼻塞、流浊涕、咳嗽,痰白黏或黄,或咳痰不爽,咽干,口干,咽痛。舌尖红,苔薄白或黄,脉浮散。

证候分析:风热客表,营卫失和,故发热、恶风;风热之邪从口鼻而入,鼻咽部先受其邪,故鼻塞、鼻窍干热、流浊涕、口干、咽干、咽痛;风热袭肺,肺失宣降,肺气上逆,故咳嗽;热灼肺津,故咳痰不爽或痰白黏或黄;舌尖红,苔薄白或黄,脉浮数皆为风热袭肺之征。

治法:疏风清热,清肺化痰。

代表方:银翘散加减。

常用药:银花、连翘、牛蒡子、薄荷疏风清热;前胡、桔梗、桑白皮、黄芩、芦根清肺化痰。

加减:咽喉肿痛者,加射干、马勃清热利咽;头痛目赤者,加菊花、桑叶清肝明目;喘促者,加麻黄、生石膏清热平喘;口渴者,加天花粉、玄参益气生津;胸痛明显者,加延胡索、全瓜蒌理气止痛;若热毒炽盛,气血两燔,改用清瘟败毒饮清热解毒,凉血泻火。

(2)表寒里热证

症状:发热,恶寒,无汗,肢体酸痛,咳嗽,咳痰,痰黄或白黏,咳痰不爽,咽干,咽痛。舌质红,苔黄或黄腻,脉数或浮。

证候分析:风寒之邪在表不解,故发热,恶寒,无汗;风寒入里化热或里有蕴热,复受风寒,则寒束于外,热郁于内,致使肺失宣肃,热灼津为痰,故咳嗽,痰黄或白黏,咳痰不爽,咽干,咽痛;舌质红,苔黄或黄腻,脉数或浮皆为外寒内热之征。

治法:疏风散寒,清肺化痰。

代表方:麻杏石甘汤合清金化痰汤加减。

常用药:炙麻黄、荆芥、防风疏风散寒;生石膏、全瓜蒌、栀子、黄芩、陈皮清肺化痰;杏仁、桔梗、桑白皮宣肺止咳。

加减:恶寒无汗、肢体酸痛者,加羌活、独活通络止痛;往来寒热不解、口苦者,合小柴胡汤和解表里。

(3)痰热壅肺证

症状:咳嗽,痰多,痰黄黏,胸痛,发热,口渴,面红,尿黄,大便干结,腹胀。舌质红,苔黄腻,脉滑数。

证候分析:风寒入里化热,或肺胃素有蕴热,或湿痰蕴久化热,皆可形成痰热,胶结于肺,壅塞气道,故咳嗽,痰多,痰黄黏;邪气阻滞肺络,则致胸痛;肺与大肠相表里,泄热于大肠故大便干结,腹胀;热邪熏蒸故发热,口渴,面红,尿黄;舌质红,苔黄腻,脉滑数皆为痰热壅肺之征。

治法:清热解毒,宣肺化痰。

代表方:清金化痰汤加减。

常用药:瓜蒌、贝母、桑白皮、桔梗清肺化痰,宣肺止咳;麦冬、知母养阴清热,润肺止咳;栀子、鱼腥草、黄芩清热解毒。

加减:咳痰腥味者,加金荞麦、生苡仁、冬瓜仁清热排脓;咳嗽带血者,加白茅根、侧柏叶凉血止血;热盛心烦者,加金银花、栀子、黄连清热除烦;痰鸣喘息而不得平卧者,加葶苈子、射干清热化痰;胸痛明显者,加延胡索、赤芍、郁金行气活血;热盛伤津者,加麦冬、生地、玄参养阴生津。

(4)痰湿阻肺证

症状:咳嗽,咳痰,气短,痰多,白黏,或痰易咳出,泡沫状,胃脘痞满,纳呆,食少。舌质淡,苔白腻,脉滑或弦滑。

证候分析:脾虚健运失常,以致痰湿内生,上渍于肺,阻碍气机,故咳嗽痰多、白黏,或痰易咳出,泡沫状;痰阻胸膈,气机不畅,故气短;脾胃虚弱,故胃脘痞满,纳呆,食少;舌质淡,苔白腻,脉滑或弦滑皆为痰湿阻肺之征。

治法:燥湿化痰,宣降肺气。

代表方:三子养亲汤加减。

常用药:白芥子、紫苏子、莱菔子降气化痰;法半夏、茯苓、枳实、陈皮、杏仁燥湿化痰。

加减:痰从寒化,畏寒、痰白稀者,加干姜、细辛温化寒痰;痰多咳喘,胸闷不得卧者,加麻黄、薤白、葶苈子宣肺化痰,宽胸利气;脘腹胀闷,加木香、焦槟榔、白豆蔻行气化痰。

(5)肺脾气虚证

症状:咳嗽,声低无力,痰多清稀,气短,乏力,纳呆,食少,胃脘胀满,腹胀,自汗,易感冒。舌质淡,舌体胖大有齿痕,苔薄白,脉沉细。

证候分析:年老体弱,肺脾气虚,肺气虚则卫外不顾,易受外邪侵袭,肺气上逆则咳嗽,脾虚健运失常,则纳呆、食少、胃脘胀满、腹胀;气虚则气短,乏力;肺气虚弱,卫外不同则自汗;舌质淡,舌体胖大有齿痕,苔薄白,脉沉细皆为肺脾气虚之征。

治法:补肺健脾,益气固卫。

代表方:参苓白术散加减。

常用药:党参、茯苓、白术、莲子、扁豆、山药益气健脾,培土生金;杏仁、陈皮、枳壳、白蔻仁理气化痰。

加减:咳嗽明显者,加款冬花、紫菀止咳化痰;食欲缺乏不食者,加神曲、炒麦芽健脾消食;脘腹胀闷,减黄芪,加木香、莱菔子行气宽中;虚汗甚者,加浮小麦、煅牡蛎收敛止汗;寒热起伏,营卫不和者,合桂枝汤调和营卫。

(6)气阴两虚证

症状:咳嗽,干咳少痰,或咳痰不爽,自汗,盗汗,手足心热,口干或渴,气短乏力。舌质淡红,舌体瘦小、苔少,脉沉细。

证候分析:本证多见于年老体弱者或疾病后期,邪去大半而正气已虚。前期痰、热、毒内盛,伤阴耗气,终致气阴两虚,阴虚内燥,肺失滋润,以致肃降无权,肺气上逆则咳嗽;阴虚肺燥,故少痰,或咳痰不爽;肺气不足则气短、乏力;卫外不固则自汗;阴虚火炎于上,故口干或渴,盗汗,手足心热;舌质淡红,舌体瘦小、苔少,脉沉细皆为气阴两虚之征。

治法:益气养阴,润肺化痰。

代表方:生脉散合沙参麦冬汤加减。

常用药:太子参、沙参、麦冬、山药、玉竹、地骨皮益气养阴;川贝母、百合、桑叶、天花粉润肺化痰;五味子敛肺止咳。

加减:咳嗽甚者,加百部、炙枇杷叶、杏仁润肺止咳;低热不退者,加银柴胡、白薇清虚热;盗汗明显者,加煅牡蛎、糯稻根须收敛止汗;呃逆者,加竹茹、炙枇杷叶和胃止呕;食欲缺乏食少者,加炒麦芽、炒谷芽健脾消食;气阴两虚,余热未清者,症见身热多汗、心烦、口干渴,舌红少苔、脉虚数者,合竹叶石膏汤清热生津,益气和胃。

(7)热陷心包证

症状:咳嗽甚则喘息、气促,心烦不寐,神昏谵语或昏愦不语,高热,大便干结,尿黄。舌红绛,脉滑数或脉细。

证候分析:痰热壅肺,肺失宣降,故咳嗽甚则喘息、气促;热邪内陷,灼液为痰,痰热蒙蔽包络,阻塞窍机,扰乱心神,故心烦不寐,神昏谵语或昏愦不语;邪热内盛,故高热,大便干结,尿黄;舌为心之苗,心包热盛,窍机不利,则舌色深绛;舌红绛,脉滑数或脉细皆为热陷心包之征。

治法:清心凉营,豁痰开窍。

代表方:清营汤合犀角地黄汤加减。

常用药:水牛角、黄连、栀子、天竺黄、银花、连翘清营泄热;生地黄、玄参、麦冬凉营养阴;赤芍、丹参和营通络;石菖蒲清心开窍。

加减:谵语、烦躁不安者,加服安宫牛黄丸清热解毒,镇惊开窍;抽搐者,加钩藤、全蝎、羚羊角粉息风定惊;口唇发绀,舌有瘀斑、瘀点者,加丹皮、紫草凉血化瘀;腑气不通者,加生大黄、芒硝通腑泄热。

(8)邪陷正脱证

症状:呼吸短促,气短息弱,神志异常,面色苍白,大汗淋漓,四肢厥冷,面色潮红,身热,烦躁。舌质淡、绛,脉微细或疾促。

证候分析:感受风热,病邪太盛,极易转变成热毒,伤津耗气,气血运行不畅,瘀血内阻,或痰瘀热毒凝结,进一步耗伤正气,则阴竭阳脱。阴竭者面色潮红,身热,烦躁;阳脱者呼吸短促,气短息弱,面色苍白,大汗淋漓,四肢厥冷;热毒内陷,清窍不利,则神志异常;舌质淡、脉微细为阳脱之象,舌质绛、脉细或疾促为阴竭之象。

治法:益气救阴,回阳固脱。

代表方:阴竭者以生脉散加味,阳脱者以四逆加人参汤加味。

常用药:生脉散加味以生晒参、麦冬、五味子、山茱萸益气救阴;煅龙骨、煅牡蛎止汗固脱;四逆加人参汤加味以红参、制附子、干姜回阳救逆。

加减:低热不退者,加青蒿、银柴胡清虚热;咳甚者,加百部、炙枇杷叶润肺止咳;食少食欲缺乏者,加炒麦芽、炒谷芽健脾消食;腹胀者,加佛手、香橼皮行气宽中。

2.中成药治疗

(1)连花清瘟胶囊:清瘟解毒,宣肺泄热,适用于咳嗽邪犯肺卫者。每次 4 粒,每天 3 次,口服,疗程 5~7 天。

(2)清咳平喘颗粒:清热宣肺,止咳平喘,适用于咳嗽痰热郁肺者。每次 10g,每天 3 次,开水冲服。

(3)百令胶囊:补肺肾,益精气,适用于咳嗽、喘证肺肾两虚者。每次 5~10 粒,每天 3 次,口服,疗程 8 周。

(4)痰热清注射液:20mL 加入 5% 葡萄糖注射液 250mL 静脉滴注,每天 1 次,7 天为 1 个疗程,治疗痰热壅肺型。

(5)清开灵注射液:40~60mL 加入 5% 葡萄糖生理盐水 500mL,静脉滴注,或用醒脑静20mL 加入 05% 葡萄糖注射液 250~500mL,静脉滴注每天 1 次,治疗痰热内闭型。

(6)参麦注射液:20~40mL 加入 5% 葡萄糖注射液 250mL,静脉滴注,每天 1 次,治疗气阴两虚型。

3.外治法

(1)针刺法:主穴取尺泽、合谷、肺俞、足三里。邪客肺卫配风门、风池穴;痰热配少商、曲池;肺灼阴伤配太溪。在足三里施以捻转补法,其余穴位施以捻转泻法,每天 1 次。适用于大叶性肺炎。

(2)穴位注射:每毫升注射液含 2 万 IU 青霉素,经皮试阴性后,注入肺俞、合谷、耳穴肺区,每穴注射 1mL,每天 1 次,10 天为 1 个疗程。适用于各种肺炎。

(3)外敷法:①白芥子末、面粉各 30g,加水调和,用纱布贴敷背部,每天 1 次,每次约 5 分钟,以皮肤发红为止;②生大黄、枳实末各 9g,鲜松柏 60g,生姜如胡桃大小 1 块,带须葱白10cm,麸子 1000g,黄酒 50mL。共捣烂置锅内炒熟,用纱布包,轮流置胸前,直至面部和鼻尖出汗为止。适用于重症肺炎。

(4)雾化吸入法:取双黄连注射液 10mL 加入生理盐水 20mL 中,超声雾化吸入,每天2 次。

(三)西医治疗

1.一般治疗 卧床休息,多饮水,促进排痰;防寒保暖、补充足够的热量。

2.控制感染 抗感染是肺炎治疗的重要环节,包括经验性治疗与抗病原体治疗两个方面。老年肺炎患者的抗感染治疗需充分考虑到患者本身情况、致病菌特点和药物三方面因素,抗生素的使用原则是"早期""适当""足量""短程"。首先应确定患者发生感染的地点和时间,这直接影响着病原菌的流行病学特点和患者的预后。其次应对患者免疫状态、基础疾病、临床表现等情况全面评估,以评判疾病严重程度,病情重者需入院治疗甚至入 ICU 治疗。选用抗生素时,还应注意老年患者的基础疾病,如氨基糖苷类抗生素和大部分头孢菌素是从肾脏排泄,故肾功能减退的患者应慎用;头孢哌酮、大环内酯类抗生素等从肝脏清除,有肝功能损害的患者应慎用;合并心力衰竭的患者,应控制输液量;合并基础疾病的患者,多有长期用药史,选择抗生素时应注意对基础疾病的影响,以及与其他药物的相互作用。因此,对于老年肺炎患者,如果能确定病原体,则针对性治疗;如果不能确定病原体,应尽量选用抗菌谱广、耐药少、作用快、排泄快、毒性小的抗生素,并充分考虑致病菌的种类和药物的血药浓度与不良反应。

老年肺炎经验性抗感染治疗建议为:①既往健康的患者,以肺炎链球菌、流感嗜血杆菌、金黄色葡萄球菌等感染较多见,可首选青霉素类,喹诺酮类,第二、三代头孢类抗生素;②慢性疾病合并肺炎,以肺炎链球菌、肺炎克雷白杆菌、大肠杆菌等感染较多见,应联合应用抗生素,如第三代头孢菌素或半合成青霉素、β 内酰胺类/β 内酰胺酶抑制剂,加或不加大环内酯类;③医院获得性肺炎可用喹诺酮类或氨基糖苷类联合抗假单胞菌的 β 内酰胺类、广谱青霉素/β 内酰胺酶抑制剂、碳青霉烯类的任何一种,必要时可联合万古霉素、替考拉宁或利奈唑胺;④重症肺炎应选择广谱的强有力的抗生素,并足量、联合用药。正常人抗生素的使用疗程为 7~10 天,老年人可能会延长。

3.营养支持治疗　老年人在感染状态下,由于应激状态及抗生素等药物对胃肠道黏膜、菌群的影响,患者容易出现,营养不良可严重损害肺的防御和免疫功能,影响治疗与预后。因此,为纠正贫血、低蛋白血症,满足机体感染时所需能量,增强患者自身抵抗力,提高治愈率,可酌情补充氨基酸、白蛋白、新鲜血浆等,对老年肺炎的预后具有重要的意义。

4.防治并发症　老年肺炎的并发症比较常见并后果严重。积极治疗并发症是提高重症肺炎救治效果的关键。原没有严重 COPD 的呼吸衰竭多属 I 型,应加强氧疗,必要时可给予高频喷射氧疗,仍不能纠正者可考虑机械通气;原有严重 COPD 的患者可能发生 II 型呼吸衰竭,若经祛痰、气道平滑肌解痉、吸痰及低流量氧疗仍然无效者可考虑高频喷射给氧+呼吸兴奋剂,仍然无效者应及早给予机械通气治疗。心力衰竭者给予利尿剂、强心剂或血管扩张剂。并发肝、肾功能不全或消化道出血者应及早给予相应治疗。

5.支持、对症和并存病的处理　包括止咳平喘,纠正水、电解质与酸碱平衡紊乱,改善低氧血症。发生感染性休克、心力衰竭、中毒性肠麻痹、脑水肿时,应及时处理。脓胸和脓气胸者应及时进行穿刺引流。罹患老年肺炎,原有慢性疾病(并存病)可恶化,所以在治疗肺炎的同时应加强基础疾病的治疗,如控制血压、血糖,改善心脑循环,纠正心力衰竭等。

六、预防与调护

肺炎是引发老年人各种严重并发症的重要诱因之一,也是导致老年人死亡的最常见原因之一。每年的冬春季节,应注意防寒保暖,保证充足的睡眠,适量运动,增强抵抗力。戒烟,避免吸入有害粉尘,保持室内通风换气。进食时细嚼慢咽,多进流质饮食,以免造成吸入性肺炎。对于长期卧床的老年人,宜勤翻身、叩背,鼓励患者咳嗽,促进痰液的排出。保持心情舒畅,适当多饮水。饮食上要选择高蛋白、高碳水化合物的低脂肪食物,以及富含维生素C、维生素A的蔬菜水果。目前,接种肺炎链球菌疫苗是预防老年人肺炎的有效方法。

第二节 论治经验

中西医结合治疗老年人肺炎64例观察。

老年人肺炎是指多种病原体引起老年人肺实质的炎症。据统计,我国每年患肺炎病例数达250万,死亡12.5万,其中老年人占70%。笔者自2003年3月—2005年7月运用中西医结合方法治疗老年人肺炎64例,效果满意,现报道如下。

一、临床资料

共125例,均为2003年3月—2005年7月某医院住院患者。125例随机分为治疗组和对照组。治疗组64例,男34例,女30例;年龄60~90岁,平均(75.2±14.8)岁。对照组61例,男31例,女30例;年龄60~90岁,平均(75.1±14.9)岁。治疗组和对照组分别为发热36例、34例,咳嗽43例、45例,咳痰54例、52例,气喘47例、45例,胸痛19例、20例,胸闷49例、49例,叩诊浊音18例、16例,湿罗音37例、35例,白细胞≥$10×10^9$/L或中性粒细胞高于0.70者31例、31例,X线检查异常56例、54例。治疗组和对照组基础疾病分别为慢性支气管炎14例、12例,脑血管疾病17例、15例,肺心病7例、5例,高血压病36例、35例,糖尿病7例、8例,冠心病10例、12例,慢性心力衰竭10例、9例,心律失常7例、8例,低蛋白血症19例、16例,肿瘤3例、2例,其他10例、8例,合并2种或以上基础疾病57例、55例。

诊断标准按中华医学会呼吸病学分会1999年4月制订的《社区获得性肺炎诊断和治疗指南(草案)》的临床诊断标准。排除年龄60岁以下、入院24小时病情急骤恶化者,以及放射性肺炎、过敏性肺炎、类脂性肺炎患者。

二、治疗方法

1.对照组 首选头孢他啶(哈药集团制药总厂生产,国药准字H20033020)3.0g加入0.9%NS150mL静脉滴注,再根据痰培养及药敏结果调整抗生素,病情严重者则联合用药。对症治疗选用化痰口服液、鲜竹沥、氨茶碱、顺尔宁等止咳化痰平喘药(常规用量),给氧、协助翻身、叩背,营养支持,维持水电解质、酸碱平衡等,疗程为14天。

2.治疗组 在对照组治疗的基础上,另用鱼腥草注射液50mL(西安秦巴药业有限公司生产,国药准字261020903)、参麦注射液50mL(正大青春宝药业有限公司生产,国药准字220043477)、复方丹参注射液(正大青春宝药业有限公司生产,国药准字233020177)20mL加入5%葡萄糖注射液150mL静脉滴注,每天1次,连续14天。

两组均对原发病和并发症采取相应治疗。

三、疗效标准

1.显效 咳嗽、咳痰消失,肺部湿罗音消失,胸部X线片示炎症明显消退,血常规示中性粒细胞百分比及白细胞总数恢复正常。

2.有效 咳嗽、咳痰缓解,肺部湿罗音减轻,胸部X线片示炎症范围缩小,血常规示中性粒细胞百分比及白细胞总数趋于正常。

3.无效　咳嗽、咳痰不缓解或加重,肺部湿啰音无变化或加重,胸部 X 线片示炎症范围未减小,血常规示中性粒细胞百分比及白细胞总数无好转。

统计分析采用 SPSS10.0 统计分析软件,两组率的检验用卡方检验,均值的对比用 u 检验。

四、治疗结果

两组治疗前后症状、体征及实验室检查比较见表9-1。

表 9-1　两组治疗前后症状、体征及实验室检查比较例(%)

症状、体征	治疗组			对照组			χ^2	P 值
	治疗前	治疗后	有效率	治疗前	治疗后	有效率		
发热	36	1	(97.22)	34	1	(97.06)	0	<0.95
咳嗽	43	4	(90.69)	45	12	(73.33)	4.69	<0.05
咳痰	54	3	(94.44)	52	10	(80.77)	4.32	<0.05
气喘	47	12	(74.47)	45	13	(71.11)	0.22	<0.75
胸痛	19	1	(94.74)	20	6	(70.00)	3.87	<0.05
胸闷	49	4	(91.84)	49	13	(73.47)	5.76	<0.01
叩诊浊音	18	3	(83.33)	16	8	(50.00)	4.12	<0.01
湿啰音	37	4	(89.19)	35	13	(62.86)	6.71	<0.05
白细胞或中性粒细胞升高	31	3	(90.32)	31	4	(87.10)	0.20	<0.90
X 线检查异常	56	15	(73.21)	54	28	(48.15)	7.25	<0.01

两组治疗前后 C-反应蛋白值比较见表9-2。

表 9-2　两组治疗前后 C-反应蛋白(CRP)值比较(mg/L, $\bar{x} \pm s$)

	治疗前	治疗后
治疗组	102.44±8.5	5.88±2.2[*]
对照组	102.32±8.3	8.43±1.5

注:正常值为 CRP<8mg/L 与对照组治疗后比较,[*]$u=6.72,P<0.01$。

两组疗效比较见表9-3。

表 9-3　两组疗效比较例(%)

	n	显效	有效	无效	总有效率
治疗组	64	38	19	7	(89.06)[*]
对照组	61	31	14	16	(73.77)

注:与对照组比较,[*]$P<0.05$。

五、讨论

老年人肺炎属中医"风温""肺热""咳嗽""痰饮""喘证"等范畴,多由于年老体衰,外受风温病邪,内伤脏腑所致。肺为娇脏,卫外不固,风温病邪乘虚而入,通过皮毛而犯肺。初起邪犯肺卫,卫气被遏,肺失宣降,则出现恶寒、发热、咳嗽等症;感受温热病邪或风寒入里化热,热邪壅肺,炼液为痰,痰热闭肺,肺气不利,则见发热、咳嗽、气促、咯吐黄痰;热伤气阴,进而出现肺气不足和肺阴亏虚之象;肺病及肾,或本有肾虚,则可见肾阴不足,虚火上浮或肾阳不足,肾失摄纳之证。若年老正气大虚、邪气过盛,真阴耗竭则阳无依附而出现汗出肢冷、脉微欲绝等阳气欲脱的危急之候。现代医学认为老年人免疫系统功能随年龄增长而减退,免疫衰退是老年人肺炎发病、病死率增高的重要原因之一。老年人免疫系统功能减退,T淋巴细胞在全身免疫应答中的作用减弱,类似的免疫反应也可发生于老年人的肺脏内,而致肺内不能产生足够的特异性抗体;肺泡内衰老的T淋巴细胞虽能识别侵入的细菌,但对抗原刺激所产生的淋巴活力及增生能力大为削弱。老年人虽然巨噬细胞的功能正常,但开始衰老的T淋巴细胞补充不足,细胞因子分泌减少,以致影响吸引中性粒细胞在炎症部位的聚集。同时由于体液免疫水平的降低,对致病菌的防御功能大为减弱,细菌可在肺内立足、生长、繁殖。

笔者认为本病病机的本质在于本虚标实、虚实夹杂,治疗应以清热泄肺、化痰止咳、益气养阴、活血化瘀为法。鱼腥草注射液具有清热解毒、消肿排脓功效。研究证实,鱼腥草不但有抗病毒作用,对流感杆菌、金黄色葡萄球菌和耐药金黄色葡萄球菌、伤寒杆菌、结核杆菌也有较强抑制作用。另可提高外周血T淋巴细胞的比例,从而提高机体特异免疫能力。还能明显促进人体外周血白细胞吞噬能力,提高血和痰中溶菌酶的活力,从而增强机体免疫功能。参麦注射液具有扶正固本、益气养阴功效。研究表明,G杆菌产生的内毒素主要化学成分为脂多糖(LPS),参麦注射液可阻碍LPS与肺泡巨噬细胞结合,从而拮抗及抑制细胞因子生成和炎症介质释放,增加机体抗感染能力;参麦注射液还有提高心脏收缩功能及负性心率作用,可改善老年患者心脏功能异常,从而阻断老年人肺炎与老年患者心功能异常之间的恶性循环,有利于老年人肺炎的治愈。此外,参麦注射液可抑制胸腺细胞凋亡,提高机体的免疫功能。丹参注射液具有活血化瘀、通脉养心功效。研究表明,复方丹参注射液具有纠正血液循环中$TXA_1 - PGI_2$的平衡失调,预防、减轻TXA_2、白三稀所致的肺损伤,有利于肺组织的修复。并可调节微循环的流态和微循环周围状态的作用,增加红细胞携氧力,提高组织摄氧能力,改善低氧血症,减少肺泡渗出,有利于肺组织炎症的吸收。另外丹参注射液对多种细菌有抑制作用。

近年来,沈自尹等学者提出清热解毒、活血化瘀、通里攻下等中药及其复方均能显著调节机体免疫系统各组分的平衡,并且有直接拮抗某些炎症介质的能力。笔者观察,两组治疗后C-反应蛋白(CRP)值的比较有显著差异性,中西医结合治疗组的总疗效优于西医治疗对照组,在一定程度上也支持这一观点。

中西医结合治疗老年人肺炎不仅能更好的改善临床症状,而且在减轻细菌耐药性、减少二重感染(治疗后痰、粪便、尿液培养等结果示治疗组没有二重感染发生,对照组有4例二重感染)、拮抗炎症介质等方面有明显的优势。

(王静)

第十章　老年慢性阻塞性肺炎论治经验

慢性阻塞性肺疾病(chronic obstructive pulmonary disease,COPD)简称慢阻肺,是一种以进行性、持续性气流受限为特征的可以预防和治疗的疾病。老年人多由慢性支气管炎反复发作不愈发展而来。本病主要累及肺部,可导致肺外多器官损害,其急性加重和并发症影响疾病的进程。随着病情的进展可导致生活质量下降、劳动力丧失,最终发展为呼吸衰竭和肺源性心脏病。慢阻肺是呼吸系统疾病中的常见病和多发病,老年人的患病率和病死率逐年增高。

本病属于"肺胀""喘证""痰饮"范畴,与"咳嗽""心悸""水肿"等病证相关。肺胀病名首见于《灵枢》,该书明确了肺胀的基本临床特征。如《灵枢·胀论》篇说:"肺胀者,虚满而喘咳。"《灵枢·经脉》篇又云:"肺手太阴之脉……是动则病肺胀满膨胀而喘咳。"指出了肺胀的基本特征是胀满喘咳。《内经》的上述论述,为后世医家对肺胀病证的研究奠定了理论基础。汉代张仲景在《金匮要略·肺痿肺痈咳嗽上气病脉证治》进一步指出本病的主症为"咳而上气,此为肺胀,其人喘,目如脱状"。此外在《痰饮咳嗽病脉证并治》篇中所述之支饮,症见"咳逆倚息,气短不得卧,其形如肿",也与本病相类似。明代龚廷贤在《寿世保元》对肺胀的临床表现有进一步的描述:"肺胀喘满,膈高气急,两胁扇动,陷下作坑,两鼻窍张,闷乱嗽渴,声嗄不鸣,痰涎壅塞。"在本病的发病机制方面,隋代巢元方在《诸病源候论》中提出了肺胀乃肺虚为本,复感于邪所致。如他在《咳逆短气候》篇中指出:"肺虚为微寒所伤则咳嗽,嗽则气还于肺间则肺胀,肺胀则气逆,而肺本虚,气为不足,复为邪所乘,壅痞不能宣畅,故咳逆、短气、乏力也。"在《上气鸣息候》中又进一步论述道:"肺主于气,邪乘于肺则肺胀,胀则肺管不利,不利则气道涩,故上气喘逆鸣息不通。"后世医家多将本病附载于肺痿、肺痈之后,有时也散见于痰饮、喘促、咳嗽等病篇中,在认识上不断有所充实发展。如元代朱丹溪在《丹溪心法·咳嗽》篇中说:"肺胀而咳,或左或右,不得眠,此痰夹瘀血碍气而病。"提示病理因素主要是痰瘀阻碍肺气所致。张璐在《张氏医通·肺痿》中也强调:"盖肺胀实证居多。"肺胀的治疗,早在《金匮要略·肺痿肺痈咳嗽上气病脉证治》就有记载:"上气喘而躁者,属肺胀,欲作风水,发汗则愈""咳而上气,此为肺胀,其人喘,目如脱状,脉浮大者,越婢加半夏汤主之""肺胀,咳而上气,烦躁而喘,脉浮者,心下有水,小青龙加石膏汤主之"。指出了肺胀之咳而上气,乃外邪内饮相搏之证,病有偏表偏里的不同,治当有所侧重。清代李用粹在《证治汇补咳嗽》篇中认为,肺胀"又有气散而胀者,宜补肺,气逆而胀者,宜降气,当参虚实而施治"。说明对肺胀的辨证施治当分虚实两端。清代沈金鳌《沈氏尊生书》尤其注重肺胀治从气分,指出:"肺胀本为肺经气分之病,故宜以收敛为主,宜诃子青黛丸、清化丸;即夹痰夹瘀者,亦不离乎气,不得专议血专议痰也。"张璐《张氏医通》则认为:"肺胀而咳,左右不得卧,此痰夹瘀血碍气而胀,当归、牡丹皮、赤芍、桃仁、枳壳、桔梗、半夏、甘草、竹沥姜汁。如外邪去后,宜半夏、海石、瓜蒌、甘草为末,姜汁调蜜噙之。"提出了理气活血、降火化痰的治疗法则。这些论述,至今对临床仍有参考价值。

<h1 style="text-align:center">第一节　疾病概述</h1>

一、病因病机

(一)病因与发病机制

1.病因　COPD 的确切病因尚不清楚,所有与慢支和肺气肿发生有关的因素都可能参与 COPD 的发病。已经发现的危险因素可以分为外因(即环境因素)与内因(即个体易患因素)两类。

(1)外因

1)吸烟:是目前公认的 COPD 已知危险因素中最重要者。国外较多流行病学研究结果表明,与不吸烟人群相比,吸烟人群肺功能异常的发生率明显升高,出现呼吸道症状的人数明显增多,肺功能检查中反映气道是否有阻塞的核心指标第一秒用力呼气容积(FEV_1)的年下降幅度明显增快;而且,经过长期观察,目前已经明确吸烟量与 FEV_1 的下降速率之间存在剂量-效应关系,即吸烟量越大,FEV_1 下降越快。对于已经患有 COPD 者,吸烟的患者其病死率明显高于不吸烟的患者。在吸烟斗和吸雪茄的人群中 COPD 的发病率虽然比吸香烟的人群要低一些,但仍然显著高于不吸烟人群。国内研究结果与国外相似。一项十万人群的研究结果表明,COPD 患者中,其发病与吸烟有关者占 71.6%,虽然略低于国外 80% 左右的数据,但吸烟仍然是 COPD 发病最重要的危险因素。被动吸烟也可能导致呼吸道症状,以及 COPD 的发生;孕妇吸烟可能会影响胎儿肺脏的生长。实验室研究结果表明,吸烟可以从多个环节上促进 COPD 的发病,如能使支气管上皮纤毛变短,排列不规则,使纤毛运动发生障碍,降低气道局部的抵抗力;可以削弱肺泡吞噬细胞的吞噬功能;还可以引起支气管痉挛,增加气道阻力。尽管吸烟是引起 COPD 的最重要的环境因素,但是,并不是所有吸烟这都会发生 COPD,事实上,吸烟人群中只有一部分人最终发生 COPD,提示个体易患性在 COPD 的发病中具有十分重要的作用。

2)吸入职业粉尘和化学物质:纵向研究资料证明,煤矿工人、开凿硬岩石的工人、隧道施工工人和水泥生产工人的 FEV_1 年下降率因其职业粉尘接触而增大,粉尘接触严重的工人,其对肺功能的影响超过吸烟者。吸入烟尘、刺激性气体、某些颗粒性物质、棉尘和其他有机粉尘等也可以促进 COPD 的发病。动物实验也已经证明,矿物质粉尘、二氧化硫、煤尘等都可以在动物模型上引起与人类 COPD 相类似的病变。

3)空气污染:长期生活在室外空气受到污染的区域可能是导致 COPD 发病的一个重要因素。对于已经患有 COPD 的患者,严重的城市空气污染可以使病情加重。室内空气污染在 COPD 发病中的作用颇受重视;国内已有流行病学研究资料表明,居室环境与 COPD 易患性之间存在联系。

4)生物燃料:近年来国内、外研究证明,在厨房通风条件不好的情况下,使用木柴、农作物秸秆及煤等生物燃料作为生活燃料,可以增加 COPD 的患病风险。

5)呼吸道感染:对于已经罹患 COPD 者,呼吸道感染是导致疾病急性发作的一个重要因素,可以加聚病情进展。但是,感染是否可以直接导致 COPD 发病目前尚不清楚。

6)社会经济地位:社会经济地位与 COPD 的发病之间具有密切关系,社会经济地位较低的人群发生 COPD 的概率较大,可能与室内和室外空气污染、居室拥挤、营养较差,以及其他与社会经济地位较低相关联的因素有关。

(2)内因:尽管吸烟是已知的最重要的 COPD 发病危险因素,但在吸烟人群中只有一部分人发生 COPD,说明吸烟人群中 COPD 的易患性存在着明显的个体差异。导致这种差异的原因还不清楚,但已明确下列内因(即个体易患性)具有重要意义。

1)遗传因素:流行病学研究结果提示 COPD 易患性与基因有关,但 COPD 肯定不是一种单基因疾病,其易患性涉及多个基因。目前唯一比较肯定的是不同程度的 α_1-抗胰蛋白酶缺乏可以增加 COPD 的发病风险。其他如谷胱甘肽 S 转移酶基因、基质金属蛋白酶组织抑制物-2 基因、血红素氧合酶-1 基因、肿瘤坏死因子-α 基因、白介素(IL)-13 基因、IL-10 基因等可能与 COPD 发病也有一定关系。

2)气道高反应性:国内和国外的流行病学研究结果均表明,气道反应性增高者其 COPD 的发病率也明显增高,二者关系密切。

3)肺脏发育、生长不良:在怀孕期、新生儿期、婴儿期或儿童期由各种原因导致肺脏发育或生长不良的个体在成人后容易罹患 COPD。

2.发病机制

(1)已有认识:COPD 的发病机制尚未完全明了。目前普遍认为 COPD 以气道、肺实质和肺血管的慢性炎症为特征,在肺的不同部位有肺泡巨噬细胞、T 淋巴细胞(尤其是 CD8$^+$)和中性粒细胞增加,部分患者有嗜酸性粒细胞增多。激活的炎症细胞释放多种介质,包括白三烯 134(LT134)、白细胞介素 8(IL-8)、肿瘤坏死因子-α(TNF-α)和其他介质。这些介质能破坏肺的结构和(或)促进中性粒细胞炎症反应。除炎症外,肺部的蛋白酶和抗蛋白酶失衡、氧化与抗氧化失衡,以及自主神经系统功能紊乱(如胆碱能神经受体分布异常)等也在 COPD 发病中起重要作用。吸入有害颗粒或气体可导致肺部炎症;吸烟能诱导炎症并直接损害肺脏;COPD 的各种危险因素都可产生类似的炎症过程,从而导致 COPD 的发生。

(2)新认识:T 细胞介导的炎症反应参与 COPD 和肺气肿的发生与发展过程,并与疾病的严重程度相关,提示免疫反应可能在其中起重要作用。

更有学者认为,COPD 是一种由吸烟引起的自身免疫性疾病。吸烟的 COPD 患者外周血中可检测到针对肺上皮细胞的 IgG 自身抗体。用弹力蛋白刺激吸烟的肺气肿患者外周血中 CD4$^+$T 细胞,这些细胞分泌 γ-干扰素和 IL-10 的含量与肺气肿严重程度呈正相关,同时可检测到针对弹力蛋白的抗体,吸烟诱导的肺气肿可能是针对弹力蛋白片段的自身免疫反应。

这些均表明在 COPD 的发病中,自身免疫反应是重要机制。最新研究显示,COPD 患者有显著增高的抗内皮细胞抗体(AECA),COPD 患者中 AECA 的表达明显升高,这些发现提示 COPD 患者中存在自身免疫反应成分并伴有内皮细胞损害。

(二)病因病机

1.病因　本病的发生多因久病肺虚,痰瘀潴留,每因复感外邪诱使本病发作加剧。

(1)肺病迁延:肺胀多见于内伤久咳、久喘、久哮、肺痨等肺系慢性疾患,迁延失治,逐步发展所致,是慢性肺系疾患的最终结果。因此,慢性肺系疾患也就成为肺胀的基本病因。

(2)六淫乘袭:六淫既可导致久咳、久喘、久哮、支饮等病证的发生,又可诱发加重这些病证,反复乘袭,使它们反复迁延难愈,导致病机的转化,逐渐演化成肺胀。故感受外邪应为肺胀的病因。

(3)年老体虚:肺胀患者虽可见于青少年,但终归少数,而以年老患者为多。年老体虚,肺肾俱不足,体虚不能卫外是六淫反复乘袭的基础,感邪后正不胜邪而病益重,反复罹病而正更虚,如是循环不已,促使肺胀形成。

2.病机　本病病位在肺,涉及脾肾,晚期可及于心。主要病理是久病肺虚不能化津,脾虚不能转输,肾不能蒸化,致痰浊内停,壅塞肺气,肺气胀满,失于敛降,日久则气滞血瘀。故病理因素主要是痰浊、水饮、血瘀相互影响,兼见同病。一般而言,慢阻肺早期以痰浊为主,进而痰瘀互见,终致痰浊、血瘀、水饮错杂为患。病理性质多为本虚标实,本虚为肺、脾、肾三脏之虚,标实有外邪、气滞、痰浊、瘀血之别,两者常相互影响,致使疾病反复发作,缠绵难愈。总之,本虚标实、虚实错杂是本病的特点,正虚与邪实常互为因果,导致疾病越发频繁。尤其对于老年COPD患者,急性加重期病势急,病情重,极易发生变端。

二、临床表现

1.症状

(1)慢性咳嗽:通常是COPD的首发症状,初起咳嗽呈间歇性,晨起加重,以后早晚或整天均有咳嗽。但夜间咳嗽并不显著。有少数患者可无咳嗽症状而出现明显的气流受限。

(2)咳痰:黏液性痰,合并感染时有脓痰,痰量增多,任何形式的慢性咳痰均可提示COPD。

(3)气短或呼吸困难:是COPD标志性症状,也是大多数患者就医的原因,也是引起生活自理能力下降及对疾病产生焦虑心理的主要原因,逐渐加重,随着时间的增加而呈持续性,以至日常活动甚至休息时也感气短,患者诉:"呼吸费力""沉重""缺乏空气"或"憋气"。运动及呼吸道感染时症状加重。

(4)喘息和胸闷:是COPD非特异性症状。部分患者特别是重度患者有喘息,胸部紧闷感通常劳力后发生,与呼吸费力、肋间肌等容性收缩有关。

(5)全身性症状,晚期患者常体重下降、食欲减退、营养不良,外周肌肉萎缩和功能障碍、精神抑郁和(或)焦虑等,合并感染时可咳血痰或咯血。

2.体征　早期COPD体征可不明显,随着病情的发展可出现桶状胸。

(1)视诊及触诊:胸廓形态异常、胸部过度膨胀,前后经增大、剑突下胸骨下角(腹上角)增宽及腹部膨隆等;常见呼吸变浅,频率增快,辅助呼吸肌,如斜角肌及胸锁乳突肌参加呼吸运动;触觉:语颤减弱或消失。重症可见胸腹矛盾运动;患者呼吸时常采用缩唇呼吸,以增加呼出气量;呼吸困难加重时,常采取前倾坐位;低氧血症者可出现黏膜及皮肤发绀,伴右心衰竭者可见下肢水肿、肝脏增大。

(2)叩诊:肺叩诊可呈过清音,心浊音界缩小或不易叩出肺下界,肝浊音界下移。

(3)听诊:两肺呼吸音可减低,呼气延长、心音遥远,并发感染时肺部可有干、湿啰音。如剑突下出现心脏搏动及心音较心尖部明显增强时,提示并发肺源性心脏病。

3.COPD急性加重期　COPD急性加重是指COPD患者"急性起病,患者的呼吸困难、咳嗽和(或)咳痰症状变化超过了正常的日间变异,须改变原有治疗方案的一种临床情况"。COPD急性加重的最常见原因是气管-支气管感染,主要是病毒、细菌感染所致。但是约1/3

的 COPD 患者急性加重不能发现原因。COPD 急性加重的主要症状是气促加重,伴有喘息、胸闷、咳嗽加剧、痰量增加、痰液颜色和(或)黏度的改变及发热等,还可出现全身不适、失眠、嗜睡、疲乏、抑郁和精神紊乱等症状。与急性加重期前的病史、症状、体格检查、肺功能测定、血气等实验指标比较,对判断 COPD 严重程度甚为重要。对重症 COPD 患者,神志变化是病情恶化的最重要指标。

三、辅助检查

1.肺功能检查 是判断气流受限最好的客观指标,其重复性好,对 COPD 的诊断、严重度评价、疾病进展、预后及诊疗等均有重要意义。

(1)为能早期做出诊断,应对有慢性咳嗽、咳痰和危险因素接触史患者(包括无呼吸困难者)均及时行肺功能检查。

(2)肺功能主要指标:包括用力肺活量(FVC)、第一秒用力呼气量(FEV_1)及 FEV_1/FVC。取三次测量的最大值,并要求三次测量中最大值与最小值差异小于 5%或 150mL。

判断气流受阻应行支气管舒张试验,即吸入支气管舒张剂后 FEV_1 占预计值的比。支气管舒张试验对 COPD 临床诊疗有重要价值:①可获知患者能达到最佳肺功能检查状态;②与预后有更好相关性;③可预测患者对支气管舒张剂和吸入皮质激素的治疗反应。

(3)判断:FEV_1/FVC<70%提示持续气流受限。气流受限程度用支气管舒张剂后,FEV_1 占预计值百分比,可分为四级,即 GOLD 分级(表 10-1)。

表 10-1 COPD 气流受限分级

气流受限分级	肺功能 FEV_1/FVC<70%者基于吸入支气管舒张药后 FEV_1 值
GOLD 1 级 轻度	FEV_1/FVC<70%;FEV_1>80%预计值
GOLD 2 级 中度	FEV_1/FVC<70%;50%≤FEV_1<80%预计值
GOLD 3 级 重度	FEV_1/FVC<70%;30%≤FEV_1<50%预计值
GOLD 4 级 极重度	FEV_1/FVC<70%;FEV_1<30%预计值或 FEV_1<50%预计值并呼吸衰竭

2.胸部 X 线检查 对确定肺部并发症,以及与其他疾病(如肺间质纤维化、肺结核)鉴别有重要意义,早期 COPD 胸部 X 线检查可无明显变化。以后可出现肺纹理增加,紊乱等非特征性改变,主要 X 线征为:肺过度充气,肺容积增大,胸腔前后径增长,肋骨走向变平,肺野透亮度增加,横膈位置降低,心脏悬垂狭长,肺门血管纹理呈残根状,肺野外周血管纹理纤细稀少等,有时可见肺大疱形成。并发肺动脉高压和肺源性心脏病者,除右心增大的 X 线征象外,还可肺动脉圆锥膨隆,肺门血管影扩大及右下肺动脉增宽等。

高分辨 CT 对诊断有疑问时有助于鉴别诊断,同时高分辨 CT 对辨别小叶中央型或全小叶型肺气肿及确定肺大疱的大小和数量,有很高的敏感性和特异性,对预计肺大疱切除或外科减容手术等的效果有一定的价值。

3.动脉血气检查 对晚期患者十分重要。FEV_1<40%预计值者,具有呼吸衰竭或右心衰竭临床征象者,均应做血气检查,异常时首先表现为轻、中度低氧血症,随着疾病进展,低氧血症逐渐加重并出现高碳酸血症。

呼吸衰竭血气诊断标准为:在海平面,呼吸空气条件下动脉氧分压(PaO_2)<60mmHg 伴或不伴动脉血二氧化碳分压($PaCO_2$)升高(≥50mmHg)。Ⅰ型呼吸衰竭 PaO_2<60mmHg,

$PaCO_2$ 正常。Ⅱ型呼吸衰竭 $PaO_2<60mmHg$,$PaCO_2\geqslant50mmHg$。

4.其他检验　低氧血症即 $PaO2<55mmHg$ 时,血红蛋白及红细胞可升高,血细胞比容>55%可诊断为继发性粒细胞增多症,当并发感染时,痰涂片可见大量中性粒细胞,痰培养可检出各种病原菌,常见者为肺炎链球菌、流感嗜血杆菌、肺炎克雷白杆菌等。

四、诊断与鉴别诊断

(一)诊断要点

COPD 的诊断应根据临床表现、危险因素接触史、体征及实验室检查等资料综合分析确定。考虑 COPD 的主要症状为慢性咳嗽、咳痰和(或)呼吸困难及危险因素接触史;存在不完全可逆性气流受限是诊断 COPD 的必备条件。肺功能测定指标是诊断 COPD 的金标准。用支气管舒张剂后 $FEV_1/FVC<70\%$ 可确定为不完全可逆性气流受限。凡具有吸烟史及(或)环境职业污染接触史及(或)咳嗽、咳痰或呼吸困难史者均应进行肺功能检查。COPD 早期轻度气流受限时可有或无临床症状。胸部 X 线检查有助于确定肺过度充气的程度及与其他肺部疾病鉴别。

(二)鉴别诊断

1.哮喘　COPD 应重点鉴别哮喘,尽管鉴别时存在一定困难。哮喘常在儿童期发病,每天症状变化大,夜间或凌晨症状明显,常伴有过敏体质,过敏性鼻炎和(或)湿疹。部分有哮喘家族史,主要为可逆性气流受限。而 COPD 多于中年后起病,症状缓慢进行,逐渐加重,多有长期吸烟史或有害气体、颗粒等接触史,活动后气促明显,主要为不可逆性气流受限。必要时做支气管激发试验、支气管舒张试验和(或)PEF 昼夜变异率来进行鉴别。部分患者中两种疾病可重叠存在,2014 年 GOLD 指南定义为哮喘-COPD 重叠综合征(ACOS)。

2.支气管扩张症　具有反复发作咳嗽、咳痰特点,合并感染时有大量脓痰或有反复和多少不等咯血史,肺部以湿啰音为主,多固定在一侧的下肺,可有杵状指(趾),X 线多见肺纹理粗乱,支气管造影或肺 CT 可以鉴别。

3.肺结核　各年龄均可发病,多有局部症状或结核中毒症状,如发热、乏力、盗汗、消瘦、咯血等,胸部 X 线片表现为肺部浸润或结节样病灶,部分痰结核杆菌阳性,可确诊。

4.闭塞性毛细支气管炎　年轻起病,多为非吸烟患者,可能有风湿性关节炎病史或是烟雾接触史,主要是小气管腔内肉芽组织阻塞造成的疾病,肺功能多为限制性改变。肺 CT 及肺活检病理有助于确诊。

5.弥漫性泛细支气管炎　肺功能有阻塞性损害,发病率为 11.1/10 万,男女之比为 1.4:1。各年龄组均可发病,同吸烟无密切关系,几乎同时有慢性鼻窦炎,胸部 X 线片和高分辨CT 显示弥漫性小叶中心性小结节影和肺过度充气。

6.充血性心力衰竭　有高血压、冠心病等心脏病史,双肺底可闻及湿啰音,胸部 X 线显示心脏扩大、肺水肿,肺功能检查提示容量受限,无气流受限。

五、治疗

(一)治疗思路

1.辨证要点

(1)明主诉:首先要明确最主要的症状,本病常以喘息气促,呼吸困难,气急不能接续,甚至张口抬肩,不能平卧,伴有咳嗽咳痰为主症,有较长喘咳病史。

(2)辨病位:病位主要在肺、肾,病久可涉及心、脾、肝、脑各脏。喘息急促,咳吐白痰,病位在肺;呼多吸少,喘声浊恶,病位在肾。实喘多责之于肺,虚喘多责之于肾。气喘伴见大汗淋漓,当属心阳虚脱。

(3)定病性:喘病的病性当分虚实,实证以寒、热、痰、湿为主,虚证以气、阴两虚为主。实证者呼吸深长有余,呼出为快,气粗声高,张口抬肩,咳吐黄白痰;虚证者呼吸短促难续,深吸为快,气怯声低;喘作不重、活动后气难接续,咳嗽无力,咳痰不爽,甚至神志恍惚,属虚实夹杂。一般久喘多属虚中夹实。

老年多脏腑虚弱,肺脾肾不足,或因喘咳日久,正气亏虚,病性多为虚证或本虚标实证。一般缓解期以本虚为主,发作期以邪实为主。

2.治疗原则　急性加重期偏于标实者,采用祛邪宣肺(辛温、辛凉),降气化痰(温化、清化),温阳利水(通阳、渗湿),活血祛瘀等治法;稳定期偏于本虚者,主要采用补益肺脾,补肾纳气或益气养阴,或阴阳双补等。正气欲脱时,则应扶正固脱,救阴回阳。虚实夹杂者,应扶正与祛邪共施,依其标本缓急有所侧重。

(二)中医治疗

1.分证论治

(1)外寒内饮证

症状:咳逆喘满不得卧,气短气急,咳痰白稀,呈泡沫状,胸部膨满,口干不欲饮,往往经久不愈,天冷受寒加重,甚至面浮肢肿,常伴周身酸楚,恶寒无汗,面色青暗。舌体胖大,舌质暗淡,苔白滑或白腻,脉浮紧。

证候分析:风寒之邪引动内伏痰饮,饮邪上逆犯肺,肺气宣降不利,故咳喘不得卧、气短气急;津液遇寒而凝为饮,致痰多白沫;饮为阴邪,久留停肺,因而久病不愈,每因受寒诱发;水饮泛滥,则面浮肢肿;风寒外束,表卫不和,故见恶寒发热,身痛无汗;舌苔白滑或白腻,脉浮紧,皆为风寒束表之征。

治法:温肺散寒,降逆化饮。

代表方:小青龙汤加减。

常用药:麻黄、桂枝、荆芥、防风、生姜解表散寒;干姜、细辛、法半夏、茯苓、桂枝、白术、陈皮化饮祛痰。

加减:咳痰量多,加三子养亲汤以降气祛痰;咳而上气,喉中如水鸡声,表寒不著者,用射干麻黄汤宣肺祛痰,下气止咳;饮郁化热,烦躁而喘,脉浮,用小青龙加石膏汤解表化饮,兼清郁热。

(2)痰浊壅肺证

症状:咳嗽胸满闷胀,痰多、色白黏腻,短气喘息,不能平卧,稍劳加重,畏风易汗,脘腹痞满,食纳减少,倦怠乏力。舌质淡,苔白腻,脉滑。

证候分析:老年患者,肺虚脾弱,痰浊内生,上逆于肺,壅塞气道,气因痰阻,失于敛降,故短气喘息,不能平卧,痰多、色白黏腻;肺气素虚,卫表不固,故怕风易汗,稍劳即甚;肺病及脾,脾气虚弱,故脘腹痞满,食纳减少,倦怠乏力;舌质偏淡,苔白腻,脉滑为痰浊壅肺之候。

治法:燥湿化痰,降逆平喘。

代表方:苏子降气汤合三子养亲汤加减。

常用药:法半夏、厚朴、陈皮燥湿化痰;紫苏子、莱菔子、白芥子、前胡化痰降气平喘;茯苓、白术、甘草健脾益气。

加减:因感寒而发,加炙麻黄、荆芥、防风疏风散寒;胸满,气喘难平,加葶苈大枣泻肺汤涤痰平喘;兼面色晦暗、舌质紫暗、苔浊腻,用涤痰汤加丹参、地龙、红花以涤痰祛瘀;痰壅气喘减轻,倦怠乏力,食欲缺乏便溏,加太子参、黄芪、砂仁、木香健脾理气。病情稳定时可用六君子汤调理。

(3)痰热郁肺证

症状:咳逆喘息气粗,胸闷烦躁,目睛胀突,痰黄或白,黏稠难咳,常伴发热,微恶寒,溲黄便干,口渴欲饮。舌质暗红,苔黄或黄腻,脉滑数。

证候分析:邪热壅肺,灼津成痰,肃降无权,而致咳逆喘息气粗,胸闷烦躁,目睛胀突,痰黄或白,黏稠难咳;痰热郁蒸或复感外邪,可伴发热,微恶寒,溲黄便干,口渴欲饮;舌质暗红,苔黄或黄腻,脉滑数为痰热内郁之征。

治法:清肺化痰,降逆平喘。

代表方:越婢加半夏汤加减。

常用药:麻黄宣肺平喘;石膏、知母、黄芩清肺泄热;法半夏、杏仁降逆化痰。

加减:痰热内盛,胸满气逆,痰黏稠不易咯出,加鱼腥草、瓜蒌皮、浙贝母清肺化痰;喉中痰鸣,喘息不能平卧,加射干、葶苈子、桑白皮泄肺平喘;腑气不通,腹满便秘,酌加瓜蒌仁、大黄通腑泄热,以降肺气;痰热伤津、口舌干燥者,加芦根、天花粉、知母润燥生津。

(4)痰瘀阻肺证

症状:咳嗽痰多,色白或呈泡沫状,喉间痰鸣,喘息不能平卧,胸部膨满,憋闷如塞,面色灰暗,唇甲发绀。舌质暗或紫暗,舌下青筋增粗,苔腻或浊腻,脉弦滑。

证候分析:肺病日久,痰阻气滞,气滞则血瘀,痰瘀互结,痹阻于肺,肺失肃降,而致咳嗽痰多,喉中痰鸣,喘息不能平卧,胸部膨满,憋闷如塞,面色晦暗,唇甲发绀;舌质暗或紫暗,舌下青筋增粗,苔腻或浊腻,脉弦滑皆为痰瘀内阻之征。

治法:涤痰化瘀,泻肺平喘。

代表方:温胆汤合桂枝茯苓丸加减。

常用药:用法半夏、陈皮、茯苓、枳实、竹茹化痰利膈;桂枝、赤芍、桃仁、丹皮、葶苈子活血化瘀。

加减:痰黄稠,舌苔黄腻,加黄芩、瓜蒌皮、浙贝母清热化痰散结;血瘀之征明显,加地龙、丹参加强活血化瘀作用;腑气不利,大便不畅,酌加大黄、莱菔子、厚朴通腑泄热。

(5)痰蒙神窍证

症状:意识蒙眬,谵妄,烦躁不安,撮空理线,表情淡漠,嗜睡,昏迷,或肢体抽搐,咳逆喘促,或伴痰鸣。舌质暗红或淡紫,或紫绛,苔白腻或黄腻,脉细滑数。

证候分析:痰蒙神窍,故见意识蒙眬,谵妄,烦躁不安,撮空理线,表情淡漠,嗜睡,昏迷;肝风内动,则见肢体抽搐;肺虚痰蕴,故咳逆喘促或喉间痰鸣;苔白腻或黄腻,脉细滑数为痰浊内蕴或化热之象;舌质暗红或淡紫或紫绛,乃心血瘀阻之征。

治法:涤痰,开窍,息风。

代表方:涤痰汤加减。

常用药:法半夏、茯苓、橘红、胆南星涤痰息风;竹茹、枳实清热化痰利膈;郁金、远志、石菖蒲开窍化痰降浊。

加减:痰浊蒙窍,加至宝丹芳香辟秽,醒神开窍;痰热闭窍,加安宫牛黄丸清热解毒,清心开窍;伴肝风内动、肢体抽搐,合用紫雪丹,加羚羊角粉、钩藤、全蝎清热凉肝,息风开窍;热结大肠,腑气不通,用凉膈散或增液承气汤;痰热内盛,身热烦躁,神昏谵语,舌红苔黄,加黄芩、桑白皮、竹沥、天竺黄清热涤痰;瘀血明显,唇甲发绀,加红花、桃仁、水蛭活血祛瘀;热伤血络,皮肤黏膜出血、咯血、便血色红,加水牛角、生地、丹皮、紫珠,或合用犀角地黄汤清热凉血止血。

(6)阳虚水泛证

症状:颜面及下肢浮肿,甚则一身悉肿,心悸,喘咳不能平卧,脘痞食欲缺乏,咳痰清稀,尿少,怕冷,面唇青紫。舌胖质暗,苔白滑,脉沉虚数或结代。

证候分析:肺脾肾阳气衰微,气不化水,水邪泛溢则见颜面及下肢浮肿,甚则一身悉肿;水饮上凌心肺,故心悸,喘咳不能平卧,咳痰清稀;脾阳虚衰,健运失职则脘痞,食欲缺乏;寒水内盛,故肢冷,尿少;阳虚血瘀则面唇青紫,舌胖质暗,苔白滑,脉沉虚数或结代为阳虚水泛之征。

治法:温肾健脾,化气利水。

代表方:真武汤合五苓散加减。

常用药:白附片、桂枝、生姜温肾通阳;茯苓、白术、猪苓、泽泻、甘草健脾利水:白芍敛阴和阳。

加减:血瘀甚,发绀明显,加泽兰、益母草、丹参、赤芍、红花化瘀利水;水肿势剧,上渍心肺,心悸喘满,倚息不得卧,加沉香、椒目、葶苈子降气逐水;气虚明显,加生黄芪、党参健脾益气。

(7)肺肾气虚证

症状:呼吸浅短难续,咳声低怯,胸满短气,甚则张口抬肩,倚息不能平卧,咳嗽,痰白如沫,咳吐不利,心悸,形寒汗出,面色晦暗,或小便清长,尿后余沥不尽,或咳则小便自遗。舌淡或暗紫,苔白润,脉沉细无力,或有结代。

证候分析:肺肾两虚,气失摄纳,故呼吸浅短难续,咳声低怯,胸满短气,甚则张口抬肩,倚息不能平卧;寒饮伏肺,肾虚水泛则痰白如沫,咯吐不利;肺病及心,心阳不振,故心悸,形寒汗出,面色晦暗;肾虚不固,膀胱失约,故小便清长,咳后小便自遗;肺失治节,气不帅血,则见舌淡或暗紫,脉沉细无力,或有结代。

治法:补肺益肾,纳气平喘。

代表方:平喘固本汤合补肺汤加减。

常用药:人参、黄芪、白术、茯苓、甘草补肺健脾;蛤蚧、五味子补肾纳气,镇咳平喘;干姜、半夏温肺化饮;厚朴、陈皮理气化痰。

加减:肺虚有寒,畏寒恶风,舌质淡,加桂枝、细辛温阳散寒;咳逆甚,加磁石、沉香、补骨脂、紫石英纳气归元;兼阴伤,低热,舌红苔少,加麦冬、生地、知母滋阴清热;颈脉动甚、面唇青紫,加地龙、丹参、红花、当归活血通脉;面色苍白、冷汗淋漓、四肢厥冷、血压下降、脉微欲绝等喘脱危象者,急用参附汤送服蛤蚧粉或黑锡丹补气纳肾,回阳固脱。病情稳定后,可常服用麦味地黄丸。

2.中成药治疗

(1)咳喘宁口服液:清热宣肺,止咳平喘。用于痰热郁肺证,每次 10mL,每天 3 次,口服。

(2)祛痰止咳颗粒:健脾燥湿,祛痰止咳。适用于痰浊壅肺证,每次 2 包,每天 2 次,口服。

(3)固本咳喘片:益气固表,健脾补肾。用于脾虚痰盛、肾气不固证,每次 4～5 片,每天 3 次,口服。

(4)固肾定喘丸:温肾纳气,健脾利水。用于脾肾虚证及肺肾两虚证,每次 3g,每天 3 次,口服。

(5)参附注射液:40～60mL 加入 5% 葡萄糖注射液 250mL 静脉滴注,每天 1 次,治疗元阳欲绝。

(6)清开灵注射液:40mL 加入 5% 葡萄糖生理盐水 500mL,静脉滴注,或用醒脑静 20mL 加入 5% 葡萄糖注射液 250mL,静脉滴注,每天 1 次,治疗痰蒙神窍证。

3.外治法

(1)穴位敷贴

选穴:可取肺俞、脾俞、心俞、肾俞、膈俞、中府、膻中、中脘、气海、关元、足三里、天突、列缺等穴位。常用药物如白芥子、甘遂、细辛、玄胡、苏子等。

操作:将药物研末,加入少许生姜汁调成糊状制成敷贴膏。每次敷贴选 6～8 个穴位。敷贴时间为每年的三伏天:初伏、中伏、末伏各 1 次,每次贴敷时间为 4～6 小时,3 年为一个疗程。

(2)穴位注射

选穴:主穴为肺俞、定喘,配穴为肾俞、丰隆、曲池。

操作:每次选 4 穴,每穴注射核酪注射液或胎盘注射液 1mL,共 4mL。每周 3 次,2 周为一个疗程。

(3)穴位埋线

选穴:定喘、风门、肺俞、脾俞、肾俞。

操作:常规消毒局部皮肤,用 6 号注射针针头作套管,28 号 5cm(1 寸半)长的毫针剪去针尖作针芯,将 0000 号羊肠线 0.5～1cm 放入针头内埋入穴位。每 10 天埋一次,3 个月为 1 个疗程。

(4)针灸疗法

选穴:肺俞、定喘、膻中、天突。痰热郁肺证加丰隆、合谷、尺泽;痰湿蕴肺证加脾俞、足三里、中脘、丰隆;虚喘证加脾俞、肾俞、膏肓俞、足三里、关元、气海。

操作:实喘用泻法或平补平泻法,虚喘用补法。每天 1 次,10 天为一个疗程。

4.饮食疗法

(1)核桃生姜:取核桃 5 个,生姜 3 片,核桃去壳取仁,每晚睡前与生姜共嚼服用。

(2)花生米:取花生米 60g。开水泡,剥去外衣,分 2 次服用,连食数天。可润肺止咳。

(3)川贝蒸梨:取川贝母 3g,梨 1 个,将川贝母放入去核的梨中蒸熟,全部吃下,每天 1 个,连吃 7 天。用于久咳不愈者。

(4)葱须梨白糖汤:取葱须 7 个,梨 1 个,白糖 10g。水煎,吃梨饮汁。用于外感风热型慢性支气管炎。

（5）白糖伴海带：将海带浸洗后，切成小段，用开水连泡 3 次，每次约半小时，捞出海带，伴适量白糖，每天早晚各吃一盘，连服 7～10 天，用于痰黄不易咯出者。

（6）萝卜子粥：取萝卜子适量炒熟后研成细末，每次取 15g，用粳米 100g 煮，早晚各服一碗，用于咳嗽、痰多气喘、腹胀者。

（7）生姜汁适量，南杏仁 15g，核桃肉 30g，捣烂加蜜糖适量，炖服。具有温中化痰、补肾纳气作用，适用于肺肾气虚者。

（8）紫菜 15g，牡蛎 50g，远志 15g，水煎服。具有祛痰、清热、安神功效。适用于夜间咳嗽重的患者。

（9）牛肺 150～200g 切块，糯米适量，文火焖熟，起锅时加入生姜汁 10～15mL，拌匀调味服用。具有补肺功用，适用于肺虚咳嗽的患者。

（三）西医治疗

1.COPD 稳定期的治疗

（1）治疗目的：减轻症状，阻止病情发展。缓解或阻止肺功能下降。改善活动能力，提高生活质量。降低病死率。

（2）教育与管理：通过教育与管理可以提高患者及有关人员对 COPD 的认识和自身处理疾病的能力，更好地配合治疗和加强预防措施，减少反复加重，维持病情稳定，提高生活质量。主要内容包括如下。

1)教育与督促患者戒烟，迄今能证明有效延缓肺功能进行性下降的措施仅有戒烟。

2)使患者了解 COPD 的病理生理与临床基础知识。

3)掌握一般和某些特殊的治疗方法。

4)学会自我控制病情的技巧，如腹式呼吸及缩唇呼吸锻炼等。

5)了解赴医院就诊的时机。

6)社区医生定期随访管理。

（3）控制职业性或环境污染：避免或防止粉尘、烟雾及有害气体吸入。

（4）药物治疗药：物治疗用于预防和控制症状，减少急性加重的频率和严重程度，提高运动耐力和生活质量。根据疾病的严重程度，逐步增加治疗，如果没有出现明显的药物不良反应或病情的恶化，应在同一水平维持长期的规律治疗。根据患者对治疗的反应及时调整治疗方案。

1)支气管舒张剂：可松弛支气管平滑肌、扩张支气管、缓解气流受限，是控制 COPD 症状的主要治疗措施。短期按需应用可缓解症状，长期规则应用可预防和减轻症状，增加运动耐力，但不能使所有患者的 FEV_1 都得到改善。与口服药物相比，吸入剂不良反应小，因此多首选吸入治疗。主要的支气管舒张剂有 β_2-受体激动剂、抗胆碱药及甲基黄嘌呤类，根据药物的作用及患者的治疗反应选用。用短效支气管舒张剂较为便宜，但效果不如长效制剂。不同作用机制与作用时间的药物联合可增强支气管舒张作用、减少不良反应。β_2-受体激动剂、抗胆碱药物和(或)茶碱联合应用，肺功能与健康状况可获进一步改善。

2)糖皮质激素：COPD 稳定期长期应用糖皮质激素吸入治疗并不能阻止其 FEV_1 的降低趋势。长期规律的吸入糖皮质激素较适用于 $FEV_1<50\%$预计值(Ⅲ级和Ⅳ级)并且有临床症状，以及反复加重的 COPD 患者。这一治疗可减少急性加重频率，改善生活质量。联合吸入

糖皮质激素和(β₂-受体激动剂,比各自单用效果好,目前已有布地奈德/福莫特罗、氟替卡松/沙美特罗两种联合制剂。对 COPD 患者不推荐长期口服糖皮质激素治疗。

3)其他药物:①祛痰药(黏液溶解剂):COPD 气道内可产生大量黏液分泌物,可促使继发感染,并影响气道通畅,应用祛痰药似有利于气道引流通畅,改善通气,但除少数有黏痰患者获效外,总的来说效果并不十分确切。常用药物有盐酸氨溴索(ambroxol)、乙酰半胱氨酸等;②抗氧化剂:COPD 气道炎症使氧化负荷加重,加重 COPD 的病理、生理变化。应用抗氧化剂如 N-乙酰半胱氨酸可降低疾病反复加重的频率。但目前尚缺乏长期、多中心临床研究结果,有待今后进行严格的临床研究考证;③免疫调节剂:对降低 COPD 急性加重严重程度可能具有一定的作用。但尚未得到确证,不推荐作常规使用;④疫苗:流感疫苗可减少 COPD 患者的严重程度和死亡,可每年给予 1 次(秋季)或 2 次(秋、冬)。它含有灭活的或活的、无活性病毒,应每年根据预测的病毒种类制备。肺炎球菌疫苗含有 23 种肺炎球菌荚膜多糖,已在 COPD 患者中应用,但尚缺乏有力的临床观察资料;⑤中医治疗:辨证施治是中医治疗的原则,对 COPD 的治疗也应据此原则进行。实践中体验到某些中药具有祛痰、支气管舒张、免疫调节等作用,值得深入的研究。

(5)氧疗:COPD 稳定期进行长期家庭氧疗对具有慢性呼吸衰竭的患者可提高生存率。对血流动力学、血液学特征、运动能力、肺生理和精神状态都会产生有益的影响。长期家庭氧疗应在Ⅳ级即极重度 COPD 患者应用,具体指征是:①PaO₂≤55mmHg 或动脉血氧饱和度(SaO₂)≤88%,有或没有高碳酸血症;②PaO₂ 55～60mmHg,或 SaO₂<89%,并有肺动脉高压、心力衰竭水肿或红细胞增多症(红细胞比积>55%)。长期家庭氧疗一般是经鼻导管吸入氧气,流量 1.0～2.0L/min,吸氧持续时间>15h/d。长期氧疗的目的是使患者在海平面水平,静息状态下,达到 PaO₂≥60mmHg 和(或)使 SaO₂升至 90%,这样才可维持重要器官的功能,保证周围组织的氧供。

(6)康复治疗:可以使进行性气流受限、严重呼吸困难而很少活动的患者改善活动能力、提高生活质量,是 COPD 患者一项重要的治疗措施。它包括呼吸生理治疗,肌肉训练,营养支持、精神治疗与教育等多方面措施。在呼吸生理治疗方面包括帮助患者咳嗽,用力呼气以促进分泌物清除;使患者放松,进行缩唇呼吸,以及避免快速浅表的呼吸以帮助克服急性呼吸困难等措施。在肌肉训练方面有全身性运动与呼吸肌锻炼,前者包括步行、登楼梯、踏车等,后者有腹式呼吸锻炼等。在营养支持方面,应要求达到理想的体重;同时避免过高碳水化合物饮食和过高热量摄入,以免产生过多二氧化碳。

(7)外科治疗

1)肺大疱切除术:在有指征的患者,术后可减轻患者呼吸困难的程度并使肺功能得到改善。术前胸部 CT 检查、动脉血气分析及全面评价呼吸功能对于决定是否手术是非常重要的。

2)肺减容术:是通过切除部分肺组织,减少肺过度充气,改善呼吸肌做功,提高运动能力和健康状况,但不能延长患者的寿命。主要适用于上叶明显非均质肺气肿,康复训练后运动能力仍低的一部分患者,但其费用高,属于实验性姑息性外科的一种手术。不建议广泛应用。

3)肺移植术:对于选择合适的 COPD 晚期患者,肺移植术可改善生活质量,改善肺功能,但技术要求高,花费大,很难推广应用。

总之,稳定期 COPD 的处理原则根据病情的严重程度不同,选择的治疗方法也有所不同。

2.COPD 急性加重期的治疗

(1)院外治疗:对于 COPD 加重早期,病情较轻的患者可以在院外治疗,但需注意病情变化,及时决定送医院治疗的时机。

COPD 加重期的院外治疗包括适当增加以往所用支气管舒张剂的剂量及频度。若未曾使用抗胆碱药物,可以用异丙托溴铵或噻托溴铵吸入治疗,直至病情缓解。对更严重的病例,可给予数天较大剂量的雾化治疗。如沙丁胺醇 2500μg,异丙托溴铵 500μg,或沙丁胺醇 1000μg 加异丙托溴铵 250~500μg 雾化吸入,每天 2~4 次。

全身使用糖皮质激素对加重期治疗有益,可促进病情缓解和肺功能的恢复。如患者的基础 FEV_1<50% 预计值,除支气管舒张剂外可考虑口服糖皮质激素,泼尼松龙每天 30~40mg,连用 7~10 天。也可糖皮质激素联合长效 $β_2$-受体激动剂雾化吸入治疗。

COPD 症状加重,特别是咳嗽痰量增多并呈脓性时应积极给予抗生素治疗。抗生素选择应依据患者肺功能及常见的致病菌,结合患者所在地区致病菌及耐药流行情况,选择敏感抗生素。

(2)住院治疗:COPD 急性加重病情严重者需住院治疗。COPD 急性加重到医院就诊或住院治疗的指征:①症状显著加剧,如突然出现的静息状况下呼吸困难;②出现新的体征或原有体征加重(如发绀、外周水肿);③新近发生的心律失常;④有严重的伴随疾病;⑤初始治疗方案失败;⑥高龄 COPD 患者的急性加重;⑦诊断不明确;⑧院外治疗条件欠佳或治疗不力。

COPD 急性加重收入重症监护治疗病房(ICU)的指征:①严重呼吸困难且对初始治疗反应不佳;②精神障碍,嗜睡,昏迷;③经氧疗和无创性正压通气(NIPPV)后,低氧血症(PaO_2<50mmHg)仍持续或呈进行性恶化,和(或)高碳酸血症($PaCO_2$>70mmHg)无缓解甚至有恶化,和(或)严重呼吸性酸中毒(pH<7.30)无缓解,甚至恶化。COPD 加重期主要的治疗方案如下。

1)根据症状、血气、胸部 X 线片等评估病情的严重程度。

2)控制性氧疗:氧疗是 COPD 加重期住院患者的基础治疗。无严重并发症的 COPD 加重期患者氧疗后易达到满意的氧合水平(PaO_2>60mmHg 或 SaO_2>90%)。但吸入氧浓度不宜过高,需注意可能发生潜在的 CO_2 潴留及呼吸性酸中毒,给氧途径包括鼻导管或 Venturi 面罩,其中 Venturi 面罩更能精确地调节吸入氧浓度。氧疗 30 分钟后应复查动脉血气,以确认氧合满意,且未引起 CO_2 潴留及(或)呼吸性酸中毒。

3)抗生素:COPD 急性加重多由细菌感染诱发,故抗生素治疗在 COPD 加重期治疗中具有重要地位。当患者呼吸困难加重,咳嗽伴有痰量增多及脓性痰时,应根据 COPD 严重程度及相应的细菌分层情况,结合当地区常见致病菌类型及耐药流行趋势和药物过敏情况尽早选择敏感抗生素。如对初始治疗方案反应欠佳,应及时根据细菌培养及药敏试验结果调整抗生素。通常 COPD Ⅰ级轻度或Ⅱ级中度患者加重时,主要致病菌多为肺炎链球菌、流感嗜血杆菌及卡他莫拉菌。属于Ⅲ级(重度)及Ⅳ级(极重度)COPD 急性加重时,除以上常见细菌外,尚可有肠杆菌科细菌、铜绿假单胞菌及耐甲氧西林金黄色葡萄球菌。发生铜绿假单胞菌的危险因素有:近期住院、频繁应用抗菌药物、以往有铜绿假单胞菌分离或寄植的历史等。

要根据细菌可能的分布采用适当的抗菌药物治疗。抗菌治疗应尽可能将细菌负荷降低到最低水平,以延长COPD急性加重的间隔时间。长期应用广谱抗生素和糖皮质激素易继发深部真菌感染,应密切观察真菌感染的临床征象并采用防治真菌感染措施。

4) 支气管舒张剂:短效 β_2-受体激动剂较适用于COPD急性加重期的治疗。若效果不显著,建议加用抗胆碱能药物(为异丙托溴铵、噻托溴铵等)。对于较为严重的COPD加重者,可考虑静脉滴注茶碱类药物。由于茶碱类药物血药浓度个体差异较大,治疗窗较窄,监测血清茶碱浓度对于评估疗效和避免不良反应的发生都有一定意义。β_2-受体激动剂、抗胆碱能药物及茶碱类药物由于作用机制不同,药代及药动学特点不同,且分别作用于不同大小的气道,所以联合应用可获得更大的支气管舒张作用,但最好不要联合应用 β_2-受体激动剂和茶碱类。不良反应的报道也不多。

5) 糖皮质激素:COPD加重期住院患者宜在应用支气管舒张剂基础上,口服或静脉滴注糖皮质激素,激素的剂量要权衡疗效及安全性,建议口服泼尼松 30~40mg/d,连续 7~10 天后逐渐减量停药。也可以静脉给予甲泼尼龙 40mg,每天 1 次,3~5 天后改为口服。延长给药时间不能增加疗效,反而会使不良反应增加。

6) 机械通气:可通过无创或有创方式给予机械通气,根据病情需要,可首选无创性机械通气。机械通气,无论是无创或有创方式都只是一种生命支持方式,在此条件下,通过药物治疗消除COPD加重的原因使急性呼吸衰竭得到逆转。进行机械通气患者应有动脉血气监测。①无创性机械通气:COPD急性加重期患者应用 NIPPV 可降低 $PaCO_2$,减轻呼吸困难,从而降低气管插管和有创呼吸机的使用,缩短住院天数,降低患者病死率。使用 NIPPV 要注意掌握合理的操作方法,提高患者依从性,避免漏气,从低压力开始逐渐增加辅助吸气压和采用有利于降低 $PaCO_2$ 的方法,从而提高 NIPPV 的效果;②有创性机械通气:在积极药物和 NIPPV 治疗后,患者呼吸衰竭仍进行性恶化,出现危及生命的酸碱失衡和(或)神志改变时宜用有创性机械通气治疗。病情好转后,根据情况可采用无创机械通气进行序贯治疗。

在决定终末期COPD患者是否使用机械通气时还需充分考虑到病情好转的可能性,患者自身及家属的意愿,以及强化治疗的条件是否允许。使用最广泛的三种通气模式包括辅助控制通气(A-CMV),压力支持通气(PSV)或同步间歇强制通气(SIMV)与 PSV 联合模式(SIMV+PSV)。因COPD患者广泛存在内源性呼气末正压(PEEPi),为减少因 PEEPi 所致吸气功耗增加和人机不协调,可常规加用一适度水平(为 PEEPi 的 70%~80%)的外源性呼气末正压(PEEP)。COPD的撤机可能会遇到困难,需设计和实施一周密方案。NIPPV 已被用于帮助早期脱机并初步取得了良好的效果。

7) 合并心功能不全的治疗:COPD合并心功能不全在老年人中并不少见,由于两者临床症状重叠,鉴别诊断困难。在临床实践中心脏超声检查被广泛用于心功能不全的诊断。不过心脏超声检查因为有很多客观和人为的因素影响诊断的准确性。

8) 其他治疗措施:在出入量和血电解质监测下适当补充液体和电解质;注意维持液体和电解质平衡;注意补充营养,对不能进食者需经胃肠补充要素饮食或予静脉高营养;对卧床、红细胞增多症或脱水的患者,无论是否有血栓栓塞性疾病史,均需考虑使用肝素或低分子肝素;注意痰液引流,积极排痰治疗(如刺激咳嗽,叩击胸部,体位引流等方法);识别并治疗伴随疾病(冠心病、糖尿病、高血压等)及并发症(休克、弥散性血管内凝血、上消化道出血、胃功能不全等)。

六、预防与调护

预防慢性阻塞性肺疾病的关键在于避免发病的高危因素、急性加重的诱因和增强机体免疫力,主要包括戒烟是最重要的干预措施,在疾病的任何阶段戒烟都有助于防止疾病的进展;控制职业暴露和环境污染,减少有害气体或颗粒的吸入;积极预防感染,定期注射流感疫苗和肺炎球菌多糖疫苗;保持心情舒畅,缓解焦虑、紧张、抑郁精神状态,积极配合治疗;对慢性支气管炎患者,应定期监测肺通气功能,尽早发现气流受限并采取相应的防治措施。

第二节　论治经验

一、论气虚络损是慢性阻塞性肺疾病的基础病机

慢性阻塞性肺疾病(chronic obstructive pulmonary disease,COPD)是一种具有气流受限特征的疾病,其气流受限不完全可逆、呈进行性发展;早期以慢性咳嗽、咳痰为主要表现,随病程迁延,肺功能呈进行性减退而逐渐出现气喘、呼吸困难和全身不良效应。本病属中医"咳嗽""喘证""肺胀"等范畴,是肺脏感邪,迁延失治,痰瘀稽留,损伤正气,肺、脾、肾虚损,正虚卫外不固,外邪反复侵袭而发,证属本虚标实,正虚、痰浊或痰热、瘀血在整个疾病过程演变中具有重要的意义。笔者通过查阅中医文献,结合长期临床观察,发现气虚是COPD发病始动因子,痰浊、瘀血是其主要病理因素,而络脉损伤贯穿于整个疾病过程,影响本病的发生、发展和转归,故认为气虚络损是其基础病机。兹略陈管见如下。

1.气虚是慢性阻塞性肺疾病的发病基础　《灵枢·百病始生》曰:"夫百病之始生也,皆生于风雨寒暑,清湿喜怒……风雨寒热不得虚,邪不能独伤人。卒然逢疾风暴雨而不病者,盖无虚,故邪不能独伤人。"《素问·刺法论篇》又云:"正气存内,邪不可干。"可见,正气亏虚是发生疾病的内在基础,邪气侵袭则是发生疾病的外在条件。而正气亏虚以气虚为根本,或者说气虚是正气虚损的最初形式,因"气者,人之根本也"(《难经·八难》)。无论是先天禀赋薄少,还是后天充养不足,抑或摄生不当、久病劳伤等,均可导致气虚,成为"百病始生"的内在基础,故COPD发病的始动因子也在于气虚。

(1)气虚,外邪易犯:《素问·评热病论篇》云"邪之所凑,其气必虚。"《素问·五藏生成论篇》云:"诸气者皆属于肺。"故《素问·通评虚实论篇》曰:"气虚者肺虚也。"肺主气,司呼吸,外合皮毛,主肌表与卫外。气虚者,肺虚卫外无权,肌表不固,机体抵抗力低下,无力抗御邪气侵袭,外邪来袭首先犯表,邪客皮毛,郁而不解,则内舍于肺,所谓"皮毛先受邪气,邪气以从其合也"(《素问·咳论篇》)。气虚者,又祛邪无力,邪气干肺,肺气宣降不利、出入受阻,导致清气不布,浊气难出,郁滞胸中,肺脏为之胀满,气道为之坚涩,正邪相争,清浊相搏,上逆为咳,不降为喘。正如《诸病源候论》云:"肺主于气,邪乘于肺则肺胀,胀则肺管不利,不利则气道涩,故上气喘逆,鸣息不通。"《医学三字经》也说:"肺为五脏之华盖,呼之则虚,吸之则满,只受得本脏之正气,受不得外来之客气,客气干之则呛而咳矣。"此为气虚令肺脏易于感邪为病之属,但尚需知外邪犯肺所病咳喘,气先虚者常久病难瘥,而久咳久喘又复致肺气虚损,虚虚相叠,使卫外更加不力,六淫邪气"得虚"即犯,反复侵袭,导致肺脏反复感邪,缠绵不愈而诱发COPD。故《诸病源候论》曰:"肺虚为微寒所伤则咳嗽,嗽则气还于肺间则肺胀,肺胀则气逆,而肺本虚,气为不足,其为邪所乘,壅痞不能宣畅,故咳逆短气也。"

（2）气虚，痰瘀丛生：痰浊是水液代谢失常的病理产物，其产生是脏腑功能失调所致，尤与肺、脾胃、肾关系密切。肺主气，布津液，为水之上源；脾胃主运化，升清而降浊，为水液输布之枢纽；肾主水，司气化，为水之下源。《素问·经脉别论篇》曰："饮入于胃，游溢精气，上输于脾。脾气散精，上归于肺，通调水道，下输膀胱。水精四布，五经并行……"气虚者，肺之宣降失常，脾胃运化不及，肾之气化不利。故胃无力"游溢精气"以"上输于脾"，脾难"散精"以"上归于肺"，肺不能"通调水道"以"下输膀胱"，肾主水不力，失于气化，水液难下出膀胱，损害"水精四布，五经并行"之生理，导致水液不化，聚为痰浊。

瘀血是由血液运行失常而成。中医认为，血液的正常运行有赖于气的温煦和推动，所谓"血非气不运"（《医学真传》）、"运血者即是气"（《血证论》）。故气为血之帅，气行则血流，气旺则血运畅通；反之，气虚者，温煦失职，血不得温则难行，推动无力，脉道不利则血运涩滞，因而停留变生瘀血，即"元气既虚，必不能达血管，血管无气，必停留而瘀"（《医林改错》）、"气虚不足以推血，则血必有瘀"（《读医随笔》）之谓。

痰浊由水液代谢障碍而生，瘀血因血液运行失常而成，二者虽是不同的病理产物，但均属阴类，又津血同源，故痰浊与瘀血常相互影响，胶着为患。痰浊内蕴，气机受阻，特别是肺气郁遏，宣降失常，难以助心行血，血流艰涩，则产生或加重血瘀，即《医学正传》所谓"津液稠粘，为痰为饮，积久渗入脉中，血为之浊"；而瘀血留着，亦阻抑气机升降出入，妨碍脏腑气化，水液不归正化，则凝聚酿生痰浊，故《血证论》说："痰水之壅，由瘀血使然……血积既久，亦能化为痰水。"

总之，气虚导致痰浊、瘀血丛生，而气虚者，又无力排痰散瘀，则痰瘀互化，终致痰瘀胶结，祸害百端。痰浊为患，最常壅滞于肺，即"肺为贮痰之器"之属；瘀血阻脉，又多壅遏肺气，此"肺朝百脉"之故。痰浊壅肺，瘀血内蕴，痰瘀交阻，闭塞气道，导致肺气宣降不利，出入受阻，与痰瘀搏击于气道则作咳嗽、喘息、咳痰甚或咯血，久之则肺气胀满而发为 COPD。《寿世保元》谓："肺胀喘满，膈高气急，两胁煽动，陷下作坑，两鼻窍张，闷乱嗽渴，声嘎不鸣，痰涎壅塞。"《医学入门》曰："肺胀满，即痰与瘀血碍气，所以动则喘急。"《丹溪心法》云："肺胀而嗽，或左或右不得眠，此痰挟瘀血碍气而病。"由此不难看出，痰浊、瘀血实为 COPD 的主要病理因素。

2.络脉损伤是慢性阻塞性肺疾病的病理核心　　络脉是经络系统的重要组成部分，广义上包括十五别络、孙络、浮络等。《灵枢·脉度》谓："经脉为里，支而横者为络，络之别者为孙。"《针经指南》云："络一十有五，有横络三百余，有丝络一万八千，有孙络不知其纪。"络脉犹如网络，纵横交错，遍布全身，内络脏腑，外络肢节，不仅能贯通表里上下、输布气血津液、渗灌脏腑组织，还能泄溢邪气。《素问·调经论篇》曰："五脏之道，皆出于经隧，以行血气。"《灵枢·卫气失常》曰："血气之输，输于诸络。"《素问·气穴论篇》曰："孙络三百六十五穴会……以溢奇邪，以通荣卫。"《医学衷中参西录》曰："诚以人身经络，皆有血融贯其间，内通脏腑，外灌周身。"络脉是沟通机体内外、保障气血流通、维持机体内稳态、保持机体与外环境相协调的重要结构。无论是机体感受六淫，客邪入络，还是本身脏腑功能紊乱，痰瘀内生，阻滞络脉，均可导致络脉受损，络脉损伤则机体内外不通，气血流注失常，内稳态失衡，促使疾病发生和发展。而 COPD 的起病正是缘于外邪反复侵袭、邪舍于肺，以及机体脏腑功能紊乱、痰瘀内壅，加之病程冗长，叶天士曾说："久发频发之恙，必伤及络。"所以，我们认为络脉损伤是 COPD 的病理核心，主要体现在以下两个方面。

（1）气虚，络脉失养：气虚是发生 COPD 的始动因素，其首要的体现是气虚所致的卫外不固和祛邪无力，而这两者实际又是络脉失养的结果，因络脉是输布气血、泄溢邪气的通路。气虚者，水谷运化不及，中焦难以受气取汁而化生为血，致使气血两虚，络脉空虚失养，不荣而损，络气衰惫，则卫外无由能保固密，祛邪也难有功力。另外，《医学衷中参西录》谓："气血虚者，其经络多瘀滞。"络脉瘀滞则营卫输布受阻，邪气泄溢通路不畅，这也是机体无权卫外与逐邪的机理之一。可见，气虚血少者，络脉失养，空虚瘀阻，《临证指南医案》云："最虚之处，便是容邪之处矣。"所以，络脉不荣则邪气袭扰，反复干犯，络脉瘀损则邪气恋滞、留着不去，此亦 COPD 最多见虚实夹杂证的原因所在。

（2）痰瘀内阻，络脉壅塞：痰瘀之成始于气虚所致的水津代谢、血液运行失常，盛于邪气恋滞、久病不复，但都与络脉密切相关。络脉是输布气血津液的通道，气虚导致脏腑功能紊乱、气化失司及温煦推动失职，行血无力，使水液代谢和血液运行失常进而产生痰浊、瘀血的落脚场所均在络脉；而痰瘀一成，复又阻滞络脉，络脉壅塞，不通而损，津血输布通道不利，络气不展，无力布津行血，加剧水津停留、血行滞涩而生痰、生瘀，如此恶性循环，成为 COPD 的内在宿根。另一方面，痰瘀内阻，络脉壅塞，外邪来犯，不得泄溢，反得痰瘀而附，留经入络，恋滞体内，不仅耗气伤血，且凝津为痰，败血为瘀，久病不复则痰瘀互结，使络脉瘀闭更盛，病情陷入深重之地。如《临证指南医案》所谓："外邪留着，气血皆伤，其化为败瘀凝痰，混处经络……延至废弃沉疴。"治疗时，药石往往难达病所，散之不解，攻之难却，故 COPD 病情总呈缠绵锢结，逐渐加重之势。

3.慢性阻塞性肺疾病辨治心法　气虚络损既是 COPD 的基础病机，所以，无论急性加重期还是稳定期，治疗应以益气通络贯穿其中，即益气通络法是贯穿 COPD 全程的基础治法。益气可酌选人参、太子参、黄芪、党参、山药、红景天、绞股蓝、沙棘、刺五加等，通络可斟用地龙、全蝎、僵蚕、蜈蚣、丝瓜络、豨莶草、穿山龙等，使气虚得补，络脉通利，则卫外祛邪有权，运化、气化、温煦、推动有力，水津代谢、血液运行复常，从根本上转变 COPD 的病理基础，病情方能稳步向退，咳、痰、喘诸症才能得以持久改善。但基础病机并不是病机的全部内容，故从整体出发，辨清寒热，甄别标本虚实之偏等病机个性特点也是临床所必需。如急性加重期多因感受风寒而起，表现为风寒袭肺证，治宜宣肺散寒，但因患者本身存在气虚、祛邪乏力的病理基础，风寒常入里与宿痰相合化热化火，故急性加重期最多见痰热壅肺证，且以标实为急，治疗当需清热化痰为主，辅以益气通络；而稳定期虽以气虚为要，但气虚运化不及，推动无力，可"因虚致实"，痰瘀内生，故稳定期实际多见气虚夹痰夹瘀而以气虚为主，治疗当着力益气通络，辅以宣肺化痰、活血祛瘀。除辨明 COPD 病情分期所表现出的病机个性特点外，对气虚络损这一共性病机，也需着眼整体，详审气虚之及阴及阳，以及所涉脏腑之在肺、在脾、在肾等不同；细辨络损是以气血亏虚失养、虚滞不荣而损为主，还是因痰瘀实邪阻滞、不通而损为急的差别。治疗上，气虚及阴者，益气养阴；气虚及阳者，益气温阳；肺气虚者，补肺益气；脾气虚者，益气健脾……络脉损伤以气血亏虚失养、虚滞不荣而损为主者，着重培补气血、通络化滞；因痰瘀实邪阻滞、不通而损为急者，着重化痰逐瘀、活血通络。

4.结语　综上所述，笔者强调气虚络损是 COPD 的基础病机和益气通络法在其治疗中的基础性作用这一共性认识，更遵仲景"随证治之"的辨证论治精神，在整体共性基础上，详审病机个性特点，有是证，用是法，遣是方，施是药，力求治疗中患者获益的最大化。

二、方药对慢性阻塞性肺疾病信号通路作用的研究进展

慢性阻塞性肺疾病(chronic obstructive pulmonary disease,COPD)是气道、肺组织慢性炎症性疾病。引起气道炎症的初始原因,常是病原体引起的呼吸道感染,继而是或伴有免疫功能异常的自身免疫性炎症反应,包括支气管、肺泡、肺泡间质和血管炎性改变,最终导致气道重塑而阻塞、肺大泡、肺气肿、肺动脉高压等病变。气道阻塞是感染反复发作的内在因素之一,参与炎性反应的因子相当繁多,参与炎症反应的信号通路也十分复杂,炎症反应的信号通路可能是单一的传导通路,也可能是复合的传导通路,通路之间可能存在相互激活、相互制约、相辅相成的网络交叉作用。中医药对慢性阻塞性肺疾病的气道、肺部炎症反应的作用机制相当广泛,有基因层面,有蛋白、因子层面等。研究表明,中医方药对 Toll 样受体(toll-like receptors,TLRs)、酪氨酸激酶/转录因子(janus kinase/signal transducers and activators of transcription,JAK-STAT)、磷脂酰肌醇-3 激酶/蛋白激酶 B(phosphatidylinositol 3-hydroxy kinase/protein kinase B,PI3K/AKT)、丝裂原活化蛋白激酶(mitogen-activated protein kinase,MAPK)、转化生长因子 β(transforming growth factor-β,TGF-β)/胞质蛋白(smads signaling pathway,Smads)、基质金属蛋白酶(matrix metalloproteinases,MMPs)、核因子-κB(nuclear factor-κB,NF-κB)等信号通路都有一定的调理作用,其对信号通路的作用也可能是单一信号通路的干预,也可能是多重信号通路的调控。今就中医方药对常见信号通路的可能作用机制综述如下。

1.抑制 TLR 信号通路的活性 TLR 的活化,通过识别病原相关分子模式,激活髓样分化蛋白分子 88(MyD88),活化核转录因子 NF-κB,引发炎性细胞的活化和炎性介质的释放,促进炎症因子不同程度超常分泌,导致支气管黏膜、肺泡毛细血管内皮、肺组织损伤。最终引发气道阻塞、肺炎变、肺泡破坏等病变。

痰热清可能通过降低 TLRs/NF-κB 水平,抑制下游细胞因子的释放,减轻慢性阻塞性肺疾病急性加重期(acute exacerbation of chronic obstructive pulmonary disease,AECOPD)的炎症反应。参麦注射液可有效改善患者血清 GM-CSF、NF-κB、LTB4 水平及血气水平,调节免疫,抑制气道炎症反应。参附注射液埋药线法可能通过 TLR4/MyD88 信号通路,下调 TLR4 和 MyD88 的表达,降低肿瘤坏死因子-α(tumour necrosis factor,TNF-α)和白细胞介素-6(interleukin-6,IL-6)的水平,减少下游炎性因子的分泌,抑制肺部炎症反应,延缓 COPD 病情的发展。扶正祛邪方能降低 COPD 大鼠血清 TLR4、NF-κB 水平,抑制 TLR4、NF-κB、人 β-防御素-2(human beta defensin 2,hBD-2)信号通路激活,调节免疫炎症反应。肺宁颗粒、通塞颗粒通过抑制 AECOPD 大鼠血清 TLR4、NF-κB 水平,抑制 TLR4、NF-κB 激活,减轻气道炎症反应及肺组织炎症损伤。益肺健脾方通过下调 COPD 大鼠支气管组织 NF-κB、TLR4 蛋白的表达,减轻气道炎症和气道黏液高分泌状态。加味小青龙汤下调 TLR4、NF-κB 蛋白和 MyD88 mRNA 的表达,降低 TNF-α 和 IL-1β 的含量,通过 TLR4 信号通路抑制肺部炎症反应。清金化痰汤抑制 COPD 大鼠肺组织内 TLR4、黏蛋白 SAC(mucin SAC,MUC5AC)的表达,抑制炎症反应,抑制气道黏液高分泌。补肺汤可能通过 TLR2、NF-κB 信号通路,减弱 COPD 大鼠肺组织中 Toll 样受体 TLR2、TLR4 的活性,通过 MyD88 依赖性经典途径,调节下游 NF-κB 信号通路,改善气道重塑。肺康颗粒能上调肺脏组织胞质蛋白 TLR4 水平,提高 TLR4 mRNA 表达,通过 TLR4、NF-κB 信号转导通路干预炎症基因的表达,抑制 COPD 大鼠

的炎症反应。

2.抑制 JAK-STAT 信号通路因子的转录 一旦炎性因子耦合,导致酪氨酸激酶(janus kinase,JAK)的激活,引发肺泡上皮细胞和细支气管细胞转录因子-3(activator of transcription-3,STAT3)的过度表达,气道上皮 STAT6 的活化,诱导辅助 Th1 细胞(type 2 T helper,Th1)、辅助 Th2 细胞(type 2 T helper,Th2)分化,导致杯状细胞增生和黏液下腺的肥大,引发气道黏液高分泌、气道阻塞和炎变,形成肺气肿,肺血管平滑肌的增生、肺血管重构,形成肺动脉高压,最终形成肺心病。

麻杏甘石汤可以降低 STAT4 蛋白的水平,升高 STAT6 蛋白的表达,对 Th1 产生抑制作用,调节 Th1/Th2 失衡状态,抑制 COPD 炎症反应。益气固表丸通过抑制 JAK/STAT 通路活性,减轻 COPD 模型大鼠气道、肺组织炎症反应。益气活血通络法、姜黄素通过抑制 JAK2/STAT 信号转导,降低增生细胞核抗原(proliferating cell nuclear antigen,PCNA)的表达,抑制 COPD 血管重构,延缓肺动脉高压的形成。保肺定喘汤可能通过 JAK/STAT 信号传导通路,降低磷酸化 Janus 激酶 2(phosphorylate janus kinase 2,p-JAK2)、磷酸化信号转导及转录激活因子 1(phosphorylate activator of transcription-1,p-STATI)表达,减少 α-平滑肌肌动蛋白(alpha-smooth muscle actin,α-SMA)表达,降低血清 IL-6 含量,减少大鼠肺动脉胶原纤维的生长,减轻 COPD 大鼠肺血管重构。喘可治注射液能下调 COPD 大鼠肺组织 STAT4 mRNA 表达,抑制免疫炎症反应。炎琥宁可通过 JAK/STAT 信号通路,降低 γ 干扰素(interferon-gamma,IFN-γ)、IL-12、IL-12R 水平,提高 IL-4、IL-4R 水平,调节肺部 Th1、Th2 免疫失衡,延缓肺泡上皮细胞的炎症反应和氧化应激反应。调补肺肾法通过调控 JAK/STAT 信号转导,降低 STAT3、STAT5 水平,调节炎症因子表达,减轻肺损伤。清金化痰颗粒可下调 JAK/STAT 信号通路中 STATI、STAT3 的过度表达和持续活化,下调 p-STATI、p-STAT3、p-JAK2 蛋白及 JAK2 蛋白和基因表达,抑制 IL-6 水平的升高,减轻气道炎症,减轻肺组织损伤,抑制 COPD 急性发作与加重。

3.降低 PI3K/Akt 信号通路的传导 磷酸化的蛋白激酶 B(protein kinase B,Akt)具有调控炎症细胞活化、炎性介质合成和释放、抗氧化反应等作用,诱导气道平滑肌增生引起气道重塑。

温肾益气颗粒可能通过 PI3K/Akt/MTOR 信号通路,降低 COPD 大鼠气道 PCNA 表达,改善气道重塑。鱼腥草素钠可能通过 PI3K/Akt/MTOR 信号通路,降低肺组织 PI3K、Akt1 mRNA 表达,减轻 COPD 大鼠肺组织损伤。健脾补肾方、健脾益肺化痰方通过下调 PI3K 与 Akt 的表达,减轻 COPD 小鼠肺组织损伤,保护肺功能。

4.抑制 MAPK 信号通路酶的激活 MAPK 有很多亚型,p38 MAPK 是重要的亚型,参与中性粒细胞、肥大细胞和嗜酸性粒细胞的迁移,诱导促炎因子的释放、细胞因子的转录调控,与肺泡壁炎症程度相关。表皮生长因子受体(epidermal growth factor receptor,EGFR)磷酸化后,激活 MAPK 信号通路,诱导气道上皮细胞黏蛋白 MUC5AC 合成表达上调,促进杯状细胞增生,增加黏液分泌,导致气道阻塞。

爱罗咳喘宁通过下调 p38 丝裂原活化蛋白激酶(p38 mitogen-activated protein kinase,p38MAPK)的表达,抑制 COPD 炎症反应及气道高分泌现象。贝母瓜蒌散能抑制 COPD 大鼠肺组织 p38MAPK 的表达,减少炎症介质的释放,抑制肺部炎症反应,减慢 COPD 发展进程。解毒清肺合剂可能通过表皮生长因子受体/丝裂原活化蛋白激酶(epidermal growth factor receptor/mitogen-activated protein kinase，EGFR/MAPK）信号转导，抑制细胞外信号调节激酶（extracellular regulated protein kinases，ERK）、氨基末端激酶（C-Jun N-terminal kinase，JNK）、p38MAPK 信号通路，降低 MUC5AC mRNA 及 MUC5AC 蛋白表达，减轻 COPD 气道黏液高分泌。金水六君煎能够抑制 MUC5AC 表达，减轻 COPD 气道黏液高分泌状态。清金化痰汤能够降低大鼠气道上皮 p-p38MAPK、p-ERK、MUC5AC 蛋白的表达，增强 p-JNK 蛋白水平，降低肺组织 EGFR、MUC5AC mRNA 的表达，可通过 EGFR/MAPK 信号通路，抑制 ERK、p38MAPK 信号传导，抑制气道黏液高分泌。鱼腥草水提物可能通过 MAPK 通路上调肺组织 ACE2 水平，下调 p-p38MAPK 水平，减轻 COPD 大鼠的肺损伤程度。

5.抑制 TGF-β/Smads 信号通路因子的表达　TGF-β1 可导致气道壁胶原蛋白增加，可促进成纤维细胞增生，而成纤维细胞的过度增生和细胞外基质（extracellular matrix，ECM）的过度合成，致 ECM 异常沉积，进而刺激成纤维细胞分泌更多的 TGF-β1，导致气道高分泌，管腔阻塞，最终导致气道重塑、肺功能降低。

愈肺宁抑制 COPD 患者血清 TGF-β1 的分泌，减轻气道炎症反应，改善气道重塑。肺康颗粒减低 COPD 肺肾气虚患者血清 TGF-β1 蛋白表达，减轻气道炎症反应，改善气道重塑。化痰活血降气方可以降低 AECOPD 患者血清 TGF-β1 水平，益气化痰祛瘀通络方可以降低 COPD 肺脾气虚证患者血清 TGF-β1 水平，抑制炎症反应。利金方可以降低 COPD 肺气虚患者血清 TGF-β1 水平，抑制炎症反应，延缓气道重塑。益气活血消癥方降低 COPD 患者血清 TGF-β1、Smad3 含量，升高 Smad7 含量，改善气道重塑。清热化痰活血降气方降低 AECOPD 患者血清及痰中 TGF-β1 水平，抑制气道和全身炎症反应。益气温阳活血中药可以抑制 COPD 患者血清 TGF-β1 及 VEGF 的表达，抑制肺血管重塑，延缓肺动脉高压的进展。金荞麦提取物能降低 COPD 大鼠血清 TGF-β 表达，抑制肺基质损伤。中医调补肺肾的方法可能通过 NF-κB/TGF-β1/Smad2 信号通路，能够降低 TGF-β1、Smad2、IL-1β、TNF-α、p-NF-κB 表达水平，减轻气道炎性增生改变。玉屏风散加味方可通过 TGF-β1/Smad 信号转导通路，抑制 TGF-β1 信号的细胞内转导，起到阻断 COPD 气道重塑的作用。安肺益肾方能降低 COPD 大鼠血清血小板衍生生长因子（platelet-derived growth factor，PDGF）、TGF-β 表达，具有抑制 COPD 大鼠肺基质的生成、重构和纤维化作用。二陈汤加味能够降低 COPD 大鼠肺组织 TGF-β1、TGF-βRⅡ 蛋白及 TGF-β1 mRNA 的表达，减弱 Smad3、Smad4 表达，增强 Smad6、Smad7 的表达，抑制炎症反应，改善气道重塑。参蛤益肺胶囊可通过减少 COPD 大鼠气道组织 TGF-β1、Smad2、Smad3 的表达，增加 Smad7 基因的表达，减轻气道重塑，延缓 COPD 疾病的进程。健脾益肺化痰方能够降低 COPD 大鼠肺泡灌洗液中 TGF-α 的含量，抑制气道黏液高分泌传导通路，改善肺功能。黄芪、白术能够下调 COPD 大鼠肺组织 TGF-β1 的表达，延缓气道重塑。

6.抑制 MMPs 信号通路蛋白的表达　MMPs 是一种蛋白水解酶，可以降解 ECM 中的多种蛋白而导致支气管结构破坏。基质金属蛋白酶9（matrix metalloproteinase-9，MMP-9）能分解气道和肺组织的 ECM 和基底膜，使 ECM 的降解产物增多，造成堆积，介导炎症细胞聚集，加重局部的炎症反应，导致气流阻塞，气道重塑等。MMP-9 的过量表达可破坏肺泡基质，致弹性纤维断裂融合，进而降低肺泡的弹性回缩力，形成肺气肿。基质金属蛋白酶抑制因子-（metallopeptidase inhibitor-1，TIMP-1）则有抑制 MMP-9 的反作用。MMP-9、TIMP-1 比例失调会加重气道、肺的损伤。

补肺活血化痰方可以降低 COPD 患者血清 MMP-9 水平,降低肺动脉压。全真一气汤、参芪固本汤联合黄芪注射液可以降低 COPD 患者血清 MMP-9 水平,减轻气道重塑,改善肺功能。千金苇茎汤合小陷胸汤加味可降低 COPD 患者血清 MMP-9 水平,改善气道重塑。益气补肾活血方、丹参、丹红注射液可减低 COPD 稳定期患者血清 MMP-9、TIMP-1 水平,改善 COPD 的气道重塑。三子止咳胶囊可降低血清 MMP-9、TIMP-1 水平,降低脂联素(adiponectin,APN)、IL-17 水平,改善稳定期 COPD 患者的肺功能。利肺胶囊能够降低慢阻肺肺肾气虚患者血清 MMP-9 及 TIMP-1 水平,抑制炎症反应,降低氧化、抗氧化失衡状态。归肺理气方可能通过降低 MMP-9 和 TIMP-1 含量调整 MMP-9/TIMP-1 比值,抑制炎症反应,改善气道重构。扶正化瘀胶囊通过降低 MMP-9、TIMP-1 的过度表达,降低炎性趋化因子 IL-6、TNF-α 表达,降低 ECM 沉积,减少局部炎症反应,抑制气道重塑。参附强心丸通过降低肺心病大鼠心肌 MMP-9,改善有心室结构、延缓心室重构、改善心功能;还能降低肺脏 MMP-9 水平,通过减小肺泡平均内衬间隔及增多肺泡数量,抑制气道炎症反应,减轻肺心病心力衰竭程度。益气消癥方可通过降低 COPD 大鼠气道上皮 MMP-9、TIMP-1 表达,调节 MMP-9/TIMP-1 比例失衡,改善气道重构。清肺消炎丸能抑制 COPD 大鼠肺组织中 MMP-9、TIMP-1 的表达,改善 MMP-9/TIMP-1 比例失衡,改善气道重塑。芪白平肺胶囊可显著降低肺组织 MMP-9、TIMP-1 蛋白表达,减轻 COPD 大鼠病理损伤程度,改善肺功能。丰白散能够下调 MMP-9、TIMP-1 及其 mRNA 表达,调节 MMP-9/TIMP-1 比例失衡,改善气道重构。虎杖可降低大鼠肺组织 MMP-9 和 TIMP-1 mRNA 表达水平,改善 MMP-9/TIMP-1 比例失调,从而抑制炎症反应,改善气道重塑,改善气流受限。二陈汤加味能抑制 MMP-1、MMP-9 水平,并协调性抑制 TIMP-1 的表达,抑制支气管管壁 ECM 形成,减轻气管损伤。杜仲雄花醇提物可抑制肺组织 MMP-9 表达,杜仲皮、杜仲雄花醇提物均可上调 TIMP-1 表达,抑制 MMP-9 活性,抑制炎症因子聚集趋化及 TNF-α mRNA 表达,减少特异性 IgE 生成,减轻炎症反应作用,抑制气道变应性炎症。顺气化痰方能够降低 COPD 大鼠肺组织 MMP-2 mRNA、MMP-8mRNA 表达水平,减轻气道炎症。调补肾肺汤、通腑定喘汤、复方薤白胶囊、慢支咳喘宁、芩麻方、清肺消炎丸、银杏叶提取物等可通过抑制 MMP-9、TIMP-1 表达,调节 MMP-9/TIMP-1 比例失衡,干预气道重塑,减轻肺组织损害,延缓病变进展。调补肺肾三法可降低 COPD 大鼠肺组织 MMP-2、MMP-9 和 TIMP-1 mRNA 的表达,减轻 COPD 肺组织病理损伤,延缓 COPD 进展。

7.抑制 NF-κB 的转导　COPD 疾病的慢性气道炎症起着关键作用,核转录因子 kappa B(NF-κB)是肺部炎症性疾病的一个重要特征,NF-κB 作为一种核转录因子,参与炎症反应、免疫应答,以及细胞的增生、转化,以及细胞的凋亡等病理过程,也是多种信号通路的中间转导转化因子。

涤浊化痰汤可以降低 AECOPD 患者血清 NF-κB 水平,减轻炎症反应。竹叶石膏汤合清气化痰丸能够降低 COPD 患者血清 NF-κB 水平,减轻炎症反应。补肺汤通过降低 COPD 大鼠肺泡灌洗液 NF-κB 水平,抑制气道炎症反应,随剂量增高而显著。补肺健脾方可以降低 TNF-α、TNFR、NF-κB 基因和蛋白的表达,通过抑制 TNF-α/TNFR/NF-κB 通路,改善骨骼肌炎性反应,改善 COPD 大鼠骨骼肌萎缩。参芪补肺汤能够抑制 COPD 肺气虚证大鼠气道平滑肌 NF-κBp65 mRNA 和蛋白的表达,减轻气道炎症。金荞麦提取物通过下调 COPD 大鼠气管组织 NF-κB 的表达,抑制炎症反应。麻杏调肺汤通过降低 COPD 大鼠血清及肺组织

NF-κB 水平,减轻肺病炎症损伤。红景天苷通过减少 COPD 大鼠肺组织 p-NF-κBp65 表达,抑制炎症反应,减轻肺损伤。健脾益肺口服液通过抑制 COPD"肺脾气虚证"大鼠肺组织NF-κB 水平,增强核因子 κB 抑制蛋白活性,减轻气道炎症。补肾中药复方降低 COPD 大鼠肺组织 NF-κB 蛋白的表达,抑制炎症反应,有剂量依赖性。

8.同时对多重信号通路进行调节　从以往的研究来看,信号通路是有一定传导规律激活或抑制的传递体系,同一方药有单一信号通路作用可能,但信号通路之间存在交叉影响的可能,随着研究的拓展,同一方药也有多重信号通路作用的现象。

百令胶囊可通过减少 COPD 患者血清 MMP-9、TGF-β1、TNF-α 水平,调节 MMP-9/TIMP-1 比例失衡,抑制机体炎性反应,延缓气道重塑。补肺颗粒、补肺益肾化瘀汤能够降低 COPD 患者血清 TGF-β、TNF-α 水平,抑制炎症反应。补肺活血胶囊能降低 COPD 患者血清 TGF-β、MMP-9 水平,能有效抑制气道重塑,改善气流受限,改善肺通气功能。四物汤可降低 COPD 大鼠血清中 TGF-β1、VEGF 的水平,调整 MMP-9/TIMP-1 比例失衡状态,改善气道重塑。六味补气胶囊通过 JAK/STAT 通路,上调 IL-4、TIMPI 水平;下调 IFN-γ、JAK1、STAT3、p-STAT3、MMP-9 表达,降低 Th1/Th2 比值,降低炎性反应。天龙咳喘灵通过调控 MAPK、PI3K、Akt 等信号通路,起到抗氧化应激、抑制炎症反应作用。赤芍能够抑制 COPD 大鼠肺泡灌洗液 TGF-β1、MMP-2、MMP-9、TIMP-1 表达,川芎嗪能够降低 TGF-β1 及 MMP-9 的表达,抑制气道炎性反应,改善气道重塑,延缓肺功能下降。血塞通注射液可能通过抑制 p38MAPK、ERK1/2 信号传导,降低 COPD 患者肺动脉压,减缓肺动脉高压的形成,改善肺功能。健脾益肺 II 号方可通过降低肺组织 MMP-9、TIMP-1 表达,降低肺组织中 TGF-β、TNF-α 和 IL-8 的释放水平,下调血清中 TGF-β1 的水平,减缓气道重构的作用。黄芪多糖通过抑制 TLR4/NF-κB 通路,降低细胞内 TNF-α、前列腺素 E_2(prostaglandin E_2,PGE$_2$) 表达,减少炎性细胞浸润,减轻肺泡壁间隔增厚,起到保护血管壁防止血管过度扩张,还通过抑制 COPD 大鼠肺组织 MMP-9 的生成,抑制 ECM 的降解,达到抑制炎症反应,减少气道黏膜损害。阿胶能通过下调 COPD 大鼠肺组织 MMP-2、MMP-9 及 TGF-β1 的表达,减少 ECM 的降解和沉积,减轻其对肺泡、气管结构的破坏,改善气道重塑。玉屏风散加味方可通过降低 COPD 大鼠肺组织 MMP-9、TIMP-1、TGF-β1、Smad 水平,抑制气道重塑。虎杖苷可降低 COPD 大鼠肺组织中 TLR4、NF-κBp65、MMP-2、MMP-9 蛋白表达,抑制气道炎症反应。芪蛭皱肺颗粒既可降低 COPD 大鼠血清和肺组织 MMP-9、TIMP-1 的表达,调节 MMP-9/TIMP-1 的比例失调,还可降低 COPD 大鼠肺组织 TGF-β1 的表达,抑制肺组织炎性反应,延缓气道重塑的发展。灯盏花素能够降低 COPD 大鼠肺组织中的 MMP-9、TGF-β 及 Smad3 mRNA 表达,升高 Smad7mRNA 表达,延缓气道重塑的疾病进程。

9.结语　慢性阻塞性肺疾病的主要症状就是气喘,可伴有咳嗽、咳痰,基本的病理机制就是慢性炎症引起的气道阻塞、肺气肿或伴有低氧血症。肺气肿本身无法逆转,但可以通过治疗改善通气/血流失调,提高肺泡膜上蛋白的携氧能力和氧通透性。气道阻塞通过治疗可以一定程度地改善,无非解痉、抗感染、化痰,达到气道分钟通气量的绝对增加。同时,通气/血流比例的协调,也要求血管本身的通畅及血流灌注的足够供给,要求心功能的有力保障。目前,中药对 COPD 的药理机制也是主要从抑制炎症反应、抑制黏液分泌、减轻气道阻塞、减轻肺血管壁增生硬化性改变等几方面发挥作用。其中,调节自身免疫性炎症更为重要。在中医方药的作用机制研究中,方药对某种信号通路各有一定的调节作用,有些对多个信号通路都有一定的调节作用。其中对 MMPs 信号通路的研究相对较多,是否与中药作用于 MMPs 信号通路较为普遍有关,是否是优势通路,尚待进一步研究。中药成分的复杂性,注定了中药作用的信号通路不一定是单一的信号通路,可能有网络交叉的复合作用,也是中药疗效广泛性、持久性的内在基础。针对慢性阻塞性肺疾病的病情阶段和病情程度的不同,炎症反应为重或伴有呼吸衰竭为重或伴有心力衰竭为重,中药治疗作用的信号通路侧重点应该是不同的,也要求辨证论治的重要性。随着研究的深入,中药作用的信号通路网络会更加明朗,有利于指导临床靶向用药治疗。

（王静）

第十一章　老年肺心病论治经验

肺源性心脏病简称肺心病,是指由支气管肺组织病变、胸廓疾病、肺血管病变或呼吸调节功能异常损伤肺组织的结构和功能,导致肺循环阻力增加、肺动脉高压,引起右心负荷增加,右心室肥厚、扩大,右心衰竭的一种心脏病。因肺部疾病或低氧导致肺动脉高压,不同于肺静脉性肺动脉高压、特发性肺动脉高压和血栓栓塞性肺动脉高压。根据发病急缓分为急性肺心病和慢性肺心病,以慢性肺心病最多见,本章节简述慢性肺心病。

慢性肺源性心脏病简称慢性肺心病,在我国属于常见病和多发病,患病率大约0.49%。患者年龄多40岁以上,患病率随年龄增长而升高,男女无显著性差异。慢性肺心病多由慢性阻塞性肺疾病(COPD)所致,病程呈慢性渐进发展的过程,常见于中老年人,尤其60岁以上老年人,又称为老年人肺源性心脏病,患病率占所有老年人心脏病第二位,仅次于冠心病。

肺心病在中医学中属于"肺胀""喘证""咳嗽""水肿""痰饮""厥脱"等范畴。古典文献对肺心病的症状、病因病机及治法均有记载,如《灵枢·本脏》有"肺高则上气肩息"。《灵枢·五阅五使》曰:"肺病者,喘息鼻张。"《灵枢·经脉》有"手肺太阴之脉……是动则病肺胀满,膨胀而喘咳,缺盆中痛,甚则交两手而瞀,此为臂厥。"《素问·痹论》云:"心痹者,脉不通,烦则心下鼓,暴上气则喘。"《素问·藏气法时论》云:"肺病者,喘咳逆气,肩臂痛,汗出……虚则少气不能报息;肾病者,腹大胫肿,喘咳身重。"后世医家在《内经》的基础上续有阐发。《金匮要略·痰饮咳嗽病》云:"心下支满,咳逆倚息,短气不得卧,其形如肿,谓之支饮""膈间支饮,其人喘满,心下痞坚,面色黧……"《金匮要略·肺萎肺痈咳嗽上气病脉证并治》曰:"咳而上气,此为肺胀,其人喘,目如脱状"并提出了"温阳利水,活血化瘀""实喘治肺,虚喘治肾""虚实兼夹,肺脾肾同治之"等治疗原则。明代王肯堂在《证治准绳》里有类似的描述:"喘者,促促气急,喝喝息数,张口抬肩,摇身撷肚。"而明代龚廷贤在《寿世保元》中对肺胀的描述也与本症相似,"肺胀喘满,膈高气急,两胁扇动,陷下作坑,两鼻窍张,闷乱嗽渴,声嘎不鸣,痰涎壅塞"。对于本病的发病机制,《内经》认为主要与"风热""水气""虚邪贼风""辛火太过,气有余"等有关,病位主要在肺肾。汉代张仲景在《伤寒论》中论及喘证有风寒束肺,外寒内饮,余热迫肺等机制。隋代巢元方在《诸病源候论》中提出了肺胀乃肺虚为本,复感于邪所致,如在《上气鸣息候》篇中又进一步论述道:"肺生于气,邪乘于肺则肺胀,胀则肺管不利,不利则气道涩。故上气喘逆鸣息不通。"后世医家在认识上不断充实发展。例如元代朱丹溪在《丹溪心法·咳嗽》篇中说:"肺胀而咳,或左或右,不得眠,此痰挟瘀血碍气而病。"提示病理因素主要是痰瘀阻碍肺气所致。张锡纯认为,心病也可累及肺,他在《医学衷中参西录》中说:"心病可累肺作喘,此说诚信而有证。"

第一节　疾病概述

一、病因病机

(一)病因与发病机制

1.病因

(1)慢性支气管、肺部疾病:①病变原发于支气管,其中以 COPD 最为多见,在我国80%~90%慢性肺心病的原因为 COPD,是老年慢性肺心病最主要的病因,其次为支气管哮喘(4.44%)和支气管扩张(2.81%);②病变发生于肺实质或间质,如重症肺结核(5.91%)、尘肺(1.24%)、结节病、特发性肺纤维化、过敏性肺泡炎及结缔组织疾病肺损害等。

(2)胸廓运动障碍性疾病:较支气管、肺疾病少见。严重的脊柱后凸、侧凸,脊柱结核,强直性脊柱炎,胸膜广泛粘连及胸廓成形术后造成严重的胸廓或脊柱畸形,可引起胸廓活动受限、肺组织受压、支气管扭曲变形、肺泡通气不足、肺血管收缩,从而导致肺循环阻力增加,肺动脉高压发展为慢性肺心病。

(3)肺血管疾病:少见。广泛或反复发生的多发性肺小动脉栓塞及肺小动脉炎、特发性肺动脉高压等均可发生血管内膜增厚、管腔狭窄、阻塞,引起低氧血症、肺动脉高压和右心室负荷加重,发展成慢性肺心病。

(4)神经肌肉疾病:较罕见。如重症肌无力、脑炎、吉兰-巴雷综合征、肌营养不良等由于呼吸中枢的神经兴奋性降低或神经肌肉的传递功能障碍或呼吸肌麻痹、呼吸运动减弱,导致肺泡通气不足。

(5)其他:睡眠呼吸暂停综合征、肥胖、低通气综合征和先天性口咽畸形均可产生低氧血症,使肺血管收缩反应性增强,导致肺动脉高压及肺心病。

2.发病机制

(1)肺动脉高压:是多种基础肺胸疾病导致慢性肺心病的共同发病环节。

1)肺血管功能性改变:缺氧是肺动脉高压形成最重要原因,一方面使肺小动脉持续收缩;另一方面影响血管内皮细胞功能,引起肺血管重构,从而引起肺动脉高压。目前研究发现,吸烟对肺血管结构和功能也可产生影响。肺血管炎症反应参与肺血管的早期重构,并在肺动脉高压的发生发展中发挥起始作用。

2)肺血管器质性改变:肺心病患者反复发生支气管周围炎、间质炎症,由此波及邻近的肺小动脉分支,造成动脉壁增厚、狭窄或纤维化,使肺毛细血管床面积大大减少,肺循环阻力增加,导致小动脉中层增生肥厚,进一步加重了肺循环阻力。

3)血容量增多和血液黏稠度增加:CODP 严重者可出现长期慢性缺氧,促红细胞生成素增多,导致继发性红细胞生成增多,血液黏稠度升高,使肺血管阻力升高。肺血流量增加而肺血管不能相应扩张,引起肺动脉高压。

(2)心功能改变:慢性胸肺疾病影响右心功能机制主要为肺动脉高压引起右心室的后负荷增加,右心室后负荷增加后,右心室壁张力增加,心肌耗氧量增加;此外,右冠状动脉阻力增加,右心室心肌血流量减少,心肌供氧量减少。另外,低氧血症和呼吸道反复感染时细菌毒素对心肌可以产生直接损害。这些因素长期作用,最终造成右心室肥厚、扩张和右侧心力衰竭。

肺动脉高压是慢性肺心病形成的重要环节,针对慢性肺心病肺动脉高压的治疗成为临床研究热点,近年关于吸烟、肺血管炎症因素、全身炎症等引起肺动脉高压的机制受到关注。

(二)病因病机

1.病因　本病多因慢性咳喘反复发作,迁延不愈逐渐发展而成。发病缓慢,病程长,其病因有脏腑虚损和外感时邪两种。病因病机可概括为如下三个方面。

(1)肺脾肾虚:多是由于肺系疾患反复发作,日久不愈,损伤肺气而致。肺气虚衰,子盗母气,病久由肺及脾,累及于肾,致使肺、脾、肾三脏俱虚,是本病发生的主要原因。

(2)外邪侵袭:肺主气,外合皮毛,肺气既伤,表虚卫阳不固,外邪更易乘虚入侵,以致反复发作,迁延不愈,是本病发生、发展的重要因素。

(3)痰瘀互结:肺系疾患日久不愈,正气虚衰,气虚则血运无力而瘀滞,气化无权而津液停滞,成痰成饮。痰瘀互结,阻滞肺络,累及于心,是贯穿本病的基本病理因素。

总之,本病病位在肺、脾、肾、心,属本虚标实之证。早期表现为肺、脾、肾三脏气虚,后期则心肾阳虚;外邪侵袭,热毒、痰浊、瘀血、水停为标。急性发作期以邪实为主,虚实错杂;缓解期以脏腑虚损为主。

2.病机

(1)病理变化:主要为肺、脾、肾、心、肝的气血亏虚,阴阳逆乱。本病具有反复发作、逐渐加重的特点,故其总病势是由表及里,由气及血,由阴及阳,由肺及脾、肾、心。多是由于肺系疾患反复发作,日久不愈,损伤肺气而致本病。肺主气,外合皮毛,肺气既伤,表虚卫阳不固,外邪更易乘虚入侵,使肺气虚衰,病由肺及脾、肾,致使肺、脾、肾三脏俱虚。肺系疾患日久不愈,正气虚衰。气虚则血运无力而瘀滞,气虚则气化无权而津停成痰成饮。本病可骤然起病,迅速出现痰浊上犯、心脑受邪或痰热蕴伏、肝风内动等危重证;也可缓慢起病,逐渐加重,一般以缓慢起病者为多。

(2)病理因素:为血瘀、痰饮,两者可以相互转化、并见。早期以肺、脾、肾三脏气虚为本,后期以心肾阳虚为本;病程中以热毒、痰浊、水饮、血瘀为标。热毒、痰浊、水饮、血瘀等病邪,在不同的病变阶段虽有主次之分,但也可相互转化,相互影响。热毒炽盛可灼津成痰,灼伤阴血而成瘀血;痰饮为患,肺气郁滞,心脉不畅可成瘀血;痰瘀互结,郁而化热,也可成热毒;瘀血阻滞,气机不利,水津停滞可成痰、成饮等。

(3)病理转归:久病气虚逆乱可见痰浊上犯和肝风内动的病理转归。急性发作期,以邪实为主,虚实错杂。病程较短者,邪实以热毒、痰浊为主,正虚以气虚、阴虚为主;病程较长者,邪实以痰浊、水饮、血瘀为主,正虚以阳虚为主。缓解期以正虚为主,本虚邪微。发病初期或者病程中,可因失治误治导致痰浊上犯、心脑受邪或痰热蕴伏、肝风内动等危候。

二、临床表现

1.症状

(1)呼吸系统症状:有长期咳嗽、咳痰、气喘等症状,当造成肺动脉高压并达到一定程度时也可出现胸闷、乏力、气短、呼吸困难。

(2)心力衰竭症状:早期右心衰竭症状不明显,随着病情的发展,肺动脉压逐步升高到一定程度时可出现心悸、气短,肝淤血者常伴有肝大、食欲缺乏、恶心、呕吐、腹胀、两下肢浮肿。

伴左心衰竭者有阵发性夜间呼吸困难、端坐呼吸、咳粉红色泡沫痰、四肢冰凉。

（3）呼吸衰竭症状：肺心病发展到肺功能失代偿期可出现呼吸衰竭，因而造成缺氧和二氧化碳潴留。以缺氧为主者多有气急、胸闷、呼吸困难、心悸、乏力等症状。随病情发展而发生低氧血症和高碳酸血症者，可出现各种精神、神经障碍症状，称为肺性脑病，其占肺心病并发症的16.68%，表现为头痛头胀、烦躁不安、言语障碍、精神错乱、幻觉、抽搐或震颤，甚至出现神志淡漠、嗜睡，进而昏迷、死亡。严重的呼吸衰竭可并发消化道出血，约占肺心病并发症的5.15%，主要是由缺氧和二氧化碳潴留造成消化道黏膜糜烂所致，但也可能同时伴有应激性溃疡、肾功能不全、播散性血管内凝血等出血因素。

2.体征

（1）肺部体征：桶状胸、肋间隙增宽、肺部叩诊呈过清音，肺下界下移，听诊呼吸音减弱，感染时可闻及干、湿啰音，心浊音界缩小，甚至消失，心音遥远，有些患者可伴有杵状指（趾）。

（2）心力衰竭体征：颈静脉怒张，肝大有叩痛，肝颈静脉回流征阳性，下肢水肿，甚至伴有腹腔积液。心率明显增快，三尖瓣关闭不全时在剑突下可闻及收缩期吹风样杂音。右心衰竭时两肺底可闻及湿啰音。

（3）发绀：为低氧血症所致，表现为中枢性发绀，以口唇、耳垂、鼻尖、指（趾）较明显，如并发红细胞增多症时，即使动脉氧饱和度正常也会出现发绀。

（4）舌诊异常：舌质紫暗，当右心衰竭时舌腹面静脉主干饱满隆起，外形弯曲或呈圆柱形，舌腹面外带可见紫暗色异常静脉支，呈囊柱状，其范围超过舌腹面的1/2。

（5）肺性脑病体征：由于周围血管扩张，故皮肤温暖红润，多汗，血压上升，肌肉抽动，结膜充血水肿，眼球外凸，昏迷时视神经盘、瞳孔缩小。

3.并发症

（1）肺性脑病：肺心病急性期感染加重，出现呼吸衰竭所致缺氧、二氧化碳潴留而引起精神障碍、神经系统症状的一种综合征，是肺心病死亡的首要原因，应积极防治。早期可表现为头痛、烦躁不安、恶心、呕吐、视力下降、判断力减退等；后期可出现神志恍惚、癫痫样发作、谵妄，严重者可出现昏睡甚至昏迷。

（2）心律失常：是肺心病常见并发症，多表现为房性期前收缩及阵发性室上性心动过速，其中以紊乱性房性心动过速最具特征性，也可有心房扑动及心房颤动。少数病例由于急性严重心肌缺氧，可出现心室颤动以至心搏骤停。

（3）水、电解质代谢紊乱：肺心病急性发作期，因缺氧和二氧化碳潴留、心力衰竭、Ⅱ型呼吸衰竭，以及肺心病晚期合并多器官功能损害等，可发生各种不同类型的酸碱平衡失调及发生水电解质紊乱，如水钠潴留、呼吸性酸中毒、呼吸性碱中毒合并代谢性酸中毒等。

（4）上消化道出血：肺心病晚期严重并发症，主要是由于缺氧和高碳酸血症引起胃黏膜屏障损害；其次肺心病患者长期处于慢性应激状态；此外使用肾上腺皮质激素等药物治疗时，在胃黏膜屏障减弱的基础上使胃黏膜损伤，导致出血。

（5）弥散性血管内凝血（DIC）：因肺心病患者长期缺氧导致血液黏稠度升高，血流缓慢；急性发作期感染损伤血管内皮，激活凝血因子；低血压、休克使内脏灌注不足导致缺氧，造成酸中毒，有利于血管内微血栓形成。

（6）休克：慢性肺心病并发休克不多见，一旦发生，预后不良。

（6）老年COPD易出现的并发症：老年人慢性肺心病具有病程长、起病隐匿、临床表现不典型等特点,除以上常见并发症外,还易发生自发性气胸、肺叶段性肺炎、支气管肺癌、肺栓塞和肺梗死、肺结核、冠心病等并发症,但常误诊为原发病急性加重,临床中应注意鉴别。

三、辅助检查

1.X 线检查　①肺胸变化:肺纹理增多、扭曲和变形;肺气肿则表现为肺透亮度增加,膈肌下降,侧位片见前后径增大,肺纹理减少或稀疏;②肺血管变化:肺动脉总干弧突出,右肺下动脉干扩张,其横径≥15mm,其横径和气管横径比值≥1.07,肺动脉高压显著时,中心肺动脉扩张而外周动脉骤然变细呈截断或鼠尾状;③心脏变化:心脏呈垂直位。右心室流出道增大时,肺动脉圆锥部显著凸出;右心室流入道增大时,心尖上翘。有心力衰竭时可见全心扩大。

2.心电图检查　是诊断肺心病的重要依据。当肺心病出现典型的心电图改变时已经不是早期。肺心病的心电图可随病情变化而改变,当病情加重时,心电图改变显著,病情缓解时,某些心电图改变可减轻或接近正常。

(1)P 波的变化:肺心病 P 波高尖,其电压≥0.25mV,称之为"肺型 P 波"。因肺心病常伴有低电压,故近年把 P 波<0.25mV,但高于同导联 P 波 1/2 的,或 P 波≥0.2mV 加上 P 波电轴>+80,也列为"肺型 P 波",这样可提高诊断的阳性率。"肺型 P 波"的出现与右心房压力升高,导致右心房扩大有关,故可作为肺心病的诊断主要条件之一。P 波在 aVL 倒置,这是由心脏位置下移所致。

(2)QRS 波群的改变:是诊断右心室肥厚的主要依据。额面 QRS 波群电轴右偏≥+90°。aVR 导联呈 qR 或 Rs 波型。V$_1$导联出现高 R 波,V$_5$导联出现深 S 波,RV$_1$+SV$_5$超过 1.2mV,提示右心室肥厚。V$_1$(V$_3$R)导联呈 qR 或 Rs 是右心室肥厚的主要图形。V$_{1\sim5}$导联 QS 或 rS 波形,即明显顺钟向转位的图形,是早期右心室肥厚的一种表现,此种患者的胸部 X 线片显示心脏多不大或仅轻度扩大。重度肺气肿患者如出现右束支传导阻滞,往往提示有右心室负荷过重,肢导低电压主要反映有严重的肺气肿,不能作为肺心病的诊断依据。

(3)ST 段和 T 波的改变:肺心病的 ST 段和 T 波的改变多出现在 Ⅱ、Ⅲ、aVF 和右心前导联。心律失常,肺心病在急性发作期,由于严重缺氧、酸中毒、电解质紊乱,可出现心律失常,常见的为房性、室性期前收缩,其次是心房纤颤、房性心动过速、房室传导阻滞。经治疗病情缓解后,心律失常多能自行消失。

3.心向量图　诊断肺心病阳性率为 80%~90%,比心电图更敏感,尤其对早期发现右心室肥大有一定价值。随着右心室肥大的逐渐加重,QRS 方位由正常的右下前或后逐渐演变为向后,再向下,最后转向右前,但终末部仍在右后。QRS 环逆钟向运行或呈 8 字形发展,至重度时沿顺钟向运行,P 环多狭窄,右侧面与前额面 P 环振幅增大,最大向量向前下、左或右。右心房肥大越明显,则 P 环向量越向右。

4.超声心动图　能直接探测出右肺动脉内径、右心室内径和右心室流出道的大小,并能直接探测出右心室前壁和室间隔的厚度,因而,其诊断比心电图和 X 线更敏感。

5.肺功能检查　由慢性支气管炎、肺气肿演变成的肺心病,多数先有通气功能障碍,达到一定程度时,才引起换气功能障碍;但由肺血管疾病和肺间质纤维组织增生演变成的肺心病,多数换气功能显著减退,而通气功能往往正常或仅轻度减退。肺心病的最大通气在预计值的 40%,以第 1 秒时间肺活量<40%,最大呼气中期流速<380mL/s,残气量与肺总量比>

65%。

6.肺阻抗血流图检查 肺阻抗血流图能在一定程度上反映肺循环血流动力学变化、肺动脉压力大小和右心功能，对早期诊断肺心病有一定的价值。其诊断标准为：①Qb/by 比值明显增大或≥0.43；②Qb 指数明显增大或≥0.18；③Qb 间期明显延长或≥0.14 秒；④b-v 间期明显缩短或<0.26s；⑤b-y 指数明显缩小或≤0.27；⑥HS 明显降低或≤0.15Ω；⑦上升时间（a）明显缩短或≤0.15 秒。凡有慢性支气管炎、肺气肿或慢性肺胸疾病病史，能排除先心病、冠心病和心肌病者，肺阻抗血流图检查同时有三项条件符合者，即可诊断为肺心病，有二项符合则提示肺心病。

7.动脉血气分析测定 肺心病患者 $PaCO_2$ 均高于正常，而 PaO_2 偏低，一般在 55mmHg 以下，动脉血氧饱和度常低于正常，呼吸衰竭时上述改变更为显著。早期肺心病往往仅有 PaO_2 降低，其他指标尚正常。肺血管病和肺间质纤维化引起的肺心病常见 PaO_2 偏低，而 $PaCO_2$ 可稍低或在正常范围。

8.病原学检查 肺部反复感染是肺心病加重的首要因素。病原学诊断是控制感染的关键。痰菌培养易受口咽部细菌污染，故实用价值不大。采用保护性毛刷取下呼吸道标本，或环甲膜穿刺取下呼吸道标本做细菌培养可提高病原学诊断的准确性，根据细菌敏感性选用抗生素，可有效控制感染。

9.血液检查 肺心病缺氧时，血红细胞计数和血红蛋白常增高，红细胞压积正常或偏高，全血黏度和血浆黏度增加。合并感染时，白细胞计数和中性粒细胞增高。肺心病急性发作期常出现呼吸性酸中毒，血钾多升高；当发生呼吸性酸中毒合并代谢性碱中毒时可出现低钾、低氯；总之，在呼吸衰竭的不同阶段，可出现多种电解质紊乱。肺心病有心力衰竭者，常伴有肝肾功能损害，肝功能损害者可见直接胆红素、总胆红素和谷丙转氨酶增高，白蛋白、球蛋白比例倒置；肾功能损害者可见血浆尿素氮、肌酐升高。

10.右心导管检查 通过静脉送入漂浮导管到肺动脉，可直接测定肺动脉和右心室的压力，能据此对肺心病做出早期诊断。

四、诊断与鉴别诊断

（一）诊断要点

本病发展缓慢，临床上除了原有肺、胸疾病的症状和体征外，主要是逐步出现心肺功能不全，以及其他脏器功能损害的征象，往往急性发作期与缓解期交替出现。临床根据患者有慢阻肺、慢性支气管炎、肺气肿病史或其他肺胸疾病或肺血管病变，出现肺动脉压增高，右心室增大或右心功能不全的征象，如颈静脉怒张、$P_2>A_2$、剑突下心脏搏动增强、肝大和压痛、肝颈静脉反流征阳性、下肢水肿等，结合心电图、胸部 X 线片、超声心动图有肺动脉增宽和右心增大、肥厚征象，可以做出诊断。

本病根据 X 线、超声心动图等检查，应与冠状动脉粥样硬化性心脏病、风湿性心脏病、原发性心肌病、高血压性心脏病等相鉴别。

（二）鉴别诊断

1.冠心病 肺心病与冠心病均多见于中年以上患者，并且都会发生心脏扩大、心律失常和心力衰竭。但后者有心绞痛病史，或心肌梗死病史，多与高血压和高血脂病并存。体检、X

线及心电图检查心脏扩大以左心室肥厚为主。而前者有慢性支气管炎、哮喘、肺气肿的病史和临床表现,心电图检查 ST-T 改变不明显,体检、X 线及心电图检查心脏扩大,以右心室扩大为主。此外,肺心病在急性发作期和明显右心衰竭时,心电图胸导可出现 QS 波或心电轴出现左偏,但随着病情好转,这些图形可很快消失,可资与陈旧性心肌梗死鉴别。

2.风心病　肺心病心脏扩大时,因三尖瓣相对关闭不全,可出现明显的收缩期杂音,易与风心病混淆。前者的杂音出现在三尖瓣听诊区,而后者的杂音出现在二尖瓣听诊区;后者发病多年轻,常有风湿病病史,X 线检查有明显的右心房扩大,心电图有"二尖瓣型 P 波",超声心动图有典型的"城墙样"改变图形,可资鉴别。

3.原发性心肌病　原发性扩张型心肌病可出现肝大、腹腔积液和下肢浮肿,易与肺心病右心衰竭相混淆。前者 X 线检查心脏多呈球形,且多见心肌广泛损害,超声心动图表现为"大心室、小开口",血气改变不明显,结合病史,鉴别并不难。

4.缩窄性心包炎　缩窄性心包炎可出现心悸、气喘、发绀、颈静脉怒张、肝大、腹腔积液、浮肿和心电图低电压,与肺心病相似,前者有急性心包炎的病史,脉压变小,可听到心包叩击音、奇脉、X 线检查发现心包钙化,CT 检查可见心包壁层增厚;后者有长期肺胸病史,X 线检查有肺气肿、肺动脉高压及右心室肥大,鉴别并不困难。

五、治疗

(一)治疗思路

1.辨证要点

(1)辨虚实:总属本虚标实,但有偏实与偏虚的不同。一般感邪时偏于邪实,平时偏于本虚。偏实者早期以痰浊为主;进而痰瘀并重,可兼见气滞、水饮错杂为患;后期痰瘀壅盛,正气虚衰,本虚与标实并重。偏虚者当区别气(阳)虚、阴虚的性质,早期以气虚为主,或气阴两虚,后期气虚及阳,甚则可见阴阳两虚。

(2)辨标本:若感受外邪,症状加重,宜急则治其标,辨其何者为主,分别施以解表宣散、逐饮化痰、理气降逆、调气行血。若标急本虚均明显,可标本同治。缓解期以本虚为主,肺、脾、肾三脏皆损,或阳虚水泛为痰,或阴虚灼津为痰,且累及于心,出现心阳不振、心脉痹阻等证,往往形成本虚标实之象。

2.治疗原则　本病以本虚标实多见,故以急则治其标,缓则治其本为治疗原则。治标常应用疏风散邪、清热解毒、活血化瘀、清热化痰、宣肺行水、温阳行水等法;治本则据脏腑气血阴阳虚损、不足而补益之。对于阴阳欲脱之危症,须以回阳存阴救逆为要。

(二)中医治疗

1.分证论治

(1)寒饮停肺证

症状:喘满不得卧,咳嗽,痰多,色白、质清稀或呈泡沫状,气短,恶寒或并发热,遇寒发作或加重,周身酸痛。舌体胖大,舌质淡,苔白滑,脉弦紧。

证候分析:肺虚卫外不固,复感风寒,引动体内伏痰,痰从寒化则成饮,上逆犯肺,肺气宣降不利,故喘满不得卧、咳嗽;津液遇寒化饮,以致痰多白沫、质清;饮为阴邪,久留停肺,因而遇寒发作或加重;风寒外束,营卫不和,故见恶寒发热,周身酸痛;舌苔白滑、脉弦紧,皆为风寒束表之征。

治法:疏风散寒,温肺化饮。

代表方:小青龙汤加减。

常用药:麻黄、桂枝、紫苏解表散寒;干姜、细辛、法半夏、茯苓、厚朴、泽泻化饮祛痰;芍药和营养血;五味子敛肺止咳。

加减:饮郁化热,烦躁口渴,加石膏、黄芩兼清郁热;咳而上气,喉中如有水鸡声者,合射干麻黄汤宣肺祛痰,下气止咳;痰多喘息不得卧者,加白芥子、葶苈子泻肺平喘化痰。

(2)痰热壅肺证

症状:喘促,动则喘甚,咳嗽,痰黏稠难咳,色黄,胸闷烦躁,或伴发热,口渴,发绀,不能平卧,纳呆,尿黄,便干。舌质红,苔黄腻,脉滑数。

证候分析:痰浊内蕴,郁而化热,痰热壅肺,肃降无权而致喘促、胸闷烦躁、咳嗽、咳黄黏痰;痰热郁蒸,可伴发热口渴、尿黄便干;舌质红、苔黄腻,脉滑数为痰热内郁之征。

治法:清热化痰,宣肺降气。

代表方:清气化痰丸加减。

常用药:瓜蒌、黄芩、胆南星清热化痰;半夏、陈皮燥湿化痰;杏仁、枳实降气止咳。

加减:痰黄黏稠,咳痰不爽,加鱼腥草、金荞麦清热化痰;喉中痰鸣有声,喘息不得卧,加射干、桑白皮泻肺平喘;大便秘结,加大黄、芒硝通腑泄热,降肺平喘;口干明显,加天花粉、芦根以生津润燥;热盛伤阴而痰少,加麦冬、生地、沙参等养阴润肺。

(3)痰湿阻肺证

症状:喘促、动则喘甚,咳嗽,痰多色白黏腻,咯吐不爽,或清稀,胸闷,胃脘痞满,纳呆食少,腹胀便溏,乏力。舌淡,舌苔白腻,脉滑。

证候分析:老年体虚,脾肺虚弱,痰湿内生,上逆于肺,阻塞气道,故喘促、动则喘甚,痰多色白黏腻;肺病及脾,脾虚不能运化,故胃脘痞满,纳呆食少,乏力,便溏;舌淡、苔白腻、脉滑为痰湿阻肺之候。

治法:燥湿化痰,宣降肺气。

代表方:三子养亲汤加减。

常用药:法半夏、陈皮燥湿化痰;紫苏子、莱菔子、白芥子化痰降气平喘;茯苓、白术、甘草健脾益气。

加减:脘腹胀闷,加木香、陈皮理气健脾;口黏、纳呆加白豆蔻、白术健脾化湿;尿少浮肿,加车前子、防己、大腹皮利水消肿;痰浊夹瘀,面色晦暗,舌紫暗,合涤痰汤加丹参、地龙、桃仁、赤芍涤痰祛瘀。

(4)阳虚水泛证

症状:咳嗽,喘促,气短,肢体浮肿,痰白,胸闷,不能平卧,心悸,发绀,肢冷,畏寒,纳呆,神疲乏力,尿少。舌胖质暗,苔白滑,脉沉滑。

证候分析:肺脾肾阳气衰微,水湿泛溢,则见肢体浮肿;水饮上凌心肺则心悸、喘促胸闷;脾阳虚,运化失司,故纳呆、神疲乏力;寒水内盛,故肢冷、畏寒、尿少;舌胖质暗、苔白滑、脉沉滑为阳虚水泛之候。

治法:温补心肾,化饮利水。

代表方:真武汤合五苓散加减。

常用药:白附片、桂枝、生姜温肾通阳;茯苓、白术、猪苓、泽泻、甘草健脾利水;白芍敛阴和阳。

加减:血瘀而发绀明显,加川芎、泽兰、益母草、丹参化瘀利水;水肿、心悸、喘满、倚息不得卧,加椒目、葶苈子、牵牛子行气逐水;恶心呕吐,加姜半夏、黄连、竹茹清热和胃,理气化痰;兼有伤阴而口渴、舌红,减生姜、猪苓,加阿胶、玄参、天冬以滋阴润肺。

(5)痰蒙神窍证

症状:喉中痰鸣,痰黏稠,喘促,动则喘甚,头痛,烦躁,恍惚,嗜睡,谵妄,昏迷,或伴肢体瞤动,甚则抽搐。舌苔白或黄腻,脉滑数。

证候分析:痰蒙神窍,可见恍惚,嗜睡,谵妄,烦躁不安,昏迷;肝风内动则见肢体抽搐;肺虚痰蕴,故咳逆喘促或喉中痰鸣,动则喘甚;苔白腻或黄腻、脉滑数为痰浊内蕴或化热之象。

治法:豁痰开窍醒神。

代表方:涤痰汤加减。

常用药:半夏、茯苓、橘红、胆南星涤痰息风;竹茹、枳实、清热化痰利膈;郁金、远志、石菖蒲开窍化痰降浊。

加减:痰浊蒙窍,合至宝丹化浊开窍;痰热闭窍,加安宫牛黄丸清热化痰开窍;伴肝风内动、抽搐明显,加羚羊角粉、钩藤、全蝎清热息风;热结大肠,腑气不通,加大黄、芒硝泄热通腑;痰浊蒙窍,合苏合香丸化痰开窍;瘀血明显,唇甲发绀,加红花、桃仁、水蛭活血通脉。

(6)心肺气虚证

症状:喘促,动则喘甚,咳嗽,胸闷气短,心悸乏力,动则气短心悸加重,神疲自汗,易感冒。舌质淡,苔白,脉结代。

证候分析:肺气虚损则不能辅助心脏通行血脉,又累及心气不足,鼓动无力,心肺两虚,故见喘促、胸闷气短、心悸;肺气虚,故见自汗、易感冒;舌质淡、苔白、脉结代为心肺气虚之征。

治法:补益心肺。

代表方:养心汤加减。

常用药:党参、黄芪、茯苓、炙甘草健脾益肺;肉桂、五味子温肺纳气平喘;麦冬、远志安神益智。

加减:咳嗽痰多、舌苔白腻,加半夏、厚朴、杏仁理气化痰;动则喘,加蛤蚧粉纳气平喘;面目浮肿、畏风寒,加淫羊藿、泽泻、车前子利水消肿;心悸、自汗,加煅龙骨、煅牡蛎、浮小麦安神定悸、固表止汗;血瘀较甚,加当归、地龙、赤芍活血通脉。

(7)肺肾气虚证

症状:喘促,胸闷气短,动则加重,咳嗽,痰白如沫,咯吐不利,面目浮肿,头昏,神疲乏力,易感冒,腰膝酸软,或伴有耳鸣,小便频数,夜尿多。舌质淡,苔白,脉沉弱。

证候分析:肺肾气虚,失于摄纳,所以喘促,胸闷气短,动则加重;寒饮伏肺,肾虚水泛则咳嗽,痰白如沫,面目浮肿;肺肾两虚,则头昏、神疲乏力、易感冒;肾虚膀胱失约,则小便频数,夜尿增多;舌质淡、苔白、脉沉弱为肺肾气虚之征。

治法:补肾益肺,纳气平喘。

代表方:人参补肺饮加减。

常用药:党参、黄芪补肺气;五味子收敛肺气;山萸肉、补骨脂补肺肾;苏子、枳壳、浙贝母、陈皮化痰降气。

加减:咳喘痰多,舌苔白腻,加半夏、厚朴、茯苓、白术健脾化痰;小便频数,加益智仁、莲子、桑螵蛸益肾固摄;怕冷,肢体欠温,加肉桂、干姜、鹿角胶温阳散寒;气虚夹瘀,口唇发绀,加当归、赤芍、丹参活血通脉。

(8)气阴两虚证

症状:喘促气短,动则加重,不能平卧,气不得续,胸闷,咳嗽少痰,咳痰不爽,自汗,盗汗,神疲乏力,易感冒,手足心热,腰膝酸软,或伴面红、头晕耳鸣,少气懒言。舌质红、苔少,脉沉细。

证候分析:肺肾气虚,则喘促气短、胸闷,动则加重;肺肾气虚日久则兼有阴伤,故自汗、盗汗,神疲乏力,手足心热;肺肾两虚,不能推动气血运行,则见发绀;舌质红、苔少,脉沉细,为肺肾气阴两虚之征。

治法:补肺滋肾,纳气平喘。

代表方:人参补肺汤合生脉散加减。

常用药:党参、黄芪、炙甘草补肺气;五味子收敛肺气;麦冬养阴;熟地、山萸肉补益肺肾;百部、浙贝母、陈皮化痰降气;当归补血活血。

加减:痰黏难咳,加百合、玉竹、沙参养阴润肺;腰膝酸软,加杜仲、补骨脂温阳补肾,强壮腰膝;盗汗明显,加煅牡蛎、浮小麦养阴敛汗;手足心热甚,加知母、黄柏、鳖甲清虚热。

血瘀既是慢性肺心病的主要病机环节,也是常见兼证。血瘀证常见面色紫暗,胸闷、胸痛,唇甲青紫,舌下脉络迂曲、粗乱,舌质暗红、瘀斑、瘀点、紫暗,脉涩、结、代,治以活血化瘀,方选血府逐瘀汤。

2.中成药治疗

(1)肺心平方:由太子参、杏仁、益母草、莪术、生黄芪、生白术、姜半夏、桃仁、泽兰、葶苈子、化橘红、桔梗、水蛭组成。具有益气活血、利水化痰之功效。

(2)银丹心脑通软胶囊:由银杏叶、丹参、绞股蓝、灯盏细辛、大蒜、三七、山楂、天然冰片组成。可用于治疗肺源性心脏病。每次4粒,每天3次。

(3)稳心颗粒:由党参、三七、琥珀、甘松组成。具有益气养阴、定悸复脉、活血化瘀的功能。可用于治疗肺源性心脏病伴心律失常。每次4粒,每天3次。

(4)灯盏花素注射液:主要成分是灯盏花乙素,将灯盏花素注射液50mg加入生理盐水或者5%葡萄糖液250mL中,静脉滴注。可以治疗慢性肺源性心脏病。

(5)丹参注射液:取40mL加入5%葡萄糖液250mL中,静脉滴注和参麦注射液50mL加入5%葡萄糖液250mL中,静脉滴注。治疗肺心病急性加重期,两者配合具有协同作用,临床疗效较好。

(6)川芎嗪注射液:100mg加入5%葡萄糖液250mL中,静脉滴注,可治疗肺心病急性发作期心力衰竭,效果显著。

(7)参附注射液:由红参与附子组成。人参具有大补元气、复脉固脱、补脾益肺等作用,附子能回阳救逆,逐寒祛饮,散瘀。参附注射液40mL加入5%葡萄糖液250mL中,静脉滴注,可用于治疗慢性肺源性心脏病。

3.外治法

(1)针刺治疗:取肺俞、风池、心俞、大椎为主穴。在急性发作期,肺肾两虚外感者加太渊、天突、尺泽、膻中;脾肾阳虚水泛者加肾俞、脾俞、足三里、气海;痰浊蒙窍者加丰隆、列缺、膻中;元阳欲脱者加人中、涌泉、关元、内关。在缓解期,肺肾气虚加气海、关元、肾俞;肺肾阴虚加三阴交、肾俞、气海、太溪。在急性发作期每天 1 次,10 次为 1 个疗程;在缓解期隔天 1 次,10 次为 1 个疗程。

(2)指针:医者以一手按压膻中穴,一手按压内关穴,各 100~200 下,每天 1 次。

(3)穴位注射:取定喘、肺俞穴,用 5mL 注射器 4 号针头,抽 3% 当归注射液行穴位注射,当刺入有针感后,每穴注射 0.3mL。隔天注射 1 次,10 天为 1 个疗程。每疗程间休息 4 天。

(4)雾化吸入治疗:苏子、白芥子、莱菔子、杏仁、桃仁、当归、薄荷,以上药通过煎煮、提取、蒸馏等方法制成雾化液,每次用 20mL 加入超声雾化器雾化吸入,痰多、苔黄厚腻者加鱼腥草注射液 6mL,每天 1 次,10 天为一个疗程。治疗前嘱患者先将痰咳出,治疗后 1~2 小时拍击患者背部,以帮助患者排痰,并鼓励患者咳痰。

4.饮食疗法

(1)气虚不复:心悸气短、体虚自汗、舌淡苔白者,食用补虚正气粥,即以黄芪 30~60g,人参 3~5g(或党参 15~30g)用冷水浸泡 30 分钟后煮煎。沸后改用文火煎成浓汁,取汁后再加水煎煮,共煎 2 次,去渣,合并两次药汁分成两份,加粳米 100~150g,煮粥供用。每天早、晚分别将两份药汁同粳米煮粥,加入少许白糖,再稍煮后即可服食。常食此粥能补气健脾。

(2)阳气不复:平素畏寒肢冷、神疲乏力、舌淡脉沉者,宜食鹿角胶粥。本方有补肾阳、益精血之功。粥用粳米 100g,先煮成粥,待沸后,加入鹿角胶 15~20g,生姜 3 片,同煮为稀粥食用。

(3)瘀留不去:口唇指甲青紫、舌质瘀点、瘀斑者,食用桃仁粥,即用桃仁 10g,去皮尖,研烂,取汁和粳米 50g,一同煮粥,早、晚与餐点同食,可活血、化瘀、通脉。

(4)痰浊不化:晨起咳吐少量白痰、食少纳呆者,可食陈皮粥,即先将陈皮 15~20g 煎成药汁,去渣,然后加入粳米煮粥,有健胃、化痰止咳之功。

(5)薯蓣拨粥:生山药 100~150g,刮去外皮,捣烂,同小麦面调入水中,煮作粥糊,将熟时加入适量葱、姜、红糖。

(6)八珍糕:党参、白术、云苓、白扁豆、莲子肉、薏苡仁、山药、芡实各等量研细,加适量粳米或糯米粉、白糖,制成糕块,蒸熟烘干,以开水冲服)等,以健脾益气,养胃和中,增强体质。

(三)西医治疗

1.控制呼吸道感染　呼吸道感染是诱发呼吸衰竭和心力衰竭的主要原因,故要积极用药予以控制。要根据痰培养和致病菌对药物敏感度的结果选用两种以上抗生素联合运用。目前,革兰阴性杆菌如绿脓杆菌、大肠杆菌和克雷白杆菌等已成肺部感染的主要致病菌,故要选用对革兰阴性杆菌敏感的药物。未能明确何种致病菌感染时,可选用青霉素每天 160 万~800 万 U 肌内注射或加入液体中静脉滴注。同时用链霉素 0.5g,每天 2 次,肌内注射,或用庆大霉素 16 万~24 万 U,加入液体静脉滴注或分 2~3 次肌内注射。需要观察 3 天,如疗效不明显才考虑更换抗生素,切不可毫无必要地频繁更换抗生素、对金黄色葡萄球菌感染,用苯唑西林 69 分次静脉注射或静脉滴注,同时用卡那霉素 1~1.5g 分次肌内注射;红霉素 1.2~1.8g 静脉滴注或分次口服,同时用庆大霉素 16 万~24 万 U 静脉滴注或分次肌内注射。头孢唑啉 4~6g 静脉滴注或分次肌内注射,同时用庆大霉素,用法同上。对绿脓杆菌感染,用磺苄西林 10~20g 静脉注射或静脉滴注,呋苄西林 4~8g 静脉注射或静脉滴注,哌拉西林 a8 ~16g 静脉注射或静脉滴注,或加用阿米卡星 200~400mg 分次肌内注射或静脉滴注;或用第三代头孢菌素头孢哌酮钠 4~6g 分次静脉滴注。对肺炎杆菌或其他革兰阴性杆菌感染,可用上述半合成青霉素加氨基糖苷类药物治疗,或用头孢曲松 2~4g 静脉滴注。除全身用药外,还可局部雾化吸入抗生素。长期运用抗生素抗感染时,要密切观察有无真菌感染,若真菌感染已成为肺部感染的主要致病菌,就应调整或停用抗生素,给予抗真菌治疗。

2.改善呼吸功能,纠正呼吸衰竭

(1)通畅气道:加强排痰,可用溴己新或 α-糜蛋白酶超声雾化吸入,并补充足够的液体以降低痰的黏稠度,以利于痰的排出。

(2)解除气管痉挛:用沙丁胺醇气雾剂吸入,口服或静脉滴注氨茶碱,也可短期使用肾上腺皮质激素。

(3)合理氧疗:持续低浓度(24%~35%)、低流量(1~1.5L/min)给氧。

(4)气管插管及气管切开:是抢救重症呼吸衰竭的积极有效措施,其通气效果确切,便于吸痰,连接人工呼吸机和局部用药。如气管插管 5 天后不能拔管者,要考虑气管切开。

(5)机械呼吸机治疗:对重度呼吸衰竭发现意识障碍,气管插管或气管切开后仍不能维持足够的通气时,就应使用机械呼吸机治疗。

(6)使用呼吸兴奋剂:因呼吸中枢抑制造成的低通气适用呼吸兴奋剂,但对神经传导系统病变和呼吸肌病变、肺水肿、成人呼吸窘迫综合征和肺广泛间质纤维化等以换气障碍为特点的呼吸衰竭,早用呼吸兴奋剂有弊无利,要禁止使用。使用呼吸兴奋剂的同时,应做气管内分泌物的引流,使用支气管解痉剂以保持气道的畅通。目前常用的呼吸兴奋剂尼可刹米能刺激呼吸中枢从而增加肺通气量,还有一定的苏醒作用。可先用 0.375~0.75g 缓慢静脉注射,接着用 3~3.75g 加入 500mL 注射液中,以 25~30 滴/分的速度静脉滴注,要根据患者的神志、睫毛反应,以及呼吸频率、幅度和节律调节液体滴入速度。如患者出现烦躁、皮肤瘙痒,要减慢滴速。若用药 4~12 小时后未见效,或出现了抽搐等不良反应,应停药。多沙普仑对延髓呼吸中枢有直接刺激作用,能使肺通气量增加,改善肺泡的通气作用,可防止阻塞性肺气肿的呼吸衰竭因氧疗不当所致的而氧化碳麻醉。每次用 0.5~2mg/kg 静脉滴注,开始时以 1.5mg/min 静脉滴注,以后酌情加快,每天极量不超过 2.4g,若剂量过大可引起血压升高,心率加快,甚至心律失常。阿米脱林双甲酰酸能刺激周围化学感受器,增加呼吸驱动,改善肺通气;并能使通气不良肺区血管收缩,使血液向通气较好的区域灌注,从而改善通气血流比例,提高动脉血氧分压。每天用 20mg,分 2 次口服。长期服用能缓解继发性红细胞增多症。大剂量口服可出现消化道反应,发生恶心、呕吐,能使肺动脉压增加,严重的肺动脉高压患者应慎用。静脉注射可引起心动过缓。

3.控制心力衰竭　轻度心力衰竭经吸氧、改善呼吸功能、控制呼吸道感染后,一般能得到满意控制,较重者加用利尿剂也能较快控制。常用利尿剂有双氢克尿噻、螺内酯、呋塞米。肺心病致心力衰竭不宜使用强有力的利尿剂,因大量利尿可引起血液浓缩,痰液黏稠,难以咯出,从而加重气道阻塞;大量利尿还可造成电解质紊乱,引起低钾、低氯,可造成难治性浮肿和诱发心律失常、肺性脑病,因此,要选用作用温和的利尿剂双氢克尿噻、螺内酯,二者合用可防止出现低钾。用药时剂量宜小,疗程要短,如病情允许,可先用半量试探治疗,根据治疗反应决定下一步是临时给药或定期给药。临床常用双氢克尿噻口服,每次 25mg,每天 1~

2次,加用螺内酯口服,每次20mg,每天1~2次;对重度水肿或口服药无效者,可用呋塞米20mg,稀释后静脉注射,每天1~2次。

肺心病患者长期处于缺氧状态,对强心苷的耐受性降低,易中毒而诱发心律失常,故只有用抗感染和利尿剂治疗不能满意地控制心力衰竭时,才用强心苷治疗。临床宜选用快速短效制剂,且剂量要小(常规负荷量的1/3~1/2)。常用毛花苷C 0.2~0.4mg或用毒毛花苷K 0.125mg,稀释后缓慢静脉注射,每天1~2次。用药时要注意纠正缺氧和低血钾,以免中毒。肺心病患者由于缺氧,其心率加快,故不应以心率快慢作为衡量强心苷疗效的主要指标。

想管扩张剂能扩张肺动脉,降低肺血管阻力,使周围静脉容量增高,减轻心脏前、后负荷。部分血管扩张剂还有解除支气管平滑肌痉挛,从而改善肺通气和增加心肌收缩力,解除胰岛素对儿茶酚胺的抑制作用,对治疗心力衰竭有较好疗效。常用酚妥拉明10mg加入5%葡萄糖溶液100mL中于5~10分钟静脉注射;硝普钠25mg加入10%葡萄糖溶液500mL中静脉滴注,每天1次,根据血压调整滴速;硝酸异山梨醇酯(消心痛)5~10mg,舌下含化,每小时1次,待病情缓解后减量或停用;硝酸甘油0.3~0.6mg,舌下含化,每天3~6次,口服;硝苯地平(心痛定)10mg,每天3次,口服;肼苯达嗪25mg,每天4次,可逐渐增至50mg,每天4次。

4.控制心律失常   肺心病的心律失常多因感染、缺氧、心力衰竭、酸碱和电解质平衡失调所致,消除上述病因后心律失常往往自行消失。故治疗肺心病的心律失常首先要消除上述病因,对消除病因后心律失常仍不缓解者,才使用抗心律失常药物。对房性心动过速、心房颤动或房扑可用洋地黄、奎尼丁、维拉帕米(异搏定)、地尔硫䓬、普罗帕酮进行治疗。对室性心律失常(室性期前收缩、室性心动过速)可用利多卡因、奎尼丁、美西律、普罗帕酮、普鲁卡因胺、胺碘酮进行治疗。应用抗心律失常药物时要避免使用β-受体阻滞剂,以免引起支气管痉挛。

5.应用肾上腺皮质激素   肾上腺皮质激素对治疗早期呼吸衰竭和心力衰竭有一定作用,在有效控制感染后,可短期大剂量应用。常用氢化可的松100~300mg或地塞米松10~20mg,加入5%葡萄糖溶液500mL中静脉滴注,每天1次,病情好转后3天停用。对有消化性溃疡病史和胃肠出血者,要慎用。

6.应用降低血黏度的药物   肝素和654-2合用能降低痰和血液黏滞度,解除支气管痉挛,并能抗感染抗过敏。可用肝素50mg和645-2 10mg加入5%葡萄糖溶液中静脉滴注,每天1次,连用7~10天,运用时需测凝血酶原时间以免导致出血,可同时加服肠溶阿司匹林每天0.6~1.0g。若红细胞压积仍高者可试用等溶血液稀释疗法,即放血100~300mL后快速输入低分子右旋糖酐500mL,使红细胞压积控制在50%以下。还可用川芎嗪240mg加入5%葡萄糖溶液250mL中,静脉滴注,每天1次;或以藻酸双酯钠100~200mg加入5%葡萄糖溶液500mL中静脉滴注,每天1次。以上两项治疗皆10天为1个疗程,其均有降低血黏度、改善微循环、抗凝及扩血管作用。去纤蛋白酶0.5~0.8U/kg加入5%葡萄糖溶液500mL中缓慢静脉滴注,每次大于4小时,每2~3天1次,连用7~10天,有降低血浆纤维蛋白原,使纤维活性增高,降低红细胞聚集的作用,以此治疗肺心病有一定疗效。

7.并发症的治疗

(1)肺性脑病:肺性脑病是肺心病最严重的并发症之一,改善通气、纠正呼吸衰竭是治疗的根本措施。早期应用呼吸兴奋剂、气管解痉剂及肾上腺皮质激素有一定效果。可用可拉明 3.75g+氨茶碱 0.25g+地塞米松 10mg（或氢化可的松 200mg）加入 5% 葡萄糖溶液 500mL. 中缓慢静脉滴注，每天 1~2 次，连用 2~3 天。有脑水肿者可用 20% 甘露醇 150~250mL 快速静脉滴注，必要时 6~8 小时重复 1 次。肺性脑病原则上禁用镇静剂，但对躁动不安者，确实需要用镇静剂时，可用 10% 水合氯醛 100mL 保留灌肠，其对呼吸中枢的抑制作用较弱。

（2）酸碱失衡和电解质紊乱：肺心病由于高碳酸血症与心功能不全同时存在，因此，常出现各种类型的酸碱平衡失调，其发生率高达 84%~99%，其中以呼吸性酸中毒最常见，其次为呼吸性酸中毒合并代谢性碱中毒。对轻度的呼吸性酸中毒经控制感染、氧疗及改善通气就能纠正；对严重的失代偿性呼吸性酸中毒（pH<7.2 或 CO_2-CP 低于 18mmol/L）除上述治疗外，还需补 5% 碳酸氢钠 4~6g，慎用利尿剂和脱水剂。

对呼吸性酸中毒合并代谢性碱中毒可使用氯化钾治疗。每天静脉补氯化钾 40~80mg/kg。对严重低氯者，可给予氯化铵，或以盐酸精氨酸 10~20g 加于 5% 葡萄糖溶液 500mL 中静脉滴注。对有低血钙者，可用 10% 葡萄糖酸钙 10~20mL 稀释后静脉注射。对低钾和低钠者可补充氯化钾和氯化钠。

（3）弥散性血管内凝血（DIC）：肺心病常因感染、缺氧、红细胞增高和酸中毒而并发 DIC，治疗的关键是早发现、早用药、尽早祛除诱因。祛除诱因的内容包括抗感染，改善通气，纠正酸碱平衡失调和水电解质紊乱，补充血容量。抗凝用肝素 50mg，每天 2 次静脉滴注，使用肝素时要每天观察凝血时间，以控制在 20~30 分钟为宜，抗血小板药物可选用双嘧达莫、阿司匹林，也可用低分子右旋糖酐 500mL+复方丹参注射液 20mL 静脉滴注。DIC 晚期低凝状态可用抗纤溶药物包括 6-氨基己酸、氯甲环酸和抑肽酶。

（4）上消化道出血：可用雷尼替丁、法莫替丁稀释后静脉滴入，也可使用奥美拉唑或奥曲肽、凝血酶。另外，用冰盐水反复洗胃，从胃管注入冰盐水 150mL+去甲肾上腺素 16mg+云南白药 0.5g，每 4 小时 1 次。

（5）休克：引起休克的原因繁多，如血容量不足、严重感染、上消化道出血等，首先要针对病因治疗，如治疗未见好转，可予以升压药，如多巴胺和间羟胺。同时积极纠正酸碱失衡、改善微循环，如为感染性休克或严重休克，可大剂量应用皮质内固醇。

六、预防与调护

中医素有"既病防变""愈后防复"的理论体系，因此要积极防治原发病的诱发和加重因素，如呼吸道感染、各种变应原、有害气体的吸入等，包括注意防寒保暖、增强机体免疫力、预防感冒、调畅情志、改善环境、控制职业暴露和环境污染、减少有害气体或颗粒的吸入，尤其要积极采取各种措施提倡戒烟。护理中要密切观察体温、脉搏、呼吸、血压及痰色、量、质地的变化，密切观察患者的神志、面色、皮肤有无出血点或瘀斑、呼吸的频率、深度等。掌握输液速度，以防心力衰竭加重，导致肺水肿。

第二节　论治经验

罗铨教授生脉温胆汤治疗肺心病急发期临床观察。

慢性肺源性心脏病（简称肺心病，CPHD），是由于肺、胸廓或肺血管疾病引起肺循环阻力增加，从而导致右心室肥大和右心衰竭的疾病。笔者采用云南省名中医罗铨教授经验方生脉温胆汤治疗肺心病急发期疗效确切,现报道如下。

一、临床资料

1.诊断标准　西医诊断标准参照 1980 年全国第 3 次肺心病专业会议修订标准。中医诊断标准参考《中医内科学》诊断标准,辨证属气阴两虚、热毒内蕴、瘀血阻滞型,症见咳逆喘息气粗,痰多色黄或白,黏稠难咳,心悸,胸满烦躁,面色灰白而暗,唇甲发绀,面浮肢肿,甚或全身水肿,脘痞腹胀,口干,气短乏力,舌质红或暗紫、舌下瘀筋增粗、苔黄腻或浊腻,脉弦滑或细涩。

2.排除标准　重度呼吸功能不全需要机械通气者;有严重肝、肾、脑功能等基础疾病;入院时即有肺性脑病、休克、消化道出血等严重并发症;用药不满 14 天,无不良反应,因故中断治疗无法评价疗效者。

3.一般资料　符合上述诊断标准患者共 104 例,均为本科 2012 年 1 月—2015 年 7 月收治的肺心病急性期患者,随机分为 2 组。治疗组 52 例,男 30 例,女 22 例;平均年龄(68.8 ± 8.2)岁;平均病程(14.25 ± 6.88)。对照组 52 例,男 31 例,女 21 例;平均年龄(68.9 ± 8.3)岁;平均病程(14.35 ± 7.86)。2 组一般资料经统计学处理,差异无显著性意义($P > 0.05$),具有可比性。

二、治疗方法

1.对照组　根据药敏选用敏感的抗生素,保持呼吸道通畅,低流量吸氧纠正缺氧,纠正二氧化碳潴留及电解质紊乱,给必要的营养支持等治疗。如有心力衰竭时给强心、利尿、扩血管、控制心率等治疗。

2.治疗组　在对照组西医基础治疗上予中药汤剂口服。处方:太子参 30g,麦冬、五味子、法夏、茯苓、枳实、浙贝、桑白皮、葶苈子、黄芩、杏仁、川芎、车前子各 15g,陈皮、竹茹、桃仁、桔梗、炙甘草各 10g。每天 1 剂,水煎 2 次取汁 600mL 分 3 次服。2 组均治疗 14 天后观察疗效。

三、观察指标与统计学方法

1.中医症状积分　分别计算患者治疗前后咳嗽(轻 3 分、中 6 分、重 9 分)、咳痰(轻 3 分、中 6 分、重 9 分)、气喘(轻 3 分、中 6 分、重 9 分)、胸闷(轻 3 分、中 6 分、重 9 分)症状积分变化。

2.西医体征积分　分别计算患者治疗前后肺部湿啰音(肺底 2 分、散在 4 分、满肺 6分)、哮鸣音(上肺 2 分、散在 4 分、满肺 6 分)、神志(兴奋 2 分、烦躁 4 分、嗜睡 6 分)、发绀(轻 2 分、中 4 分、重 6 分)、水肿(轻 3 分、中 6 分、重 9 分)积分变化。

3.实验室指标　分别检测治疗前后动脉血气分析,包括动脉血氧分压(PaO_2)、二氧化碳分压($PaCO_2$)变化。

4.统计学方法　采用 SPSS11.5 统计软件包进行统计学分析,计量资料用均数±标准差($\bar{x} \pm s$)表示,统计方法采用 t 检验;记数资料采用 χ^2 检验。$P < 0.05$ 为差异有统计学意义。

四、疗效标准与治疗结果

1.疗效标准　综合疗效判定按尼莫地平评分法计算,疗效指数=(治疗前主要症状与体征总积分-治疗后主要症状与体征总积分)/治疗前主要症状与体征总积分×100%。临床控制:疗效指数85%～100%;显效:疗效指数67%～84%;有效:疗效指数33%～66%;无效:疗效指数减少<33%。

2.2 组综合疗效比较(表 11-1)。

表 11-1　2 组综合疗效比较

组别	n	临床控制	显效	有效	无效	总有效率/%
治疗组	52	26	18	6	2	96.15[①]
对照组	52	18	12	13	9	82.69

注:与对照组比较,[①]$P<0.05$。

3.2 组治疗前后中医症状及西医体征积分变化比较(表 11-2)。

表 11-2　2 组治疗前后中医症状及西医体征积分变化比较($\bar{x}\pm s$,分)

组别	n		中医症状积分	西医体征积分
治疗组	52	治疗前	29.5±5.5	27.6±3.6
		治疗后	17.8±3.9[①②]	14.7±4.3[①②]
对照组	52	治疗前	29.9±5.1	28.1±3.5
		治疗后	24.9±5.4[①]	19.4±5.3[①]

注:与治疗前比较,[①]$P<0.05$;与对照组治疗后比较,[②]$P<0.05$。

4.2 组治疗前后血气分析结果比较(表 11-3)。

表 11-3　2 组治疗前后血气分析结果比较($\bar{x}\pm s$,mmHg)

组别	n		PaO_2	$PaCO_2$
治疗组	52	治疗前	42.68±8.64	56.55±11.35
		治疗后	77.12±12.78[①②]	31.25±12.22[①②]
对照组	52	治疗前	49.98±9.19	56.67±11.29
		治疗后	63.32±11.39[①]	45.81±12.22[①]

注:与治疗前比较,[①]$P<0.05$;与对照组治疗后比较,[②]$P<0.05$。

五、讨论

肺心病属于中医学"肺胀""喘证""心悸""怔忡""水肿"等病范畴,其证候较为复杂,多属本虚标实。本病的发生多因久病导致肺脾肾气阴亏虚,痰热、瘀血内生,导致肺气胀满,不能敛降而致肺胀。多属标实本虚,标实为痰热、瘀血互患;本虚为肺脾肾气阴亏虚。罗铨教授在多年临床积累中总结出生脉温胆汤,在生脉饮和温胆汤的基础上加减,使用清肺化痰、止咳平喘、活血化瘀、益气养阴之法治疗肺心病急发期,疗效确切。方中太子参、麦冬、五味子益气养阴;法夏、枳实、浙贝、桑白皮、黄芩、杏仁、陈皮、竹茹、桔梗、炙甘草清肺化痰止咳平喘;桃仁、丹参、川芎活血化瘀;茯苓、车前子、葶苈子利水渗湿。诸药合用共奏清热化痰、止咳平喘、活血利水之功,收到满意的临床疗效。因此采用本方治疗肺心病急性发作期在综合疗效评定、主要症状、体征、血气分析等方面明显优于对照组,可明显改善预后,提高疗效,值得临床推广。

(段灵芳)

第十二章　老年糖尿病论治经验

糖尿病(diabetes mellitus,DM)是由遗传和环境因素共同作用引起的一组以糖代谢紊乱为主要表现的临床综合征。1999 年 WHO 将糖尿病分为 1 型糖尿病、2 型糖尿病、妊娠糖尿病和其他特殊类型糖尿病四类。本章主要讨论发病率最高、中老年常见的 2 型糖尿病(T2DM)。2 型糖尿病是一组由于胰岛素分泌缺陷和(或)胰岛素作用缺陷而引起的以慢性高血糖为特征的代谢性疾病,典型的临床表现以多饮、多食、多尿、身体日渐消瘦为主症,或伴有蛋白质、脂肪代谢异常。久病可导致眼、肾、神经、心脏、血管等组织器官慢性进行性损害、功能减退及衰竭,病情严重或应激时可发生急性代谢紊乱,如糖尿病酮症酸中毒、高渗高血糖综合征。

中医对糖尿病的研究有较为久远的历史,早在两千多年以前的《内经》中就有本病的记载,根据其多渴多饮的特点,《内经》最早将本病称之为"消渴"并有"消瘅""肺消"等名称,而对其病因则认为与饮食不节、情志失调有关。如《灵枢·五变》说:"五脏皆柔弱者,善病消瘅",提出了五脏柔弱是本病的重要发病因素,《素问·奇病论》说:"此肥美之所发也,肥者令人内热,甘者令人中满,故其气上逆,转为消渴。"《灵枢·五变》说:"怒则气上逆,胸中蓄积,血气逆流,髋皮充肌,血脉不行,转而为热,热则消皮肤,故为消瘅"指出本病与饮食肥甘、情志失调有关,在病机方面则指出与肺消胃热有关,如《素问·阴阳别论》说:"二阳结谓之消。"《灵枢·师传》则谓:"肺消者,饮一溲二","大肠移热与胃,善食而瘦。"《金匮要略》认为胃热肾虚是本病的基本病机,说:"男子消渴,小便反多,以饮一斗,小便一斗,"又说:"胃中有热,即消谷引食,大便必坚,小便即数。"唐代王焘在《外台秘要》中说:"渴而饮水多,小便数,无脂似麸片甜者,皆是消渴病也。"已明确指出消渴病的特点是尿甜,与现代医学对糖尿病的认识是一致的。《太平圣惠方》中将消渴分为"消渴""消中""消肾"三组症状,开三消分证的先河。自此以后,多数医家根据"三多"症状偏重不同而分上、中、下三消分治。《证治准绳·消瘅》中说:"渴而多饮为上消;消谷善饥为中消;渴而便数有膏为下消。"《医学心悟》则说:"大法治上消者,宜润其肺,兼清其胃;治中消者,宜清其胃,兼滋其肾;治下消者,宜滋其肾,兼补其肺。"《石室秘录》进一步指出"消渴一证,虽分上中下,但肾虚以致渴,则无不同也,故治消之法,以治肾为主,不必问上中下消也。"对于上述治消之法,从三消分治,并以治肾为主,至今在临床上对糖尿病的治疗仍有指导意义。历年来随着对糖尿病的不断研究,不断补充,对糖尿病的病因、辨证和治疗都有详尽深刻的描述,基本与现代医学的论述相吻合。

第一节　疾病概述

一、病因病机

(一)病因与发病机制

老年糖尿病人群是异质性人群,包括非老年期起病和老年期起病。多数老年糖尿病为 2

型糖尿病,但近年来发现临床最初诊断为 2 型糖尿病的患者中,10%~25%患者的胰岛细胞特异性抗体为阳性。据报道,一组年龄在 65 岁或以上、临床诊断为 2 型糖尿病的患者,其中12%有 GA-DA 和(或)1A-2A 阳性提示由胰岛自身免疫损伤所致的糖尿病也见于老年患者。

老年人更容易患糖尿病的机制目前尚未完全阐明,一般认为其发生是遗传因素和环境因素共同的作用。在老年糖尿病人群中基因的作用显著,有糖尿病家族史的个体随着年龄的增加,患病的概率增加。遗传因素可导致胰岛素原向胰岛素的转化发生障碍,也可引起胰岛素分子发生突变,或胰岛素受体基因缺陷等。其他因素也影响老年糖尿病的发生,如增龄、饮食结构的改变、激素的变化,以及多种药物的影响。

老龄化的进程可以加速改变糖代谢的各个方面,如胰岛素分泌、胰岛素功能、肝糖原合成等,这些改变和患者的基因背景相互作用使老年人群的糖尿病发病率随着年龄增加。大于 50 岁的人群中,年龄每增加 10 年,空腹血糖上升 0.06mmol/L,OGTT 服糖后 2 小时血糖上升 0.5mmol/L。

多项研究显示增龄本身并不是老年人群胰岛素抵抗的主要原因,增龄与体重和脂肪组织增加,非脂肪组织减少相关,可能会影响胰岛素的信号传导。此外增龄所致的腹型肥胖可导致高胰岛素血症、胰岛素抵抗。老年人饮食结构的改变,脂肪成分增加和碳水化合物减少,也可促进胰岛素抵抗的发生,通过改变饮食结构和增加运动来改善机体成分的比例可延缓胰岛素抵抗的发生就可说明这一点。HGP(hep-tic glucose production)在糖代谢稳态过程中发挥重要作用,包括空腹和餐后血糖。正常人的肝脏对胰岛素十分敏感,当血浆胰岛素水平低于正常值时,HGP 可被完全抑制,与年龄无关。EGIR(The European Group for study of Insulin Resistance)报告显示,随着增龄 HGP 有下降的趋势,但在校正体重后这种差异消失。另有研究显示,老年糖尿病患者肝糖的输出并没有增加。因此在老年人群中肝脏的胰岛素抵抗并不是导致糖耐量异常的主要原因。骨骼肌是胰岛素介导血糖摄取的主要场所,而脂肪组织对胰岛素介导的血糖摄取相对较少,只占 2%~3%。EGIR 报告增龄与胰岛素介导的血糖利用减少相关,但校正 BMI 后无明显差异。而大量多中心研究显示增龄不能影响血糖的摄取,故目前增龄相关的胰岛素抵抗仍存在争议。增龄与脂肪增加相关,而腹部脂肪的增加又与胰岛素抵抗相关。故增龄引起的腹部脂肪堆积是老年人胰岛素抵抗的原因之一。肌肉收缩可以增加肌肉对血糖的利用,同时运动可以激活 AMPK 信号传导通路,提高胰岛素敏感性。缺乏锻炼时老年人普遍存在的问题,增加有氧运动可很好的改善胰岛素抵抗。

在老年人群中精氨酸刺激胰岛素分泌比青年人减少 48%,β 细胞功能随着年龄增加而减退,胰岛素分泌也随之减少。正常情况下胰岛素分泌是脉冲式的,而老年人胰岛素脉冲分泌受损。研究显示 β 细胞对肠促胰激素的刺激反应在老年人是降低的,因此推测与增龄相关的肠促胰激素刺激的胰岛素分泌缺陷是导致老年人糖耐量异常的原因。虽然 C 肽水平在年龄上不存在差异,但 IVGGT 过程中老年人胰岛素分泌相对下降.老年人相对于年轻人第一时相胰岛素分泌减少 46%,第二时相减少 56%。糖耐量异常是增龄过程中的一个表现。上述证据显示靶组织,对胰岛素敏感性的下降和胰岛 β 细胞不适当的功能下降导致糖代谢紊乱,进而发展为糖尿病。

(二)病因病机

1.病因

(1)禀赋不足:早在春秋战国时代,即已认识到先天禀赋不足是引起消渴病的重要内在因素。《灵枢·五变》说:"五脏皆柔弱者,善病消瘅",其中尤以阴虚体质最易罹患。

(2)饮食失节:长期过食肥甘、醇酒厚味、辛辣香燥损伤脾胃,致脾胃运化失职,积热内蕴,化燥伤津,消谷耗液,发为消渴。《素问·奇病论》说:"此肥美之所发也,此人必数食甘美而多肥也,肥者令人内热,甘者令人中满,故其气上溢,转为消渴。"

(3)情志失调:长期过度的精神刺激,如郁怒伤肝、肝气郁结,或劳心竭虑、营谋强思等,以致郁久化火,火热内燔,消灼肺胃阴津而发为消渴。正如《临证指南医案·三消》说:"心境愁郁,内火自燃,乃消症大病。"

(4)劳欲过度:房室不节,劳欲过度,肾精亏损,虚火内生,则火因水竭益烈,水因火烈而益干,终致肾虚肺燥胃热俱现,发为消渴。如《外台秘要·消渴消中》说:"房劳过度,致令肾气虚耗故也,下焦生热,热则肾燥,肾燥则渴。"

2.病机　本病病位在肺、胃(脾)、肾,以肾为关键。基本病机是阴津亏损,燥热偏胜,其中阴虚为本,燥热为标,两者互为因果,形成"火因水竭而益烈,水因火烈而益干"。老年人由于脏腑功能减退,复因消渴迁延日久,肺之气阴不足,脾肾衰败,痰浊、水湿、瘀血内生,故常表现为本虚标实,虚实错杂为患。本虚方面常阴虚及气,或阴虚及阳、气虚及阳,形成气阴两虚或阴阳两虚。标实方面常燥热灼津成痰,或脾虚痰湿水饮内生,久病入络,血脉瘀滞,或肝郁气滞血瘀等,使燥热、痰浊、痰火、水湿、气滞、血瘀甚或肝阳、肝风等病理因素错杂并见。

消渴日久,脏腑虚损,痰瘀、水湿、热毒内阻,可产生诸多并发症。如阴虚肺失滋养,而见肺痨;心失所养,痰浊瘀血痹阻心脉,则见胸痹心痛;肝肾阴虚,阳化风动,夹痰夹瘀,脑脉瘀阻或血溢脑脉之外,则形成中风;肝肾阴虚,精血不能上承耳目,则见视瞻昏渺、暴盲、耳聋等;脾肾衰败,水湿潴留,泛滥肌肤,则见水肿;瘀血阻滞,经脉失养,而致肢体麻木刺痛;感受热毒或燥热内结,营阴被灼,脉络瘀阻,蕴毒成脓,而成疮疖、痈疽等;阴液耗损,虚阳上浮,或阴竭阳亡而出现烦躁、昏迷、肢厥等危象。

二、临床表现

1.症状与体征　对糖尿病患者的诊断,根据其临床表现及相应的实验室检查,做出结论并不困难。其表现有的具有明显的"三多一少"症状,但通常不典型。有的老年朋友在体检时发现血糖偏高;有的平素身体状况尚可,但近期自觉周身乏力,而到医院一查发现血糖偏高;有的是在出现其他疾病时检查出血糖偏高。本病临床常见症状与体征如下。

(1)多尿:是因血糖过高,超过肾糖阈(8.89~10.0mmol/L),经肾小球滤出的葡萄糖不能完全被肾小管重吸收,形成渗透性利尿。

(2)多饮:由于多尿,水分丢失过多,发生细胞内脱水而加重高血糖,使血浆渗透压明显升高,刺激口渴中枢,导致口渴而多饮,从而进一步加重多尿。

(3)多食:由于胰岛素的相对或绝对缺乏而影响葡萄糖的利用率,葡萄糖转运蛋白的功能下降,进入脂肪及肝细胞的葡萄糖减少;肝细胞中葡萄糖激酶合成减少,肝糖原和肌糖原的储存减少,磷酸果糖激酶的合成减少,糖酵解减弱等,使血糖利用率降低,从而刺激饥饿中枢,使大脑皮质产生饥饿感,致多食。有一些无症状的糖尿病患者也可逐渐出现多食,早期常被认为是"食欲好""健康"的表现而被忽视,直至血糖继续升高,进一步出现其他症状时才感到这是一种病态,但此时血糖可能已达较高浓度,空腹血糖往往大于 11.1mmol/L。

（4）体重下降:糖尿病患者尽管食欲和食量正常,甚至有所增加,但体重却一直下降,这主要是因为葡萄糖利用和脂肪合成减少,使脂肪和蛋白质分解增多,呈负氮平衡;加上渗透性利尿,使大量水分从尿中排出,加之其他诸多因素,故导致体重逐渐下降,共至出现消瘦。

（5）乏力:糖尿病患者由于身体不能充分利用葡萄糖和有效地释放出能量,加之组织失水、电解质失衡及负氮平衡等,因而感到全身乏力。

2.急性并发症

（1）低血糖:是老年糖尿病最常见的急性并发症。其产生与多种因素有关,包括降糖药应用、交感神经活性降低、升糖激素反应性分泌能力下降等。糖尿病患者血糖≤3.9mmol/L就属低血糖范畴。Whipple 低血糖三联征是低血糖症的诊断依据,但老年人低血糖症状往往不典型,容易漏诊,并极易诱发急性心脑血管事件,造成严重后果,因而需要高度重视。对于老年人不明原因的情绪改变、精神行为异常均应警惕低血糖发生,增加自我血糖监测次数或佩戴瞬感动态血糖监测仪,有助于发现低血糖。

（2）糖高渗透压综合征:是老年糖尿病常见的严重急性并发症之一,病死率10倍于糖尿病酮症酸中毒。临床以严重高血糖而无明显酮症酸中毒、血浆渗透压显著升高(有效血浆渗透压>320mOsm/L)、脱水和意识障碍为特征。治疗主要包括积极补液,纠正脱水;小剂量胰岛素静脉输注控制血糖;纠正电解质和酸碱失衡,以及去除诱因和治疗并发症。高龄、严重感染、重度心力衰竭、肾衰竭、急性心肌梗死和脑梗死是抢救失败的常见原因。因而在老年糖尿病患者中,尤其是失能失智的老年人,保障糖尿病治疗不中断、注意监测血糖、避免各种感染是预防糖高渗透压综合征的主要措施。

（3）糖尿病酮症酸中毒:多见于糖尿病病程长、胰岛 B 细胞功能衰竭、胰岛素治疗中断或者漏服降糖药、感染等。临床表现为"三多一少"症状加重、血糖明显升高(16.7 ~ 33.3mmol/L)、尿酮体和血酮体增高,可伴随血 pH 和(或)二氧化碳结合力降低,根据不同程度可以诊断为"糖尿病酮症""糖尿病酮症酸中毒""糖尿病酮症酸氨中毒昏迷"。值得注意的是:糖尿病酮症酸中毒治疗时应在纠正诱因的前提下,积极合理地进行液体、胰岛素、电解质的补充,必要时纠正酸中毒。老年患者切记要注意输液、降糖等的速度,避免因纠正酮症而带来医源性并发症。

3.慢性并发症　　与包括遗传、年龄、性别、血糖控制水平、糖尿病病程,以及其他心血管危险因素等在内的诸多因素有关。糖尿病的慢性并发症主要包括糖尿病的血管并发症、糖尿病的神经并发症。

（1）糖尿病视网膜病变:在成人 2 型糖尿病患者中,糖尿病视网膜病变发病率为 20% ~ 40%,是非创伤性失明的主要原因。老年糖尿病患者糖尿病视网膜病变发病率未见报道。糖尿病视网膜病变多见于病程长、血糖控制欠佳的患者,早期缺乏临床表现,诊断主要依靠眼底照相、眼底荧光造影等方法,一些生物标志物正在被研究用于早期糖尿病视网膜病变的诊断,包括 miRNA 等。糖尿病视网膜病变的防治主要以严格控制血糖、血压、血脂及改善循环等,指南推荐使用的改善循环药物有羟苯磺酸钙。

（2）糖尿病肾病:是导致终末期肾病最常见的病因之一。根据 Mogensen 分期为 Ⅰ ~ Ⅴ期。检测尿白蛋白是目前优选的临床早期诊断指标。尿微量白蛋白排泄率达到 20~200μg/

min(或 30~300mg/24h)即为早期糖尿病肾病。糖尿病肾病的治疗措施包括生活方式的改善、严格饮食管理[限量摄入优质蛋白,约 0.8g/(kg·d)]、严格控制血糖、尽早应用 ACEI 或 ARB 类药物治疗、控制血压(<130/80mmHg)等。老年人糖尿病肾病特别是 CKD 3b 期以上时,应当警惕用药风险。

(3)糖尿病大血管病变:是指大动脉发生粥样硬化。老年糖尿病患者因同时存在更多的动脉粥样硬化易患因素如高血压、高血脂、肥胖、高尿酸血症等,因而大血管病变发生率更高,大约 2/3 糖尿病患者死于大血管事件。易发生病变的血管为主动脉、冠状动脉、脑动脉、肾动脉和外周动脉。评估方法包括发现相应的缺血症状、血管彩超、DSA 或 CTA 等。老年糖尿病患者应在权衡风险收益比后酌情使用抗血小板聚集、调脂及血管扩张药物治疗。

(4)糖尿病神经病变:可累及神经系统任何一部分。病因包括血管病变、代谢因素、自身免疫及生长因子不足等。常见类型有:远端对称性多发性神经病变、单一神经病变和自主神经病变三类。其中多发性神经病变和自主神经病变发生率较高。尤其是发生于肢体远端的对称性多发性糖尿病周围神经病变是最常见的类型。糖尿病自主神经病变可累及心血管系统造成糖尿病性心脏自主神经病变进而引起心率变异性改变和直立性低血压;可累及消化系统造成糖尿病胃轻瘫;可累及泌尿生殖系统造成糖尿病神经源性膀胱和男性勃起功能障碍。α-硫辛酸、依帕司他、甲钴胺等可改善糖尿病神经病变引起的感觉异常、肢体麻木和疼痛。

(5)糖尿病足:是糖尿病最严重的和治疗费用最高的慢性并发症之一,严重者可以导致截肢。基本发病因素是神经病变、血管病变和感染。这些因素共同作用可导致组织溃疡和坏疽。临床上,可以通过定期检查老年糖尿病患者双足,或用 10g 的尼龙丝、128Hz 的音叉检查振动觉、足跟反射等检查来了解有无感觉缺失。还可以通过触诊足背动脉和胫后动脉的搏动、多普勒超声检查踝动脉与肱动脉的比值、经皮氧分压、血管超声、血管造影或 CT、核磁血管造影检查下肢血管等方法进行评估。对于病程长的糖尿病患者,均须注意预防足部皮肤破损,认真处置足癣和甲癣;一旦发生足部皮肤溃烂,应尽快到足病专科就诊,接受多学科综合治疗,早期控制感染及损伤,降低截肢风险。

三、辅助检查

1.血糖测定　经典的糖三角(空腹血糖、餐后 2 小时血糖、糖化血红蛋白)既包含了近 3 个月平均血糖水平又兼顾了检测时的瞬时血糖水平,仍然是评价糖代谢的黄金组合。连续动态血糖监测技术应用日益广泛,结合患者糖尿病日记可发现影响血糖的因素,包括饮食和运动情况、现有降糖药应用(剂量、方法)、低血糖发生的风险等。日常的自我血糖监测推荐监测早、晚餐前血糖(最基本观测点),根据需要测定三餐前和三餐后 2 小时加晚睡前血糖(全天血糖观测)。

2.口服葡萄糖耐量试验(OGTT)

(1)方法:隔夜空腹 10~12 小时,抽取空腹静脉血,将 75g 葡萄糖(儿童用量为 1.75g 葡萄糖/kg 理想体重,不超过 75g),溶于 300mL 水中,3~5 分钟饮毕,服糖后 2 小时再抽取静脉血,现建议血糖的测定标本普遍应用静脉血浆或血清,采用葡萄糖氧化酶法测定,

(2)注意事项:试验前 3 天,应摄入足量碳水化合物,每天为 200~300g;对严重营养不良者应延长摄入碳水化合物的准备时间,为 1~2 周。试验前 10~16 小时禁食,允许饮水。试

验前 1 天及试验时应禁饮咖啡、酒和吸烟,避免精神刺激。①体力运动:长期卧床患者因不活动可使糖耐量受损,试验时剧烈运动可加强身体对葡萄糖的利用,但由于交感神经兴奋、儿茶酚胺释放等,可致血糖升高,故试验前应静坐休息至少 0.5 小时,试验期间避免剧烈活动;②疾病和创伤:各种应激如心脑血管意外、创伤、烧伤及发热等可使血糖暂时升高,糖耐量减低,称应激性高血糖,故应待病愈恢复正常活动时再做此试验;③药物:许多药物可使糖耐量减退,如糖皮质激素、烟酸、噻嗪类利尿剂、水杨酸钠、口服避孕药及单胺氧化酶抑制剂等,试验前应预先停药。

(3)适用范围:糖尿病人群患病率和发病率的普查;尿糖阳性和(或)空腹随机血糖可疑升高者;糖耐量减退者的随访;对可疑有妊娠糖尿病的确诊;对尿糖阳性如肾糖阈降低或肾性糖尿的鉴别;妊娠有自发性流产史、早产史和巨婴者,或非妊娠成人提示低血糖症状者。

3.尿糖 正常人从肾小球滤出的葡萄糖几乎被肾小管完全吸收,每天仅从尿中排出微量葡萄糖 32~90mg,一般葡萄糖定性试验不能检出。糖尿病通常指每天尿中排出葡萄糖>150mg。正常人血糖超过 8.9~10mmol/L(160~180mg/dL)时即可查出尿糖,这一血糖水平称为肾糖阈值。老年人及患肾脏疾病者,肾糖阈升高,血糖超过 10mmol/L,甚至达 13.9~16.7mmol/L 时可以无糖尿;相反,妊娠期妇女及一些肾小管或肾间质病变时,肾糖阈降低,血糖正常时也可出现糖尿。尿糖不作为糖尿病的诊断指标,一般仅用于糖尿病控制情况的监测和提示可能糖尿病而需进一步检查的指标。尿糖的影响因素除考虑肾糖阈及某些还原物质的干扰外,还常受尿量多少及膀胱的排空情况等影响。

4.糖基化血红蛋白(GHb) 是葡萄糖分子和血红蛋白 A 组分的某些特殊部位分子经缓慢而不可逆非酶促反应而形成的产物。在红细胞中,葡萄糖的摄取无须胰岛素介导,其细胞内葡萄糖浓度随血糖升高而升高,很快与血浆葡萄糖水平达到平衡。由于糖基化血红蛋白与红细胞一道在血中循环,而红细胞的半衰期约 120 天,因此糖基化血红蛋白可反映先前8~12 周总体血糖情况。本检查主要作为糖尿病长期血糖控制好坏的指标之一。

5.果糖胺 由血清蛋白(主要为白蛋白)非酶糖化所形成。测定它能更快地反映糖尿病控制前 2 周内的血糖情况,更好地了解近期 2~3 周的血糖控制情况。

6.胰岛素释放试验 胰岛素分泌呈持续性,正常人基础分泌量约 1U/h,采用放射免疫测定正常空腹胰岛素水平为 6~25MU/L。若要判断胰岛素 B 细胞功能,一般需做胰岛素释放试验。方法同 OGTT 试验,分别在 0 分钟、30 分钟、60 分钟、120 分钟及 180 分钟取血测胰岛素,正常情况下胰岛素变化与血糖一致,高峰值在 30~60 分钟,胰岛素高峰值比基础值高 5~8 倍。2 型糖尿病基础值常正常,高峰延迟至 1~2 小时,上升的幅度降低,绝对值可正常、升高或降低,绝大多数表现为对葡萄糖刺激的胰岛素分泌障碍。1 型糖尿病患者胰岛素释放试验呈低平曲线,甚至测不出。胰岛素释放试验有助糖尿病的分型和指导治疗。如对胰岛素分泌相对不足、但绝对水平高于正常者可首先选择饮食运动和双胍类药物或拜糖平或胰岛素增敏剂等治疗;而对胰岛素释放障碍、胰岛素水平低的消瘦或正常体重的糖尿病患者,在饮食运动不能控制血糖时可首选磺脲类或磺脲类药物联合上述药物治疗;若为 1 型糖尿病则必须使用胰岛素治疗。

7.血浆 C 肽测定 血浆 C 肽与胰岛素一道由胰岛 B 细胞等摩尔分泌入血循环,半衰期比胰岛素长,为 11.1~13.5 分钟。测定血中 C 肽含量是研究 B 细胞功能的一个重要手段,尤其是对已经使用胰岛素治疗时,更是不可缺少的办法。采用放射免疫测定的空腹血清 C 肽浓度一般在 0.3~0.6pmol/L,葡萄糖负荷试验后高峰出现的时间与胰岛素一致,高峰比空腹时升高 5~6 倍,血中 C 肽测定的临床意义与胰岛素测定基本相同。C 肽在循环中与胰岛素保持相对的比例关系,与胰岛素无交叉反应,不受胰岛素抗体的干扰,而外源性胰岛素又不含 C 肽,所以测定血中 C 肽的含量可以准确地反映 B 细胞功能,以弥补胰岛素测定的不足。

四、诊断与鉴别诊断

(一)诊断要点

1.血糖测定　我国糖尿病诊断标准统一按照 WHO 1999 年标准(表 12-1)。

表 12-1　糖尿病诊断标准(WHO 1999 年)

诊断标准	静脉血浆葡萄糖/(mmol/L)
(1)糖尿病症状(高血糖所导致的多饮、多食、多尿、体重下降等急性代谢紊乱表现)加随机血糖	≥11.1
或	
(2)空腹血糖(FPG)	≥7.0
或	
(3)葡萄糖负荷后 2 小时血糖	≥11.1
无糖尿病症状者,需改日重复检查	

2010 年,ADA 已经把 HbA1c≥6.5% 作为糖尿病的首要诊断标准,但目前在我国应用 HbA1c 诊断糖尿病,因检测手段尚未统一而未获采纳。对于高龄老人不推荐进行 OGTT 检测,可能增加代谢紊乱,根据日常状态的血糖检测结果判断是否开始干预更为合理。

2.筛查策略　2018 年《中国老年 2 型糖尿病诊疗措施的专家共识》指出,老年糖尿病常常因临床症状不典型容易造成漏诊,因而要识别老年糖尿病的危险因素:年龄;亚裔、非裔;BMI>27kg/m²;腰围超标;高血脂/高血压/冠心病;反复感染;服用激素类药物(包括糖皮质激素、性激素等)。

对于有 1 个或多个危险因素的老年人,建议 3~6 个月进行糖代谢状态检查,包括空腹血糖、餐后 2 小时血糖及糖化血红蛋白。

(二)鉴别诊断

1.肝源性糖尿病　肝病患者糖代谢紊乱常见。各种严重肝病导致肝功能受到严重损害,使葡萄糖不能转化为肝糖原储存。其糖耐量特点为:①FBG 正常或降低,服糖后血糖明显升高,45~90 分钟(多在 60 分钟内)达高峰,高峰后血糖下降迅速,一般在 120~180 分钟恢复空腹水平,但肝功能损害很严重时高血糖持续时间较长,有些病例在服糖后 3~5 小时可有反应性低血糖;②胰岛素或 C 肽释放试验基本正常,与血糖平行,血胰岛素/C 肽比值升高。

2.胰源性糖尿病　许多胰岛素疾病如急性坏死性胰腺炎、胰腺肿瘤手术后及原发性和继发性血色病(多由长期反复多次输血致过多的铁质沉积于脏器,包括胰腺,致其纤维化和退行性变等),可导致胰岛素分泌的相对或绝对缺乏,从而出现糖尿病,大多需要外源性胰岛素替代治疗。但由于同时有胰岛 α 细胞量的减少,故胰岛素的需要量相对少。

3.内分泌疾病

(1)甲状腺功能亢进症:本病病因为脑垂体分泌促甲状腺激素过多,引起甲状腺合成和分泌甲状腺素增高,促使机体新陈代谢增强 临床表现为多食、多饮、消瘦等。甲状腺素可促进肝糖原的分解,提高儿茶酚胺的敏感性,抑制胰岛素的分泌而使血糖升高,故本病症状与糖尿病相似。但本病主要是 T_3、T_4 等指标高于正常,并表现有突眼等特有的症状和体征,临床上可资与糖尿病相鉴别。

(2)生长激素瘤:本病若为儿童起病可引致巨人症,成人起病则引致肢端肥大症。生长激素有拮抗胰岛素调节糖代谢的作用,可引起垂体性糖尿病或糖耐量减低。有报告肢端肥大症者糖尿病和糖耐量减低的发生率为 24.3% 和 27.1%,典型的临床表现有助鉴别。

(3)皮质醇增多症:皮质醇可促进肝糖异生并拮抗胰岛素对糖代谢的作用,致糖耐量异常,甚至糖尿病-类固醇性糖尿病,病情一般较轻。针对病因如垂体促肾上腺皮质激素瘤、肾上腺瘤、增生或癌或异位促肾上腺皮质激素综合征等的治疗可减轻糖代谢的异常。也可见于长期使用糖皮质激素的病例。

(4)嗜铬细胞瘤:本病可致肾上腺素和去甲肾上腺素分泌过多,从而使肝糖原和肌糖原分解增加及促进肝脏糖异生,拮抗胰岛素的外周作用;还可致高儿茶酚胺血症,能刺激胰岛 α 受体,并抑制胰岛素分泌,从而导致血糖升高。据相关文献报道,嗜铬细胞瘤 80% 合并糖代谢紊乱,糖尿病的发生率为 10%~24%,肿瘤切除后,糖代谢紊乱可恢复正常。另外,儿茶酚胺升高的同时,可促进脂肪分解,使酮体增加,当氧化不全时,即出现糖尿病酮症,甚至酮症酸中毒,而延误嗜铬细胞瘤的诊断。

(5)胰岛 β 细胞瘤:瘤体分泌过多的胰高糖素、促进肝糖原和肌糖原分解,同时拮抗胰岛素的外周作用,使血糖升高。据相关文献报道本病 50% 伴糖尿病。另外,分泌生长抑素的 β 细胞瘤通过抑制胰岛素分泌可致糖尿病。

4.药物反应 某些药物可影响葡萄糖耐量,故在做 OGTT 试验前应停药 3~7 天,甚至 1 个月以上。影响葡萄糖耐量的药物如下所示。

(1)升高血糖药物:促肾上腺皮质激素、糖皮质激素、醛固酮、口服避孕药、生长激素、胰高糖素、呋塞米、噻嗪类利尿剂、硝苯地平、咖啡酮、氯噻酮、可乐定、吲哚美辛、异烟肼、二氯甲嗪、烟酸、苯妥英钠及三环类抗抑郁药等。

(2)降低血糖药物:乙醇、单胺氧化酶抑制剂、甲巯咪唑、保泰松、对氨基水杨酸、丙磺舒、磺胺类药物、氯喹及羟氯喹、锂盐、钒盐、络合物及血管紧张素转换酶抑制剂等。

5.非糖尿病性糖尿 一般状况良好,常无症状。尿糖的出现不伴有血糖的增高,糖耐量试验在正常范围。其病因较多,常见的有慢性肾衰竭、妊娠期(多在第 3~4 个月),各种继发性近曲小管病变(如锂中毒)和遗传性肾小管病变如 Fanconi 综合征等,鉴别诊断比较容易,同时检测血糖和尿糖,若血糖处于正常范围,而尿糖阳性则肾性糖尿成立,一般无须特殊处理。

临床一旦确诊为糖尿病,应注意排除一些继发性糖尿病的存在,以便更好地指导治疗和判断预后。

五、治疗

(一)治疗思路

1.辨证要点

(1)辨病位:症状典型者,可按"三多"症状的主次分为上、中、下三消。多饮为主,为上消;多食为主,为中消;多尿为主,为下消。多数患者症状较轻或并不典型,更多的是表现为脏腑虚弱的症状。本病是一全身性疾病,可影响体内多个脏腑,但主要在脾、肾、肺、胃,而涉及于肝。若以倦怠懒言,四肢乏力,形体消瘦,尿混浊味甜为主者,病位在脾,为脾虚气弱,脾不散精;若以腰酸、腰痛、阳痿、遗精、尿频量多,甚则饮一溲一为主者,病位在肾,为肾气虚弱,肾阴不足;若以烦渴多饮、口干舌燥,甚则饮不解渴为主者,病位在肺,为燥热伤肺,肺热津伤;若以多食善饥、口干口渴,大便秘结为主者,病位在胃,为胃阴不足,胃热伤津;若以精神抑郁,烦躁易怒,头晕耳鸣,目胀目涩为主者,病位在肝,为肝郁不疏,肝阴不足。

(2)辨虚实:本病属本虚标实之证,以气阴两虚为本,燥热瘀血为标,两者常互为因果。由于气虚之本在脾,阴虚之本在肾,燥热之标在肺与胃,所以本病又以脾肾虚弱为本,肺胃燥热瘀血为标。本虚标实的表现,常因病程长短,病情轻重,体质的不同而有所侧重。大体初病,症状典型者,多以肺胃燥热表示为主。病程较长,或三多症状不典型者,多以脾肾虚弱本虚为主。一般患者多为虚实并见。瘀血之证,病初即可出现,但多见于病程较长的患者。

(3)辨年龄:本病一般多发于中年以后,但也有少数为青少年罹患本病者。由于发病年龄不同,病情的发生发展、轻重程度及预后转归也各有差异。年龄越小者,一般发病急,发展快,病情重,症状多具有典型性,预后也较差。中年之后发病者,一般起病较缓,病程较长,三多症状较轻或不典型,多表现为脏腑虚弱的临床症状,常有痈疽、肺痨,以及心、脑、眼等部位的并发症,预后也相对较好。掌握年龄特点,对辨证治疗、了解预后转归,皆有意义。

(4)辨轻重:消渴之证,必当辨其轻重。一般来说,标实证轻,本虚病重,凡见证以本虚者为重,以火燥证为轻,无并发症者相对较轻,兼有并发症者,多为正虚挟实,病期缠绵,病情相对较重。而三消证中,多上轻、中重、下危。

(5)辨证与辨病相结合:中医对疾病的认识,无论哪一类病证,只要有证可辨,辨明寒热虚实,何脏何腑,在气在血,即可立法处方用药。但对于确有其病,而症状不明显,即所谓无证可辨者,就需要辨病为主,辨病与辨证相结合而加以论治。如糖尿病消渴患者,在辨证论治时,就有两种情况。其中多数患者,在明确诊断为糖尿病的同时,常有程度不同的症状表现出来,并有相应的舌、脉改变。临床即可根据患者的脉症表现,选用适当的辨证方法,如三消辨证、脏腑辨证、瘀血辨证等,加以概括,综合判断出其所属糖尿病消渴的中医证型。另外,还有部分糖尿病患者,在早期或治疗后,可以没有明显的临床表现,只是化验检查为血糖高和尿糖阳性。对这类糖尿病消渴患者进行中医诊断和论治时,就应以辨病为主,辨病与辨证相结合。应抓住糖尿病消渴以气阴两虚为本,燥热瘀血为标这一病变本质,结合患者的体质、舌苔、脉象的变化来做出诊断而加以论治。

(6)辨本证与并发症:除糖尿病消渴基本临床基本表现外,诸多并发症则是其另一重要特点。本证与并发症的关系,一般以本证为主,并发症为次;多数患者先见本证,随病情的发展,病期的延长而逐渐出现并发症。但也有与此相反者,如有些中年或老年患者,糖尿病消渴的本证不明显,有时容易忽略,常因痈疽、眼疾、胸痹、中风偏瘫、水肿、肢体麻木疼痛等并发症而进一步查血糖才发现患有糖尿病。根据治病必求其本的原则,一旦辨明本证与并发症的关系,应以治疗本证为主,兼治并发症,不可舍本逐末,忽略对本病的治疗。

2.治疗原则　清热润燥、养阴生津为治疗的基本方法。但因老年患者常表现为本虚标实,虚实错杂之证,故应区分标本虚实的主次进行治疗。治疗本虚常用益气养阴、滋阴温阳法;治疗标实常用清热润燥、活血化瘀、清热化痰法,或兼以利湿化饮、疏肝解郁、平肝潜阳等。

(二)中医治疗

1.分证论治

(1)阴虚燥热证

症状:烦渴喜饮,多食善饥,尿量频多,消瘦乏力,五心烦热,大便秘结。舌质红,苔薄黄,脉细数或弦数。

证候分析:肺热津伤,燥热内生,故烦渴喜饮;肺失治节,水津不化,水液直趋而下,则小便频数量多;胃热消谷,则多食善饥;脾胃运化功能失调,水谷精微不能化生气血,形体四肢肌肉失养,则消瘦乏力;阴虚燥热,则五心烦热;阴津亏虚,肠腑失润,则大便干燥或闭结;舌质红,苔薄黄,脉细数或弦数均为阴虚燥热之征。

治法:清热养阴生津。

代表方:白虎加人参汤合玉女煎加减。

常用药:生石膏、知母、黄连、栀子清热润燥;玄参、生地黄、麦冬养阴生津;川牛膝引热下行。

加减:大便秘结不行者,加大黄、火麻仁,或用增液承气汤润燥通腑,"增水行舟";头晕目眩,消瘦乏力者,加黄芪、太子参、菟丝子益气养阴;皮肤发生疮疖痈疽者,可用五味消毒饮加黄柏、苦参、地肤子、丹皮、赤芍等清热解毒,化湿消痈。

(2)气阴两虚证

症状:口干口渴欲饮,尿频量多或小便浑浊,消瘦乏力,气短懒言,神疲倦怠,自汗或盗汗,五心烦热,心悸失眠,肢体麻木。舌质红少津,苔薄或花剥,脉弦细或沉细无力。

证候分析:消渴日久,阴虚及气,肺虚及脾肾形成气阴两虚。阴虚或气虚,津液不能上承,则口干口渴欲饮,五心烦热;脾虚水谷精微下泄或肾虚开阖失司,则尿频量多或小便浑浊;脾虚气血生化之源,形体、筋脉、心神失养,则消瘦乏力,气短懒言,神疲倦怠,肢体麻木,心悸失眠;气阴两虚,营卫不固,则自汗或盗汗;舌质红少津,苔薄或花剥,脉弦细或沉细无力为气阴两虚之征。

治法:益气养阴。

代表方:生脉散合六味地黄丸加减。

常用药:人参、黄芪、茯苓益气;麦冬、五味子养阴;熟地黄、山萸肉、枸杞子、五味子固肾益精;怀山药滋补脾阴,固摄精微;泽泻、丹皮清泻火热。

加减:口渴引饮,能食与便溏并见,或饮食减少者,可用七味白术散益气健脾,生津止渴;气虚气陷者,用补中益气汤补中升阳益气;便秘者去山药,加玄参、火麻仁、生白术润肠通便;阴虚内热者,加知母、黄柏、鳖甲或知柏地黄丸滋阴清热;心悸失眠者,加酸枣仁、远志、夜交藤养心安神;肢体麻木者,加鸡血藤、当归补血养筋;自汗或盗汗者,加麻黄根、浮小麦、龙骨、牡蛎固涩敛汗。

(3)阴阳两虚证

症状:尿频量多,甚则饮一溲一,形寒肢冷,面白无华,耳鸣如蝉,视物模糊,腰酸腿软,大便溏薄,或水肿尿少,或阳痿早泄。舌质淡嫩胖,苔薄白或白滑,脉沉细无力。

证候分析:久病元阴元阳亏虚,命门火衰,肾气失固,故尿频量多,甚则饮一溲一;阳虚失于温煦,故形寒肢冷,面白无华;脾肾阳虚,不能运化水湿水谷,故大便溏薄,尿少水肿;肝肾阴虚,精血不能上养耳目,故见耳鸣如蝉,视物模糊;腰为肾府,肾虚腰膝失养,故腰酸腿软;肾虚精关不固则阳痿早泄;舌质淡嫩胖,苔薄白或白滑,脉沉细无力为阴阳两虚之征。

治法:滋阴温阳益肾。

代表方:金匮肾气丸加减。

常用药:熟地黄、山萸肉、山药、茯苓、泽泻、丹皮滋阴补肾;附子、肉桂温肾助阳。

加减:尿量多而混浊者,加益智仁、桑螵蛸、覆盆子、金樱子等益肾收摄;畏寒肢冷,四肢不温者,加桂枝、细辛、鹿角片温通经脉;大便溏薄,加肉豆蔻、补骨脂、赤石脂、干姜温中健脾,固涩止泻;水肿尿少者,加车前子、川牛膝、猪苓利水渗湿;身体困倦,气短乏力者,加党参、黄芪、黄精、菟丝子益气补肾;耳鸣如蝉,视物模糊者,加菊花、谷精草、密蒙花、青葙子、决明子、磁石养肝明目;肝肾阴虚,瘀血阻滞,耳目失养,见雀盲、白内障、耳鸣者,用杞菊地黄丸或明目地黄丸加三七、丹参、当归、僵蚕滋补肝肾,活血化瘀;肝肾阴虚,肝阳化风,见眩晕耳鸣,头痛肢颤,口舌或偏身麻木者,用天麻钩藤饮加龟甲、鳖甲、牡蛎、麦冬、熟地滋补肝肾,平肝潜阳息风。

(4)瘀血阻滞证

症状:口干多尿,形体消瘦,面色黧黑,或肢体麻木刺痛,入夜尤甚,或肌肤甲错,口唇青紫,或胸闷心悸,或心胸刺痛。舌质紫暗,有瘀点或瘀斑,或舌下青筋怒张,苔白或少苔,脉沉涩或弦。

证候分析:消渴日久,津伤气耗,血行不畅,血脉不充,形体经脉失养,故口干多尿,形体消瘦,肢体麻木刺痛,入夜尤甚;瘀血阻滞,肌肤失养,故见面色黧黑,肌肤甲错,口唇青紫;心主血脉,心脉痹阻,心失所养,故见胸闷心悸,心胸刺痛;质紫暗,瘀点或瘀斑,或舌下青筋怒张,苔白或少苔,脉沉涩或弦均为瘀血阻滞之征。

治法:活血化瘀。

代表方:血府逐瘀汤加减。

常用药:川芎、桃仁、红花、赤芍、活血化瘀,和营通脉;柴胡、桔梗、枳壳、牛膝调畅气机,行气活血;当归、生地黄补养阴血。

加减:肢体麻木刺痛,加鬼箭羽、鸡血藤、豨莶草、海风藤、地龙、僵蚕活血祛风,通络止痛;胸闷心悸,心胸刺痛,加丹参、郁金、降香、枳实、薤白理气宽胸,活血止痛;肢体肌肤麻木刺痛,气短疲乏,用补阳还五汤加忍冬藤、僵蚕、全蝎、乌梢蛇等益气活血,祛风通络;瘀积日久,形体羸瘦,肌肤甲错,面色黧黑者,用大黄　虫丸。

(5)痰热阻滞证

症状:口干口苦,小便频数色黄,痰多稠黏色黄难咳,胸闷烦躁,失眠多梦,大便干结。舌红,苔黄腻,脉弦滑。

证候分析:消渴日久,阴津亏虚,虚火灼津成痰而成痰热阻滞。阴津亏虚,虚火灼津则口干;胃热痰火内盛,则口苦、大便干结;肾虚火旺,固涩失职,则小便频数色黄;痰热内盛,灼伤津液,则痰多稠黏,色黄难咳;痰热内扰,心神失养,则失眠多梦,胸闷烦躁;舌红,苔黄腻,脉弦滑为痰热内盛之征。

治法:清热化痰,养阴润燥。

代表方:黄连温胆汤加减。

常用药:黄连、山栀苦寒泻火,清心除烦;竹茹、半夏、胆南星、全瓜蒌、陈皮清化痰热;生姜、枳实下气行痰;麦冬、天花粉、石斛、石膏、知母养阴清热润燥。

加减:失眠多梦,加远志、菖蒲、酸枣仁、生龙骨、生牡蛎宁心安神;痰多稠黏,色黄难咳,加黄芩、瓜蒌皮、浙贝母、海蛤壳清热化痰散结;胸闷烦躁,或胸痛气短者,加地龙、丹参、枳实、薤白、瓜蒌活血化瘀,豁痰泄浊;大便干结,加大黄、莱菔子、厚朴、大腹皮、火麻仁通腑泄热。

(6)湿热阻滞证

症状:口苦口干不欲饮,胸闷脘痞,消谷善饥或食少呕恶,或疲乏无力,大便稀薄或便秘不畅。舌质暗红或绛红,苔黄腻,脉细滑数。

证候分析:消渴日久,气阴亏虚,脾胃运化失调,湿热中阻,故口苦口干不欲饮;和降失司,故胸闷脘痞,食少呕恶;脾虚湿盛,则疲乏无力,大便稀薄;胃肠热盛,故消谷善饥,便秘不畅;舌质暗红或绛红为阴虚热盛、血脉不畅之象;苔黄腻,脉细滑数为湿热内盛之征。

治法:清热化湿,益气和中。

代表方:葛根芩连汤加减。

常用药:葛根清热生津;黄芩、黄连清热燥湿;半夏、生姜降逆和胃;薏苡仁、砂仁化湿和中。

加减:消谷善饥,便秘不畅,加蒲公英、大黄、玄参、知母清胃泻火,润肠通便;胸闷脘痞,加枳实、厚朴、木香行气宽中;疲乏无力,大便稀薄,加党参、黄芪、白术、茯苓、干姜益气健脾,温中化湿;舌质暗红或绛红,加丹参、郁金、赤芍、鬼箭羽清热凉血,化瘀通络。

(7)肝郁气滞证

症状:口干口苦欲饮,消谷善饥或食纳不佳,心烦易怒,抑郁,善太息,失眠多梦,胸部满闷,脘闷嗳气,大便不畅或便秘。苔薄腻或薄黄,脉弦或弦细略数。

证候分析:消渴气阴亏虚日久,津液不能上承,则口干欲饮;肝气乘脾犯胃,脾失健运,则食纳不佳,脘闷嗳气,大便不畅;肝郁气滞,胁络不畅,则胸胁胀痛,抑郁,善太息;气郁化火,则心烦易怒,消谷善饥,口苦便秘;热扰心神,则失眠多梦;苔薄腻或薄黄,脉弦或弦细略数均为肝郁气滞之征。

治法:疏肝理气。

代表方:柴胡疏肝散加减。

常用药:柴胡、枳实、香附、郁金、川楝子疏肝解郁;白芍、甘草柔肝缓急;川芎、丹参活血通络;陈皮、木香、白术运脾和中。

加减:口干口苦,加砂仁、葛根行气升津;小便频数,加菟丝子、补骨脂益气固肾;心情抑郁,善太息,加合欢花、佛手、绿萼梅解郁调气;失眠多梦,加酸枣仁、远志、珍珠母养心安神;心烦易怒,大便秘结,加龙胆草、丹皮、栀子、大黄泻火通便;疲乏无力,加太子参、黄芪益气健脾:气滞血瘀,肌肤麻木刺痛者,加丹参、郁金、地龙活血通络。

2.中成药治疗

(1)玉泉丸或颗粒:清热润燥。适于燥热伤津者。

(2)消渴丸:益气养阴,生津止渴。适用于气阴两虚者,每次10粒,每天2次,口服。

(3)金芪降糖片:清热益气。适用于气虚内热证,每次4粒,每天3次,口服。

(4)参芪降糖胶囊:益气养阴,适用于气阴两虚者,每次3~5片,每天3次。

(5)糖脉康颗粒:益气养阴。适用于气阴两虚者,每次1袋,每天3~4次。

(6)振源胶囊:滋补强壮。适用于气血虚弱,每次1~2粒,每天3次,口服。

(7)六味地黄丸:滋阴补肾。适用于肾精亏虚者,每次10粒,每天2次,口服。

3.外治法

(1)针刺治疗:肺胃热盛取手太阴经穴为主,辅以背俞穴、鱼际、太渊、心俞、肺俞、胰俞、玉液、金津、承浆。气阴两虚取内庭、三阴交、脾俞、胃俞、胰俞、中脘、足三里等穴。阴阳两虚取太溪、太冲、肝俞、胰俞、肾俞、足三里、关元等穴。每次选3~4穴,根据病情及穴位的功能用补法或泻法,每天1次,30次为1个疗程。

(2)灸法:取太溪、胰俞、肾俞、肺俞、足三里、关元等穴。若肺热加鱼际;脾胃郁热加中脘;肾气不足加关元;阴阳离决加中极、命门。每天1次,每次5~10壮。可用艾条、悬灸、谨防烫伤。

(3)耳针:取内分泌、胰、肾、神门、肺、胃反应区。耳穴埋豆(王不留行籽),外以胶布固定。每次取一侧耳穴,留豆5天,7天为1个疗程。两耳交替埋豆,并不断在埋豆穴处进行按压,取效更佳。

(三)西医治疗

老年糖尿病的治疗要重视基础治疗。基础治疗包括教育和管理、饮食和运动三方面。缺乏糖尿病的防治知识是血糖控制差的最主要原因。重视老年患者的教育和管理是提高糖尿病治疗水平的重要举措。

1.治疗原则

(1)老年2型糖尿病患者,病情轻者,可先行饮食治疗和运动治疗,效果不佳时再加用降糖药。

(2)2型糖尿病患者经上述治疗效果不好或磺酸脲类药物继发性失效,或出现重要并发症,手术前后和应激时需要及时使用胰岛素治疗。

(3)各型糖尿病均应施行饮食疗法,并辅以运动锻炼(除非对运动有禁忌情况者)。

2.糖尿病知识教育 患者对糖尿病有关知识的了解程度是治疗成功的关键。因此,糖尿病一旦确诊,即应对患者进行糖尿病教育,包括糖尿病的一般知识、自我血糖和尿糖的监测、降糖药物的用法和用量、不良反应的观察和处理等,以及各种并发症的表现及防治。必须认识到糖尿病的治疗是一综合治疗,而不仅仅是血糖的控制。他们还需要告知关于其他药物对血糖的控制、糖尿病并发症,以及糖尿病患者的自我护理方面的影响。

3.饮食治疗 是一项重要的基础治疗措施。饮食治疗的原则为控制总热量和体重、减少食物中脂肪,尤其是饱和脂肪酸含量,增加食物纤维含量,使食物中糖类、脂肪和蛋白质的所占比例合理。

4.运动疗法　是糖尿病的基本治疗方法之一,应根据患者的实际情况,选择合适的运动项目,量力而行,循序渐进,贵在坚持。提倡餐后的适量室内运动与每周3~4次的体能锻炼相结合,每周2~3次的抗阻力运动,如举重物、抬腿保持等可以帮助老年患者延缓肌肉的减少。

5.口服降糖药　目前主要有五种类型的口服降糖药。

(1)磺酸脲类:此类药物主要作用于胰岛B细胞表面的受体,促进胰岛素分泌。其适用于胰岛B细胞功能无明显减退及无严重肝、肾功能障碍的糖尿病患者。常用有格列本脲(优降糖)2.5~5mg,每天2~3次;格列齐特(达美康)80mg,每天2~3次;格列吡嗪(美吡达)5~10mg,每天2~3次;格列喹酮(糖适平)30~60mg,每天2~3次;格列美脲(亚莫利)1~4mg,每天1次;格列吡嗪缓释剂型(瑞易宁)2.5~15mg,每天1次。由于老年患者的低血糖风险相对较大,应避免使用格列本脲。有轻、中度肾功能不全的患者可以考虑使用格列喹酮。

(2)双胍类:此类药物能促进肌肉等外周组织摄取葡萄糖,加速糖的无氧酵解,抑制糖异生,减少或者抑制葡萄糖在肠道中的吸收。目前使用的是二甲双胍,适用于2型糖尿病,伴肥胖者应为首选药物。二甲双胍250~750mg,每天2~3次。二甲双胍无低血糖的风险,本身没有肾毒性,估算肾小球滤过率(eGFR)在60mL/(min·1.73m^2)以上时可以使用,eGFR在45~60mL/(min·1.73m^2)时二甲双胍应该减量,eGFR在45mL/(min·1.73m^2)以下时不适合使用二甲双胍。双胍类药物禁用于肝功能不全、心力衰竭、缺氧或接受大手术的患者,以避免乳酸酸中毒的发生。在做使用碘化造影剂的检查前应暂时停用二甲双胍。

(3)葡萄糖苷酶抑制剂:能选择性作用于小肠黏膜刷状缘上的葡萄糖苷酶,抑制多糖及蔗糖分解成葡萄糖,延缓糖类的消化,减少葡萄糖吸收,降低餐后高血糖。现用阿卡波糖(拜糖平)50~100mg,每天2~3次;伏格列波糖0.2~0.4mg,每天2~3次。此类药需与第一口饭一起嚼服。阿卡波糖是国内唯一批准可用于糖尿病前期的药物。

(4)非磺酸脲类胰岛素促分泌剂:苯甲酸衍生物(瑞格列奈)和苯丙氨酸衍生物(那格列奈),其结构与磺酸脲类不同,与胰岛B细胞表面的受体结合部位也不同,其作用也通过ATP敏感的钾通道关闭和钙通道开放,增加细胞内钙浓度而刺激胰岛素释放。通常在进餐时服用,剂量因血糖水平而异,瑞格列奈0.5~2mg,每天3次。那格列奈120mg,每天3次,餐前服用。格列奈类药物受肾功能影响小,以降低餐后血糖为主,低血糖的风险较磺脲类药物相对低。

(5)胰岛素增敏剂(噻唑烷二酮):可促进胰岛素介导的葡萄糖利用和改善B细胞功能。已在临床应用的有曲格列酮(因肝损害,现已停用)、吡格列酮和罗格列酮。罗格列酮剂量2~4mg,每天1~2次,吡格列酮15~30mg,每天1~2次。噻唑烷二酮类药物增加胰岛素敏感性作用确切,但有增加体重、水肿、心力衰竭、骨折的风险,在老年患者中的应用还存在争议,一般不推荐在老年糖尿病患者中使用。

(6)近年上市应用的肠促胰素类

1)二肽基肽酶4(DPP-4)抑制剂:主要降低餐后血糖,低血糖风险小,耐受性和安全性比较好,不增加体重,对于老年患者有较多获益。

2)胰高血糖素样肽-1(GLP-1)受体激动剂:对于比较瘦弱的老年患者不适合。肾功能不全时药物需要减量,有胰腺炎病史者需慎用。目前,尚缺乏老年患者的使用经验。

6.胰岛素治疗

（1）适应证：①老年 1 型糖尿病患者；②老年 2 型糖尿病患者经较大剂量口服药物治疗，血糖仍然控制不好时；③糖尿病出现严重急性并发症时，如酮症酸中毒、高渗性昏迷等；④老年 2 型糖尿病患者遇严重应激时（如较大手术、较严重感染、心肌梗死、脑血管意外等）；⑤糖尿病出现严重的慢性并发症时，如严重肾病、神经病变、视网膜出血等；⑥口服降糖药禁忌使用时，可改用胰岛素。

（2）剂量：每天剂量根据病情，一般从小剂量开始，每天 10～30U，以后根据血糖控制情况逐步调整。

（3）用法：一般于餐前 15～30 分钟皮下注射。①轻型患者可早上注射一次每天剂量（通常长效和短效胰岛素各占 1/3 和 2/3 或用预混胰岛素）；②病情较重或每天胰岛素用量大于 30U 者，应每天早晚各 1 次或每餐前各 1 次，总量的 2/3 用于早中餐前，1/3 用于晚餐前；严重者，每天 3～4 次。

（4）常用胰岛素制剂皮下注射作用时间

1）短效胰岛素：起效 0.5 小时，高峰 2～4 小时，持续 6～8 小时。餐前 15～30 分钟，每天 2～4 次。

2）中效胰岛素：起效 2～4 小时，高峰 6～10 小时，持续 12～14 小时。餐前 15～30 分钟，每天 2～3 次。

3）长效胰岛素：起效 4～6 小时，高峰 14～20 小时，持续 24～36 小时。早、晚餐前 1 小时，每天 1～2 次。

（5）最常见和严重的不良反应为低血糖，治疗时务必进行血糖监测。

7.血糖控制目标（表 12-2） 表中值是针对总体糖尿病患者而言，对于有并发症的老年患者及其他异常情况或环境时，治疗目标有所不同，空腹血糖应<7.8mmol/L，餐后 2 小时应<10mmol/L。

表 12-2 血糖控制目标

代谢指标	理想	一般	较差
餐前静脉血浆血糖（mmol/L）	4.4～6.1	≤7.0	>7.0
（毛细血管全血血糖）	4.4～6.1	≤8.0	>8.0
餐后静脉血浆血糖（mmol/L）	4.4～8.0	≤10.0	>10.0
（毛细血管全血血糖）	5.4～9.0	≤11.0	>11.0

预期寿命>10 年、低血糖风险小、控糖获益大、医疗支持好的老年糖尿病患者，糖代血红蛋白控制标准为<7.0%，相应空腹血糖<7.0mmol/L 和餐后 2 小时血糖<10.0mmol/L。对新诊断、相对年轻、预期生存期>10 年、无并发症及伴发疾病、降糖治疗无低血糖和体重增加等不良反应、不需要降糖药物或仅用单种非胰岛素促泌剂降糖药，并且治疗依从性好的患者可将糖代血红蛋白控制在正常水平。对老年人尤其是高龄患者的血糖控制目标总体要放宽，主要原因是，老年人的神经反应相对比较迟钝或存在神经病变，容易发生无感知低血糖。

8.血压管理 糖尿病患者的高血压患病率是非糖尿病患者的 1.5 倍，同时高血压又能增加糖尿病肾病和视网膜病变等并发症的发生率，因此降糖的同时要兼顾血压控制。

指南建议一般老年糖尿病患者，血压应控制在 140/90mmHg 以下。而更低的血压目标则≤120/90mmHg,对于 65 岁以上人群并未有更多的获益。对于虚弱的老年人,血压控制目标更可放宽至 150/90mmHg。临终患者则不必过于严格地控制血压。

在 6 周的单一非药物性治疗如限盐、戒烟、限酒、锻炼等未能达到降压目标时应开始药物治疗。对于糖尿病合并高血压患者,起始及后续的药物治疗都应包括血管紧张素转换酶抑制剂(ACEI)或血管紧张素受体拮抗剂(ARB)(需排除禁忌证)。

9.血脂管理　功能状况良好的老年糖尿病患者降脂目标:低密度脂蛋白胆固醇(LDL-C)<2.5mmol/L,三酰甘油(TG)<2.3mmol/L,高密度脂蛋白胆固醇(HDI-C)>1.0mmol/L。对于既往有心血管疾病病史的老年患者,低密度脂蛋白(LDL)<1.8mmol/L。考虑虚弱、痴呆及晚期患者有限的预期寿命,应放宽血脂控制目标甚至不予干预。如他汀类单药不能达标,可联合应用胆固醇吸收抑制剂,合并高三酰甘油血症者,要首先控制脂肪摄入量,如 TG≥4.5mmol/L可加用贝特类调脂药或肠道脂肪酶抑制剂,无高尿酸血症者可选用烟酸制剂。

10.尿酸管理　老年患者的尿酸控制目标同一般人群,推荐服用抑制嘌呤合成类药物,小剂量起始,逐步达标,可辅用碳酸氢钠(小量多次)维持尿 pH 在 6.5 左右(6.2~6.9)。

六、预防与调护

预防老年糖尿病需保持愉悦的心情,使情志平和;坚持健康的生活方式,起居规律;合理膳食,限制粮食、油脂的摄入,忌食糖类,戒烟、酒、浓茶及咖啡,定时定量进餐;适度运动,维持合理体重;纠正其他代谢异常;定期筛查等。发病后应更加注意情志、饮食、起居调护;严防低血糖发生;对于不同并发症应进行相应护理;对于长期卧床者应注意防止压疮发生。

第二节　论治经验

一、从瘀论治糖尿病案例举隅

笔者临证常以活血化瘀合并益气养阴、滋阴清热等法治疗糖尿病,对早期防治糖尿病的慢性并发症疗效满意,现结合案例介绍如下。

1.益气养阴活血法

案例1:患者,女,65 岁。2011 年 2 月 21 日就诊。3 年前,患者体检时发现血糖升高,空腹血糖 8.1mmol/L。平素口干多饮、心悸气短、活动尤甚,双上肢麻木不适,常有自汗、盗汗、目涩,视物模糊,饮食自控,小便尚可,大便稍干,舌红少津,脉细数。辨证为气阴两虚、瘀血阻络。予自拟方降糖丸:黄芪 30g,太子参 30g,生地黄 15g,知母 10g,五味子 10g,天花粉 15g,麦冬 15g,桃仁 10g,丹参 15g,葛根 30g,益母草 30g,赤芍 15g,甘草 10g。4 剂,每天 1 剂,水煎服。

二诊:患者诉口干多饮、气短症状有改善,出汗较前减少,仍觉肢体麻木不适。守方加血竭粉(兑服)3g,地龙 15g,4 剂。

三诊:患者诉肢体仍有麻木,但稍有改善,空腹血糖已降为 7.4mmol/L,说明上方有效,继服随诊。

按:本法适用于气阴两虚、瘀血阻络证。糖尿病日久,阴津亏耗,气虚血瘀,故治以益气养阴药的同时加用活血化瘀药。笔者常用降糖丸,药用黄芪、太子参、生地黄、知母、天花粉、麦冬、桃仁、丹参、葛根、益母草、赤芍等。

2.滋阴活血法

案例2:患者,男,59岁,2011年3月12日就诊。2年来,患者常感口干口渴,欲饮水,多食易饥,平素服用达美康缓释片2片,每天1次,血糖控制不佳,空腹血糖8~9mmol/L,餐后血糖13~15mmol/L。患者诉餐前饥饿感强,燥热多汗,烦躁易怒,盗汗明显,睡醒后感衣服潮湿,汗黏,目涩,视物不清,饮食自控,二便尚可,眠差,多梦,舌暗红少津,脉沉细。辨证为阴虚燥热、瘀血阻络证。方选六味地黄汤加减:熟地黄15g,山萸肉15g,山药30g,茯苓15g,牡丹皮10g,泽泻15g,当归15g,丹参15g,益母草30g,桃仁10g,首乌藤20g,合欢皮20g,郁金10g,甘草10g。5剂,每天1剂,水煎服。

二诊:患者诉口干口渴、多饮、盗汗、睡眠均有改善,自测空腹和餐后血糖均有下降,遂守方继服随诊。

按:本法适用于阴虚燥热、瘀血阻络证。本案病机为阴虚燥热血瘀,故在滋阴清热基础上加用活血化瘀之品。对此,笔者常选用一贯煎、玉女煎、六味地黄丸及左归饮,加入活血化瘀药,如当归、丹参、益母草、桃仁、红花、赤芍及牡丹皮等。

3.清热活血法

案例3:患者,男,72岁,2010年7月14日就诊。近4年来,患者时有发热,体温37.5~37.6℃,心烦易怒,口干口渴欲饮,饮食自控,眠差,小便黄赤,大便干结难解,二三日一行,舌红,苔黄,舌下静脉怒张,脉细数。平素血糖控制尚可,但伴随症状难改善。辨证为燥热伤阴证。方选茵陈蒿汤加减:茵陈20g,栀子10g,大黄10g,天花粉15g,麦冬15g,五味子10g,太子参30g,首乌藤20g,郁金10g,合欢皮20g,甘草10g。5剂,每天1剂,水煎服。

二诊:患者诉诸症悉减,但仍时有发热。药证相合,效不更方,随诊。

按:本法用于燥热血瘀之证。消渴阴虚燥热,热邪不除则津液难保,症见发热,心烦,口渴欲饮,小便黄赤,大便干结,舌红,苔黄,脉数。热灼血津,常见面色暗红,舌下静脉怒张。方取茵陈蒿汤,茵陈、栀子清热除邪,大黄泄热逐瘀、荡涤浊液。

4.理气活血法

案例4:患者,女,64岁,2011年6月14日就诊。有糖尿病史3年。患者诉平素情志不遂,易气易怒,常与他人吵架,爱生闷气,轰热汗出,自觉口干口苦,多饮,两胁肋部闷胀刺痛不舒,腰背痛,眼干涩,异物感,视物模糊,四肢麻木,饮食自控,眠差,多梦易醒,大便不畅,舌暗红,苔薄黄,脉弦细。辨证为气滞血瘀证。予血府逐瘀汤加减:当归、生地黄各15g,桃仁10g,红花10g,枳壳、赤芍各15g,柴胡15g,桔梗15g,川芎10g,牛膝15g,天花粉15g,五味子10g,麦冬15g,丹参15g,延胡索10g,甘草10g。5剂,每天1剂,水煎服。

二诊:患者诉口干、两胁肋部闷胀刺痛不舒有明显改善,仍有大便不畅。上方加柏子仁10g,继服3剂后,患者诸症悉减,门诊随诊。

按:本法适用于肝气郁结、气滞血瘀证。糖尿病患者由于平素情志不舒或暴怒伤肝,导致肝失调畅,气机郁阻,气滞血瘀。对此,笔者常选用理气活血之旋覆花汤、血府逐瘀汤、复元活血汤、丹参饮等加减治疗。

5.化痰活血法

案例5:患者,女,65岁,2010年7月12日就诊。糖尿病史3年余。常规服消渴丸、达美康,血糖控制欠佳。刻诊:口干,多饮,多尿,口苦,多汗,咳嗽咳痰,痰色黄,溲黄,夜尿多,每晚3~4次,大便干、不畅,胃脘胀满不适,形体丰满,身重倦息,平素嗜酒,尿糖(++),舌红,苔黄腻,脉滑数。辨证属痰瘀互结。予黄连温胆汤加减:黄连10g,枳实15g,竹茹10g,陈皮10g,法半夏15g,茯苓15g,天花粉15g,栀子10g,川芎、丹参各15g,胆南星12g,甘草10g。10剂,每天1剂,水煎服。

二诊:患者诉诸症改善明显。守方继服20剂,尿糖(-),空腹血糖正常。上方减法半夏继服,巩固疗效,并嘱饮食清淡。

按:本法适用于痰瘀互结证。2型糖尿病患者多形体肥胖,而肥人多痰湿,痰湿内蕴,壅阻气机,气滞血瘀,最终导致痰瘀互结。故治疗应标本兼治,痰瘀同治。笔者常选黄连温胆汤加川芎、丹参、泽兰等;痰多者加天竺黄、胆南星以清热化痰。

6.温阳活血法

案例6:患者,男,60岁,2011年6月2日就诊。糖尿病史2年。患者自服降糖药,血糖控制尚可,但伴随症状不能改善,时感口干,多饮,畏寒,手足发凉,腰膝酸软,乏力自汗,肢体麻木刺痛,饮食自控,睡眠尚可,大便稍干,舌暗红,苔薄白,脉沉细。辨证为阳虚寒凝。予金匮肾气丸加减:熟地黄15g,山萸肉12g,山药30g,茯苓15g,牡丹皮15g,泽泻10g,制附子8g,肉桂10g,淫羊藿10g,天花粉15g,川芎10g,丹参15g,益母草30g,甘草10g。5剂,每天1剂,水煎服。

二诊:患者诉诸症均有好转,尤以畏寒怕冷、口干症状改善明显,效不更方,继服随诊。

按:本法适用于糖尿病日久,阴阳两虚,阳虚寒凝之血瘀证。糖尿病早期燥热偏盛,治疗多用甘寒、寒凉、滋腻等药,易致脾阳虚;再者,阴虚日久,阳必受损,最终及肾,致肾阴阳两虚。故治以金匮肾气丸加活血化瘀之品。笔者常用熟地黄、淫羊藿、当归、鹿角胶、川芎、赤芍、山楂、益母草等;阳虚甚者加制附子、肉桂;气虚明显者加黄芪;有痰者加法半夏、胆南星。

7.讨论 糖尿病是一组由遗传基因和环境因素相互作用而引发的临床综合征,发病率高,并发症多,属于中医"消渴"范畴。中医认为,消渴病因病机主要是禀赋不足,阴津亏损,燥热偏盛,多采用滋阴清热法治疗。但据笔者临床观察,糖尿病不能完全拘于"阴虚为本,燥热为标"之说,临床上有些糖尿病患者并无明显的阴虚、燥热、消渴表现,故"阴虚燥热"并不能完全代表本病的病机。

笔者认为,血瘀是消渴的重要病机之一。临床上,情志不遂,肝失调达,气机郁滞,血行不畅而生瘀;阴虚津液枯竭,加之燥热煎灼,血液瘀滞;消渴日久,气阴两虚,气虚无力推动血行,血不行则为瘀;素体脾虚,痰湿内蕴,阻碍气机运行,气滞血瘀,痰瘀互结;阴损及阳,阳虚寒凝而血瘀。另外,瘀血可阻于心脉,引发胸痹、真心痛;痰瘀阻滞脉络,血不荣筋易致中风;瘀血阻滞,经脉失养,不通则痛,常见合并神经病变;燥热内结,营阴被灼,经脉瘀阻,蕴毒成脓,多发为疮疡、痈疽等。因此,瘀血是消渴病程中的病理产物,也是导致糖尿病发生发展、产生并发症的一个重要原因,贯穿于病程始终。但临床治疗又不可单用活血化瘀之法,宜与益气、养阴、温阳、理气、清热等法同用,才能标本兼治,从而提高整体临床疗效。

二、中西医结合治疗2型糖尿病临床观察

笔者在临床上发现老年人2型糖尿病患者中属痰瘀互结者居多,故采用温胆汤加味治疗取得良好疗效,报道如下。

1.临床资料 共60例,均为2010年10月至2011年10月云南省中医院老年病科就诊患者,随机分为治疗组和对照组各30例。治疗组男21例、女9例,年龄(67.33±3.05)岁,病

程(9.58±4.22)年。对照组男 23 例、女 7 例,年龄(65.18±4.27)岁,病程(8.72±4.51)年。两组年龄、性别、病程、病情、体重指数、实验室检查指标、中医症候等比较均无统计学差异($P>0.05$),具有可比性。

西医诊断标准参照中华医学会糖尿病学会发布的《中国糖尿病防治指南》(2007 年版)制定,中医诊断标准参照 2002 年国家药品监督管理局颁布的《中药新药治疗糖尿病的临床研究指导原则》制定。主症为形体肥胖,胸闷脘痞;次症为纳呆呕恶,全身困倦,头胀肢沉,面色晦滞,口唇舌暗或紫暗,或有瘀斑,舌下静脉迂曲青紫,舌苔厚腻,脉沉或沉涩。符合主症中 2 项次症 1 项即可确诊。

纳入标准为符合西医糖尿病诊断和中医辨证为痰瘀互结证,愿意接受观察治疗者。排除 1 型糖尿病,酮症酸中毒,感染,有严重肝、肾、心、脑并发症或其他重症,以及精神病患者。

2.治疗方法　两组均予糖尿病饮食,适当运动等。并用二甲双胍 0.25g、每天 3 次口服,阿卡波糖 50mg、每天 3 次口服。治疗组加服加味温胆汤(枳实 15g,竹茹 10g,陈皮 10g,半夏 15g,茯苓 15g,天花粉 15g,地龙 10g,川芎、丹参各 15g,胆南星 12g,生甘草 10g),每天 1 剂,水煎分 2 次服。两组均治疗 4 周后观察疗效。

3.观察方法　中医证候、体征的变化采用中医症状记分法,按《中药新药治疗糖尿病的临床研究指导原则》的规定进行评分,2 周记 1 次,FPG、2HPG 治疗前后各测 1 次,治疗期间每周测 1 次;血清胆固醇(TC)、三酰甘油(TG)、高密度脂蛋白(HDL-C)、低密度脂蛋白(LDL-C)、全血黏度、血浆黏度、红细胞压积,治疗前后各测 1 次。

4.疗效标准　参考《中药新药临床研究指导原则》拟定。显效:中医临床症状、体征积分减少 70%以上,血糖较治疗前下降 40%以上。有效:中医临床症状、体征均有好转,证候积分减少 30%~70%,血糖较治疗前下降 20%~40%。无效:治疗后中医症状、体征无改善,或总积分减少 30%以下,血糖下降未达到 20%。

用 SPSS17.0 统计软件进行统计学分析,以均数±标准差($\bar{x}±s$)表示,计数资料采用卡方检验,多组计量资料间比较采用单因素方差分析,以 $P<0.05$ 为有统计学差异。

5.治疗结果　两组疗效及检查指标见表 12-3、表 12-4、表 12-5。

表 12-3　两组疗效比较例(%)

组别	n	显效	有效	无效	总有效率
治疗组	30	22(73.30)	7(23.33)	1(3.33)	(96.66)△
对照组	30	17(56.67)	8(26.67)	5(16.67)	(83.34)

注:与对照组比较,△$P<0.05$。

表 12-4　两组治疗前后血脂指标比较(mmol/L,$\bar{x}±s$)

项目	治疗组($n=30$)		对照组($n=30$)	
	治疗前	治疗后	治疗前	治疗后
FPG	10.76±2.56	6.10±1.01*	11.20±1.87	7.02±185*
2hPG	15.66±1.36	9.32±0.30*	15.97±0.85	12.02±2.75
TC	6.08±1.17	5.45±1.03*	5.83±1.16	5.62±1.15

（续表）

项目	治疗组（$n=30$）		对照组（$n=30$）	
	治疗前	治疗后	治疗前	治疗后
TG	2.33±1.45	2.14±1.56	2.64±2.12	2.43±1.51
HDL-G	1.14±0.34	1.45±0.49*	1.05±0.19	1.22±0.22*
LDL-G	3.78±1.09	3.25±0.79*	3.72±1.01	3.67±0.92

注：与本组治疗前比较，* $P<0.05$。

表 12-5 两组治疗前后血液流变学指标比较（mmol/L，$\bar{x} \pm s$）

组别		全血黏度（mpa.s）		血浆黏度（cp）	红细胞压积（%）
		高切	低切		
治疗组	治疗前	4.45±0.33	9.13±0.82	1.44±022	44.16±2.91
（$n=30$）	治疗后	3.89±0.11*△	7.81±032*△	1.09±0.12*△	40.18±1.78*△
对照组	治疗前	4.34±0.42	8.93±0.72	1.33±0.12	44.84±2.73
（$n=30$）	治疗后	4.23±0.51	8.75±0.51	1.26±0.33	43.17±1.94

注：与本组治疗前比较，* $P<0.05$；与对照组治疗后比较，△ $P<0.05$。

6.讨论　痰瘀既是 2 型糖尿病的重要病机，又是糖尿病并发症发生的主要原因。糖尿病早期阴虚燥热，日久病势缠绵，渐而阴损及阳，阳气虚衰，阳虚寒凝，而致血瘀。此外，久病必虚，气虚血行无力，阴虚煎灼津液，血行滞缓，脉络不畅，而或瘀血。气阴两虚，气虚则不能推动津液的运行，津液停滞化痰，气虚不能运化水湿，蕴而为痰。久病其气更虚，精微不能上输于肺而积于脾，化为痰浊，痰湿困脾，脾虚湿困，日久痰凝，痰浊随气升降流行，内而脏腑，外至筋骨皮毛，形成多种病症。糖尿病患者大多存在血脂升高，血液黏度增加，血液浓缩血流缓慢，血液处于高凝状态，血流变学改变明显，因此也证实了痰瘀互结的存在。研究证实，糖尿病因脂质代谢紊乱，影响血小板的黏附和聚积，使血小板聚集功能增强，继发性促凝而处于一种高凝状态。

加味温胆汤方中半夏燥湿化痰、降逆和胃，茯苓健脾助运利湿，陈皮、枳实理气化痰，竹茹清热化痰、和胃降逆，胆南星清热祛痰，天花粉滋阴生津，丹参、地龙活血通络，川芎行气活血，甘草调和诸药。全方共奏祛痰活血，化瘀通络之功。观察表明，老年人 2 型糖尿病单用西药治疗效果差，联合中药治疗可改善症状、调节血糖血脂，改善血流变等，从而提高疗效。

（段灵芳）

第十三章　老年性痴呆论治经验

老年期痴呆又称老年呆病,是由于慢性或进行性大脑结构的器质性损害引起的高级大脑功能障碍的一组慢性进行性精神衰退性症候群,患者在意识清醒的状态下出现持久的全面的智能减退,表现为记忆力、计算力、判断力、注意力、抽象思维能力、语言功能减退,情感和行为障碍,独立生活和工作能力丧失。老年期痴呆包括老年性痴呆、血管性痴呆(vascular dementia,VD,包括多发性梗死性痴呆及脑出血、脑血栓形成、脑栓塞后痴呆等)及混合性痴呆、脑叶萎缩症、正压性脑积水等。这里主要就老年期痴呆中最常见的老年性痴呆和血管性痴呆进行讨论。老年性痴呆,又称阿尔茨海默病(Alzheimer disease,AD),是一种中枢神经系统原发性退行性变性疾病。血管性痴呆是指脑血管病变引起的脑损害所致的痴呆。

痴呆的发病率和患病率随年龄增高而增加,AD 占所有痴呆的 50% 左右,65 岁以上人群患病率约为 5%,85 岁以上为 20%,男女患病率约为 1∶3,家族性 AD 约占 10% 以下。VD 占所有痴呆 20% 左右,是次于 AD。而 AD 合并 VD 占所有痴呆 10%~20%。

老年期痴呆是西医学的病名,在中医学中尚无相同病名,但在中医文献中早在先秦时期,即有类似的记载,如《左传》中曰:"不慧,盖世所谓白痴。"《医学正传》谓之"愚痴";《资生经》谓之"痴证";《针灸甲乙经》名曰"呆痴";《辨证录》谓"呆病";《临证指南医案》曰"神呆",等。虽然名目繁多,但总以智能低下,愚痴呆傻,不能独立处理日常事务为特征。关于脑与精神、意识、思维、智力的关系,历代医家也有认识。《素问·脉要精微论》谓:"头者,精明之府。头倾视深,精神将夺也。"李时珍《本草纲目》明确指出"脑为元神之府。"王清任说:"灵机记性在脑……脑气虚,脑缩小……高年无记忆者,脑髓渐空也。"另外,中医藏象理论认为"肾主骨,生髓,通于脑","脑为髓之海"。《灵枢·经脉篇》曰:"人始生,先成精,精成而后脑髓生。"《类经》曰:"精藏于肾,肾通于脑,脑者阴也,髓者骨之充也,诸髓皆属于脑,故精成而脑髓生。"说明人的智能活动,是大脑的属性而根于肾。《景岳全书·杂证谟》有"癫狂痴呆"专篇,指出了本病由郁结,不遂、思虑,惊恐等多种病因积渐而成,临床表现具有"千奇百怪""变易不常"的特点,并指出本病病位在心,以及肝胆二经,关于预后则认为,本病"有可愈者,有不可愈者,亦在乎胃气元气之强弱"。陈士铎《辨证录》立有"呆病门",对呆病症状描述甚详,认为本病始于肝郁,终因胃气衰,痰积胸中,使神明不清而成。并主张扶补正气,开郁逐痰,健胃通气,用七福饮、大补元煎、洗心汤、转呆丹等方治之,时至今日,仍用之于临床。从中医古代文献中可以看出,已有医家认识到中风与痴呆之间的内在联系,如《灵枢·调经论》云"血并于下,气并于上,乱而善忘。"《临证指南医案》也云:"中风初起,神呆遗尿,老人厥中显然。"《杂病源流犀烛·中风》也有"中风后善忘"之议。

第一节　疾病概述

一、病因病机

(一)病因与发病机制

1.病因　老年性痴呆的确切病因至今仍不清楚。根据有关资料报道,可能与下列因素有关。

(1)遗传因素:据统计,老年性痴呆者近亲的发病率为一般人群的 4 倍多。在一个家系中有数代人均发生老年性痴呆的报道,故有家族性阿尔茨海默病之称。其中一些患者可发现染色体缺陷,故老年性痴呆可能与遗传有关;

(2)神经递质的改变:乙酰胆碱是与记忆有关的物质,中枢神经的胆碱能系统在合成乙酰胆碱时需要酶参与,胆碱乙酰转化酶是合成乙酰胆碱必需的酶。在老年性痴呆时胆碱乙酰转化酶水平降低,乙酰胆碱的合成、释放减少,从而影响正常的记忆和认知功能,但有人发现老年性痴呆时分解乙酰胆碱的酶也降低。

此外,还有多种神经递质如生长抑素、5-羟色胺、去甲肾上腺素、谷氨酸、神经肽(加压素等)在海马及皮质中含量也有不同程度降低。上述递质变化对老年性痴呆发生的意义尚待进一步阐明。

(3)微量元素:如铝、铁、锌、硒等,近几年来通过不断研究对微量元素与老年性痴呆的影响又有了新的认识。如有报道,环境中铝的含量过高与痴呆的发病率、病死率有关。在老年性痴呆者脑内含铝量($3.6\pm2.9\mu g/g$ 干重)较正常($1.80\pm0.8\mu g/g$ 干重)明显增高,一般铝>$4\mu g/g$ 干重,铝过多可引起神经纤维变性,可能参与老年斑及神经元纤维缠结的形成。而脑内铁蛋白(可清除铁及其他金属)中含铝量比正常高 5.6 倍,铝能抑制与记忆、认知功能有关的胆碱能系统功能和降低乙酰胆碱转化酶的活性等,从而使患者发生老年性痴呆。但对铝是否为老年性痴呆的重要因素,目前尚有分歧。

(4)脑外伤:有人认为脑外伤可破坏血脑屏障,使白细胞能与脑抗原接触,导致自身免疫反应,引起神经细胞损害;或脑外伤可直接损伤神经细胞引起痴呆,如拳击性痴呆。

(5)慢性病毒感染:有些由病毒引起的慢性神经变性疾病(如海绵状脑病等),其临床症状和病理变化与老年性痴呆有不少相似之处,从而联想到老年性痴呆是否与感染有关。但经多次研究尝试将老年性痴呆脑提取液直接感染给动物,均未能成功。且到目前为止,也未能在患者脑组织中真正找到病毒,故感染因素尚需进一步验证。但近来有些实验结果间接证明老年性痴呆可能与病毒感染有关。

(6)其他:如中毒(药物、乙醇、一氧化碳等有毒气体)、脑缺氧、代谢、内分泌疾病、维生素缺乏等均可影响痴呆的发生。此外,造成血管性痴呆的危险因素也可进一步加重老年性痴呆的发生和发展。

总之,引起老年性痴呆或阿尔茨海默病情况复杂,病因众多,至今难以用一种原因解释,可能为多因素相互作用的结果。

2.发病机制　老年性痴呆者在脑内出现的老年斑及脑血管沉积中均有大量的难溶性蛋白,即 β-淀粉样蛋白(β-AP)存在,它与染色体上基因突变有关,且对成熟的神经细胞能产生毒性作用,引起神经细胞退化、变性、坏死而发生老年性痴呆。此外,在老年性痴呆异常的神经纤维中可见到 T(tau)蛋白,它与老年性痴呆关系尚未明确。

痴呆是脑功能紊乱的结果,其中尤以大脑皮层的功能紊乱最为突出。神经细胞减少,神经触突及其分支减少,导致脑的整个功能减退。另外,由于额颞叶和人的精神活动关系密切,因此,额颞叶的局部或广泛病损累及这两个脑叶,成为老年痴呆症发生的重要机制。

(二)病因病机

1.病因　痴呆为本虚标实之疾,本虚为气血阴阳的衰少,标实为痰、瘀、气、火等病理产物的堆积。

(1)脑髓空虚:《灵枢·本神》云:"肾藏精。"《素问·阴阳应象大论》又云:"肾生骨髓。"《灵枢·海论》称:"脑为髓海。"王清任也指出,"小儿无记性者,脑髓未满;年高无记性者,脑髓渐空。"肯定了脑髓为记忆的物质基础。本病多因人至老年,脏腑功能衰退,或肝肾亏损,或心脾不足,气血虚弱,精血衰少致脑髓空虚;或将息失宜,烦劳过度;或大病久病,邪热久羁,耗气伤精,津液消脱,脑髓渐消,元神不得守位,神明错乱,痴呆乃生,产生健忘、呆傻、愚笨等症。由于肾主骨生髓,肝藏血生精,肝肾二脏之虚是本病发生的根本。

(2)七情内伤:情志是脏腑功能活动的外在表现,神志是脏腑功能活动的主宰。《景岳全书·杂证谟》曰:"痴呆症凡平素无痰,而或以郁结,或以不遂,或以思虑,或以疑惑,或以惊恐而渐致痴呆。……此其逆气在心或肝胆二经,气有不清而然。"老年人或大怖惊恐志意懦怯,或久思积虑疑惑敏感,或郁怒愤恚隐屈难宣,皆能损伤心脾肝胆,导致五脏功能失调,气滞血瘀,脏腑化生的气血不能正常充养于脑,从而出现一系列智能障碍的临床表现。

(3)痰瘀阻窍:痰、瘀为脏腑气血失和之病理性产物。脾为后天之本,禀五谷之气。老年人若脾阳虚衰,中气不足,运化失司,则痰浊内停;或肾阳虚衰,蒸化无权,聚液为痰;或肾阴不足,虚火内炽,灼伤津液,炼液为痰;或情志不畅,恼怒伤肝,气郁化火,灼液成痰。痰浊或痰火上扰,蒙闭清窍而发为痴呆。《医林改错》提出"凡有瘀血也令人善忘。"头为精明之府,若瘀阻髓络,脑脉不通,髓海与各脏气不相顺接,五脏精气不能上荣于"元神之府",从而出现呆傻愚笨诸症。人到老年,五脏功能渐衰,气虚而滞,导致血瘀;或情志不遂,肝气郁结,气滞血凝,以致脑络瘀阻,清窍失灵,神情呆滞而病发痴呆。

2.病机

(1)病理变化:痴呆的基本病机为髓减脑消,神机失用。其病位在脑,与肾精不足,心、肝、脾三脏阴阳失调密切相关。其证候特征以气血、肾精亏虚为本,以痰浊、瘀血之实邪为标,临床多见虚实夹杂之证。《灵枢·海论》说:"脑为髓之海","髓海有余,则轻劲有力,自过其度,髓海不足,则脑转耳鸣,腰酸眩晕,目无所见,懈怠安卧"。痴呆或为先天所致,或因年老精血亏虚,或因痰浊瘀血阻痹脑神,或因大病损伤元神,终致神机失用。

(2)病理因素:痴呆的发生,不外乎虚、痰、瘀,并且三者互为影响。虚指肾精亏空,髓减脑消;或气血亏虚,脑脉失养。痰指痰浊中阻,蒙蔽清窍;痰火互结,上扰心神。瘀指瘀血阻痹,脑脉不通;瘀血阻滞,蒙蔽清窍。

(3)病理转归:本病的虚实之间可以转化,痰浊、瘀血日久,耗伤气血,损及心脾肝肾,或脾气不足,生化无源;或心失所养,神明失用;或肝肾不足,阴精匮乏,脑髓失养,转化为虚实夹杂之证。而虚证日久,气血亏乏,脏腑功能受累,气血运行失司,或积湿为痰,或留滞为瘀,也可见虚中夹实之证。故临床以虚实夹杂多见。

二、临床表现

不同病因类型痴呆的临床表现有许多共同点,如均可出现智能下降(记忆障碍、语言障碍、视空间功能障碍、计算力障碍、失认和失用、判断和抽象功能受损等),精神行为异常(常见表现有焦虑、抑郁、淡漠、激越、妄想、幻觉、睡眠障碍、冲动攻击、行为怪异、饮食障碍、性行为异常等),日常生活能力下降(包括工作、社交等复杂社会活动功能和日常生活自理能力)这三种主要综合征。但是也有各自的特点,AD 起病隐袭、渐进性发展;多发梗死性痴呆往往是在卒中后出现、阶梯形进展;路易体痴呆的波动性则较显著。AD 的早期症状是近记忆力减退,而血管性痴呆执行功能障碍更突出,早期记忆力减退常不明显。AD 患者的精神行为异常多在中晚期出现,额颞叶痴呆早期就有严重的精神行为异常,而路易体痴呆常伴幻觉且非常生动。某些疾病引起的痴呆会伴随运动症状,如帕金森病、脑积水、路易体病、大舞蹈病等。

不同阶段的痴呆表现也不尽相同,以最常见的病因 AD 为例,通常发生在 65 岁以后,起病潜隐,发展缓慢。早期是遗忘阶段(发病后 2~4 年),主要表现是近记忆力减退,如忘记刚讲过的话、做过的事或重要的约会等,慢慢地连远期印象深刻的事也不记得。同时,思维判断能力、视空间功能、计算能力等其他认知功能也在缓慢下降。患者这些能力的缺失在处理紧急事件时会更突显。中期也称糊涂阶段(发病后 2~10 年),记忆力减退更加严重,其他认知损害渐明显,包括视空间能力损害、定向力障碍、语言功能减退等,还可出现多疑、淡漠、焦躁、反常兴奋、幻觉、妄想、无目的游走、随地大小便、厌食或贪食等多种精神行为异常。晚期为严重阶段(发病后 6~15 年),通常进入全面衰退状态,生活基本不能自理,最终呈植物状态,死因往往是卧床导致的并发症,如肺炎、营养不良、压疮、骨折等。

三、辅助检查

1.神经心理学测验

(1)简易精神量表(MMSE):内容简练,测定时间短,易被老人接受,是临床上测查本病智能损害程度最常见的量表。该量表总分值数与文化教育程度有关,若文盲≤17 分;小学程度≤20 分;中学程度≤22 分;大学程度≤23 分,则说明存在认知功能损害。应进一步进行详细神经心理学测验包括记忆力、执行功能、语言、运用和视空间能力等各项认知功能的评估。如 AD 评定量表认知部分(ADAS-cog)是一个包含 11 个项目的认知能力成套测验,专门用于检测 AD 严重程度的变化,但主要用于临床试验。

(2)日常生活能力评估:如日常生活能力评估(ADL)量表可用于评定患者日常生活功能损害程度。该量表内容有两部分:一是躯体生活自理能力量表,即测定患者照顾自己生活的能力(如穿衣、脱衣、梳头和刷牙等);二是工具使用能力量表,即测定患者使用日常生活工具的能力(如打电话、乘公共汽车、自己做饭等)。后者更易受疾病早期认知功能下降的影响。

(3)行为和精神症状(BPSD)的评估:包括阿尔茨海默病行为病理评定量表(BEHAVE-AD)、神经精神症状问卷(NPI)和 Cohen-Mansfield 激越问卷(CMAI)等,常需要根据知情者提供的信息基线评测,不仅发现症状的有无,还能够评价症状频率、严重程度、对照料者造成的负担,重复评估还能监测治疗效果。Cornell 痴呆抑郁量表(CSDD)侧重评价痴呆的激越和抑郁表现,15 项老年抑郁量表可用于 AD 抑郁症状评价。而 CSDD 灵敏度和特异性更高,但与痴呆的严重程度无关。

2.血液学检查　主要用于发现存在的伴随疾病或并发症、发现潜在的危险因素、排除其他病因所致痴呆。包括血常规、血糖、血电解质包括血钙、肾功能和肝功能、维生素 B12、叶酸水平、甲状腺素等指标。对于高危人群或提示有临床症状的人群应进行梅毒、人体免疫缺陷病毒、伯氏疏螺旋体血清学检查。

3.神经影像学检查

(1)结构影像学:用于排除其他潜在疾病和发现 AD 的特异性影像学表现。

(2)头 CT(薄层扫描)和 MRI(冠状位)检查,可显示脑皮质萎缩明显,特别是海马及内侧颞叶,支持 AD 的临床诊断。与 CT 相比,MRI 对检测皮质下血管改变(例如关键部位梗死)和提示有特殊疾病(如多发性硬化、进行性核上性麻痹、多系统萎缩、皮质基底核变性、朊蛋白病、额颞叶痴呆等)的改变更敏感。

(3)功能性神经影像:如正电子扫描(PET)和单光子发射计算机断层扫描(SPECT)可提高痴呆诊断可信度。

(4)^{18}F-脱氧核糖葡萄糖正电子扫描(^{18}FDG-PET):可显示颞顶和上颞/后颞区、后扣带回皮质和楔前叶葡萄糖代谢降低,揭示 AD 的特异性异常改变。AD 晚期可见额叶代谢减低。^{18}FDG-PET 对 AD 病理学诊断的灵敏度为 93%,特异性为 63%,已成为一种实用性较强的工具,尤其适用于 AD 与其他痴呆的鉴别诊断。

淀粉样蛋白 PET 成像是一项非常有前景的技术,但尚未得到常规应用。

4.脑电图(EEG)　　AD 的 EEG 表现为 α 波减少、θ 波增高、平均频率降低的特征。但 14% 的患者在疾病早期 EEG 正常。EEG 用于 AD 的鉴别诊断,可提供朊蛋白病的早期证据,或提示可能存在中毒-代谢异常、暂时性癫痫性失忆或其他癫痫疾病。

5.脑脊液检测　脑脊液细胞计数、蛋白质、葡萄糖和蛋白电泳分析:血管炎、感染或脱髓鞘疾病疑似者应进行检测。快速进展的痴呆患者应行 14-3-3 蛋白检查,有助于朊蛋白病的诊断。

脑脊液 β 淀粉样蛋白、Tau 蛋白检测:AD 患者的脑脊液中 β 淀粉样蛋白(Aβ42)水平下降(由于 Aβ42 在脑内沉积,使得脑脊液中 Aβ42 含量减少),总 Tau 蛋白或磷酸化 Tau 蛋白升高。研究显示,Aβ42 诊断的灵敏度 86%,特异性 90%;总 Tau 蛋白诊断的灵敏度 81%,特异性 90%;磷酸化 Tau 蛋白诊断的灵敏度 80% 和特异性 92%;Aβ42 和总 Tau 蛋白联合诊断 AD 与对照比较的灵敏度可达 85%~94%,特异性为 83%~100%。这些标志物可用于支持 AD 诊断,但鉴别 AD 与其他痴呆诊断时特异性低(39%~90%)。尚缺乏统一的检测和样本处理方法。

6.基因检测　可为诊断提供参考。淀粉样蛋白前体蛋白基因(APP)、早老素 1、2 基因(PS1,PS2)突变在家族性早发型 AD 中占 50%。载脂蛋白 APOE4 基因检测可作为散发性 AD 的参考依据。

四、诊断与鉴别诊断

(一)诊断要点

需采集患者的一般资料,包括年龄、性别、职业、文化程度、爱好、习惯、生活史、婚姻生育情况、家族史等;向知情者和患者了解起病形式、症状及出现的顺序、波动或进展情况、行为和性格的变化、对工作生活和社交能力的影响等。细致的体格检查包括一般内科检查、神经和精神系统专科检查、神经心理学量表评估等,还需要进行有鉴别诊断意义的辅助检查,包括化验和神经影像学检查。最后以这些资料为依据做出诊断。习惯上痴呆诊断包括三个步骤:第一步,明确痴呆综合征;第二步,判断痴呆的严重程度;第三步,判断痴呆的病因类型。

1.判断是否痴呆 当前常用的痴呆临床诊断标准主要有美国《精神疾病诊断与统计手册》(Diagnostic and Statistical Manual of Mental Disorders,DSM)和国际疾病分类诊断标准。以国内使较多用的 DSM-Ⅳ 诊断标准为例,要点是:

(1)有证据表明存在近期和远期记忆障碍。

(2)至少具备下列一条:①抽象思维障碍;②判断力障碍;③其他皮层高级功能损害,如失语、失用、失认等;④人格改变。

(3)前(1)(2)项障碍,影响工作、日常社交活动和人际关系。

(4)不只是发生在谵妄状态下。

(5)下列中任何一项:①与特异的器质性因素有关联;②不能由任何非器质性精神疾病所解释。

2.判断痴呆的严重程度 痴呆严重程度的判定可以根据神经心理测评结果,常用的工具有 MMSE(0~30 分,分值越低越严重)、CDR(0 分:认知正常;0.5 分:可疑痴呆;1 分:轻度痴呆;2 分:中度痴呆;3 分:重度痴呆)、GDS(第一级:无认知功能减退;第二级:非常轻微的认知功能减退;第三级:轻度认知功能减退;第四级:中度认知功能减退;第五级:重度认知功能减退;第六级:严重认知功能减退;第七级:极严重认知功能减退)等。

3.判断病因类型 不同病因类型的痴呆按各自国际通用的诊断标准进行诊断,如美国国立神经病、语言交流障碍和卒中研究所——老年性痴呆及相关疾病学会阿尔茨海默病诊断标准、美国国立神经疾病卒中研究所和瑞士神经科学研究国际学会血管性痴呆诊断标准、国际路易体痴呆工作组路易体痴呆诊断标准、国际帕金森病运动障碍协会帕金森病性痴呆诊断标准、国际额颞叶痴呆联合会额颞叶痴呆诊断标准等。

(二)鉴别诊断

AD 必须与锥体外系疾病病变所引起的皮质下痴呆(亨廷顿病、进行性核上性麻痹、帕金森病和肝豆状核变性)、脑血管性痴呆、HIV 脑病、克罗伊茨费尔特雅各布病和其他感染性脑病、代谢、中毒引起的痴呆、脑积水痴呆脑外伤、假性痴呆、脑肿瘤、酶缺乏、夜间睡眠呼吸暂停综合征和多发性硬化等所引起的痴呆进行鉴别。

1.血管性痴呆 起病较迅速,病史中有反复多次的小卒中发作,多见于 60 岁左右,半数患者有高血压病史。病情呈阶梯样进展,即每发作一次卒中痴呆症状加重一次。患者情绪易激动,记忆力减退,或有头痛、头昏、心悸、食欲不振等症状,晚期可出现明显痴呆、粗暴、定向力障碍。检查时可见明显神经系统体征,如偏瘫、肢体麻木、语言障碍等表现,脑 CT 或 MRI 检查可查到脑梗死或脑出血灶。

临床常见的血管性痴呆类型有:①多梗死性痴呆是由于多发的梗死灶所致的痴呆;②大面积脑梗死性痴呆;③皮层下动脉硬化性脑病(Binswagerger 病);④特殊部位梗死所致痴呆;⑤出血性痴呆:慢性硬膜下血肿、蛛网膜下隙出血、脑出血都可以产生血管性痴呆。

2.假性痴呆 假性痴呆大都伴随意识障碍的智慧活动暂时失常,显得"比痴呆还痴呆"。

常见于癔症及反应性精神病。

这类智能障碍主要由于强烈的精神创伤而产生,因而在大脑的组织结构方面并无任何器质性的损害,病变的性质基本上是功能性的。它们的表现可有"故意做作"的惊异表情;行动似乎幼稚荒谬,但目光仍显机灵,故称为假性痴呆又称心因性痴呆。

3.正压性脑积水　痴呆发展较快,颅内压不高,双下肢步态失调,走路不稳,尿失禁,脑CT 或 MRI 检查可见脑室扩大显著,脑皮质无明显萎缩。

五、治疗

(一)治疗思路

1.辨证要点

(1)辨虚实:本病乃本虚标实之证,临床上以虚实夹杂者多见。辨证时要分清虚实。虚者以神气不足、面色失荣、形体消瘦、言行迟缓为特征,结合舌脉、兼症可分辨气血、肾精亏虚之不同;实者除见记忆、智能减退,反应迟钝外,还可见痰浊、瘀血、风火等邪实引起的相应表现。虚实夹杂者因病程较长,病情顽固,因而需注意病机属性。

(2)辨脏腑:本病病位主要在脑,与心、肝、脾、肾相关。若年老体弱、头晕目眩、记忆减退、神情呆滞、腰膝酸软、步履艰难,为病在脑、肾;若兼见双目无神、筋惕肉𥆧、爪甲无华,为病在脑、肝、肾;若兼见神疲懒言、食少纳呆、流涎、四肢不温、五更泄泻,则病在脑、脾、肾;若兼见心烦多梦、五心烦热,为病在脑、心、肾。

(3)辨起病早晚骤缓:先天禀赋不足者多幼年起病;久病不复,年迈体虚等致病者多起病缓慢而隐匿;暴病、外伤及中毒等引起者,多起病急骤,认知能力呈阶梯样下降。

2.治疗原则　虚者补之,实者泻之。开郁逐痰、活血通窍、平肝泻火治其标,补虚扶正、充髓补脑治其本,是其治疗大法。实证当视其气郁、痰浊、血瘀、火热的侧重点,分别予疏肝解郁、化痰开窍、活血化瘀、平肝清火,以冀气行血活,窍开神醒。补虚扶正,充髓补脑,尤重补益脾肾、精血。对脾肾不足、髓海空虚之证,宜培补先天、后天,以冀脑髓得充,化源得滋,可用血肉有情之品以填精补血。另外,移情易性,智力和功能训练与锻炼也不可轻视。

(二)中医治疗

1.分证论治

(1)髓海不足证

症状:表情呆滞,行动迟缓,记忆减退,词不达意,行为幼稚,忽哭忽笑,懒惰思卧,静默寡言,常伴头晕耳鸣,发稀齿槁,腰膝酸软,步履艰难。舌瘦色淡,苔薄白,脉沉细弱。

证候分析:肾主骨生髓,年高体弱,肾精渐亏,脑髓失充,故神情呆滞,行动迟缓,反应迟钝,记忆减退;肾开窍于耳,其华在发,肾精不足,故头晕耳鸣,发枯易脱;腰为肾之府,肾主骨,精亏髓少,故腰膝酸软,步履艰难;齿为骨之余,故齿枯早脱;舌瘦色淡,苔薄白,脉沉细弱为精亏之象。

治法:补肾益髓,填精养神。

代表方:七福饮加减。

常用药:熟地滋阴补肾;鹿角胶、龟板胶、阿胶、紫河车、猪骨髓补肾填精;当归养血补肝;人参、白术、炙甘草益气健脾;远志宣窍化痰。

加减:肝肾阴虚,年老智能减退,腰膝酸软,头晕耳鸣者,去人参、白术、紫河车、鹿角胶,加怀牛膝、生地、枸杞子、女贞子、制首乌;兼肾阳亏虚,见面白无华、形寒肢冷、口中流涎、舌淡者,加熟附片、巴戟天、益智仁、仙灵脾、肉苁蓉等;兼言行不一、心烦溲赤、舌红苔少、脉弦细数者,是肾阴不足、水不制火而心火妄亢,可用知柏地黄丸加丹参、莲子心、菖蒲等清心宣窍;舌红苔黄腻者,是为痰热内蕴、干扰心窍,可合用清心滚痰丸。

(2)脾肾两虚证

症状:表情呆滞,沉默寡言,记忆减退,言语含糊,词不达意,伴腰膝酸软,肌肉萎缩,食少纳呆,少气懒言,口涎外溢,或四肢不温,五更泄泻,腹痛喜按。舌淡白,舌体胖大,边有齿痕,苔白,脉沉细弱,双尺尤甚。

证候分析:脾虚气血生化乏源,气血不足,神明失养,故神情呆滞,神思恍惚;脾虚无力运化,气虚则少气懒言,神疲乏力;脾主四肢肌肉,脾虚无以濡养,故肌肉萎缩;脾气不足,胃气亦弱,故纳呆食少;脾气亏虚,水湿不化,加之肾虚不固,故五更泄泻;舌体胖大,边有齿痕为脾虚不能运化水湿之象;脉细弱为气虚精亏,脉道失充之象。

治法:补肾健脾,益气生精。

代表方:还少丹加减。

常用药:熟地、枸杞子、山萸肉滋阴补肾;肉苁蓉、巴戟天、小茴香助命火,补肾气;杜仲、怀牛膝、楮实子补益肝肾;茯苓、山药、大枣益气健脾;五味子、远志、石菖蒲宣窍安神。

加减:肌肉萎缩,气短乏力较甚者,加紫河车、阿胶、续断、首乌、黄芪等补气益肾;食少纳呆,头重如裹,时吐痰涎,头晕时作,苔腻者,酌减滋肾之品,加陈皮、半夏、生苡仁、白蔻仁等健脾化湿和胃;纳食减少,脘痞,舌红少苔者,去肉苁蓉、巴戟天、小茴香,加天花粉、玉竹、麦冬、石斛、生谷芽、生麦芽等行气消食,养阴生津;伴腰膝酸软,两颧潮红,潮热盗汗,耳鸣如蝉,舌红苔少,脉弦细数者,为肝肾阴虚,改用知柏地黄丸,佐以潜阳息风之品;脾肾阳虚者,用金匮肾气丸加干姜、黄芪、白豆蔻等。

(3)痰浊蒙窍证

症状:表情呆钝,智力衰退,哭笑无常,喃喃自语,或终日无语,呆若木鸡,伴见不思饮食,口多涎沫,脘腹胀痛,痞满不适,头重如裹,纳呆呕恶。舌质淡,苔白腻,脉滑。

证候分析:痰浊壅盛,上蒙清窍,脑髓失聪,神机失运,故表情呆钝,智力衰退,呆若木鸡等症;痰浊中阻,中焦气机不畅,脾胃受纳运化失司,故脘腹胀痛,痞满不适,纳呆呕恶;痰阻气机,清阳失展,故头重如裹;口多涎沫,舌苔白腻,脉滑均为痰浊壅盛之象。

治法:豁痰开窍,健脾化浊。

代表方:涤痰汤加减。

常用药:半夏、陈皮、茯苓、枳实、竹茹理气化痰,和胃降逆;制南星去胶结之顽痰;石菖蒲、远志、郁金开窍化浊。

加减:脾虚明显者,加党参、白术、麦芽、砂仁等健脾理气;头重如裹,哭笑无常,喃喃自语,口多涎沫者,重用陈皮、半夏、制南星,并加莱菔子、全瓜蒌、浙贝母等化痰之品;痰浊化热,干扰清窍,舌红,苔黄腻,脉滑数者,将制南星改为胆南星,并加瓜蒌、栀子、黄芩、天竺黄、竹沥清热化痰;伴肝郁化火,灼伤肝血心液,症见心烦躁动,言语颠倒,歌笑不休,甚至反喜污秽,或喜食炭灰,宜用转呆汤加味;属风痰瘀阻,症见眩晕或头痛,失眠或嗜睡,或肢体麻木,或肢体无力或僵直,脉弦滑者,可用半夏白术天麻汤。

（4）瘀血内阻证

症状：表情迟钝，言语不利，健忘善怒，思维异常，行为古怪，伴肌肤甲错，口干不欲饮，两目晦暗，双目呆视。舌紫暗，或见瘀斑瘀点，苔薄白，脉细涩或迟。

证候分析：瘀阻脑络，脑髓失养，神机失用，故见表情迟钝，言语不利，善忘，思维异常，行为古怪等痴呆症状；瘀血内阻，气血运行不利，肌肤失养，故肌肤甲错，面色黧黑，甚至唇甲紫暗，口干不欲饮；舌质暗或瘀斑瘀点，脉细涩均为瘀血之象。

治法：活血化瘀，开窍醒脑。

代表方：通窍活血汤加减。

常用药：麝香芳香开窍，活血散结通络；当归、桃仁、红花、赤芍、川芎、丹参活血化瘀；葱白、生姜合菖蒲、郁金通阳宣窍。

加减：气虚血瘀为主者，宜补阳还五汤加减；气滞血瘀为主者，宜用血府逐瘀汤加减；气血不足，加党参、黄芪、熟地、当归益气补血；久病血瘀化热，肝胃火逆，症见头痛、呕恶等，应加钩藤、菊花、夏枯草、丹皮、栀子、生地、竹茹等清肝和胃。

（5）心肝火旺证

症状：健忘颠倒，心烦易怒，口苦目干，头晕头痛，筋惕肉瞤，或咽干口燥，口臭口疮，尿赤便干或面红微赤，口气臭秽，烦躁不安甚至狂躁。舌质暗红，苔黄或黄腻，脉弦滑或弦细而数。

证候分析：心肝火旺，扰乱神明，则健忘颠倒；肝阳上亢，则头晕头痛，心烦易怒，口苦目干；尿赤便干、口臭、口疮为热毒内盛之象。

治法：清心平肝，安神定志。

代表方：天麻钩藤饮。

常用药：天麻、钩藤、石决明、龟甲、夜交藤、珍珠粉、川牛膝平肝潜阳；黄芩、黄连、栀子、茯神清心解毒；芦荟、玄参通腑泄热。

加减：口齿不清去玄参，加石菖蒲、郁金；热结便秘加酒大黄、枳实、厚朴通腑泄热；失眠多梦，加莲子心、酸枣仁、合欢皮养心安神；痰热壅盛加天竺黄、郁金、胆南星清热化痰。

（6）毒损脑络证

症状：迷蒙昏睡，不识人物，神呆遗尿，或二便失禁，或躁扰不宁，甚至狂越，谵语妄言，或身体蜷缩，肢体僵硬，或颤动。舌红绛，苔黏腻浊，或腐秽厚积，脉数。

证候分析：痰热瘀毒壅盛，损伤脑络，故迷蒙昏睡，不识人物；脾肾虚极，则神呆遗尿，或二便失禁；火扰毒盛，形神失控，故躁扰不宁，甚至狂越，谵语妄言；阴虚内热，虚极生风，则肢体僵硬，或颤动。舌苔黏腻浊或腐秽厚积为浊毒郁积之象。

治法：清热解毒，通络达邪。

代表方：黄连解毒汤。

常用药：黄连、黄芩、黄柏、栀子、熊胆粉清热解毒。

加减：热毒较盛，可合用安宫牛黄丸清热开窍，通络达邪；痰热之邪内蕴日久，结为浊毒，应用大剂量清热解毒之品配合涤痰之药，如天竺黄、石菖蒲、郁金、胆南星清热化痰；热结便秘，加大黄、枳实、厚朴通腑泄热；热毒入营，神智错乱，加生地黄、玄参、水牛角粉或羚羊角粉、牡丹皮、全蝎、蜈蚣等凉营解毒，化瘀通络。

2.中成药治疗　可通过辨证选用口服华佗再造丸、百路达（银杏叶制剂）、龟鹿补肾液，或静脉应用金纳多注射液、复方丹参注射液、川芎嗪注射液、醒脑静注射液、参麦注射液等。

3.外治法　目前常用的外治法多为针灸治疗。

（1）体针

取穴：第一组穴取大椎、安眠2、足三里；第二组穴取哑门、安眠、内关；备用穴取肾俞、副哑门（3、4颈椎棘突旁开0.5寸）。

操作：平补平泻法，每天1次，两组交替使用，10天为1个疗程，休息3~4天后重复治疗，共7个疗程。

（2）耳针

取穴：神门、皮质下、肾、脑点、交感、心、枕等穴。

操作：针刺选用0.5寸毫针，每次选用2~3穴（双侧取穴），每天1次，20次为1个疗程。也可将王不留行用胶布固定贴在相应穴位上，每天按压3~4次。

（3）头针：取双侧语言区、晕听区，每天1次，30天为1个疗程。适用于痴呆兼有语言不利，眩晕耳鸣者。

（4）穴位注射：选双侧肾俞为主穴，配合足三里、丰隆。用当归注射液（当归、川芎、红花）穴位注射，每次各穴注射1mL，隔天1次，20次为1个疗程。或选足三里、肾俞，用乙酰谷酰胺注射液，每次各穴注射1mL，隔天1次，20次为1个疗程。

4.饮食疗法

（1）核桃粥：取核桃30g，粳米20g，大枣10枚，洗净文火熬粥，每天2次口服。

（2）牛脊髓500g，黑芝麻500g，共炒研粉，每天冲服20g。

（三）西医治疗

目前尚无肯定的特效治疗。但有些药物对缓解症状通常有效。精心护理照看患者也很重要。

1.改善脑代谢药　根据AD有脑血流量减少和脑糖代谢率减低，可用增加脑血流和细胞代谢的药物。

（1）银杏叶提取物：对缺血缺氧有保护作用；能提高老年动物海马毒蕈碱受体的密度，并增强海马突触体对胆碱摄取的亲和力。不良反应有轻度的胃肠道反应，可能延长正常的出血时间，因此正接受抗凝治疗的患者禁用。

（2）双氢麦角碱：能改善神经元的代谢，抑制脂褐素在神经元中的沉积，有利于去甲肾上腺素、5-羟色胺和多巴胺等神经递质的传递。提高警觉水平，提高活动能力。每次1~2mg，每天3次，饭前服，3~4周疗效较明显，疗程3个月。不良反应有恶心呕吐、面部潮红、眩晕及皮疹等。急性或慢性精神病患者、心肌梗死、心脏器质性损害、低血压、肾功能障碍者禁用。

（3）奥拉西坦：又称健朗星，可透过血脑屏障，对脑细胞中生物能量代谢如葡萄糖起同化作用，改善记忆和分析问题等能力，并能升高大脑皮质和海马处的乙酰胆碱的合成和运转。口服，每次800mg，每天2~3次。2~3个月为1个疗程。不良反应有焦虑、胃痛、皮疹等，停药后可自行消失。对此药过敏者或严重肾功能不全者禁用。

（4）茴拉西坦：又称阿尼西坦、三乐喜，为吡拉西坦衍生物，能改善长、短记忆。口服200mg，每天3次，偶有口干、嗜睡。

2.作用于胆碱能的药物改善认知功能

（1）乙酰胆碱酯酶（AChE）抑制剂

1）多奈哌齐：商品名为安理申，是第2代乙酰胆碱酯酶抑制剂（AChEI），选择性地抑制

AChE 而增加细胞间和细胞外 ACh 的含量。减少激越行为,改善认知功能。初始睡前服用 5mg,如果用药后出现失眠,可在白天服药,至少维持 1 个月。以后可加量至 10mg,每天 1 次。因为此药有拟胆碱作用,癫痫、哮喘或阻塞性肺部疾病者禁用。病窦综合征,心脏传导障碍患者,严重肝、肾病患者慎用。不良反应有恶心、呕吐、失眠、头晕。因价格昂贵,还不能被广泛接受。

2)利斯的明:商品名为卡巴拉汀、艾斯能,是继安理申之后的又一种新的 AChEI,能选择性与 AChE 结合并使之灭活。用法:通常由开始 1.5mg,每天 2 次,逐渐增加到 4.5~6mg,每天 2 次,最大剂量 6mg/d。不良反应有恶心、呕吐、头晕。病窦综合征或伴严重心律失常患者、哮喘、癫痫、尿路梗阻及消化道溃疡活动期应慎用。

3)石杉碱甲:也称哈伯因或双益平,是从石杉科石杉属植物蛇足石杉中提取的一种生物碱,是一种高选择性的 AChEI,抑制大脑皮质和海马的 AChE 活性,具有改善记忆和认知功能的作用。通常 0.1~0.2mg,每天 2 次。过量时可引起头晕、恶心、乏力及出汗等反应,一般可自行消失。反应明显时应减量或停药。严重心动过缓及低血压者不宜使用。

4)美曲丰:是不可逆 AChEI,其生物利用度高(40%~100%),目前我国尚未上市。

(2)作用于胆碱受体的药物:占诺美林是毒草碱 M1 受体选择性激动剂,易透过血脑屏障。口服,常见不良反应为胃肠不适。

(3)美金刚:是一种电压依赖性、中等程度亲和力的非竞争性 NMDA 受体拮抗剂,它可以阻断谷氨酸浓度病理性升高导致的神经元损伤。目前,临床用美金刚治疗中重度 AD,能改善患者的认知功能、情感和日常生活能力。有研究表明,美金刚对失语,特别是血管性失语具有改善作用。而且有研究结果提示,美金刚具有延缓痴呆病情进展和神经保护的作用。为了减少药物的不良反应,在治疗前 3 周应按每周递增 5mg 剂量的方法逐渐达到维持剂量,推荐剂量为每天 20mg,分两次服用,一般服药两周后可见疗效。临床安全性和耐受性较好。

3.对症治疗　夜间精神不安可在睡前服阿普唑仑 0.4mg。伴有昼睡夜醒的患者,白天可喝小剂量咖啡或口服哌甲酯。伴精神运动兴奋、激动、攻击性患者,可用小剂量弱安定剂,如艾司唑仑或阿普唑仑等。严重者,可用氯丙嗪。伴有幻觉妄想时,可用氟哌啶醇。老年人选用抗精神症状药物应谨慎,从小剂量开始。

4.雌激素　流行病学研究表明雌激素能延缓或预防 AD 的发生,可能与雌激素能促进胆碱能神经元生长和存活,并能减少脑淀粉样蛋白的沉积有关。雌激素还具有抗感染特性并能阻止自由基的作用及增强胆碱酯酶抑制剂的疗效。

5.康复治疗　鼓励患者多参加各种社会活动。家庭和社会应对患者多关怀和帮助。

6.神经营养因子　输入外源性神经生长因子,可防止中枢胆碱能神经系统损害,改善动物的学习和记忆。有报道神经生长因子,神经营养因子 3、4 或脑源性神经营养因子在治疗慢性和退行性疾病方面显示有良好的前景。临床效果待定。

7.免疫接种　2000 年以色列研究者首次报道了用抗多聚体淀粉样抗体预防和治疗 AD 的体外试验,但短期内还不可能在临床应用。

8.基因治疗　利用基因重组技术将正常基因替换有缺陷的基因,以达到根治基因缺陷的目的,但目前尚不能实现。

六、预防与调护

精神调摄、智能训练、调节饮食起居既是本病预防措施,又是治疗的重要环节。平素应生活规律,饮食清淡,少食肥甘厚腻,多食补肾益精之品,如核桃、黑芝麻、山药等,并戒烟戒酒。对于轻症患者,要耐心和蔼,督促其尽量料理自己的日常生活,细致地指导其进行智能训练,多参加社会活动,适应环境。对重症患者,应按要求给予生活照顾,帮助其搞好个人卫生,防止压疮和感染,防止患者自伤或伤人。平时生活中要注意调节情志,避免七情内伤。防止跌倒和药物、有害气体中毒等。

第二节　论治经验

老年性痴呆的中医论治概况。

老年性痴呆又称阿尔兹海默氏病(AD),是一种慢性进行性神经系统退行性疾病,属于中医学"呆病""痴呆""善忘"等范畴,以逐渐出现的记忆力减退、认知功能损害、精神行为异常及日常生活能力减退为主要临床特征。随着我国人口的老龄化,使得AD成为高发疾病之一,严重威胁老年人的身体健康和生活质量。本文就中医文献对痴呆的病名、病因病机、治疗研究等综述如下。

一、古代文献对AD病名的认识

中医古籍中没有老年性痴呆的病名,相关描述散见于"健忘""善忘""呆症""癫狂""郁症"等病证中。对痴呆最早病名记载上溯到先秦时期,如《左传》曰:"不慧,盖世所谓白痴"。《灵枢·调经论》曰:"血并于下,气并于上,乱而善忘"。《血证论》云:"凡心有瘀血,亦令健忘"。皇甫谧《针灸甲乙经》中以"呆痴"命名。杨继洲《针灸大成》分别以"呆痴"和"痴呆"命名。虞抟《医学正传》谓之"愚痴",《资生经》曰:"痴证"。叶天士《临证指南医案》称本病为"神呆",明代《景岳全书》已有"癫狂痴呆"专论,第一次提出痴呆是独一性疾病,详细论述了其临床表现、治疗、预后和变证。清代陈士铎在《辨证录》《石室秘录》中首次设立"呆病门"。

二、古代文献对AD病因病机的认识

1.肾精气亏虚,髓海不足是AD的根本病因　肾为先天之本,藏精生髓,髓乃肾精所化。脑髓由肾精而生,脑为元神之府,具有精神和全身功能活动的统帅作用,脑髓空虚则神无所归,记忆衰减。因此痴呆与肾、脑在生理和病理机制方面有着密切的关系。清代陈士铎《辨证录·健忘门》云:"人之神宅于心,心之精依于肾,而脑为元神之府,精髓之海,实记忆所凭也"。清代林佩琴《类证治裁》述:"高年无记性者,脑髓渐空"。清代程国彭《医学心悟》指出:"肾主智,肾虚则智不足……故喜忘其前言"。清代汪昂《医方集解》也指出:"人之精与志,皆藏于肾,肾精不足则志气衰,不能上通于心,故迷惑善忘也",同时他也在《本草备要》中言:"人之记忆皆在脑中,小儿善忘者,脑未满也;老人健忘者,脑渐空也"。王清任《医林改错·脑髓说》曰:"灵机记性不在心在脑""高年无记性者,髓海渐空"。

2.痰瘀互结,脑络痹阻是AD发病的基本病机和重要因素　人至老年,肾气肾精亏虚,脏腑功能虚衰,血液运化不畅而致瘀血,津液失于布化而为痰浊。津血同源,痰瘀互结,脑络痹阻,清窍被蒙,而致痴呆。痰瘀既是病理产物同时又是致病因素,血瘀痰凝脑络促进了老年性痴呆的发生发展。

(1)血瘀是AD发病的重要因素:随着五脏气血运行的失调,出现瘀阻脑络的病理改变,或瘀阻络内,或瘀阻络外,均可导致脑功能衰退,甚至中风或痴呆的发生。《内经》云:"血并

于下,气并于上,乱而善忘""蓄血在上善忘"。东汉张仲景《伤寒论·辨阳明病脉证并治法》曰:"阳明证,其人喜忘者,必有蓄血。所以然者,本久有瘀血,故令喜忘"。宋代杨士瀛《直指方·血荣卫气化》云:"血之为患……蓄之在上其人忘,蓄之在下其人狂"。清代唐容川《血证论》:"凡心有瘀血,亦令健忘……凡失血家猝得健忘者,每有瘀血"。王清任指出:"瘀血也令人善忘。"成无己《伤寒明理论》:"血瘀于下,以喜忘者,经曰血并于下"。

(2)痰浊是 AD 发病的另一重要因素:人到老年肾气亏虚,蒸腾气化作用失常,津液不能蒸化而为痰浊,或肾精亏虚,阴虚火动,灼津为痰。痰浊上犯头部,痹阻脑络,蒙蔽清窍,则可见"痰迷心窍"之头痛、眩晕、呆钝健忘、神昏癫狂等症。朱丹溪认为:"健忘者,精神短气者多,亦有痰也"。清代陈士铎《石室秘录》言:"痰气最盛,呆气最深""治呆无奇法,治痰即治呆也"。陈士铎《辨证录·呆病门》述:"呆病之成,必有其因,大约其始也,起于肝气之郁;其终也,由于胃气之衰。肝郁则木克土,而痰不能化,胃衰则土不制水,而痰不能消,于是痰积于胸中,盘踞于心外,使神明不清,而成呆病矣"。

3.心脾两虚,神失所养是 AD 的又一病因　脾胃为后天之本,气血生化之源,心主血脉,又主神明,脾在志为思,主记忆,思亦为心所主,思虑过度,耗伤心脾,气血不能濡养心神,神失所养而致健忘。宋代陈言《三因极一病证方论》言:"今脾受病,则意舍不清,心神不宁,使人健忘"。明代吴昆《医方考》述:"心藏神,脾藏意,思虑过度而伤心脾,则神意有亏而令健忘也"。南宋严用和《济生方》言:"思虑过度,意舍不精,神宫不职,使人健忘"。明代龚延寿《寿世保元·健忘》曰:"夫健忘者,……益主于心脾二经,心之官则思,脾之官亦主思,此由思虑过度,伤心则血耗散,神不守舍。"明代杨继洲《针灸大成》述:"健忘者……忧思过度,损其心包,乃致神舍不清,遇事多忘",朱丹溪言:"健忘者,此证皆由忧思过度,损其心胞,以致神舍不清,遇事多忘,以及思虑过度,病在心脾。"清代沈金鳌《杂病源流犀烛》中总结各家之说言:"健忘……而病在心脾……言语如痴而多忘。"

三、现代医家对 AD 病因病机的认识

随着医学的发展,β-淀粉样蛋白(β-Amyloid,Aβ)作为 AD 的最重要的病理标志,被认为是导致 AD 的原因,在此基础上,苏芮等认为,年老肾气不足,使包括 Aβ 在内的痰浊瘀血等病理产物产生增多或不能及时清除,产生内生浊毒败坏脑髓,最终脑消髓减,神机失用,导致痴呆的发生。王中琳等从脾胃探讨 AD 的发病,脾胃生化气血,充养脑髓,脾失健运,胃失和降则水湿内停,积聚成痰,蒙蔽清窍;脾胃虚弱,气虚血瘀,闭阻清窍,致使神机失用,发为痴呆。肺主宣降,推动气的布散和运行,为气运行的主要动力,肺气虚,推动乏力,血行迟滞而成瘀;肺通调水道,为水之上源。肺的宣发、肃降和通调水道作用将津液布散到全身,人至老年,五脏俱衰,肺虚宣肃失常,水湿内停成饮、聚而成痰。而瘀血、痰浊为 AD 的主要病理因素,因此,魏录翠等认为,肺脏虚损及功能失调在 AD 发生发展过程中起着重要的作用。袁德培指出脾肾亏虚日久,脑髓失养,同时酿生痰浊血瘀,痰瘀互结,脑络痹阻,变生呆证。

四、AD 的治疗

1.古代医家对 AD 的治疗　万隅《医林绳墨》指出:"有问事不知首尾,作事忽略而不记者,此因痰迷心窍也,宜当清痰理气,而问对可答,用之牛黄清心丸……若痴若愚,健忘而不知事体者,宜以开导其痰,用之芩连二陈汤"。明代杨继洲《针灸大成》从心经论治,取穴以列缺,少海、神门、心俞、督俞,复刺后穴:中脘、三里。清代程国彭《医学心悟》言:"健忘之症,

大概由于心肾不交,法当补之,归脾汤、十补丸主之"。清代林佩琴《类证治裁》中精血亏损者益培肝肾,六味丸加远志、五味子,忧思过度者益养心脾,归脾汤主之,精神短乏者兼补气血,人参养营汤加远志丸;或上盛下虚,养心汤;或上虚下盛,龙眼汤;或心火不降,肾水不升,神明不定,朱雀丸;或素有痰饮,茯苓汤;或痰迷心窍,导痰汤、寿星丸;或劳心诵读,精神恍惚,安神定志丸、孔圣枕中丹;或年老神衰,加减故固本丸;若血瘀于内而喜忘如狂,代抵挡丸。

2.现代医家对 AD 的治疗

(1)经方、专方治疗:赵拥军用补肾健脾、涤痰活血法治疗 AD,观察组 30 例予中药汤剂(益智仁 15g,制首乌 20g,石菖蒲 15g,黄芪 15g,川芎 10g,丹参 10g,淫羊藿 10g,葛根 10g),对照组 30 例予茴拉西坦。结果发现总有效率为 90%。寅熙章自拟天七蛭散(天麻、三七、水蛭)治疗 180 例,观察 90 天。结果痊愈 10 例,好转 160 例,总有效率 94.4%。徐光华采用补肝肾活血通窍汤(何首乌、女贞子、墨旱莲各 15g,桑叶、桑葚、杜仲、菟丝子、怀牛膝、金樱子、黑芝麻各 10g,豨莶草、忍冬藤、生地黄各 15g),对照组服用吡拉西坦,两组均治疗 3 个月为 1 个疗程。结果治疗组疗效明显优于对照组($P<0.05$)。王康锋等对 60 例 AD 患者进行随机分组,分为治疗组和对照组,各 30 例,治疗组予抵当汤加减方(桃仁 12g,大黄 9g,水蛭 6g,虻虫 6g,党参 12g,黄芪 24g,茯苓 18g,当归 12g,炙甘草 6g),对照组予口服多奈哌齐,结果治疗组总有效率 80.0%,对照组总有效率 70.0%。

(2)针灸治疗:胡起超等采用"益气调血、扶本培元"针法针刺膻中、中脘、气海、血海、足三里、外关,对 80 名老年性痴呆患者随机分组,针刺组 40 例,对照组 40 例,对照组不予治疗,采用简易智能精神状态量表(MMSE),以及日常生活能力量表(ADL)评价疗效,结果发现针刺组(ADL)总有效率 77.5%。MMSE 总有效率达 85%。李佰纲采取针药结合治疗老年性痴呆 207 例,取穴为人中、双侧内关、双侧三阴交,总有效率达 83.09%。姬锋养等针刺百会、内关穴治疗 AD47 例,对照组给予口服都可喜。分别于治疗前后按 HDS-R 评分进行 4 级智力评判,治疗组总有效率 89.3%,对照组总有效率 63.6%。

五、康复与预防

AD 是慢性脑器质性综合征,除少数病例外,痴呆是不可逆的。对本病治疗需要从心理、社会、家庭、药物等方面进行综合治疗。张景岳强调七情过度也可导致痴呆,指出:"凡平素无痰,而或以郁结,或以不遂,或以思虑,或以疑惑,或以惊恐,而渐至痴呆……此其气在肝胆二经,气有不清而然"。清代叶天士《临证指南医案》指出"神呆,得之郁怒"。为此,我们应针对康复对象的不同心理特征,通过鼓励、解释、安慰、暗示等方法,予以说服开导,必要时采用中医情志制约法或精神转移法。通过调摄情志,使气机运行畅通,气行则血行,瘀血渐散,气行则津液输布正常,痰浊化消,使情志不遂、记忆力下降、智能衰退等症状得以改善。

六、小结

老年性痴呆的病因病机较为复杂,目前现代医学用于老年性痴呆治疗的药物和方法十分有限且疗效不理想,中医学对老年性痴呆的认识和治疗历史悠久,积累了丰富的临床经验。近十余年来,我国学者探索运用中医方法治疗 AD,既有经方的运用,又有经验方的研究,还有针灸及心理疗法的报道,取得了较好的临床疗效。中医药治疗本病具有多靶点、多作用途径、整体调理的优点,且不良反应少,为中西医结合研究 AD 带来了空前的机遇和挑战。

(张占先)

第十四章 老年抑郁症论治经验

老年期抑郁症是指发病于 60 岁以后,因持久心境障碍所致的异常情绪状态和精神障碍,是一种功能性精神疾病。其主要临床特征为情绪低落、孤独感、自卑感、焦虑、认知功能障碍、妄想观念、思维、行为迟滞和繁多的躯体不适症状等。本病病程较长,具有缓解和复发倾向,部分病例预后不佳,可发展为难治性抑郁症,在老年精神障碍性疾病中有较高的发病率。

本病多属于"郁证""脏躁""梅核气"范畴。《黄帝内经》中并无"郁证"的病名,但有关于五气致郁的论述,如《素问·六元正纪大论》说:"郁之甚者,治之奈何","木郁达之,火郁发之,土郁夺之,金郁泄之,水郁折之。"并且有较多关于情志致郁的论述,如《素问·举痛论》说:"思则心有所存,神有所归,正气留而不行,故气结矣。"《灵枢·本神》说:"愁忧者,气闭塞而不行。"汉代张仲景《金匮要略·妇人杂病脉证并治》记载了属于郁证的脏躁及梅核气两种病证,并观察到这两种病证多发于女性,所提出的治疗方药甘麦大枣汤、半夏厚朴汤仍沿用至今。隋代《诸病源候论·气病诸候·结气候》说:"结气病者,忧思之所生也。心有所存,神有所止,气留而不行,故结于内。"指出忧思会导致气机郁结。金元时代,开始比较明确地把郁证作为一个独立的病证加以论述。如元代《丹溪心法·六郁》已经将郁证列为一个专篇,提出了气、血、火、食、湿、痰六郁之说,创立了六郁汤、越鞠丸等相应的治疗方剂。明代《医学正传》首先采用郁证这一病证名称。自明代以后,已经逐渐把情志之郁作为郁证的主要内容,如《古今医统大全·郁证门》说:"郁为七情不舒,遂成郁结,既郁之久,变化多端。"赵献可又进一步突破前人之见,把郁的概念推而广之,指出:"凡病之起,多由于郁。郁者,抑而不通之义。"明代张景岳从广义概念出发,提出了"因病而郁"和"因郁而病",以及"郁由于心"等观点;并将情志之郁称为"因郁而病",着整论述了怒郁、思郁、忧郁三种郁证的证治。叶天士在《临证指南医案·郁》中指出"七情之郁居多",病变涉及心、脾、肝、胆,治则涉及疏肝理气、苦辛通降、平肝息风、清心泻火、健脾和胃、活血通络、化痰涤饮、益气养阴等法,用药清新灵活,颇多启发,并且充分注意到精神治疗对郁证具有重要的意义,认为"郁证全在病者能移情易性。"清代诸医,更多从临床实际出发,强调七情致郁,辨证分新久、虚实,在治疗上也渐趋成熟。王清任对郁证中血行郁滞的病机做了必要的强调,对于活血化瘀法在治疗郁证中的应用做出了贡献。至此,有关郁证的论述已渐趋完善。

第一节 疾病概述

一、病因病机

(一)病因与发病机制

1.易感因素 抑郁症是由大脑 5-羟色胺、去甲肾上腺素、多巴胺系统功能不足导致精神功能全面低下和抑制的精神疾病。老年人病因复杂,其发生可能与机体老化有关,其发病机制是生物、心理、社会因素综合作用的结果。

（1）中枢神经系统生化的改变：随着增龄，单胺氧化酶 B 型活性增加，导致多巴胺降解增加，加上多巴胺 D_1 和 D_2 受体减少，导致多巴胺能传导降低，引起抑郁焦虑增加。老年人胆碱能功能减退，肾上腺素能系统退化，导致认知功能受损而发病。

（2）营养代谢因素：伴糖尿病者的抑郁症患病率是不伴糖尿病者的 2 倍，这可能是糖尿病阻滞了糖代谢，影响脑能量代谢，导致三磷酸腺苷缺乏，环磷酸腺苷形成不足，导致抑郁。维生素 B_{12} 为产生单胺递质所必需，缺可使单胺递质产生下降而发病。低胆固醇可使脑内血清素再摄取速度加快而引起抑制，加之老年人的生物胺神经随年龄增加而下降，故而对脑内血清素再摄取速度特别敏感，极易受其影响而产生抑郁症状。

（3）躯体疾病：伴有躯体疾病的老年抑郁症者更为难治。心力衰竭和脑血管病患者的抑郁症患病率均明显增高。

（4）机体老化因素：首先，机体老化易患多种躯体疾病，增加患者的厌世绝望感。其次，随年龄的增加，大脑退行性改变，对抵御精神挫折的能力下降，增加病情的严重程度，降低对治疗的敏感性。再次，随着增龄而发生的睡眠周期紊乱，抑郁症的临床表现，特别是睡眠障碍和昼夜性的心境变化，提示与昼夜节律同步障碍有关，昼夜节律障碍有可能成为老年抑郁症的病因。

（5）大脑结构改变：大脑组织老化，脑室扩大、脑容积缩小、白质疏松等改变，尤其是前额、颞极、顶前等部位的皮质萎缩。也有报道全脑血流量减少、代谢率降低、神经元胞体体积变小、眶额皮层神经胶质密度降低等多种脑部异常，以及认知障碍，并伴有大脑基底核和前额区损伤。这些改变使患者精神活动迟缓，无自知力，以及决断功能受损，可诱发抑郁症发生。

（6）遗传因素：老年抑郁症 30%～40% 有家族史，血缘关系越近患病率越高。研究发现情感疾病家族史与抑郁的难治性相关，提示情感疾病家族史是难治性抑郁的易患因素之一。高度神经质是先天性易感素质，并且易于形成环境的易感性，不仅增强了应激性生活事件对促发抑郁的作用，而且即使在缺乏应激性生活事件的情况下，它们也增加了老年人抑郁发作的危险性。

（7）社会心理因素：生活事件的发生，如老伴亡故、子女分居、地位改变、疾病缠身、家庭矛盾、经济困窘和纠纷都会加重老人的孤独、寂寞无用、无助之感，成为心境沮丧抑郁的根源。危及生命的生活事件 6 个月内患抑郁症增加 6 倍。女性由于社会地位低、社会阶层低、应激能力差，患病的比例约是男性的两倍。

2.发病特点　老年抑郁症常发生于明显的应激生活事件之后，且与患者罹患的躯体疾病、认知损害、痴呆及严重的焦虑障碍有关。约 1/3 老人以躯体不适和疑病为抑郁的首发症状，抑郁症状往往被躯体症状所掩盖，情绪障碍易被忽视，故临床症状隐匿、不典型，直到发现老人有自杀企图时方引起注意而至精神专科就诊。

各种各样的生活应激事件后发病的老年抑郁症最为多见，50% 以上重性抑郁症或亚综合征性抑郁患者在 3 个月内至少有 1 次应激生活事件。发病前常有老伴亡故、子女分居、地位改变、经济困窘、家庭矛盾、经济纠纷、身患重病等诱发因素。

老年抑郁症可以单独发生，也可以继发于各种躯体疾病。20% 的中风或心脏病患者，会陷入抑郁状态。一些患者可在刺激下诱导起病，部分患者发病也可无明显病因。

(二)病因病机

1.病因　本病的病因归纳为先天禀赋不足,脏腑功能失调。发病可因情志、外邪、饮食等因素所致。

(1)七情所伤:七情所伤而致气机郁滞,导致气、血、痰、瘀壅塞于内,脉络不和,逐渐引起阴阳失调,脏腑失职而发。《黄帝内经》将情志因素看作是导致人体患病的重要原因,如怒伤肝、喜伤心、思伤脾、忧伤肺、恐伤肾等大量有关情志致病的记载。《素问·六元正纪大论篇》云:"郁极乃发,待时而作。"并且提出了五运之气太过或不及可导致木郁、火郁、土郁、金郁、水郁的"五郁"概念。抑郁症之初以气郁为主,继发火郁、痰结、寒凝、食滞等,经久不愈则由实转虚,耗损脏腑气血阴阳,形成心、脾、肝、肾亏损的不同病变。元代朱丹溪综合六淫、七情等内外病因,首次提出了"六郁"学说,将郁证分为气郁、血郁、痰郁、火郁、湿郁、食郁。《丹溪心法·六郁》曰:"气血冲和,万病不生。一有怫郁,诸病生焉。故人生诸病,多生于郁。"

(2)饮食不节:嗜食肥甘辛辣,纵情饮酒;或劳欲过度,精气内耗。

(3)禀赋不足:体质偏盛或偏虚等多种因素及其相互作用所致气机郁滞。当其发病之后,由于素体及原始病因不同,疾病不同阶段演变发展各异,可表现为虚实夹杂的不同证候,为此,治疗当审症求因,辨证施治。

2.病机

(1)病理变化:主要为虚实两方面,虚为气、血、阴、阳亏损,导致心血亏虚,血不濡心,肾精亏虚,精亏髓枯,脑失所养。《景岳全书》曰:"血虚则无以养心,心虚则神不守舍,故或为惊惕,或为恐畏,或若有所系恋,或无因而偏多妄思,以致终夜不寐,以及忽寐忽醒,而为神魂不安等证。"实则多为肝郁气滞,瘀血阻络,以致心脉不畅,心失所养,脑神失聪,痰饮上泛,痰蒙心窍。总之,本病虚实之间常互相夹杂,互为因果,相兼为患。抑郁症发病早期多为实证,病理变化表现为气机郁滞、肝郁化火、痰瘀内阻等,明代徐春圃《古今医统大全·郁证门》云:"郁为七情不舒,遂成郁结,既郁之久,变病多端。"中期多为虚证,病理变化表现为肝郁脾虚、心脾两虚、脾肾阳虚、气血亏虚、血不濡心、精血不足、髓海空虚、脑府失养。《千金翼方·养老大例》曰:"阳气日衰,损与日至,心力渐退,忘前失后,兴居怠惰,计授皆不称心,视听不稳,多退少进,日月不等,万事零落,心无神赖,健忘嗔怒,性情变异。"后期多为虚实夹杂,因虚致实,因实致虚,虚实交错,互为因果,相兼为犯。明代王肯堂《医统正脉全书·活人书·卷九·内伤》指出:"情志之病,本无形之气郁结而起,久则阴虚内热,或痰气不清,而凝滞不通,随其气血之偏枯而成症。"脏气虚衰,血气运行不畅,则气机易生郁滞,气滞又进一步影响血运而产生血瘀、痰凝等内生实邪。同时,脏气虚衰,抗邪无力,易感外邪,邪留不去,导致外邪稽留,从而出现虚实夹杂之证。此时,气血阴阳亏虚,脏腑功能衰竭,痰瘀交阻,病理变化主要危及心、脑,是抑郁症最严重的时期。

(2)病理因素:为气郁、食滞、血瘀、痰饮,四者既是致病因素,也是病理产物,互为因果,相夹为犯。气郁、食滞、血瘀、痰饮致病,耗伤气血阴阳,病发脏腑机体亏损。气血阴阳亏虚,脏腑功能失调,导致血虚气滞,气滞血瘀,脾虚失健,食滞不化,运化失职,痰饮内停,脾肾阳虚,温煦无力,气化无能,聚湿生痰,痰阻气机,肝郁不展。内外因素互化因果,兼夹为犯,唯在不同个体及发病的不同阶段,又有主次之分,先后之别,当明察秋毫,辨证施治。

(3)病理转归:久病气血阴阳亏损,脏腑功能衰竭,体虚邪恋,气郁、血瘀、食滞、痰饮相夹为犯,危及心、脑是抑郁症最严重的病理转归。

二、临床表现

抑郁症的基本症状表现为持久的情绪低落、思维迟缓、意志减退、精神运动抑制等典型症状。到了老年期,由于生理和心理有了不同程度的改变,在临床上表现出某些特殊性。在心境抑郁的基本症状背景下,出现以某些突出症状为特征的若干类型。

1.内因性抑郁 是晚年性情感障碍。这种单相抑郁可能有家族史,突出的表现为情绪低落、确实生活激情、对各种事物没有兴趣、精神不愉快、无精打采、郁郁寡欢,对过去的爱好也已消失,成天愁眉不展。自我评价过低、自责自罪、消极悲观、严重时绝望自杀,同时行动迟缓,言语很少。通常伴有不同程度的躯体症状:疲乏无力、食欲不佳、睡眠障碍、内感不适、体重减轻及性欲减退等。病情呈晨重夕轻的节律改变,病程呈发作性。

2.激越性抑郁 最多见于老年期抑郁症,有人报道40岁以下抑郁症患者中激越性抑郁症为5%,而60岁以上为49%。其主要特点为在情绪抑郁的同时,带有明显的焦虑烦躁、激惹性增高、易激动,表现为紧张恐惧、坐立不安、无法自控、无端担心自身和家人的安危,似乎不幸即将来临,惶惶不可终日。常伴有某些猜疑和自责,懊恼自己的过去,追悔莫及,捶胸顿足、撕衣撞墙、自伤自残以了却残生。

3.疑病性抑郁 多数老年期抑郁患者具有疑病症状,约1/3的老年组患者以疑病为抑郁症的首发症状。常常因自主神经症状和内感不适,而对某些躯体疾病加以无根据的臆想、夸大,如消化系统的症状明显,便认为已患上胃癌;经常头痛,有时加剧,便怀疑头部长了肿瘤等;患者因此到处求医,一时效果不明显,便断然认为无效,已成为不治之症,因而更加焦虑不安,悲观失望,甚至会采取自杀来逃避病魔的折磨。

4.迟滞性抑郁 主要特点是在情绪低落的同时,存在精神运动性抑制,表现为行为迟缓、动作减少,生活懒散,工作、交际、家务都不愿参加,思维贫乏,很少言语,多问少答或缄默不语,意志减退,处于无欲状态。表情呆板迟钝,严重时思维、情感、行为都处于僵滞状态,不语、不食、不动,呈木僵状态,称为木僵性抑郁。

5.隐匿性抑郁 这类老年期抑郁症并非以明显的抑郁症状为主要表现和主诉,而是被突出的躯体症状所掩盖,所以往往首先在内科就诊,直到出现自杀行为才去精神科。躯体症状一般在抑郁症常有的内感性不适和疑病倾向的影响下出现并强化。常见的是便秘、腹胀等消化系统症状,疼痛综合征,各种心血管症状,自主神经症状,还有失眠、乏力等,并伴有相应的焦虑情绪。凡是老年患者主诉多种躯体症状,检查又无相应的阳性发现,应进行详细的精神检查,有无情绪的晨重夕轻的节律改变等均有利于明确诊断。

6.妄想性抑郁 以妄想为突出症状的抑郁症相对较少,然而发病年龄越晚,出现妄想的概率越高,所以多见于老年期抑郁症。妄想的内容常由疑病观念发展为疑病妄想和虚无妄想,与抑郁情绪互为影响的有罪妄想和贫穷妄想,比较多见的还有被害妄想和关系妄想,有时还伴有幻觉,多为幻听。

7.反应性抑郁 由于老年的生理心理特点,中枢神经系统调节内外环境平衡的能力削弱,对各种生活时间容易构成相对强烈的精神刺激,从而成为该类老年期抑郁症发病的主要原因。临床表现很少有精神运动迟缓,多呈由于精神创伤得不到合理解决而表现出相应的思想和情绪,满腔积怨、自感世道暗淡而感叹无能为力,围绕着精神刺激内容喋喋不休、自怨自艾、表情忧戚、悲观绝望,病情随着精神创伤的消长而波动,甚至缓解。

8.抑郁症假性痴呆　开始表现为老年期抑郁症常有的情绪低落、精神运动抑制、精力缺乏、思维困难、注意障碍、动作迟缓、表情呆滞,进而突出表现为可逆性认知功能缺损,出现记忆障碍、理解判断困难等智能障碍,定向不清、行为迟钝呈痴呆状态,称为假性痴呆性抑郁,但不是真正的脑器质性不可逆痴呆。

三、辅助检查

1.体格检查　精神检查,医生会重点关注患者的精神、情绪相关状况,以判断患者的情绪、思维能力、记忆力、感知觉、行为等方面有无异常。

2.实验室检查　可以完善甲状腺功能及血叶酸、维生素 B_{12} 等辅助诊断和鉴别。抑郁患者常伴有甲状腺功能异常,如总三碘甲状腺原氨酸异常、总甲状腺激素异常、促甲状腺激素异常及甲状腺自身抗体异常等。

3.影像学检查　脑影像学检查有助于鉴别和排除是否存在继发性抑郁障碍和其他脑器质性疾病。

4.心理测验

(1)常用的老年抑郁筛查工具:Hamilton 抑郁症量表、Zung 抑郁自评量表、老年抑郁量表(GDS)、Montgomery-Asberg 抑郁症量表、总体健康状况量表(GHQ)、综合医院焦虑抑郁量表(HADS)、Beck 抑郁问卷(BDI)、流行病学研究中心抑郁量表(CES-D),这些工具筛查重症抑郁的敏感性和特异性分别是 67~99 和 40。

(2)简明抑郁程度评价卡:是一种新型的老年抑郁症住院患者的简明筛选工具。由于它是通过对一套卡片的管理来实现老年抑郁症测量,所以它对于耳聋老年患者的诊断非常有效,且该项诊断可通过严密的保护措施为患者保守秘密。该量表效度很好。对精神疾病的消极预测指标为 86%。在急性内科疾病的诊断敏感性为 71%,诊断特异性为 88%。

(3)Montgomery-Asberg 抑郁量表:Montgomery-Asberg 抑郁量表(Montgomery-Asberg Depression Rating Scale,MRS),由贝克和 Rafaelson 编制,用于测量治疗中的抑郁症状变化。由于该量表不强调躯体症状,因此比较适合躯体疾病症状明显的老年抑郁症患者。MRS 内容有 10 项:自述抑郁、观察到的抑郁、内心紧张、睡眠减少、食欲减退、注意力集中困难、乏力、无感受能力、消极悲观、自杀意念。MRS 是《精神症状全面量表》的抑郁分量表,项目的选择基于症状出现频度、疗效、与疗效的相关性,以及评定员之间的一致性,其品质比较好。在许多研究中,均证明它在评定疗效时比其他量表更好。该量表与目前临床常用的汉密顿抑郁量表相比,具有较大的优越性。由于汉密顿抑郁量表包括了过多的躯体症状项目,因此有些药物如抗焦虑药只是改变了躯体症状,也可能被认为具有抗抑郁作用,在老年患者中更容易出现这种误差,而 MRS 则避免了这些方面的问题,同时还可以对躁狂症进行评定。除以上介绍的抑郁量表外,症状自评量表(SCL-90)、简明精神状态量表、生活事件量表等许多心理健康量表或个性量表中,都可测试到抑郁因子,可以根据具体情况配合使用。

5.脑电图检查　有助于鉴别和排除是否存在继发性抑郁障碍和其他脑器质性疾病。

四、诊断与鉴别诊断

(一)诊断要点

目前国际国内尚无老年抑郁症的诊断标准,一般根据《ICD-10》中成年人的诊断标准结合老年人的临床特点进行诊断。

1.60 岁以后初次发病或过去患过抑郁症到老年期再次发作者,除外脑器质性病变及躯体疾病伴发的情感性症状。

2.一般标准　抑郁发作至少持续 2 周;既往无轻躁狂或躁狂发作;不能归因于精神活性物质使用。

3.核心症状　每天的绝大部分时间或几乎每天都存在抑郁情绪;对日常感兴趣的活动丧失兴趣或愉快感;精力不足或过度疲劳。

4.附加症状　信心丧失或自卑;无理由的自责或过分和不恰当的罪恶感;反复消极想法或任何一种自杀行为;主诉思维或集中注意能力降低;精神运动活动改变(激越或迟滞);睡眠紊乱;食欲改变,伴有相应的体重变化。

核心症状 2 条加附加症状 2 条即可诊断抑郁症。

5.评定量表可作为辅助诊断工具,常用的有汉密顿抑郁量表、汉密顿焦虑量表、抑郁自评量表和焦虑自评量表等。

(二)鉴别诊断

1.老年期躯体疾病或药物治疗导致的抑郁综合征　脑器质性疾病、躯体疾病、某些药物和精神活性物质等均可引起继发性抑郁,在老年人尤其多见。其鉴别要点有:①继发性抑郁有明确的器质性疾病或有服用某种药物,或使用精神活性物质史,体格检查有阳性体征,有相应实验室及其他辅助检查的阳性证据;②继发性抑郁可出现意识障碍、遗忘综合征及智能障碍;③药源性抑郁在降低剂量或撤药后症状可减轻或消失;④器质性抑郁病程中抑郁症状的发生、变化与躯体疾病的病情变化相一致;⑤继发性抑郁既往无类似发作史,而后者可有类似发作史。

2.老年性痴呆　老年抑郁症患者有精神运动性抑制、思维困难、行动迟缓,可表现为假性痴呆,易与老年性痴呆混淆。但老年期抑郁患者的假性痴呆患者既往有心境障碍的病史,有明确的发病时间,详细精神检查可发现有抑郁情绪,症状呈晨重夜轻的节律性改变,定向力好,病前智能和人格完好,用抗抑郁药疗效好,可资鉴别。

3.晚发性精神分裂症　在病程中可出现抑郁症状。其鉴别要点有:①晚发性精神分裂症的原发症状是思维障碍和情感淡漠而非抑郁情感;②晚发性精神分裂症的症状特征是非协调性的思维、情感、意志行为障碍;③晚发性精神分裂症缓解期间,留有残存症状或人格缺损,老年期抑郁间歇期基本正常;④病前性格、家族遗传史和预后,特别是用抑郁药的治疗效果,这些均可有助于鉴别诊断。

五、治疗

(一)治疗思路

1.辨证要点　本病应详细询问病史,注意辨病之新久缓急、精神状态、体质、内心活动体验、舌脉及全身症状等,四诊合参,以辨病期、病位、六郁、虚实及证候演变。

(1)辨病位:因情绪变化而诱发者,病变在肝;多思善虑,忧愁抑郁,不思饮食,神疲乏力,病变在脾;心悸胆怯,夜不成寐,食不甘味,稍有紧张,心神不宁,病变在心;郁病初起为气滞,继之气病及血。

（2）辨病性：气郁表现为精神抑郁，情绪不宁，胸胁胀满疼痛，疼无定处，善长叹息；火郁表现为性情急躁易怒，胸闷胁痛，嘈杂吞酸，口干而苦，便秘；血瘀表现为胸胁胀痛，或呈刺痛，部位固定，面色晦暗，舌质瘀点、瘀斑或有紫暗；食郁表现为不思饮食，胃脘胀满，嗳气酸腐；湿郁表现为精神倦怠，身重懒言，脘腹胀满，口腻乏味，便溏腹泻；痰郁表现为精神萎靡，咽中如物阻塞，舌苔腻，脉滑。正虚与邪实互为因果，交互共存，故郁病无纯虚、纯实之证，而多为虚实相兼本虚标实证。

（3）辨演变：初期以肝气不调为主；中期脾胃受伤，气机郁滞而化痰、化湿、化火、化瘀；后期脾胃大伤，脾胃阴液亏乏或阳气虚损，肾中精气亏虚，多为虚实相兼。

2.治疗原则　郁病的基本治疗原则是理气开郁，调畅气机，怡情易性。老年人郁病一般病程较长，临证时宜随病机变化或兼夹不同辨证施治，用药不宜峻猛。实证首选理气开郁大法，但应注意理气而不耗气，活血而不破血，清热而不败胃，祛痰而不伤正；并根据是否兼有血瘀、痰结、湿滞、食积等而分别采用活血、降火、祛痰、化湿、消食等法。虚证则应根据亏虚的不同情况而补之，或养心安神，或补益心脾，或滋养肝肾；但应注意补而不滞。虚实夹杂者，当视虚实的偏重而两顾。精神治疗对郁病极为重要。解除病因，使患者正确认识和对待自己的疾病，增强治愈疾病的信心，可以促进郁病好转、痊愈。

（二）中医治疗

1.分证论治

（1）肝气郁结证

症状：精神抑郁，情绪低落，坐卧不安，意志消沉，善太息，胸部满闷，胁肋胀痛，痛无定处，脘闷嗳气，不思饮食，大便不调，健忘失眠。舌苔薄白或薄腻，脉弦。

证候分析：老年人长期情志所伤，心肝气郁，失于条达，故精神抑郁，情绪低落，坐卧不安，善太息；肝脉布于胁肋，肝气郁结，脉络不和，则胸闷，胁肋胀痛；肝气乘土，脾胃升降失调，则脘痞纳呆，嗳气，大便失常；肝失疏泄，脾失健运，心失所养，故健忘失眠；苔薄，脉弦为肝郁气滞之征。

治法：疏肝解郁，理气畅中。

代表方：柴胡疏肝散加减。

常用药：柴胡、香附、枳壳、陈皮疏肝解郁，理气畅中；郁金、青皮、苏梗、合欢皮调气解郁；川芎理气活血；芍药、甘草柔肝缓急。

加减：胁肋胀满，疼痛较甚者，加郁金、青皮、佛手疏肝理气；肝气犯胃，而见嗳气频作，脘闷不舒者，加旋覆花、代赭石、法半夏和胃降逆；兼有食滞腹胀者，加神曲、麦芽、山楂消食化滞；肝气乘脾而见腹胀、腹痛、腹泻者，加苍术、茯苓、白豆蔻健脾除湿；兼有血瘀而见胸胁刺痛或头痛者，加当归、丹参、郁金活血化瘀，或合血府逐瘀汤。

（2）气郁化火证

症状：性情急躁易怒，胸胁胀满，口苦而干，或心神不定，心烦不安，失眠多梦，汗多，或头痛，目赤，耳鸣，或嘈杂吞酸，大便秘结，小便黄赤。舌质红，苔黄，脉弦数。

证候分析：肝郁日久化火，疏泄失度，故性情急躁易怒，胸闷胁胀；气郁化火，上扰心神，则心神不定，心烦不安，失眠多梦；火性上炎，循肝脉上行，则头痛，目赤，汗多；肝经郁火犯胃，则呕恶吞酸，口苦；肝火灼津，则口干便结，小便黄赤；舌红苔黄，脉弦数为气郁化火之象。

治法:疏肝解郁,清肝泻火。

代表方:丹栀逍遥散加减。

常用药:柴胡、薄荷、郁金、制香附疏肝解郁;当归、白芍养血柔肝;白术、茯苓健脾祛湿;丹皮、栀子清肝泻火。

加减:热势甚,口苦、大便秘结者,加龙胆草、大黄泄热通腑;口苦、嘈杂吞酸、嗳气呕吐者,加左金丸清肝泻火,降逆止呕;头痛目赤、耳鸣汗多者,加菊花、刺蒺藜、夏枯草、龙胆草、黄芩清热平肝;肝阳上亢、眩晕肢颤者,加天麻、钩藤、石决明平肝潜阳;失眠多梦,加枣仁、夜交藤、合欢皮养心安神。

(3)痰气郁结证

症状:精神抑郁或烦躁易怒,胸部闷塞,胁肋胀满,咽中如有物阻塞,吞之不下,咯之不出,或表情淡漠,反应迟钝,寡言少语,头身困重。苔白腻,脉弦滑。

证候分析:老年人长期肝郁脾虚,聚湿生痰,或气滞津停,凝聚成痰,气滞痰郁交阻于胸膈咽部,则胸中窒闷,胁肋胀满,咽中如物梗阻,吞之不下,咯之不出;肝郁失疏,情志不畅,则精神抑郁;气郁痰凝化热,则烦躁易怒;痰气阻滞,心气不畅,心神失养,则表情淡漠,反应迟钝,寡言少语,头身困重;舌苔白腻,脉弦滑为肝郁挟痰之象。

治法:行气开郁,化痰散结。

代表方:半夏厚朴汤加减。

常用药:厚朴、紫苏理气宽胸,开郁畅中;半夏、茯苓、生姜化痰散结,和胃降逆;枳壳、桔梗、佛手等调畅气机。

加减:胸闷嗳气,头身困重,加香附、佛手片、苍术、藿香理气除湿;痰郁化热,见烦躁,舌红苔黄者,加竹茹、黄芩、黄连、贝母,或用黄连温胆汤加贝母、全瓜蒌、枳壳、郁金清化痰热;病久入络,胸胁刺痛,脉涩者,加郁金、丹参、姜黄、赤芍活血化瘀;病久伤阴者,加麦冬、玄参、沙参养阴生津。

(4)心神失养证

症状:精神恍惚,心神不宁,多疑易惊,悲忧善哭,喜怒无常,或时时欠伸,或手舞足蹈,骂詈喊叫等,或忽然失音,不能言语,或言语失常,无故悲伤,行动反常,或心烦不眠,坐卧不安,或身如虫行,或惧怕声光,寡言少语。舌质淡,脉弦。

证候分析:忧思郁虑,情志过极,肝郁日久,心气耗伤,营血不足,以致心神失养,故心神不宁,多疑易惊,悲忧善哭,或时时欠伸,或言语失常,无故悲伤,行动反常,心烦不眠,坐卧不安,惧怕声光,寡言少语;心神惑乱则喜怒无常,甚至精神恍惚,骂詈叫号或手舞足蹈;心肾阴虚,舌络失养,故忽然失音,不能言语;舌质淡,脉弦为心神失养,心气郁结之象。

治法:甘润缓急,养心安神。

代表方:甘麦大枣汤加减。

常用药:炙甘草甘润缓急;小麦补益心气;大枣益脾养血;郁金、合欢花解郁安神。

加减:心烦易怒,躁扰失眠者,加酸枣仁、柏子仁、茯神、制首乌等养心安神,或加珍珠母、生龙骨等重镇安神;心神不宁,失眠多梦,神疲纳呆者,合归脾汤健脾养心;喘促气逆者,合五磨饮子理气降逆。

(5)心脾两虚证

症状:多思善疑,多愁善感,情绪抑郁,头晕神疲,嗜卧,寡言少语,心悸气短,善恐易惊,胆小怕事,失眠健忘,食欲缺乏便溏,面色不华。舌质淡,苔薄白,脉细。

证候分析:长期忧愁思虑,损伤心脾,心神失养,则多思善疑,多愁善感,情绪抑郁,寡言少语,心悸,失眠健忘;心胆气虚,则善恐易惊;脾失健运,气血亏虚,则头晕神疲,气短嗜卧,面色不华;脾失健运,故食欲缺乏便溏;舌质淡,苔薄白,脉细均为心脾两虚之征。

治法:健脾养心,补益气血。

代表方:归脾汤加减。

常用药:党参、茯苓、白术、炙甘草、黄芪、当归、龙眼肉益气健脾生血;酸枣仁、远志养心安神;木香、神曲理气醒脾;合欢花、郁金开郁安神。

加减:心胸郁闷,情志不舒,叹息频频者,加郁金、佛手、香附、枳壳理气开郁;头痛者,加川芎、白蒺藜活血祛风止痛;多梦易惊,心神不宁,加夜交藤、珍珠母、生龙骨安神定志。

(6)心肾阴虚证

症状:情绪不宁,心悸健忘,失眠多梦,腰酸或痛,头晕耳鸣,五心烦热,盗汗,口咽干燥。舌红少津,脉细数。

证候分析:老年素体阴虚或郁久化火,损伤心肾之阴,心失所养,心神不宁,则情绪不宁,心悸健忘,失眠多梦;肾阴虚,腰膝清窍失养,则腰酸或痛,头晕耳鸣;虚火内扰,故虚烦不宁,潮热,盗汗,口咽干燥;舌红少津,脉细数为阴虚有热之象。

治法:滋养心肾。

代表方:天王补心丹合六味地黄丸加减。

常用药:地黄、怀山药、山茱萸、天冬、麦冬、玄参滋阴补肾;西洋参、茯苓、五味子、当归益气养血;柏子仁、酸枣仁、远志、丹参养心安神;丹皮凉血清热。

加减:心阴亏虚,心火偏旺,酌加黄连、莲子心清心泻火;心肾不交而见心烦失眠者,可合交泰丸交通心肾;肝肾阴虚,急躁易怒,失眠多梦,眩晕耳鸣,双目干涩,或头痛且胀,面红目赤,或肢体麻木,舌干红,脉弦细或数,用一贯煎合滋水清肝饮加减滋阴潜阳。

(7)脾肾阳虚证

症状:忧郁不畅,精神萎靡,情绪低沉,神疲乏力,食欲不振,腹痛腹泻,反应迟钝,嗜卧少动,心烦惊恐,心悸,夜寐早醒,面色㿠白,畏寒肢冷,性欲下降,小便不利。舌质胖淡,或有齿痕,苔白滑,脉沉细。

证候分析:脾肾两脏阳气虚衰,温煦、运化作用减弱则气血津液生化乏源,终致心失所养,肝失疏泄,则忧郁不畅,精神萎靡,情绪低沉,神疲乏力,食欲不振;阳气虚,阴寒内盛,则畏寒肢冷,小腹冷痛,面色㿠白;肾阳虚,则性欲下降,小便不利;舌淡胖,苔白滑,脉沉细为阳虚之征象。

治法:温阳通脉,解郁安神。

代表方:补中益气汤合四逆汤加减。

常用药:黄芪、人参、白术益气健脾;柴胡、升麻升阳举陷;当归养血和营;附子、干姜温肾壮阳;甘草和中缓急。

加减:腹中冷、小便清长者,加肉桂、小茴香引火归元;噩梦连连或夜卧不能安者,加生龙骨、牛牡蛎潜阳安神;口干、咽喉疼痛者,加木蝴蝶、黄柏、砂仁交通心肾。

2.中成药治疗

(1)解郁安神颗粒:每次5g,每天2次。疏肝解郁,安神定志。用于肝郁气滞引起的精神抑郁,情志不舒,心烦,焦虑,失眠,健忘。

(2)丹栀逍遥丸:每次 1~1.5 袋,每天 2 次。疏肝解郁,清热调经。用于肝郁化火所致的烦闷急躁易怒、颊赤口干、食欲不振等。

(3)归脾丸(浓缩):每次 8~10 丸,每天 3 次。益气健脾,养血安神。用于心脾两虚,多思善疑,气短心悸,失眠多梦,头昏头晕,肢倦乏力,食欲不振。

(4)香砂养胃丸(浓缩丸):每次 8 丸,每天 3 次。温中和胃,理气散满,燥湿运脾。用于寒湿阻滞,中气不运,脘腹胀满,不思饮食,情绪忧郁等。

(5)逍遥丸:每次 6~9g,每天 2 次。疏肝解郁,健脾养血。用于肝郁气滞之两胁作痛、头痛目眩、情绪不宁、口燥咽干、神疲食少等症。

(6)解郁丸:每次 2g,每天 2 次。疏肝解郁,养血安神。肝郁气滞、心神不安所致的胸胁胀满、郁闷不舒、心烦心悸、易怒、失眠多梦。

(7)知柏地黄丸:每天 2 次,每次 1 丸。滋阴降火。用于阴虚火旺所致的焦躁不安,夜卧不宁,心烦失眠,多梦,头晕耳鸣等。

(8)刺五加注射液:静脉滴注,每次 300~500mg,每天 1~2 次;20mL 规格的注射液可每次按 7mg/kg 体重,加入生理盐水或 5%~10%葡萄糖注射液中。平补肝肾,益精壮骨。用于肝肾不足证而见忧思多虑,情绪低落,郁郁寡欢,懒言少动,腰酸乏力等。

3.外治法

(1)毫针

取穴:主穴鸠尾、大陵、足三里、百会、四神聪、安眠。紧张、焦虑不安、心悸、惶惶不安者,加刺大陵,加刺间使、内关、神门、照海;痰多、口黏者加刺阳陵泉、丰隆;咽堵、胸闷有缩窄感者加刺合谷。

方法:鸠尾穴向上斜刺,深 1~2 寸,强刺激,行针 2~3 分钟,不留针;其他穴位留针 30 分钟,平补平泻。在针刺时诱导患者调匀呼吸,令其正向性思维,解除担心的焦点,起到暗示疗法的作用。每天治疗 1 次,10 次为 1 个疗程,每疗程间隔 3 天。

(2)电针

取穴:督脉的神庭、百会、大椎、身柱,任脉的膻中、巨阙,阳维与足少阳胆经交会穴风池,八脉交会穴内关。肝郁脾虚型配足三里、三阴交、太冲;肝血瘀滞型配合谷、大冲、血海;心脾两虚型配神门、大陵、三阴交、足三里;脾肾阳虚型配太溪、太白、三阴交、关元。

方法:神庭、百会沿皮刺,风池刺双侧,此 4 穴得气后接 G6805 电针仪,频率 80~100 次/分,刺激量以患者能耐受为度。其余各穴用平补平泻手法。

(3)头针

取穴:选取头部的额中线、顶中线、额旁 1~3 线颞前线及颞后线。

方法:用 1.5 寸毫针沿皮刺 0.5~0.8 寸,针用平补平泻法。每隔 5 分钟捻转 1 次,每次捻转 200 转/分。留针 30 分钟,每天 1 次,1 个月为 1 个疗程。

4.心理治疗　中医学蕴含着丰富的心理治疗学思想,在运用上述治疗的同时配合中医心理治疗能收到更好的治疗效果。下面是常用的几种中医心理疗法。

(1)运动疗法:露天运动是最有效的情绪自我调节方法之一,如跑步、骑自行车、轻松愉快的散步、游泳等。这些运动能加速心跳,加快血液循环,改善人体氧气的呼吸。建议抑郁症患者 1 周内运动 3~5 次,1 次至少 20 分钟。

（2）色彩：纽约色彩心理疗法专家斯克斯巴说过，颜色能滋养人脑。他认为合适的颜色能减少烦恼和生气。为减轻沮丧的心境，应避免穿着会使情绪更消沉的颜色的衣服，避免待在会使情绪更消沉的颜色的环境里，如黑色或深蓝色；为缓和焦虑和紧张，应选择中性色，中性色具有抚慰和镇定的作用，淡蓝色可安定患者的情绪，故医院一般采用淡蓝色装饰。

（3）听音乐：合适悦耳的音乐能缓解紧张、减轻烦躁和放松心情。通过音乐调节情绪，医学上叫作音乐疗法。首先，听能够引起你共鸣（即和你的情绪一致）的音乐。然后，换上你想达到的情绪的音乐（如轻松、愉快、活泼、明快的音乐）。

（4）光亮：有些人因缺乏光亮在冬季易患抑郁症，是因为季节性失调而引起，置身于光明之中，有助于缓解症状。建议家庭标准用灯的光亮度，调整为晴天树荫底下的十分之一，冬季觉得阴郁时，每天在明亮的人工光下多待2~3小时，有助于提高情绪，缓解抑郁症。

（5）梦：睡眠尤其睡眠中的梦境有助于暂时抛却坏情绪，也是传统的精神疗法。许多研究者认为，梦境无论是记得的还是不记得的，都能帮助我们把紧张的情绪同化掉，起着重要的情绪限制作用。芝加哥某医药中心失眠研究和咨询服务部的主任、精神病专家卡特瑞特说："睡眠时，梦境好像接管了白天解决不了的问题，而且能富有成效地工作。如果问题不是很严重，我们也许一个晚上就解决了。这样，第二天我们就会在一种良好的情绪中醒来。"

（6）往好的方面想：人们往往喜欢往坏的或不好的方面想问题，这容易使人沮丧。改变往坏的方面想问题的思维方式，是很重要的，避免人为地把自己推进意气消沉的泥坑里。心理学家爱迪尔森指出："在许多情况下，坏情绪是由简单的不切实际的思维方式而引起。"伊利诺斯北方大学对一些觉得焦虑或意气消沉的大学生经过研究分析发现，那些试图从困境中寻找乐趣的人，比那些暗暗哭泣的人，在一个时期内感觉要好。心理学家罗伯特说："哭泣，看起来不但于事无助，而且事与愿违。"纽约某精神疗法研究所的思蒂布格说："往好的方面想，你很可能忘记不快。努力使他人感到愉快，不但可以使别人舒心，也许还可以把自己从压抑的情绪中摆脱出来。"

（7）建立良好的治疗性医患关系：交谈时，耐心倾听患者主诉，并表示极大同情，取得患者的信任，使之把医生看作知己，愿意主动讲出患病因素甚至隐私，方便医生有的放矢地劝解疏导。

（8）协助患者解决问题：建议并协助患者解决实际问题，去除患者困惑的因素，往往可以较快地消除患者心理负担和焦虑情绪。

5.食疗　科学家认为，情绪和食谱有密切的关系。芝加哥医药学校心理学家斯普林说："糖类是一种可起镇静作用的食物。"麻省理工学院科学家沃特曼解释道："在我们的大脑中，有一种使人安宁和镇静的细胞，糖类可刺激该细胞的载体生长。"高蛋白食物能保持人的精神和活跃，高蛋白食物有水生贝壳类动物、鱼、鸡、牛肉、瘦肉等。咖啡因的大量摄取，会加剧意气消沉、烦躁、焦虑。故而，抑郁症患者尽量避免大量摄取咖啡。

（1）猕猴桃：猕猴桃中富含维生素C，有"维C之王"的美誉。科学研究表明，成人抑郁症跟一种大脑神经递质缺乏有关。猕猴桃中含有可稳定情绪、平静心情的血清素。另外，它含有天然肌醇，能激活脑部活力，常吃对抑郁症患者有益。

（2）香蕉：医学研究认为，香蕉营养丰富，常食能给人一种快乐的感觉，被人誉为"快乐水果"。香蕉含有一种特殊的氨基酸，具有减轻心理压力、解除抑郁的作用。睡前吃香蕉，可起到镇静的功效。

（3）羊心汤：羊心 300g，玉竹及黄精各 15g。羊心性味甘温，具解郁补心之效；玉竹养阴润燥，生津解渴；黄精能补中益气，养阴润肺；诸物相配，共奏解郁、宁心、安神之效，适用于抑郁、惊悸等症。

（4）薄荷莲子羹：薄荷 25g，莲子 100g，粳米 200g，煮成羹。功擅补肾健脾，养心安神。

（5）龙眼肉粥：龙眼 30g，粳米 100g，大枣 100g。龙眼能健脾补血，它含有葡萄糖、蔗糖、维生素 A、维生素 B、蛋白质、脂肪及鞣质，与红枣配合，适用于心血不足的心悸、失眠、健忘、贫血、体质虚弱等的辅助治疗。

（6）核桃奶酪饮：核桃、鲜牛奶、麻油、芝麻、冰糖、蜂蜜各 120g，大茴香、小茴香各 12g，先将核桃去壳后与大茴香、小茴香、芝麻研成细末，再加入冰糖、蜂蜜、麻油、牛奶置小火上炖 2 小时左右。每次服 6g，每天 3 次。

（三）西医治疗

1.药物治疗

（1）抗抑郁药物的选择

1）三环类抗抑郁药：常用的有丙米嗪、阿米替林、多塞平、氯米帕明、去甲替林等。对老年抑郁症尤其是重度患者疗效显著，但老年人对三环类抗抑郁药的治疗反应和毒性反应都较敏感，临床上较少使用。此类药可出现心脏毒性反应，直立性低血压和抗胆碱能不良反应，故必须在治疗前认真做好全面体检和常规检查，特别是做好心电、血压监测；在治疗过程中，应从小剂量开始，严密注意各种不良反应，必要时做血浆药物浓度监测。

2）四环类抗抑郁药：主要有马普替林与米安色林。由于该药比三环类抗抑郁药的心血管不良反应和抗胆碱能的不良反应较轻，更适合老年期抑郁症患者。但马普替林有导致癫痫发作的危险性，米安色林有致粒细胞减少的不良反应，故应引起注意并做相应监测，检查脑电图和血液常规。

3）单胺氧化酶抑制药（MAOI）：代表药物为马氯贝胺，因不良反应和药物相互作用现已较少用于临床。MAOI 最常见的不良反应为直立性低血压，易引起老年人跌倒。同时，由于老年人肝、肾功能下降，药物代谢缓慢，加之老年人可能伴有多种躯体疾病而服用数种药物，MAOI 与某些食物和老年人常服药物之间存在着可能危及生命的药效学相互作用，可出现高血压危象，甚至脑卒中致死。因此，老年抑郁患者不建议或尽可能不应用 MAOI。

4）选择性 5-HT 再摄取抑制药：是目前治疗老年抑郁症优先选择的药物，因抗抑郁疗效肯定，不良反应少而成为治疗老年抑郁症的一线用药。常用的有氟西汀、帕罗西汀、舍曲林、氟伏沙明、西酞普兰等。其中，以氟西汀为代表，该类药物抗胆碱能作用弱，对心血管作用微弱，无直立性低血压等反应，服药简便。其主要有消化系统不良反应及轻度中枢神经系统不良反应。

5）其他新型抗抑郁药：选择性去甲肾上腺素与 5-HT 再摄取抑制，代表药为文拉法辛和度洛西汀，起效快，对重症或难治性抑郁症有明显疗效，耐受性好，不良反应有胃肠道反应和性功能减退等，少数患者可轻度升高血压；去甲肾上腺素能和特异性 5-羟色胺能抗抑郁药米氮平起效迅速，耐受性好，抗抑郁疗效肯定，兼有抗焦虑和改善睡眠作用，不良反应有困倦和体重增加等；去甲肾上腺素再摄取抑制剂瑞波西汀和 5-HT 拮抗剂及再摄取抑制剂曲唑酮对老年抑郁症患者均有较好的抗抑郁治疗效果。

（2）老年抑郁症的用药注意事项

1）影响老年人用药的因素很多，不同个体在老化过程中其生理、心理的变化程度不一样，都具有特定的选择性。因此，合理用药、个体化用药是必须遵循的用药原则。

2）由于老年人肾脏排泄功能减退，抗抑郁药一般半衰期延长，药物排泄慢，所以老年人的标准日剂量应为低量，一般为年轻人的一半或更低，以避免药物浓度过量。

3）老年人对药物不良反应耐受力低，特别是对抗抑郁药抗胆碱能的不良反应和心血管反应等，故应尽量选择不良反应小的抗抑郁药。

4）老年期抑郁患者常伴有躯体疾病，在治疗时既要全面照顾，又要考虑各种药物的相互影响。

5）老年期抗抑郁治疗同样需疗程充分，一般3个月以上，由于复发率高，持续维持治疗非常重要，至少应有2年。

2.心理治疗

（1）心理咨询：一般是指人们为了心理健康或消除心理障碍而进行寻求指导与帮助的行为，其对象可以是正常的健康人，为了掌握心理卫生知识、预防心理疾病，更多的是已有不同程度心理障碍的人。因此，心理咨询的主要内容是帮助咨询者了解自身的认知结构、性格特点和行为模式，分析存在有哪些心理问题及其原因；对于老年人来说主要的是帮助老年人调整好心态，以科学态度对待各种生活事件，并以积极、合理的方式加以解决。除了一般心理指导外，还应询问有关心理障碍的早期症状，以便及时诊断，并进行就医指导。

（2）支持性心理治疗：对于老年期抑郁症的支持性心理治疗非常重要，应贯穿整个治疗过程。重要内容是对患者提供积极的心理支持，以交谈的方式，包括倾听、解释、安慰、保证、鼓励和指导，使之正确认识自己心理障碍的现状和原因及其解决的方法，激励自信心。还应当动员社交支持，主要是争取患者的亲友、同事等社会关系的帮助，造就良好的社交环境，缓冲生活事件导致的精神压力。

（3）认知行为治疗：老年人因生活经验丰富、阅历深厚、心理可塑性存在，适于用认知行为进行治疗。认知疗法是通过帮助患者不良的与抑郁有关的认知和思维方式并加以矫正，以达到治疗情绪障碍和行为。行为治疗是利用条件反射，强化正常的生理功能和行为，利用自我强化和社会学习来矫正异常的情绪和行为。

3.电痉挛治疗　又称电休克治疗，是利用电流诱发皮质痫样放电，引起全身抽搐发作，达到控制精神症状的方法。随着技术的改良与发展，无抽搐电休克治疗（modified electroconvulsive therapy，MECT）广泛应用于临床，是目前治疗抑郁症的有效方法，对老年抑郁症有显著疗效，特别是对于老年患者伴有精神病症状的拒食、严重消极观念和行为或者患者合并心、肝、肾功能障碍无法使用抗精神病药物时，MECT治疗往往作为首选。但需要慎重，应特别注意以下问题：

（1）严格掌握适应证：重症抑郁，具有明显自杀倾向；严重的激越难以控制；持续拒食；抑郁性妄想难以动摇；用抗抑郁药治疗效果不佳等难治性抑郁症。

（2）认真排除禁忌证：严重的心、脑血管疾病；骨质疏松等老年性疾病；其他严重的躯体疾病。

（3）具体操作：使用MECT严密观察，及时处理并发症。疗程3~4次，缓解症状即可，老年人治疗间隔应为3~4周。

六、预防与调护

提高老年人的思想境界和文化修养,树立正确的人生观、世界观,及时适应社会和时代的变化,适应老年人生理和心理变化,对预防本病有重要意义。保持乐观的情绪,正确对待各种事物,避免忧思郁虑,是防治郁病的重要措施。对郁病患者,应作好精神心理治疗工作,使其正确认识和对待疾病,增强治愈疾病的信心,并解除情志致病的原因,以促进郁病的完全治愈。

第二节　论治经验

万启南教授治疗郁病临证经验。

郁病是古代医家对情志不舒、气机郁结而致的诸多症候综合归纳后采用的病变名称。《素问·六元正纪大论》将自然界五行之气与人体五脏之气相关联,后世统称“五郁”。《丹溪心法·六郁》则曰:“气血冲和,万病不生,一有怫郁,诸病生焉。故人身诸病,多生于郁。”并提出六郁之说,即气郁、湿郁、痰郁、热郁、食郁、血郁。《医碥》提出“百病皆生于郁,郁而不舒皆肝木之病。”对郁病病因病机的认识,古代医家有不同认识,最终可归纳为外因与内因。前者多由外邪交倾积聚,郁遏气血精液;后者多为本体肝气郁结,情志异常,超过人体调节能力,使机体气体运化失司,脏腑气血精液失常。现代医学中,郁病属“抑郁症”范畴,目前西医治疗多采用精神药物,具有一定依赖性。而中医治疗将整体观念与辨证论治相结合,着眼于审证求因,调和气血阴阳,畅达情志。

万启南教授是云南省名中医,第二批全国老中医药专家学术继承人,从事中西医结合临床诊疗及科研工作40年,擅于从整体着眼,立足个体,审证求因,辨证论治。在对郁病的临床治疗中疗效较好。笔者随诊,现将其经验体会介绍如下。

一、整体观念与辨证论治相结合

1.调整阴阳,注重调神

(1)重视阳气的疏通:《素问·生气通天论》曰:“阴平阳秘,精神乃治”,人体阴阳平衡协调,才能保持人体的正常生命活动,包括精神思维活动的正常。郁病治疗关键是调神,疏通阳气,阳气宣达,神机才能振奋。本病初起多为阳证,常由情志不畅,肝气失调,气机郁滞所致,并可化火、生痰、生湿致瘀。肝肾同源,病程日久,精血生化不足,由实转虚,症见抑郁不乐、悲伤善恐、懈怠无力、思维迟钝等。应治以疏肝活血,益肾通瘀,可选用柴胡疏肝散或血府逐瘀汤加减。

(2)重视阴精的谧藏:重视阴精的谧藏,察其阴液之盈亏,阴液充足者,振奋阳气为要;阴液不足者,养阴为先,阴亏则神无所藏,安神必以养阴为基础。郁病日久可表现为虚实夹杂或纯虚无实的阴证。肝阴不足、肝肾阴虚,可表现为“平素多思不断,情志不遂,或偶触惊疑,卒卧景遇”,应治以滋养肝肾,宁心安神,可用桂枝龙骨牡蛎汤或生脉散加减。

(3)重视心神的调养:“情志之郁,则总由乎心”“因思致病”,致心脾两虚,心神失养,营阴不足,或邪遏营气,致营卫不和,阳不入阴。如《灵枢·营卫生会》云:“老者之气血衰,其肌肉枯,气道涩,五脏之气相搏,其营气衰少而卫气内伐,故昼不精,夜不瞑。”,《金匮要略》曰“喜悲伤欲哭,有如非己所为”,气血生化乏源,精神内亏,心神不宁,应治以补益心脾,养心安神,可用归脾汤或甘麦大枣汤加减。

2.调理气血,顾护脾胃　郁病初病体实,痰、湿、食郁随之而起,而痰湿食郁又可进一步影响气血郁结,病程缠绵难愈。故调气活血应该贯穿郁病治疗始终。《证治汇补·郁证》云:"郁病虽多,皆因气不周流,法当顺气为先。"又因"思伤脾",脾失健运,水谷不化,食滞而积;湿邪聚为痰,郁化热,阻滞气道;气血不畅则瘀血内生;精血不生,气机凝聚,在上无以养心,在下无以滋肾,使虚之更虚,从而出现因食、因气、因血、因痰、因瘀的各种病变,形成六郁并见,加重郁滞,绵延病情,是"凡郁皆在中焦"的具体体现。故在调气活血基础上,应注重顾护脾胃,大便通畅。即"气机阻滞也,谓肠胃隔绝,而传化失常"。而柯韵伯在《伤寒来苏集》中更为明确地指出"诸病皆因于气,秽物之不去,由气之不顺也"。大便的排泄以阳气的鼓舞推动为动力,以阳明胃肠为传导下行的基本脏腑器官。因此,郁病的便秘以宣畅阳气,畅达气机为首务,不可一味苦寒泻下,虽可求得一时畅快,日后反而越发秘结,甚至连一泻也难得。

3.审查病机,巧用安神药　郁病治疗中安神药不可或缺。安神药物种类繁多,临证需随证而施,不可一味追求潜镇,用之不当,反而影响阳气之生发,神机被遏,其病缠绵难愈。安神药临证可大致分为以下几类:①清心养阴安神:朱砂、百合、麦冬;②养血安神:酸枣仁、大枣、龙眼肉;③镇肝安神:磁石、龙骨、牡蛎;④解郁安神:合欢皮、郁金;⑤化痰安神:远志、茯苓;⑥化瘀安神:琥珀、丹参;⑦补气安神:人参、灵芝。

4.坚持治疗,重视服药时间　在治疗过程中,医生患者都需要耐心与恒心,不可随意停药。郁病病程长,易于复燃,需坚持用药,在临床症状控制一段时间之后,可以改为丸剂,方便长期服用,或汤剂1剂分2天服用。注意服药时间,一般而言,欲宣阳开郁,调气化痰,应当在早晨、中午服药;滋补安神药则宜午后、晚间服药;和胃化浊,畅中调气药,则宜饭前服用。

5.调节情志,注重"话疗"　对郁病的施治大多以药物配合心理疗法为主要治疗手段,药物常选用疏肝理气、化痰开郁、补益心脾等,并结合整体调理、心理疏导等方法进行治疗。《景岳全书·郁证·论情志三郁证治》载"又有思郁者……然以情病者,非情不解。"认为调理情志是治疗郁病的根本方法。正确运用情志相克,可以纠正阴阳气血之偏,使机体恢复平衡协调。"喜胜悲",喜则气和志达,营卫通利用积极愉快的情绪促使阴阳协调、气血和畅;"思胜恐",患者紧张焦虑、失望等情绪增强,恐惧感也与日俱增,此时应转移患者注意力,使其沉浸在另一活动之中,也为移情疗法之一。另还可结合现代心理学疗法,如认知行为疗法、人际关系心理治疗、集体心理干预、个体化运动疗法等。现代心理治疗中很多技术与中医心理治疗相吻合,但中医心理治疗缺乏现代心理治疗的完整性和系统性。中医郁病辨证多样、证候庞杂,寻求较好的中医心理治疗方法,提高医者把握全局、体会人心的能力,是今后努力的方向。

二、病案举隅

邓某,女,44岁,湖北人,2016年11月9日初诊,诉半年前因家中突逢变故,心中郁闷,烦躁不安,口干咽燥,时感胸闷,气短乏力,眠差,大便难解。辅助检查示无异常。服黛力新2月余,每天2片,自诉上诉症状缓解不明显。刻诊:舌暗红有瘀点,苔少,脉细。诊断:郁病(气阴两虚,瘀血阻络)。处方:太子参30g,麦冬15g,五味子10g,川芎10g,赤芍15g,郁金15g,香附10g,荷叶10g,莲子15g,首乌藤15g,琥珀3g(兑服),当归15g,淡竹叶10g,炒黄连

10g,栀子15g,仙鹤草30g,豨莶草30g,蒲公英15g,丹参15g,粉葛30g,炒酸枣仁20g,砂仁10g,甘草10g。水煎450mL,每次150mL,每天2次,午后、晚间分服。2016年11月16日复诊,诉上症缓解,睡眠好转明显,大便正常。仍感郁闷,每天午后五心烦热,出汗多,加龙骨15g,牡蛎15g,水煎450mL,每次150mL,每天2次,午后、晚间分服。2016年11月23日三诊,诉诸症明显缓解,去龙骨、牡蛎,加百合15g,灵芝15g,随证加减服药两月后黛力新减为每天1/4片。

按:《医案临证指南》曰:"郁证全在病者能移情易性"。万教授认为治疗郁病患者,医者应当耐心倾听,切身感受,悉心治疗,帮助患者正确认识病情,树立信心与阳光心态,避免不良情绪的刺激,医患之间建立良好的沟通与信任。本按患者因家中变故情志受激导致郁闷不舒。万教授悉心倾听开导,中药治疗着重于平衡、疏导、畅达,治以益气养阴,调气活血,解郁安神。以太子参、麦冬、五味子一清一补一敛,甘淡补之;当归、川芎、赤芍调气活血通络;配以琥珀、丹参、郁金化瘀解郁安神;荷叶、莲子、首乌藤、炒酸枣仁养心安神;以淡竹叶清心火,以炒黄连、栀子、粉葛、蒲公英清热解毒,生津除烦;豨莶草通经络,仙鹤草补五脏之虚;佐以砂仁运化,甘草滋脾和中。攻补兼施,因势利导,患者症状明显缓解,心情好转,医患配合,预后较佳。

(孔欣)

第十五章　老年失眠论治经验

失眠症是最常见的睡眠障碍,是指各种原因引起的睡眠不足、入睡困难、早醒,是睡眠不足或睡眠质量不好的表现。其临床表现主要与下列一种或多种症状有关:入睡困难;夜间多次觉醒,不能再入睡;清晨早醒;睡醒后不能恢复精力等。并且可以影响白天活动的表现的,例如感觉疲劳、烦躁、情绪失调、注意力不集中和记忆力差等,所以失眠者的能力和效率往往降低。睡眠时间的长短,与人的年龄密切相关。人进入老年期后,每天只需睡 6 小时左右;如果每天的睡眠,因失眠而少于 6 小时,甚至彻夜不眠,可视为患有失眠症。据医学近年调查,目前每天约有 1/5 的成年人在受失眠之苦,其中以老年人占的比例最大。在长期服用安眠药的人群里,老年用药者超过了 40%,老年人并非睡眠需要减少,而是睡眠能力减退。因此,他是目前老年医学研究的重点。

中医学"失眠"在《内经》中称为"不得卧""目不瞑"。在《灵枢·营卫生会》篇指出:老年人气血衰微,肌肉收缩干枯,气道涩滞,五脏的功能又不协调,营气衰少,卫气内扰,营卫失调,不能按正常规律循环,所以在白天精力不充沛,精神也不够饱满,而在晚上则"夜不瞑"。老年人失眠往往内伤多见,证情多虚中挟实。从虚的方面看,多气虚或气阴两虚;从实的方面看,多痰、多瘀,大凡老年失眠之证既久者,不离痰、瘀、热、虚四字,本虚标实是目前老年失眠证的主要病理特点。

第一节　疾病概述

一、病因病机

(一)病因与发病机制

1.病因　老年人由于退行性变,神经系统功能的适应性明显降低,对睡眠时间改变及时差的耐受性较差。不良的睡眠习惯、情绪失调、社会心理因素、不适的睡眠环境或睡眠环境的变化影响老年人的正常睡眠。所以老年失眠症的病因十分复杂,除与年老体衰有关外,常与以下因素有关。

(1)精神因素:由于长期在睡前精神过分紧张,或思绪过于凌乱,思想过于沉重,就会失眠。很多习惯性失眠多由一过性精神应激或环境变化所致,原因去除症状就可改善,但因对睡眠的注意引起的不安和持续的紧张产生入睡困难或虽已进入浅睡眠状态,但仍缺乏入睡感。

(2)疾病因素:引起睡眠障碍的疾患很多,如神经精神疾病(如脑血管病、周期性肢动、夜间肌痉挛、AD、帕金森病、抑郁症、心理、生理性失眠、睡眠呼吸暂停综合征等)、全身疾患(如心力衰竭、慢性阻塞性肺气肿、夜尿次数增多、疼痛、肝肾疾病、甲状腺功能改变、酒精依赖、夜间阵发性呼吸困难等)、药物因素(如安眠药、兴奋剂、激素、甲状腺素、茶碱、喹诺酮类抗生素、中枢性抗高血压药)均可致老年入睡眠障碍。其中夜间肌痉挛(不安腿综合征)在老年人中常见,约占老年疾病的 5%;其特点为入睡后小腿屈肌群发生屈曲收缩(30 秒左右)、小腿深部肌肉虫行感而造成患者短暂觉醒。65 岁以上充血性心力衰竭患者睡眠时呼吸暂停>10 次/小时者 21%。夜间咳嗽、瘙痒,由一些疾病产生的疼痛等,均可引起失眠症。诸如气管炎咳嗽、哮喘病、高血压病、风湿痛、颈椎病、腰椎间盘突出症等病会干扰睡眠,久之能引起失眠症。精神疾病神经症和抑郁症,尤其老年期抑郁症也多伴有显著的失眠。

(3)药物因素:老年人常因躯体疾病服用内科药物,其中降压药、利尿药、激素、支气管扩张剂等可引起失眠。另外,长期服用安眠药、抗精神病药及长期饮酒,突然戒断可产生严重失眠。老年人长期使用苯妥英钠、氨茶碱、左旋多巴等药,可引起中枢神经兴奋,使人不易安眠,也较易引起失眠症。

(4)生活不规律:自然界为人类安排了白天和黑夜,人的生活与这个自然规律相适应,大多数是白天工作,夜间睡觉休息,成为人们工作和休息的规律;如果不遵守这个规律,也易引起失眠症。有的老年人,白天或傍晚看电视、看书、看报时常打瞌睡,一睡就是半小时,甚至1~2 小时;到晚上该睡时,则有了精神头,躺在床上长时间不能入眠者为数不少,久之也易引起失眠症。

(5)环境因素:睡眠环境改变如换新的环境或有噪音影响,人处的居住区过于嘈杂、噪音过强、温度过低或过高、湿度过大等,会使人的大脑受到较强的刺激,不易平静,往往引起失眠症。尤其当因躯体疾病住院或外科手术时,睡眠节律受到破坏,再加上住院患者卧床时间增加,打瞌睡、生活节律改变易引起睡眠障碍。

2.发病机制 老年人的睡眠-觉醒的昼夜节律遭到破坏,从而使机体的神经内分泌也受到严重影响。白天疲劳和嗜睡多使老年人夜间失眠加重,而长期夜间睡眠的减少反映老年人大脑控制睡眠的正常生理功能区域的神经元已受到增龄的影响。现已证明,REM 睡眠成分的减少与智力降低有关,与脑器质性精神症状的严重程度、脑血流量减少及 α 脑电活动减少呈正相关,故老年人 REM 睡眠的减少反映出老年人智力水平及精神活动功能的下降。人体生长激素的分泌主要发生在慢波睡眠阶段,老年人慢波睡眠减少,生长激素分泌也减少。松果体分泌褪黑激素主要在夜间睡眠中进行,故老年人褪黑激素的分泌也减少。

(二)病因病机

1.病因 本病的发生多与饮食不节、情志失常、劳倦、思虑过度及病后、年迈体虚等因素导致心神不安,神不守舍有关。

(1)饮食不节:暴饮暴食,宿食停滞,脾胃受损,胃气失和,正如《黄帝内经》中提出的"胃不和则卧不安"。此外,浓茶、咖啡、酒之类的饮料也是造成不寐的因素。

(2)情志失常:情志不遂,暴怒伤肝,肝气郁结,肝郁化火,邪火扰动心神,神不安而不寐;或由五志过极,心火内炽,扰动心神而不寐;或由喜笑无度,心神激动,神魂不安而不寐;或由暴受惊恐,导致心虚胆怯,神魂不安,夜不能寐。

(3)劳逸失调:劳倦太过则伤脾,过逸少动也致脾虚气弱,运化不健,气血生化乏源,不能上奉于心,以致心神失养而失眠。或因思虑过度,伤及心脾,心伤则阴血暗耗,神不守舍;脾伤则食少、纳呆,生化之源不足,营血亏虚,不能上奉于心,而致心神不安。

(4)病后体虚:久病血虚,年迈血少,心血不足,心失所养,心神不安而不寐。也可因年迈体虚,阴阳亏虚而致不寐。若素体阴虚,兼因房劳过度,肾阴耗伤,阴衰于下,不能上奉于心,水火不济,心火独亢,火盛神动,心肾失交而神志不宁。

（5）年迈体虚:禀赋不足或年迈体虚,导致肾阴亏虚,水火不济而致不寐。

2.病机

（1）病理变化:失眠的病因虽多,但阴阳失交是其主要的病理变化,也是本病的基本病机。脏腑阴阳的平衡失调,表现为阳盛和阴虚两个方面:阳盛不得入阴和阴虚不能纳阳。阳亢盛,不与阴和,多见于新病初发,而阴水亏虚,不能潜阳,多见于久病未治。心、肝、脾、肺、肾五脏功能与睡眠息息相关,如果五脏的生理功能因各种外邪或其他内扰而有所失调,便可发展为不同病机而致失眠,其中多以心为主,而肝与心在本病的发生发展中常相互影响。心主神明,神安则寐,失眠的发生,总由心神不安所致,而心神往往受情志因素所影响,情志失调,肝失疏泄,则可导致气机不畅,肝郁气滞,郁而化火,扰乱神明;或郁火灼津为痰,痰火内扰心神;或肝失疏泄,气机郁滞,气不行则血瘀,瘀血闭阻神明;或肝郁横逆犯脾,脾胃运化失司,气血乏源,心神失养,神不安宁。故肝为起病之源,心为传病之所。而气、火、痰、瘀则为本病的四大病理产物。本病病理性质以邪实为主,常起于肝失疏泄,以致气机失于畅达,久郁及肾则阴虚火旺,扰乱心神,导致神不守舍而不寐。本病早期多为实证,随着病情迁延不愈,可出现痰气郁久化火,耗伤肾阴,继而出现阴虚火旺,最终转为虚证,甚至虚实夹杂之证,缠绵难愈。

（2）病理转归:如若病程迁延,以致病情虚实两端发展。若气血亏虚严重,累及肾精,心神失养,髓海失充,以致健忘、痴呆,或因心气不足,胸阳不振,发为心悸、胸痹等;若痰、火、气、瘀日久,蒙蔽神窍,发为癫狂,或瘀阻脉络,发为眩晕、中风等病证。

二、临床表现

1.老年期睡眠的特征　一般老年人就寝和起床时间均早,实际夜间睡眠时间缩短,清晨有早醒倾向,即睡眠时相前提,称为睡眠相提前综合征或睡眠—觉醒程序障碍,但老年人通常在白天嗜睡,昏昏沉沉,呈现为多次阵阵小睡现象,故每天昼夜总睡眠时间并不一定减少。也有老年人夜间睡眠觉醒次数增多,呈所谓分离性睡眠。然而,由于老年人通常卧床时间长,自我感觉相对睡眠时间缩短,所以睡眠效率（总睡眠时间/卧床时间）显得很低,因此老年人常主诉睡眠不足或失眠,自觉白天疲劳感等。

2.临床特点　由于多种病因或干扰因素的影响,老年人常入睡困难和不能维持睡眠,表现为睡眠潜伏延长,有效睡眠时间缩短。清晨早醒或夜间睡眠觉醒次数增多,睡眠效率低,每人卧床时间长,而相对睡眠时间自觉缩短,白天疲劳、嗜睡常有卧床小睡现象,实际上老年人每天昼夜睡眠时间不但未减少,反而有增加的趋势。多导睡眠描记显示老年人较青年人入睡潜伏时间延长,非快速眼动相的第Ⅰ阶段（浅睡眠）增加,而第Ⅲ、第Ⅳ深睡眠阶段减少,快速眼动期缩短。再者,随增龄或疾病影响,睡眠的昼夜节律障碍明显;表现为昼夜颠倒、时间差性睡眠障碍和夜间工作所致的昼夜节律紊乱。

长期夜间睡眠的减少,反映出老年人大脑控制睡眠的正常生理功能区域的神经元已受到增龄的影响,尤其快速眼动期睡眠成分的减少,与老年人智力减退、脑器质性损害、脑血流的减少及 α 脑电活动的减少有关,反映出老年人智力水平及精神活动功能的下降。

三、辅助检查

1.量表测评

（1）病史的系统回顾：推荐使用康奈尔健康指数（CMI）进行半定量的病史及现状回顾，获得相关躯体和情绪方面的基本数据支持证据。

康奈尔健康指数适用于14岁以上人群，可用于正常人、普通医院和精神病院中的非重性精神病患者。通过有限时间的CMI检查，能够收集到大量的有关心理学和医学的信息，起到标准化心身健康病史检查及问诊指南的作用。CMI的运用能够为正常人群心身健康水平的了解，心理干预措施的实施，心身障碍患者的早期发现和临床研究等提供依据。

（2）睡眠质量量表评估：失眠严重程度指数；匹兹堡睡眠质量指数；疲劳严重程度量表；生活质量问卷；睡眠信念和态度问卷，Epworth思睡量表评估等。

匹兹堡睡眠质量指数量表是由美国匹兹堡大学医学中心精神科睡眠和生物节律研究中心睡眠专家Buysse Dj等于1993年编制。此表已在国内由刘贤臣等进行信度和效度检验，认为适合国内患者应用。国内已有应用此表评定失眠患者和甲状腺功能亢进症患者睡眠质量的研究报告。

（3）情绪（包括自评与他评）失眠相关测评量表：抑郁自评量表；状态-特质焦虑问卷。

1）90项症状自评量表（SCL-90）：该量表包括90个反映常见心理健康状况的项目，评定以总平均水平、各因子的水平及表现突出的范围为依据，借以了解患者心理问题的范畴、表现及严重程度等。

2）抑郁自评量表（SDS）：该量表总分超过41分可考虑筛查阳性，即可能有抑郁存在，需要进一步检查。SDS操作方便，易于使用，在综合医院心理咨询及心身医学门诊或病房均可使用。

3）状态-特质焦虑问卷（STAI）：在设计之初是想为临床提供一种工具用以区别评定短暂的焦虑情绪状态和人格特质性焦虑倾向。目前STAI已广泛用于临床评定和评估焦虑体验的变化。

4）焦虑自评量表（SAS）：适用于有焦虑症状的成人，可作为临床了解患者焦虑症状的测量工具。

2.认知功能评估　注意功能评估推荐使用视听整合持续测试；记忆功能推荐使用韦氏记忆量表。

韦克斯勒智力量表又称韦氏记忆量表，是目前国际上最常用的智力量表之一。包括学龄前期（4~6岁）、儿童期（6~16岁）和成人（16岁以上）三个年龄段版本。其中韦氏成人智力量表中文修订版（WAIS-RC），该量表中共包含11个分测验。其中，常识、数字广度、词汇、算术、理解和类同6个分测验构成言语量表，填图、图片排列、积木图案、物体拼凑和数字符号5个分测验构成操作量表。言语量表和操作量表交替进行，每个分测验的原始分都须转化成平均数为10、标准差为3的标准分数才能比较。此外，11个分测验量表分数可合并成言语分、操作分和全量表分。由于信度和效度较高，韦氏记忆量表被公认为是较好的记忆评定量表。

3.客观评估　失眠患者对睡眠状况的自我评估更容易出现偏差，必要时须采取客观评估手段进行甄别。

（1）睡眠监测：整夜多导睡眠图（PSG）主要用于睡眠障碍的评估和鉴别诊断。对慢性失眠患者鉴别诊断时才可以进行 PSG 评估。多次睡眠潜伏期试验用于发作性睡病和日间睡眠过度等疾病的诊断与鉴别诊断。体动记录仪可以在无 PSG 监测条件时作为替代手段评估患者的夜间总睡眠时间和睡眠模式。指脉血氧监测可以了解睡眠过程中的血氧情况，在治疗前后都应该进行，治疗前主要用于诊断是否存在睡眠过程中缺氧，治疗中主要判断药物对睡眠过程中呼吸的影响。

（2）边缘系统稳定性检查：事件相关诱发电位检查可以为情绪和认知功能障碍诊断提供客观指标。神经功能影像学为失眠的诊断和鉴别诊断开拓了崭新的领域，由于检查的复杂性和设备昂贵，在临床工作中尚无法推广。

（3）病因学排除检查：因为睡眠疾病的发生常常和内分泌功能、肿瘤、糖尿病和心血管病相关，所以建议进行甲状腺功能检查、性激素水平检查、肿瘤标志物检查、血糖检查、动态心电图夜间心率变异性分析。

（4）辅助检查：了解睡眠障碍的最重要方法是应用脑电图多导联描记装置进行全夜睡眠过程的监测。因为睡眠不安和白天嗜睡的主诉有各种不同的原因，而脑电图多导联描记对于准确诊断是必不可少的。

在询问病史和重点神经系统查体的基础上，为鉴别器质性病变导致的失眠，必要的有选择性的辅助检查项目包括：①CT 及 MRI 等检查；②血常规、血电解质、肝肾功能；③心电图、腹部 B 超、胸透。

四、诊断与鉴别诊断

（一）诊断要点

有了对失眠的主观与客观的评定的方法，我们还需要失眠症的诊断标准，这样才能对失眠症做出一个准确的诊断。这里我们介绍中国精神疾病分类方案与诊断标准第二版修订版（CCMD-2-R）中有关失眠症诊断标准如下。

本症是指持续相当长时间的对睡眠的质和量不满意的状况，不能以统计上的正常睡眠时间作为诊断失眠的主要标准。对失眠有忧虑或恐惧心理可形成恶性循环，从而使症状持续存在。如果失眠是某种精神障碍（如神经衰弱、抑郁症）症状的一个组成部分，不另诊断为失眠症。

1.以睡眠障碍为几乎唯一的症状，其他症状均继发于失眠，包括难以入睡、睡眠不深、易醒、多梦、早醒、醒后不易再睡、醒后感不适、疲乏或白天困倦。

2.上述睡眠障碍每周至少发生三次，并持续一个月以上。

3.失眠引起显著的苦恼，或精神活动效率下降，或妨碍社会功能。

4.不是任何一种躯体疾病或精神障碍症状的一部分。

（二）鉴别诊断

老年人如果失眠持续数月或数年则病因的复杂性大为增加。如果经常规的内科和精神科检查仍找不到可靠的病因依据，则应仔细检查潜在的影响睡眠的躯体因素，全面了解干扰睡眠的有关原因。以下几种睡眠障碍应予以鉴别：

1.老年人内外科疾病的患病率较高，且常需要住院。外科手术后致天内常有 REM 睡眠抑制,慢波睡眠减少,习以为常的睡眠节律受到破坏。此外,住院患者卧床时间增加,打瞌睡,干扰生活节律而引起睡眠障碍。

2.在以生理心理为主要原因所致的失眠中,虽然一过性环境变化与精神应激等所致的失眠常为一过性的,原因去除症状就可改善,但不少患者在最初的原因解除后,因对失眠的注意引起的不安,以及持续的紧张感仍可产生入睡困难。实际上,尽管已进入某种程度的睡眠,但仍缺乏入睡感,所谓习惯性失眠或慢性失眠多为这种情况,在老年期多见。

3.精神疾病所伴有的失眠以神经症和抑郁症为多见。神经症时出现失眠多为入睡障碍、睡眠浅,有时出现睡眠中断,而且中途易醒,其后再度入睡的潜伏期很长,而老年期抑郁症多伴有显著的失眠症状,其特征为入睡障碍、早醒、醒后不解乏感等。抑郁症从早晨到中午加重,从晚上到午夜稍减轻的昼夜波动是诊断抑郁症、了解失眠原因的依据。

4.老年人患中枢神经疾病时也可出现睡眠障碍,最常见者为脑血管疾病和老年性痴呆。主要显示熟睡障碍与早醒,有时显示睡眠昼夜节律的逆转。其他中枢神经疾病,如脑炎、脑瘤、脑外伤、帕金森综合征等也可出现失眠,特别是脑干和丘脑下部发生障碍时易引起强烈的失眠。

5.长期服用催眠药和饮酒也可导致睡眠障碍,其特征是夜间睡眠节律紊乱,入睡潜伏期延长、频繁觉醒。这样的病例突然中断服药可出现 REM 反跳现象及噩梦,其结果再度想服催眠药;而突然戒酒时则睡眠变得非常浅,重症者出现震颤性谵妄,引起严重失眠。

6.老年人因躯体疾病而服用内科药物,特别是服用降压药、抗癌剂、利尿剂和激素等也可引起失眠,应予以注意。

7.老年人原发性睡眠障碍比继发性少。原发性睡眠障碍通常表现为白天嗜睡,夜间失眠。引起白天瞌睡的主要原因有睡眠呼吸暂停综合征、肌阵挛及不宁腿综合征。此外,智力低下、心律失常、反复发作的低氧血症、系统性或肺源性高血压、右心衰竭及阴茎勃起功能失调也是导致睡眠障碍常见原因。

8.老年人患严重躯体疾病时经常产生脑症状或出现意识障碍(谵妄、昏睡)或夜间出现严重失眠。老年人夜间屡次出现谵妄时必须确保夜间充分睡眠。

五、治疗

(一)治疗思路

1.辨证要点

(1)辨脏腑:由于受累的脏腑不同,表现的兼证也互有差异。例如,失眠患者除主证外,尚有不思饮食或食欲减退、口淡无味、饮后觉胃脘胀闷、腹胀、便溏、面色萎黄、四肢困乏、嗳腐吞酸等一系列症状者,多属脾胃病变;若兼有多梦、头晕、头痛、健忘等症状者,则其病在心等。

(2)辨病性:分清虚实,虚者有气血阴阳之分,老年多属阴血不足,心失所养。实者有痰、瘀、湿、火、郁热之辨,老年多为火盛扰心。病久者须辨虚实兼杂。

(3)辨临床表现:失眠表现多端,病有久暂、轻重,轻者少眠或不眠,重者彻夜不眠,轻者数天即安,重者数月不解,甚至终年不眠,最常见者为入睡困难。虽能入睡,但睡间易醒,醒后不易再睡者,多系心脾两虚;心烦失眠,又有心悸,口舌溃烂,夜半口干者,多系阴虚火旺;

入睡后易惊醒,平时善惊,易怒,常叹息者,多为心虚胆怯或血虚肝旺。

2.治疗原则　以补虚泻实、调整阴阳为治疗原则,安神定志为基本治法。根据证型,实证可采用清心泻火、清火化痰、清肝泄热,虚证可选择补益心脾、滋阴降火、益气镇惊。对于情志不调所致失眠,可配合心理指导,放松紧张或焦虑情绪,帮助老年人保持心情舒畅以调畅气机,恢复正常的睡眠节律。

(二)中医治疗

1.分证论治

(1)心脾两虚

症状:症见患者不易入睡,或睡中多梦、易醒,醒后再难入睡,或兼见心悸、心悸、神疲、乏力、口淡无味,或食后腹胀、不思饮食、面色萎黄、舌质淡、舌苔薄白、脉象缓弱等症状。患者目前或既往有崩漏、月经过多、贫血、大手术等病史。此种失眠临床上比较多见。

证候分析:由于心脾两虚,营养不足,不能奉养心神,致使心神不安,而生失眠、多梦、醒后不易入睡;血虚不能上荣于面,所以面色少华而萎黄;心悸、心悸、神疲、乏力均为气血不足之象;脾气虚则饮食无味,脾不健运则食后腹胀,胃气虚弱则不思饮食或饮食减少;舌淡、脉缓弱,均为气虚、血旺之征。

治法:补益心脾,养血安神。

代表方:归脾汤加减。

常用药:党参、茯神、白术、当归、酸枣仁、广木香、黄芪、远志、龙眼肉、炙甘草。

加减:整夜不寐者,加合欢花、龙骨(先煎)、牡蛎(先煎)、夜交藤。脘痞纳呆,苔滑腻者加半夏、陈皮、厚朴。血虚较甚者加熟地、白芍、阿胶(烊化)。

(2)阴虚火旺

症状:症见心烦,失眠,入睡困难,同时兼见手足心热、盗汗、口渴;或口舌糜烂、舌质红,或仅舌尖红、少苔、脉象细数。

证候分析:心阴不足,阴虚生内热,心神为热所扰,所以心烦、失眠、手足心发热;阴虚津液不能内守,所以盗汗;心阴不足,则虚火上炎,所以口渴、咽干、口舌糜烂;舌质红、脉细数,为阴虚火旺之征;舌尖红为心之内炽。

治法:滋阴降火,养心安神。

代表方:黄连阿胶汤合朱砂安神丸。

常用药:黄连、阿胶(烊化)、白芍、黄芩、生地、当归、鸡子黄、朱砂(冲服)酸枣仁、甘草。

加减:心烦心悸较甚,男子梦遗失精者加肉桂、山茱萸。

(3)心肾不交

症状:症见心烦不寐,头晕耳鸣,烦热盗汗,咽干,精神萎靡,健忘,腰膝酸软;男子滑精阳痿,女子月经不调。舌尖红,苔少,脉细数。

证候分析:心主火在上,肾主水在下,在正常情况下,心火下降,肾水上升,水火既济,得以维持人体水火、阴阳平衡。水亏于下,火炎于上,水不得上济,火不得下降,心肾无以交通,故心烦不寐;盗汗、咽干、头晕耳鸣、腰膝酸软、舌红、脉数,均为肾精亏损之象。

治法:交通心肾。

常用药:黄连3份,肉桂2份,和匀研末,每次服3克,每天2次。

（4）肝郁化火

症状：症见心烦难以入睡，即使入睡，也多梦易惊，或胸胁胀满，善太息，平时性情急躁易怒，目赤口苦，便秘尿黄，舌红，苔黄，脉弦数。

证候分析：郁怒伤肝，肝气郁结，郁而化热，郁热内扰，魂不守舍，所以不能入睡，或通宵不眠，即使入睡，也多梦易惊悸；肝失疏泄，则胸胁胀满、急躁易怒、善太息；舌红、苔黄、脉弦数为肝郁化热之象。

治法：疏肝泄热，佐以安神。

代表方：龙胆泻肝汤加减。

常用药：龙胆草、柴胡、黄芩、木通、栀子、泽泻、车前子（布包）、当归、生地、龙骨（先煎）、牡蛎（先煎）。

加减：胸闷胁胀，善太息者，加郁金、香附。

（5）心虚胆怯

症状：症见虚烦不得眠，入睡后又易惊醒，终日惕惕，虚烦不眠，胆怯恐惧，遇事易惊，并有心悸、气短、自汗等症状。舌质正常或偏淡，脉弦细。

证候分析：心气虚则心神不安，终日惕惕，虚烦不眠，眠后易惊醒，心悸，气短，自汗；胆气虚则遇事易惊，胆怯恐惧；舌质淡、脉弦细，为心胆气虚、血虚的表现。

治法：益气镇惊，安神定志。

代表方：安神定志丸。

方剂：人参、茯神、龙齿、石菖蒲、黄芪、白术、远志、甘草。

加减：神魂不安，易惊易恐较甚者加石决明（先煎）、珍珠母（先煎）、龙骨（先煎）。心虚自汗者加浮小麦、麻黄根。

（6）痰热内扰

症状：症见失眠，心烦，口苦，目眩，头重，胸闷，恶心，嗳气，痰多，舌质红，苔黄腻，脉滑数。

证候分析：肝胆之经有热、有痰，则口苦、目眩；痰火内盛，扰乱心神，所以心烦、失眠；痰瘀郁阻气机，所以头重、胸闷、恶心、嗳气；舌质红、苔黄腻、脉滑数，为痰热之象。

治法：化痰清热，和中安神。

代表方：温胆汤加减。

常用药：法半夏、山栀、陈皮、茯苓、竹茹、黄连、枳实、远志、夜交藤、石菖蒲、甘草。

加减：心悸动甚，惊惕不安者，加朱砂（冲服）、珍珠母（先煎）。

（7）胃气不和

症状：症见失眠而兼见食滞不化的症状，如脘腹胀满或胀痛，时有恶心或呕吐，嗳腐吞酸，大便臭秽，或便秘，腹痛，舌苔黄腻或黄糙，脉弦滑或滑数。

证候分析：饮食不节，胃有食滞不化，胃气不和，升降失常，故脘腹胀痛、恶心、呕吐、嗳腐吞酸，以致不能安睡，即所谓"胃不和则卧不安"；热结大肠，大便秘结，腑气不通，所以腹胀、腹痛；舌苔黄腻或黄糙，脉弦滑或滑数，是胃肠积热的征象。

治法：和胃健脾，降逆化痰。

代表方：越鞠丸加山楂、麦芽、莱菔子。

常用药：川芎、苍术、香附、炒山栀、神曲、山楂、麦芽、莱菔子。

加减:若宿食积滞较甚、嗳腐吞酸、脘腹胀痛可加保和丸和中以安神。

2.中成药治疗

(1)天王补心丹:适用于心阴不足,心肾不交所致失眠。每次1丸,每天2次。

(2)朱砂安神丸:适用于心血不足,心火亢盛,心肾不交所致失眠。每次1丸,每天2次,不宜久服。

(3)柏子养心丸:适用于心脾两虚失眠。每次6g,每天2次。

3.外治法

(1)体针:主穴为四神聪、内关、三阴交、神门。肝郁加侠溪;肾虚加志室;心脾两虚配心俞、脾俞、足三里;阴虚火旺配太溪、大陵、肾俞、心俞;肝郁化火配肝俞、大陵、行间;胃腑失和配中脘、足三里、内关;心胆气虚配心俞、胆俞、阳陵泉、丘墟。每次选3~4穴,行针1~2分钟,留针30分钟,中间行针2次。每天1次,10次为1个疗程。

(2)耳针:选取耳尖、神门、心、枕及神经系统皮质下区、神经衰弱区、利眠区、神经衰弱点,进行针刺。

(3)推拿治疗

1)一指禅推拿手法:用轻柔、节律性强的一指禅手法反复将功力渗透至印堂、百会、太阳穴等。

2)穴位按摩:以拇指揉三阴交、内关、神门穴,以手掌擦涌泉穴,以示指、中指和无名指揉摩气海穴,左右各120次。

3)足部按摩:先用温水泡双足10分钟,每晚临睡时盘腿打坐,足底向上,然后屏气静心排除杂念,用双手大拇指时重时轻地按摩两涌泉穴数百下。也可按肾、膀胱、垂体、头部、甲状腺、肝、胃肠、腹腔神经等反射区,约1.5分钟。每天1次,10次为1个疗程。

(三)西医治疗

1.治疗原则　注意睡眠卫生,改善卧室及周围环境调整作息时间,减少或停止烟、酒、茶、咖啡的食入,适当增加运动。检查有无原发疾病,若有,应首先处理原发疾病。有选择的采用心理治疗,合理使用安眠药物。

2.一般治疗　包括养成良好的睡眠卫生习惯、去除干扰因素、进行睡眠锻炼、停用可能引起睡眠障碍的药物、治疗内科和精神神经科疾患(如心力衰竭、肺气肿、内分泌疾病、抑郁症、夜间肌痉挛等),以及睡眠障碍性疾病。肌松剂(如妙纳、异舒睡、左旋多巴等)对缓解夜间肌痉挛有效。

3.药物治疗　老年人失眠症的治疗药物主要有苯二氮䓬类(BZD)、非苯二氮䓬类(BZRA)催眠药和褪黑素受体激动剂等。药物的使用原则应遵循最低有效剂量,短期内单药治疗(一般不超过3~4周),逐渐停药并注意由于停药引起的失眠反弹的原则。尽量选择半衰期短的药物以避免日间镇静,还要考虑到患者的身体状况比如肝、肾功能等。

(1)苯二氮䓬类药物:是非选择性GABA-受体复合物的激动剂,同时也有抗焦虑、肌肉松弛和抗惊厥作用。仍然是最常用的失眠治疗药,可以缩短入睡潜伏期,减少夜间觉醒次数和时间,增加总睡眠时间(主要是NREM睡眠2期)。该药起效迅速,安全、耐受性良好。主要不良反应是精神运动损害、记忆障碍、长期或滥用导致药物成瘾性和停药反跳性失眠(尤其是短效类)、晕倒、过度嗜睡,较高剂量时常发生交通事故。目前作为催眠药物使用的苯二氮䓬类药物半衰期较短的有三唑仑、咪达唑仑,长效的有氟西泮、硝西泮、氟硝西泮。有些主要用来抗癫痫、抗焦虑的苯二氮䓬类药物,如氯硝西泮、艾司唑仑也常被用来对抗失眠。

(2)非苯二氮䓬类药物:为选择性 GABA-受体复合物的激动剂,因此没有抗焦虑、肌松和抗惊厥作用,不影响健康人的正常睡眠生理结构,甚至可以改善失眠症患者的睡眠生理。代表药物有唑吡坦、佐匹克隆、扎来普隆。在治疗剂量下,唑吡坦和扎来普隆没有反跳性失眠和戒断反应。

右佐匹克隆是一种短效的 BZRA 药物,开发用于失眠症治疗,其性能与唑吡坦相似,主要为促进入睡。唑吡坦可在不引起第二天早晨的精神运动性发作的情况下提高患者的睡眠质量,耐受性好,停药后也很少出现失眠反弹,可能出现的不良反应有头晕、嗜睡、头痛和胃肠问题等,在 10mg 剂量时对顺行性记忆几无影响。唑吡坦的起始治疗剂量为每天 5mg,必要时可逐渐增加到最大剂量每天 10mg。右佐匹克隆较吡唑坦有较长的半衰期,这也使它在促进睡眠维持和改善早醒上具有优势。老年患者药物清除时间延长,因此老年患者右佐匹克隆的治疗起始量应从 1mg/d 开始,最大不宜超过 2mg/d。

美国食品和药品管理局(FDA)要求唑吡坦的生产厂商为每一位患者提供关于用药潜在危险的教育指南,其中提示有与睡眠相关的罕见的行为问题,包括睡行症。一项回顾性调查中显示,服用唑吡坦的患者有 5.1%(255 例中有 13 例)出现睡眠相关行为变化,提示此种不良反应似乎并非罕见。这就提醒临床医生在开具唑吡坦处方时,要关注可能出现的发生于异态睡眠中的行为问题。国内也有老年患者服用唑吡坦出现夜间行为紊乱的个案报道。

(3)抗抑郁剂:抗抑郁药能减轻慢性失眠、预防抑郁。有些抗抑郁剂由于有镇静作用,可用来改善睡眠。三唑酮拮抗 5-HT2α 受体和组胺受体,因此有较强的镇静作用。然而有研究提示在非抑郁失眠症患者中应用三唑酮(常用剂量 25~250mg)应该注意其不良反应如眩晕、过度镇静和精神运动功能损害,这些不良反应对老年人可能会更为显著。此外,长期应用三唑酮会有耐受性增加的可能。另一些抗抑郁剂如奈法唑酮、米氮平对突触后 5-HT2α 受体的拮抗从而产生镇静作用,也被用来治疗失眠症。但同样对非抑郁失眠患者的疗效尚缺乏可靠的临床资料。

(4)褪黑素:褪黑素是松果体分泌的吲哚类激素,有镇静催眠和调节睡眠-觉醒周期作用。对睡眠位相滞后、时差反常、倒班作业引起的睡眠障碍、盲人及脑损伤者等睡眠节律障碍性失眠有较好的效果。褪黑素还有抗氧化和抗衰老作用,对老年患者更好。与传统的GABA 能催眠药物的作用机制不同,瑞美替昂是一种选择性褪黑素受体(MT1/MT2)激动剂,在自然睡眠中褪黑素正是通过作用于这些受体来控制昼夜节律的变化。瑞美替昂可改善睡眠效率,提高睡眠总时间,是第一个也是目前唯一一个获准用于治疗失眠症的褪黑素能药物。与 BZD 药物相比,瑞美替昂没有潜在的滥用风险,可长期使用。在老年患者中,瑞美替昂口服吸收快,1~2 小时血药浓度达峰值,甚至在剂量加倍时也不会引起精神运动性障碍和认知功能损害。

(5)其他:抗精神病药物尤其是非经典抗精神病药物对于顽固性失眠和夜间谵妄的患者还可以选择合并或单独应用,但不提倡首选使用,同时要注意药物的安全性和适应证问题。抗组胺药如苯海拉明,具有镇静作用,是大多数非处方药的主要成分。因半衰期长而具有残留镇静作用,且对催眠作用有耐受。

4.非药物治疗 治疗失眠最重要的是消除导致失眠的各种因素,如消除心理紧张、改变睡眠环境、避免睡前服用影响睡眠的食物或药物、保持睡眠觉醒规律。非药物治疗用于各类型失眠者,尤其是慢性心理-生理性失眠者。具体方法如下。

(1)刺激控制训练:是一套帮助失眠者减少与睡眠无关的行为和建立规律性睡眠-觉醒模式的程序,包括只在有睡意时才上床、床及卧室只用于睡眠而不在床上阅读、看电视或工作;若上床15~20分钟不能入睡,则应起床。白天不打瞌睡,清晨准时起床。

(2)睡眠约束:教导失眠者减少在床非睡时间,当睡眠效率超过90%时允许增加15~20分钟卧床时间;低于80%时应减少15~20分钟卧床时间,睡眠效率在80%~90%则保持卧床时间不变。

(3)放松训练:通过放松来减少精神和躯体的紧张而治疗失眠。放松方法有肌肉放松训练、生物反馈、沉思、气功、太极拳等。

(4)矛盾意识训练:说服失眠者从事他们最害怕的睡眠行为即不睡,如果失眠者试着不睡焦虑就会减轻入睡自然容易。

(5)光疗:一定强度的光(7000~1200lux)和适当时间的光照可以改变睡眠-觉醒节律,对治疗睡眠-觉醒节律障碍(如睡眠时相延迟综合征)特别有效。

(6)时间疗法:适合于睡眠时相延迟合征的患者,嘱患者每人将睡眠时间提前3小时。直到睡眠-觉醒周期符合一般社会习惯。

六、预防与调护

1.本病证主因心神失舍所致。应注意消除患者顾虑和紧张情绪,劝其解除烦恼,使其树立信心配合治疗。

2.积极帮助患者寻找失眠的相关因素,祛除不良影响,养成豁达乐观的生活态度。

3.养成良好的生活习惯。早睡早起,按时作息,睡前宽衣解带。不吸烟,不饮浓茶、咖啡及酒等,不吃零食。

第二节　论治经验

一、万启南教授基于多虚多瘀特点治疗老年顽固性失眠的经验

失眠是指患者对睡眠时间和(或)质量不满足并影响日间社会功能的一种主观体验。常表现为入睡困难、多梦易醒或早醒、睡眠时间减少、睡眠质量欠佳,重则彻夜难眠,常常影响患者日间正常社会活动。属中医"不寐"范畴,《内经》中称之为"卧不安""目不瞑""不得卧"。失眠是临床常见病症,时常影响着人们的正常工作、学习及身心健康。长期失眠可导致人体免疫力下降、记忆力减退,致使患者出现焦虑症、抑郁症等精神障碍,严重的还易引发猝死,严重威胁着人们的生命健康与安全。万启南教授是云南省名中医,从事中西医结合临床诊疗及科研工作三十余年,在中医辨证基础上,基于老年"多虚多瘀"特点,重视整体调理、立足个体、审证求因治疗老年顽固性失眠,取得良好疗效。笔者有幸跟随万启南教授侍诊,略有所得,现经验介绍如下。

1.对不寐的病因病机认识　失眠一症,病位在心,与肝、脾、肾相关。不寐的病因有很多,总的来说包括饮食不节,脾胃不和;或情志过极,郁久化火,心神不安;或痰热内生,上扰心神;或劳倦、久病气血损耗,心失所养等。其主要病机可概括为脏腑功能失调,阴阳气血失

和,导致心神失养或心神被扰。病性有虚实两面,虚证多属心脾两虚、心胆气虚、心肾不交;实证为肝郁化火、痰热内扰。但老年不寐病证病程久,常表现为虚实夹杂,或为气虚血瘀所致。老年人脏腑功能减退,气血津液的生成减少,发病常以阴阳俱损、五脏俱虚、气血耗伤为本虚的病理、生理特点,在此基础上也易产生以痰、瘀、郁为标实的疾病。因此,常有"年老多虚""年老致瘀"之说。年老之人,常有气血化生不足,《难经·四十六难》曰:"老人血气衰、肌肉不滑,荣卫之道涩,故昼日不能精,夜不得寐也"说明气血亏虚是老年不寐的基本病机。明代张景岳在《景岳全书》中:"无邪而不寐者,必营血之不知足也。营主血,血虚无以养心,心虚则神不守舍"进一步分析了气血亏虚为不寐病症的主要病机。年老之人,因虚至瘀,瘀血常常存在,清代王清任在《医林改错》中运用血府逐瘀汤治疗失眠,提出活血化瘀法可治疗不寐症。老年人精气血津液常有不足,导致机体代谢异常,瘀血、水湿、痰饮等病理产物易在体内积留。因此,万老师在治疗老年顽固性失眠时常考虑到老年"多虚多瘀"的病理生理特点,随证选方用药。

2.审症求因,审因论治

(1)立足心脾肾,把握病机:不寐多因心脾两虚,气血不和,而致心神失养。心为"君主之官",主行血生血,藏神;脾为气血生化之源,主运化,主统血。心为脾之母,在血液生成方面心脾相互为用,在血液运行方面二者彼此协同。脾气健旺,气血化生有源,则心气心血充盈,心神则安;若脾虚健运失调,气血化源不足,统血无权,又或过度劳神忧思,损伤脾气,使心血耗伤,均可使心失所养,心无所主,神不守舍,形成心气两虚之不寐病证。正如清代林佩琴在《类证治裁·不寐》所云:"思虑伤脾,脾血亏损,经年不寐";《景岳全书·不寐》中也有云:"劳倦思虑太过者,必致血液耗亡,神魂无主,所以失眠",均说明了失眠多由心脾两虚造成。年老之人,各器官功能退化,加之因社会环境的改变,易于焦虑和抑郁,容易导致心气不足,思虑劳神过度,易使脾气结滞,暗耗心血,症见入睡困难、多梦易醒、心悸气短、头重昏沉、胸脘满闷、食少纳呆、肢体困倦、神疲乏力、面色少华,舌质淡苔薄白,或边有齿痕,脉细弱。治疗以健脾养心、益气安神为主,方选归脾汤或养心汤加减化裁。肾对全身阴阳之平衡起着至关重要的作用,为身阴阳之根,老年人"天癸竭,精少,肾脏衰",多有肾虚志不入于舍。清代冯兆张《冯氏锦囊秘录·杂症大小合参》曰:"壮年肾阴强盛,则睡沉熟而长;老年阴气衰弱,则睡轻而短"指出若肾精充足则志有所藏,方能安眠;若肾精虚弱则肾不藏志,而致不寐。因此,万老师在面对老年顽固性失眠患者时,在益气健脾、养心安神同时,加入远志、杜仲、夜交藤、枸杞子、桑葚、煅龙骨、煅牡蛎等缓补平补之品,滋肾阴、益肾气使肾精充,阴阳调和,肾志自安。

(2)祛瘀化痰,标本兼治:对于顽固性失眠患者,万老师强调血瘀、痰浊乃不寐发病的病理因素。不寐一证一般病程日久,老年本气血亏虚,运血无力,停而化瘀,且病久常兼瘀血。正如《医林改错》中所记载:"夜寐多梦是血瘀,平素平和,有病急躁是血瘀"。老年因脏腑功能衰退、气血亏虚,无力推动血行,血停于脉中而产生瘀血;或因老年常有情志拂郁,忧思恼怒,易致肝气郁结,血液运行不畅,使血停而瘀;或又因于忧思过度,劳心伤脾,心伤则血无所主,脾伤则血虚、血无所摄而致瘀血的产生;或因痰浊水饮停于脉管,影响血液正常运行而致。津血同源,痰浊、瘀血二者互为因果,常相互搏结、互生互化。痰浊常因脾虚失健,水湿不化而生;或因气机阻滞、水湿内停;也可因阴虚内热,煎灼津液而成;血瘀既久,也可化生痰浊。张景岳认为"痰火扰乱,心神不宁,思虑过伤,火炽痰郁而致失眠者多矣",李中梓在《医宗必读》中选用温胆汤加减治疗失眠,均是从痰入手论治失眠。因此在治疗年老患者顽固性失眠时,万老师在注重补虚的同时也兼顾祛瘀化痰,标本兼治。瘀血较甚者,方选血府逐瘀汤加减,痰浊为重者,选用十味温胆汤化裁。

3.预防调护　万老师在面对老年顽固性失眠的患者时,在注重辨证论治同时,也重视对患者的精神调摄和睡眠卫生教育。为患者营造轻松的就诊氛围,于言语间开导患者,对患者进行情志疏导,以自然平常的心态看待失眠,同时帮助患者寻找及消除失眠的原因,嘱患者摒弃不良的生活习惯,避免在晚饭后服用巧克力、咖啡、茶叶等会使大脑兴奋的食物,入睡前1小时停止强体力及脑力活动,保持入睡环境干净、舒适、光线适宜等。顽固性失眠患者大多长期服用安眠药,对安眠药产生依赖,不可骤然停药,应配在配合中药的基础上,逐渐减量。同时,可配合针灸、耳穴王不留行、穴位贴敷、足浴等中医外治法以促进睡眠。

4.验案举隅　倪某,女,72岁,2017年05月23日初诊。主诉:入睡困难20余年,加重半年余。患者体胖,平素偏食肥甘,20余年前开始出现入睡困难,整夜做梦,早醒,严重时每天睡眠时长仅为3~4小时,曾就诊于外院,长期口服酒石酸吡唑坦片(每晚1片),效果欠佳。现症见:入睡困难,整夜做梦,早醒,每夜睡眠时间仅4~5小时,醒后头重昏沉,时有心悸,气短乏力,肢体倦怠,不欲饮食,食后脘腹胀满,大便溏,小便正常。舌质淡暗,苔白微腻,脉细弱。辨证:心脾两虚夹痰湿。治则:益气健脾和胃,养心安神。处方:黄芪30g,炒白术15g,茯神15g,当归15g,川芎10g,陈皮10g,砂仁10g,木香10g,荷叶10g,莲子15g,首乌藤15g,百合15g,琥珀3g(兑服)、炒酸枣仁20g,甘草10g。7剂,两天1剂,每天3次,嘱患者继续服用酒石酸吡唑坦片,每晚1片。两周后复诊睡眠时间明显延长,心悸气短、乏力明显减轻,仍感头晕,梦多,饮食欠佳,大便溏。腻苔已退,脉细弱。上方加白芍15g,紫石英30g(先煎)。继进7剂。诸症减轻,睡眠时间及质量均明显改善,嘱减少酒石酸吡唑坦片用量,患者继续服中药以巩固疗效。

沈某,男,71岁,2017年12月19日初诊,主诉:入睡困难10年余,加重3个月。患者平素忧思多虑,易于恼怒,长期入睡困难,多梦早醒,严重时每天睡眠时长仅为3小时,头胀、头重昏沉,偶有胁肋部刺痛不适,进食后脘腹满闷,口干口苦,食欲缺乏,大便时干时溏,小便黄。唇舌红暗,苔黄厚腻,舌下络脉迂曲(++),脉弦滑。辨证:肝旺脾弱,痰瘀交结。治则:健脾化痰,疏肝祛瘀。处方:荷叶10g,莲子15g,首乌藤15g,生地黄15g,龙骨15g,赤芍15g,川芎10g,郁金15g,香附10g,法半夏10g,茯苓15g,枳实10g,陈皮10g,炒酸枣仁20g,砂仁10g,甘草10g。3剂,两天1剂,每天3次,1周后复诊,诸证减轻,睡眠时间延长,头胀头昏减轻,舌红暗,苔微黄腻,上方去法半夏、枳实,加炒黄连10g,煅牡蛎15g,琥珀3g(兑服)、紫石英30g(先煎),嘱患者调畅情志,避免生气动怒,继服半月后复诊睡眠正常。

二、万启南治疗老年不寐常用安神药对经验介绍

云南省名医万启南教授擅长诊治老年心血管疾病,对老年不寐病的治疗积累了丰富经验。万教授认为,相较于单味药物的叠加使用,药对灵活运用对于处方用药更具疗效。结合临床辨证不寐病症的主要病机,着眼于药对制方,临床疗效较佳。

不寐是以经常不能获得正常睡眠为特征的一类病证,主要表现为睡眠时间、深度的不足。轻者入睡困难,或寐而不酣,时寐时醒,或醒后不能再寐;重则彻夜不寐。不寐在《黄帝内经》中被称为不得卧、目不瞑。《黄帝内经》述:"阳气尽,阴气盛,则目瞑;阴气尽而阳气

盛,则瘛矣。卫气不得人于阴,常留于阳则阳气满,阳气满则阳跷盛,不得人于阴则阴气虚,故目不瞑矣"。认为是邪气客于脏腑,卫气行于阳,不能入阴所致。汉代张仲景将其病因分为外感和内伤两类,谓"虚劳虚烦不得眠",现代医家认为,失眠是人体阴阳失调、心神失舍所致。老年人年高体衰,精血失和,阴阳失调,特别易累及于心,导致心神失养、心神不宁而失眠。老年失眠症,尽管病因较多病机复杂,但其不外虚、实两端,虚者以精血不足心神失养为主;实者以火热、痰浊、瘀血等内犯于心,扰乱心神为病因。

万教授是云南省名中医,从事中西医临床诊疗及科研工作30余年,对老年不寐病的中医治疗有独特见解,临床疗效较佳。笔者随诊总结其临床运用经验,归纳如下。

1.养心安神药对

(1)龙眼肉-大枣:龙眼肉,性甘,温。归心、脾经。有养血安神之效,能治疗心悸失眠,久病气血亏虚证。《神农本草经》中记载:"龙眼,主治五脏邪气,安志,厌食。久服强魂,聪明,轻身不老,通神明。"大枣,性甘,温。归脾、胃、心经。能补中益气,养血安神。对气血亏虚所致心神不宁证有治疗之功。《神农本草经》中记载:"大枣,主治心腹邪气,安中养脾,助十二经,平胃气,通九窍,补少气少津液,身中不足,大惊,四肢重。和百药。久服轻身长年。"

龙眼肉和大枣两者相须为用,更增养血安神之功,尤适用于因气血不足,心失所养所致的难以入眠,醒后心悸。

(2)酸枣仁、夜交藤:酸枣仁,性甘,平。归心、肝、胆经。能养心益肝,安神。主治心神不宁等证。《本草汇言》中记载:"敛气安神,荣筋养髓,和胃运脾。"《本草拾遗》中记载:"睡多,生使;不得睡,炒熟。"故临床治疗不寐多炒用。夜交藤,性甘,平。归心、肝经。具有养心安神等效。可以治疗心神不宁,血虚身痛等症。《本草再新》中记载:"补中气,行经络,通血脉,治劳伤。"

酸枣仁、夜交藤均入心、肝经,肝为血海,肝血的滋养作用维持全身组织器官的正常生理功能,但其义为阳脏,体阴而用阳,易升、易动、易亢。故万教授临床使用炒酸枣仁15~30g养肝血,夜交藤15g疏畅肝气,对肝血不足,情绪易怒所致失眠者效果甚佳。

(3)荷叶-莲子:荷叶,性苦、涩、平。归心、肝、脾经。具有清暑解暑、升阳等效。能治疗暑热病证。《滇南本草》中记载:"上清头目之风热,止眩晕,清痰,泄气,止呕,头闷疼。"莲子,性甘、涩、平。归脾、肾、心经。有益肾固精、养心安神之效。临床应用于心悸失眠等证。《本草纲目》中记载:"莲之味甘,气温而性涩,禀清芳之气,得稼穑之味,乃脾之果也。"

万教授临床观察发现长期失眠者舌象多偏红,特别是舌尖心火较旺,偏热者居多,故以荷叶、莲子合用,能清心火以安神。

2.益气养阴安神药对 灵芝-百合:灵芝,性甘,平。归肺、心、脾经。能补气安神。临床可以用于治疗气血亏虚所致心神不宁证。百合,性甘,微寒。归肺、心、胃经。具有养阴润肺、清心安神之效。主治虚热所致心神不安证。《日华子本草》载:安心,定胆,益志,养五脏。

老年人多气阴两虚,久病耗伤脏腑津液,阴液不足虚火上扰于心神,故失眠不寐。灵芝与百合二者合用,一则补气安神,二可养阴清心以安神。

3.重镇安神药对 龙骨-琥珀:龙骨,性甘,涩,平。归心、肝、肾经。具有镇心安神之功。主治心神不宁所致不寐。《神农本草经》中记载:"龙骨,主治小儿大人惊痫癫疾狂走,心下结气,不能喘息,诸痉。杀精物。久服轻身通神明延年。"琥珀,性甘,平。归心、肝、膀胱经。有镇心安神、活血散瘀之效。临床用于血瘀兼心神不宁者。

龙骨、琥珀皆属重镇安神药,二者合用,一则增强镇心安神之效,二则龙骨、琥珀皆归心、肝经,尤其适用于心神不宁,心悸失眠,健忘多梦等症。

4.解郁安神药对　郁金-香附:郁金,性辛,苦,寒。归肝、胆、心经。具有行气解郁、清心凉血之效。主治气滞血瘀、痰热蒙蔽心窍所致不寐。《本草纲目》载:治血气心腹痛,产后败血冲心欲死,失心癫狂蛊毒。香附,性辛,微苦,平。归肝、三焦经。能疏肝理气,调经止痛。主治脾胃、肝胆气滞证。《本草衍义补遗》载:"香附子,……凡血气药必用之,引至气分而生血。"

郁金、香附单用均无安神之效,但万教授多年临床经验认为,气血阴阳平衡是维持人体正常脏腑功能的基础,气机失调,肝气郁结所致失眠者临床多见。故万教授以郁金15g、香附10g合用以疏肝行气解郁,对肝气郁结甚或化热心神不宁失眠者尤为适用。

5.化痰安神药对　远志-石菖蒲:远志,性苦,辛,微温。归心、肾、肺经。有宁心安神、祛痰开窍之效。主治痰湿所致心神不宁证。《神农本草经》中记载:"远志,主治咳逆伤中,补不足,除邪气,利九窍,益智慧,耳目聪明,不忘,强智倍力。久服轻身不老。"石菖蒲,性辛,苦,温。归心、脾、胃经。具有化湿开窍醒神、宁心安神之功。临床主要用于湿浊所致健忘失眠,耳鸣证。《神农本草经》中记载:"菖蒲,主治风寒湿痹,……补五脏,通九窍,明耳目,出音声。"

远志、石菖蒲皆有宁心安神、祛痰开窍之效,两者相配,尤适用于痰蒙心神所致惊悸不宁、多梦失眠者。万教授临床以远志10g、石菖蒲15g共用,增强祛痰宁心安神之效。

6.病案举例　刘某,女,73岁。2018年7月5日初诊:因反复失眠多梦10余年,加重2天来诊。患者自诉有"睡眠障碍"病史10年余,夜间不易入睡,多梦易醒,醒后难以再睡,晨起感神疲乏力,后长期服用艾司唑仑片改善睡眠,但睡眠质量仍不佳,曾多方寻医治疗症状无明显改善。2天前因情绪不佳,夜间难以入睡,服药后仍未见睡意,竟彻夜不眠,遂前来求治。诊见:夜间不易入睡,多梦易醒,醒后难以入睡,神疲乏力,四肢倦怠,伴头晕目眩,偶有心悸不适,健忘,不欲饮食,二便调。舌红苔薄,脉细数无力。结合舌脉,辨证为不寐,心脾两虚证。治以补脾养血安神。处方:黄芪30g,党参、炒白术、当归、茯神、炒酸枣仁、龙眼肉各15g,炙远志、炒黄连、大枣、木香各10g,琥珀3g,炙甘草6g。3剂,水煎服,每天3次,饭后1小时温服。

二诊:来诉,当晚服药后入睡困难较前缓解,肢软乏力、头晕目眩减轻,上方加减连续服药1个月后,诉可保持5~6小时睡眠时间,余症得消。

7.结语　不寐是老年人的多发病,并严重影响老年人的生活质量,长期不寐可诱发相关心血管等疾病,值得重视。中医通过辨证论治,个体化治疗,对长期不寐者疗效甚佳。药对,是指临床上常用的、相对固定的两味药物。中药配伍离不开药对的应用,药对的结合组方是临床医生的必修之课,相较于单味药物的增减,药对的搭配使用更利于处方的增效减毒。不寐虽虚实夹杂,证型多变,结合临床辨证,可加用药对收奇效。

(孔欣)

第三部分　用药心得

第十六章　清热解毒扶正颗粒

第一节　清热解毒扶正颗粒治疗老年人肺炎59例疗效观察

老年肺炎是老年医学中最常见的感染性疾病,随着社会人口的老龄化,其患病率在不断提高。笔者针对老年人生理病理特点,在常规治疗的基础上,配合清热解毒扶正颗粒治疗老年人肺炎59例,缩短了疗程,提高了临床效果。现报道如下:

一、资料与方法

1.一般资料　收集我科2002年12月—2005年5月,参照《社区获得性肺炎诊断和治疗指南》确诊的老年人肺炎共106例,随机分为两组。治疗组59例,男48例,女11例,年龄61~84岁,平均(68.3±3.7)岁。对照组47例,男38例,女9例,年龄60~86岁,平均(67.9±3.9)。上述两组从性别、年龄、病情轻重程度等无明显差异($P>0.05$),具有可比性。

2.治疗方法　两组病例均采取综合治疗措施,即根据经验及细菌培养药敏试验选择抗生素静脉点滴,所选抗生素种类及剂量大致相同,总疗程为2周,另包括必要的对症治疗。治疗组在综合治疗的基础上,同时服用清热解毒扶正颗粒,每次1袋(每袋20g),每天3次,疗程2周。

3.疗效评定标准　依据国家中医药管理局医政司热病协作组制定的风温肺热疗效评定标准。

临床治愈:热退,咳嗽、喘息、咳痰症状消失,或恢复到发病前状态,化验正常,胸部X线提示有明显吸收者。

显效:热退,咳嗽、喘息、咳痰症状明显减轻,血常规正常,X线提示炎症有部分吸收者;或症状基本消失,但X线提示无明显吸收者。

有效:热势减退,咳嗽、喘息、咳痰症状较前有好转,血常规基本正常,X线提示炎症有好转或无明显吸收者。

无效:仍发热,咳喘症状同前或恶化者。

4.统计学方法　收集整理两组的各项观察指标,经统计处理,计数资料采用t检验,计量资料采用χ^2检验,比较两组的疗效,其中$P<0.05$为具有显著性差异。

二、结果

1.两组治疗前后症状、体征消失时间比较(表16-1)　治疗组症状、体征消失时间较对照组明显缩短($P<0.05$)。

表 16-1　两组治疗前后症状,体征消失时间比较($\bar{x} \pm s$)

临床表现	治疗组($n=59$)		对照组($n=27$)	
	例数	消失时间(天)	例数	消失时间(天)
发热	20	$4.40 \pm 2.12^{(1)}$	19	6.88 ± 2.85
咳嗽、咳痰	47	$11.84 \pm 3.26^{(1)}$	36	14.23 ± 2.98
喘息	16	$6.47 \pm 2.78^{(1)}$	15	9.32 ± 2.55
肺部啰音	42	$9.63 \pm 2.14^{(1)}$	31	12.90 ± 1.97

注:与对照组比较[1] $P<0.05$ 。

2.两组治疗前后 C-反应蛋白及白细胞总数比较(表 16-2)　治疗组 C-反应蛋白在治疗前后下降较对照组明显($P<0.05$),白细胞总数治疗前后两组下降无明显差别($P>0.05$)。

表 16-2　治疗两周前后两组 C-反应蛋白值比较($\bar{x} \pm s$)

组别	C-反应蛋白(mg/L)		白细胞总数($\times 10^9$/L)	
	治疗前	治疗后	治疗前	治疗后
治疗组($n=59$)	32.3 ± 16.8	$4.7 \pm 1.1^{(1)}$	12.1 ± 3.6	$6.6 \pm 1.7^{(2)}$
对照组($n=47$)	33.8 ± 17.1	8.4 ± 1.6	11.9 ± 3.2	6.3 ± 1.8

注:与对照组比[1] $P<0.05$,与对照组比[2] $P>0.05$

3.两组治疗前后疗效比较(表 16-3)　两组治疗总有效率无明显差别($P>0.05$)。

表 16-3　两组治疗前后疗效比较

组别	临床治愈(%)	显效(%)	有效(%)	总有效(%)	无效(%)
治疗组($n=59$)	31(52.51	15(25.4)	11(18.7)	57(96.6)[1]	2(3.4)
对照组($n=47$)	19(40.4)	15(31.9)	11(23.4)	45(95.7)	2(4.3)

注:与对照组比[1] $P>0.05$ 。

三、讨论

老年人肺炎属于中医学的"风温""风温肺热""咳嗽"病等范畴。多由外邪所致,又以风邪为主,风邪常兼夹其他外邪。人体感受这些外邪后,外邪入里化热,炼津为痰,痰热壅肺,而使肺失宣发、肃降。而热易耗气伤津,加之老年人年老体衰,禀赋不足,正气日损,祛邪无力至气阴两虚。故"热""痰""喘"是老年肺炎的主要病证,虚实夹杂、痰热壅肺、气阴两虚是老年肺炎的基本病机。现代医学认为机体受到外界打击(包括感染)可以引起全身炎症反应综合征(SIRS),1997 年,Bone 又提出代偿性抗炎反应综合征(CARS)的理论,指出几乎在 SIRS 发生的同时,机体就释放内源性抗炎症介质,以防过度的 SIRS 破坏组织细胞,并限制 SIRS 在机体容许的范围内。疾病的发展变化与 SIRS/CARS 平衡有关,两者平衡机体就不会出现损害,SIRS>CARS,可出现休克、器官损害;SIRS<CARS,则出现免疫抑制。无论哪种失衡均可导致机体进一步损伤。SIRS/CARS 构成了矛盾的两个方面,它们相互依赖、相互斗

争、互相消长,这与中医学中阴阳学说和正邪学说不谋而合。正所谓"邪气亢盛伤正""正气奋起抗邪"。老年人肺脏结构和生理功能减退,免疫力下降,患肺炎后病情严重,病程迁移,治疗上在控制感染的同时应注意提高机体本身的免疫力。从中医治疗来说在清热解毒的同时应注重益气养阴,扶正祛邪。医院的清热解毒扶正颗粒就是据此原则研制出来的,其处方主要组成为:翼首草、芙蓉叶、鱼腥草、麦冬、太子参、丹参等,具有益气养阴、扶正固本、清热解毒功效。藏药翼首草具有清热解毒,祛风湿,止痛等作用,有研究表明对急性炎症的渗出和水肿有明显的抑制作用,因此具有显著的抗感染活性。麦冬中的麦冬皂苷及麦冬多糖可显著增加小鼠器官胸腺、脾脏重量,并激活小鼠网状内皮系统的吞噬功能,提高血清溶血素抗体水平,增加机体的免疫力。太子参多糖具有抗疲劳、抗应激和增强机体免疫功能的作用。丹参有效成分丹参酮、丹酚酸类化合物有改善血液循环、抗菌和抗感染、抗氧化、抗凝血和细胞保护等作用。另外鱼腥草、芙蓉叶等不仅具有抗病毒、抗菌、抗感染等功效,且均有调节免疫功能的作用。本研究结果显示,治疗组症状、体征消失时间较对照组明显缩短,C-反应蛋白在治疗前后下降较对照组明显,说明在常规综合治疗的基础上加用清热解毒扶正颗粒治疗老年人肺炎具有显著的疗效,值得在临床推广应用。

第二节　清热解毒扶正颗粒治疗外感高热症36例

外感高热是指因外感邪毒所致体温升高,相当于西医的感染性发热。目前中医多采用单纯清热解毒退热治疗,部分患者仅能暂时缓解症状,不容易控制病情。医院自行研制的清热解毒扶正颗粒(已做药效及毒理试验)在清热解毒的同时兼以滋阴扶正,取得了较好的临床疗效,总结报道如下。

一、临床资料

全部病例均为医院2003年11月—2004年10月急诊内科就诊患者,共71例。外感高热症的诊断参照中华人民共和国卫生部制定发布的《中药新药临床研究指导原则》,全部患者随机分成两组。治疗组36例,男20例,女16例;年龄18~52岁,平均(27.8±1.85)岁。对照组35例,男18例,女17例,年龄19~49岁,平均(29.6±2.07)岁。两组资料对比,差别无统计学意义($P>0.05$),具有可比性。

二、治疗方法

两组均按常规治疗,治疗组另加用清热解毒扶正颗粒(由云南省中医医院制剂室生产,制剂批号:20031013。药物组成:翼首草30g、芙蓉叶15g、鱼腥草30g、麦冬15g、太子参30g、丹参15g等。每克颗粒剂含2.04g生药材),每次20g,每天3次。两组均在治疗3天后判定疗效。

三、标准

参照国家中医药管理局高热症协作组外感高热症诊疗规范病情分级标准与疗效判定标准。

1.病情分级标准

轻型:体温38.9℃以下,发病初期,全身证候轻微,热势虽高,但病在表,实验室检查一般不见异常。

中型:体温 39.0~39.9℃,全身症候显著,实验室检查多见异常。

重型:体温 40℃或以上,出现痉厥闭脱危证,实验室检查显著异常。

2.疗效判定标准

痊愈:热尽身凉,且无反复,证候消失,异常理化检查指标恢复正常。

显效:大热已退,接近正常,主要症状大部消失,异常理化检查指标接近正常。

有效:大热已退,但仍有反复,主要症状部分消失,异常理化检查指标有所改善。

无效:高热持续不退,症状无明显改善或加剧,异常理化检查指标经治疗无明显改善者。

四、结果

1.两组疗效对比(表 16-4) 两组对比,经 Ridit 分析,$u=2.02$,$P<0.05$,差别有统计学意义。

表 16-4 两组疗效对比(例)

组别	n	痊愈	显效	有效	无效	总有效率(%)
治疗组	36	8	17	7	4	88.89
对照组	35	5	12	6	12	65.71

2.两组完全退热时间对比(表 16-5)

表 16-5 两组完全退热时间对比($\bar{x}\pm s$)

组别	n	完全退热时间(h)
治疗组	36	$24.48\pm20.41^{*}$
对照组	35	35.62 ± 30.21

注:与对照组治疗后对比,$^{*}P<0.05$。

3.两组治疗前后血常规对比(表 16-6)

表 16-6 两组治疗前后血常规对比($\bar{x}\pm s$)

组别	n		白细胞总数($\times10^{9}$/L)	中性粒细胞数
治疗组	36	治疗前	10.7 ± 3.1	0.82 ± 0.06
		治疗后	$6.2\pm2.4^{**\#}$	$0.61\pm0.11^{**\#}$
对照组	35	治疗前	11.1 ± 3.6	0.80 ± 0.08
		治疗后	$7.4\pm2.7^{*}$	$0.67\pm0.12^{*}$

注:与同组治疗前对比,$^{**}P<0.01$;与对照组治疗后对比,$^{\#}P<0.05$。

4.两组治疗前后 C-反应蛋白对比(表 16-7)

表16-7　两组治疗前后 C-反应蛋白对比（ $\bar{x} \pm s$ ）

组别	n	治疗前（mg/L）	治疗后（mg/L）
治疗组	36	39.3±15.8	4.6±1.1**##*
对照组	35	37.8±16.3	8.7±1.6**

注：与同组治疗前对比，**P<0.01；与对照组治疗后对比，##P<0.01。

5.不良反应发生情况　两组治疗期间均未出现不良反应。

五、讨论

外感高热是内科急症常见多发病证之一，具有起病急、变化快、传变迅速的特点，多属西医的各种感染性疾病，"六淫"或"六邪"是其主要致病因素。其病理特点初时多属邪盛而正气抗御力也强，形成高热；其后热盛耗损津液，劫灼营阴，直至动血、耗血，终至阴伤气耗。中医学认为正气虚是发病和迁延的内在原因。正气虚，则邪乘虚而入；正气实，则邪无自入之理，正能敌邪，病能自愈。而正气来源于体质，体质的强弱决定着正气的虚实。所以疾病的发生和发展虽然与病邪的质与量有关，更取决于患者的体质，即正气的虚实。

据此医院研制了清热解毒扶正颗粒，临床观察表明：治疗组总有效率明显优于对照组（P<0.05）；两组退热时间比较治疗组退热时间明显短于对照组，退热作用较对照组快；从两组患者治疗前后血常规表明，治疗组和对照组均能明显降低已升高的白细胞总数及中性粒细胞比值，而治疗组较对照组下降更明显（P<0.05）；从两组治疗前后 C-反应蛋白下降情况表明各组均有显著作用，而两组比较治疗组明显优于对照组（P<0.01）。清热解毒扶正颗粒治疗外感高热之所以能取得较好疗效，从中医角度来说，他不仅具有清热解毒功效，更有益气扶正、滋阴凉血之功能。方中藏药翼首草具有清热解毒、祛风湿、止痛等作用，有研究表明对急性炎症的渗出和水肿有明显的抑制作用，因此具有显著的抗感染活性。麦冬中的麦冬皂苷及麦冬多糖可显著增加小鼠器官胸腺、脾脏重量，并激活小鼠网状内皮系统的吞噬功能，提高血清溶血素抗体水平，增加机体的免疫力。太子参多糖具有抗疲劳、抗应激和增强机体免疫功能的作用。丹参有效成分丹参酮、丹酚酸类化合物有改善血液循环、抗菌和抗感染、抗氧化、抗凝血和细胞保护等作用。另外鱼腥草、芙蓉叶等不仅具有抗病毒、抗菌、抗感染等功效，且均有调节免疫功能的作用。清热解毒扶正颗粒在药效学试验中证实，具有明显的退热抗感染作用且作用持久，并有明显降低 C-反应蛋白的作用；在动物毒理试验中即使达到正常剂量的107倍，也未见不良反应。我们现在对清热解毒扶正颗粒退热、抗感染、调节免疫等作用机制仍不十分清楚，还有待进一步研究。但综上所叙，清热解毒扶正颗粒在临床上疗效确切，服用方便，无不良反应，值得推广应用。

第三节　清热解毒扶正颗粒小鼠急性毒性试验

一、实验材料

1.药品　清热解毒扶正颗粒：云南省中医医院制剂室提供，1g 颗粒剂相当于原生药1.26g，每袋15g，相当于含生药18.9g。生产批号：20031013。

2.实验动物　昆明种小白鼠：Ⅱ级,20~28g,由昆明生物制药厂动物科提供,动物合格证号：SCXK 滇 20050010。

二、方法与结果

1.预试验　取 4 只小鼠,随机分成 2 组,每组 2 只,雌雄各半,实验前禁食不禁水 12 小时。取清热解毒扶正颗粒15g配成最大浓度药液(1.62g/mL),12 小时内灌胃给药 2 次,灌胃体积为 0.4mL/10g。给药后连续观察 7 天,未见小鼠死亡,即无法测得其LD_{50},故进行最大给药量的测定。

2.最大给药量测定　取昆明种小鼠40 只,随机分成 2 组,即对照组和试验组,每组 20 只,雌雄各半,实验前禁食不禁水 12 小时。试验组每只小鼠按 81.6g(生药)/kg 于 12 小时内灌胃给予清热解毒扶正颗粒 2 次,灌胃体积为 0.4mL/10g,对照组于 12 小时内给予等体积生理盐水灌胃 2 次。给药后连续观察 7 天,每天观察比较 2 组小鼠的外观、行为和毒性反应,每天称进食量,隔天称 1 次体重,观察结束后进行大体解剖,观察各器官的体积、颜色、质地等变化。小鼠体重变化结果见表16-8。

表 16-8　灌胃前后小鼠体重变化($n=20$, $\bar{x}\pm s$)

组别	剂量(g/kg)		小鼠体重(克/只)			
			给药前	第 2 天	第 4 天	第 6 天
对照组	等体积	♀	25.0±3.6	30.5±3.7	32.2±3.0	30.8±3.0
	生理盐水	♂	26.5±3.4	32.5±3.1	34.2±3.0	34.5±3.2
试验组	163.2	♀	25.0±3.6	29.0±3.3	28.9±4.0	31.6±3.1
		♂	26.5±3.4	33.3±2.5	33.5±2.2	33.8±2.1

试验结果表明,给药后 7 天内,动物未见死亡,一般状况良好,饮食、二便正常,且外观、皮毛、行为、呼吸均正常,鼻、眼、口腔无异常分泌物,给药组与对照组的体重增长无显著性差异,进食量也无显著性差异,各器官正常,未见其他明显异常反应。

清热解毒扶正颗粒小鼠灌胃给药的最大给药量为 163.2g/kg(生药),该剂量以临床成人日剂量为 45g/60kg[相当于生药 56.7g(生药)/60kg]折算,相当于临床人用量的 172 倍。

三、讨论

清热解毒扶正颗粒处方组成为:翼首草、芙蓉叶、柴胡、鱼腥草、地黄、麦冬、太子参、丹参、丹皮等,具有清热解毒,益气扶正,滋阴凉血之功效,主治外感发热疗效确切。《高原中草药治疗手册》:翼首草有解毒抗菌的作用。芙蓉叶具有消炎止痛作用。《滇南本草》言柴胡："伤寒发汗解表要药,退六经邪热往来"。现代药理学证实柴胡具有镇静、镇痛、解热、镇咳等广泛的中枢抑制作用。柴胡皂苷有抗感染作用。鱼腥草提取物具有增强白细胞吞噬能力、提高机体免疫力、抗感染、抗病毒作用。地黄水提液有降压、镇静、抗感染、抗过敏作用。麦冬能升高外周白细胞,提高免疫功能。太子参对淋巴细胞有明显的刺激作用。丹参主要成分丹参酮具有改善微循环、抗菌消炎等作用。牡丹皮中丹皮酚具有抗菌消炎、镇静解痉、退热止痛等药理作用。预试验中无法测出小鼠LD_{50},所以测定小鼠经口给药最大给药量为163.2g 生药/kg,相当于人用临床剂量的 172 倍。

第四节　清热解毒扶正颗粒抗炎、退热及对 C-反应蛋白影响的实验研究

近年来中医药在外感发热疾病中的作用逐年受到重视,清热解毒扶正颗粒系云南省中医医院用于治疗外感发热的院内科研制剂。其处方主要组成为:翼首草、芙蓉叶、鱼腥草、麦冬、太子参、丹参、生地、丹皮等,具有清热解毒,益气扶正,滋阴凉血之功效,主治外感发热疗效确切。为进一步分析及明确其药理作用,笔者通过该药对二甲苯致小鼠耳郭肿胀的影响,观察药物的抗感染作用;通过对内毒素致家兔高热模型的影响,观察该药的解热作用,通过检测内毒素致高热模型家兔 C-反应蛋白浓度的影响,了解该药对炎性介质的影响,旨在探讨中药清热解毒扶正颗粒的部分药效。

一、实验材料

1.药品　清热解毒扶正颗粒:云南省中医医院制剂室提供,每克颗粒剂含 1.26g 生药材,批号:20031013;内毒素:天象—邦定试剂公司产品,批号:L2880;二甲苯:成都化学试剂厂,批号:97424;阿司匹林原料药:南京制药厂产品,批号:910324;阿司匹林:昆明云健制药有限公司生产,批号:20050765;地塞米松:广东南国药业有限公司提供,批号:20050506。

2.实验动物　昆明种小白鼠:Ⅱ级,20~28g,由昆明生物制药厂动物科提供,动物合格证号:SCXK 滇 20050010;大耳白兔:Ⅰ级,1.8~2.5kg,由昆明生物制药厂动物科提供,动物合格证号:SCXK 滇 20050007。

3.实验器材及设备　日本奥林巴斯—604 全自动生化分析仪;电子天平:YP3000 型电子天平,上海精科天平厂;分析天平:BS110 型分析天平,北京赛多利斯仪器系统有限公司;体温计;0.8cm 打孔器。

二、方法与结果

1.清热解毒扶正颗粒对二甲苯致小鼠耳郭肿胀的影响　取小鼠 50 只,雄性,体重 20~28g,随机分为 5 组:①对照组,灌胃给予等体积生理盐水;②阳性对照组,给予阿司匹林原料药 0.5g/kg,灌胃体积 0.3mL/10g;③清热解毒扶正颗粒高剂量组按 43.8g(生药)/kg 剂量以 0.4mL/10g 体积灌胃;中剂量组按 26.4g(生药)/kg 剂量以 0.3mL/10g 体积灌胃;低剂量组按 8.8g(生药)/kg 剂量以 0.3mL/10g 体积灌胃。连续给药 3 天,末次给药后 1 小时,于每只小鼠右耳双面涂以 50μL 二甲苯致炎,1 小时后,处死小鼠,用 0.8cm 打孔器取下每只小鼠的左右耳片,用分析天平称重,计算肿胀度、肿胀率、抑制率。结果见表 16-9。

表 16-9　清热解毒扶正颗粒对二甲苯致小鼠耳郭肿胀的影响

组别	动物/只	剂量/g/kg	肿胀度/mg	肿胀率/%	抑制率/%
对照组	10	—	27.90±12.44	44.56±23.71	—
阿司匹林	10	0.5	9.10±9.42	15.27±15.83▲	37.37±35.33
高剂量	10	43.8	10.10±10.91	16.05±16.96★	35.34±36.10
中剂量	10	26.4	16.60±8.42	29.04±16.05★	38.91±32.56
低剂量	10	8.8	20.70±16.32	33.52±28.09	27.94±37.75

注:与对照组比较,★$P<0.05$,▲$P<0.01$。

　　试验结果表明,阿司匹林组与对照组比较,差异有非常显著性意义($P<0.01$),说明阿司匹林有非常明显的抑制小鼠耳郭肿胀作用;清热解毒扶正颗粒高、中剂量组与对照组比较,差异有显著性意义($P<0.05$),说明高、中剂量组均有抑制小鼠耳郭肿胀作用;低剂量组与对照组比较,差异无显著性意义。

　　2.清热解毒扶正颗粒对内毒素所致高热家兔肛温的影响　取大耳白兔 30 只,雌雄兼用,每天测肛温 1 次,连续 2 天,使家兔适应此测量方法并选取合格动物,随机分为 5 组,即模型组,阳性对照组,清热解毒扶正颗粒高剂量组、中剂量组、低剂量组。经预试验测定后,将内毒素致热量定为 250ng/kg,取 4mg 内毒素,用氯化钠注射液稀释至 250ng/mL。试验前 1 小时测每只家兔的肛温,记为基础肛温 T,然后灌胃给药,模型组灌胃给予等体积的生理盐水;阳性对照组灌胃给予阿司匹林原料药 0.3g/kg,灌胃体积 10mL/kg;清热解毒扶正颗粒高、中、低剂量组分别灌服 21.6g(生药)/kg、14.4g(生药)/kg、7.2g(生药)/kg,灌胃体积为 10mL/kg。1 小时后每兔均从耳缘静脉注射内毒素 250ng/kg 致热,分别测定内毒素致热后 30 分钟、60 分钟、120 分钟、180 分钟、240 分钟、300 分钟时的肛温,将不同时间所测肛温减去基础肛温 t 的差值$^{\triangle}t$ 作为体温变化的指标。结果见表 16-10。

表 16-10　清热解毒扶正颗粒对内毒素所致高热家兔肛温的影响

组别	动物/只	剂量/g/kg	T/℃	致热后不同时间段的肛温变化$^{\triangle}t$/℃					
				30 分钟	60 分钟	120 分钟	180 分钟	240 分钟	300 分钟
模型组	6	—	37.95 ± 0.18	2.03± 0.43	2.73± 0.22	3.03 ± 0.33	2.83 ± 0.46	2.18± 0.49	1.35 ± 0.39
阿司匹林	6	0.3	38.92 ± 0.83	0.27± 0.22▲	0.87± 0.16▲	0.93± 0.39▲	0.72± 0.49▲	0.35± 0.35▲	0.12 ± 0.12▲
高剂量	6	21.6	37.92 ± 0.35	1.23± 0.95	1.32± 1.17★	1.22± 1.30★	0.90± 1.23★	0.72± 0.93★	0.27 ± 0.53★
中剂量	6	14.4	37.97 ± 0.26	1.97± 0.35	2.52± 0.31	2.50± 0.53	2.08± 0.67★	1.67± 0.69	1.08 ± 0.47
低剂量	6	7.2	38.00 ± 0.18	1.70± 0.55	2.18± 0.44★	1.93± 0.56★	1.78± 0.47★	1.37 ± 0.64★	1.27 ± 0.39

　　注:与模型组比较,★$P<0.05$,▲$P<0.01$。

　　试验结果表明,阿司匹林组与模型组比较,差异有非常显著性意义($P<0.01$),说明阿司匹林有非常明显的解热作用,且解热时间从给药后 30 分钟开始持续到 300 分钟;清热解毒扶正颗粒高剂量组与模型组比较,差异有显著性意义($P<0.05$),说明高剂量有解热作用,解热时间从给药后 60 分钟持续到 300 分钟;清热解毒扶正颗粒中剂量组与模型组比较,在 180 分钟时间段,差异有显著性意义($P<0.05$);清热解毒扶正颗粒低剂量组与模型组比较,差异有显著性意义($P<0.05$),解热时间从给药后 60 分钟持续到 240 分钟。

　　3.对高热家兔 C-反应蛋白浓度的影响　取家兔 36 只,随机分为对照组、模型组、阳性对照组、清热解毒扶正颗粒高、中、低剂量组,每组 6 只。空白组和模型组灌胃给予等体积生理盐水;清热解毒扶正颗粒高、中、低剂量组分别灌胃给予 21.6g、14.4g、7.2g(生药)/kg,灌胃体积为 10mL/kg;阳性对照组灌胃给予地塞米松 1.5mg/kg,体积为 10mL/kg。给药 1 小时后,每兔(空白组除外)均从耳缘静脉注射内毒素 250ng/kg 致热,致热 30 分钟后测肛温,肛温升高者于 1 小时后静脉采血,取静脉血放置于抗凝试管保存,用全自动生化分析仪检测 C-反应蛋白浓度。试验结果见表 16-11。

表 16-11　清热解毒扶正颗粒对高热家兔 C-反应蛋白浓度的影响

组别	动物/只	剂量/g/kg	c-反应蛋白浓度/mg/L
对照组	6	—	16.95±0.07
模型组	6	—	16.00±3.56
地塞米松	6	0.0015	11.68±5.80
高剂量	6	21.6	11.76±5.75
中剂量	6	14.4	9.87±1.09▲
低剂量	6	7.2	16.28±16.82

注:与对照组比较,▲$P<0.01$。

试验结果表明:地塞米松组与对照组比较,差异无显著性意义($P>0.05$),但对 C-反应蛋白浓度有一定降低趋势,可能是样本数较少,有待进一步研究;清热解毒扶正颗粒高剂量组与对照组比较,差异无显著性意义($P>0.05$),但有一定降低趋势;清热解毒扶正颗粒中剂量组与对照组比较,差异有非常显著性意义($P>0.01$),说明中剂量有非常明显的降低 C-反应蛋白浓度的作用;清热解毒扶正颗粒低剂量组与对照组比较,差异无显著性意义($P>0.05$)。

三、小结

清热解毒扶正颗粒高剂量和中剂量组对二甲苯所致小鼠耳郭肿胀有显著抑制作用,其肿胀抑制率分别达到 35.34% 和 38.91%,说明该药有较好的抗感染作用;清热解毒扶正颗粒高剂量、中剂量和低剂量组对内毒素所致家兔高热有解热作用,各剂量组起效时间和持续时间不同,高剂量在给药 60 分钟后开始起效,药效持续到 300 分钟;中剂量组在给药后 180 分钟时间段有一定的解热作用;低剂量组在给药 60 分钟后起效,药效持续到 240 分钟。C-反应蛋白是炎症、感染、组织损伤、坏死和恶性肿瘤的一个重要标志。C-反应蛋白在正常机体中浓度很低,其浓度的升高提示炎症,感染事件的发生,清热解毒扶正颗粒中剂量对内毒素所致高热家兔的 C-反应蛋白浓度的降低有非常明显的作用,但其他剂量组和地塞米松组对C-反应蛋白浓度只有一定的降低趋势,可能与样本数较少有关,有待于进一步研究。

四、讨论

外感高热是内科急症常见多发病证之一,具有起病急、变化快、传变迅速的特点,多属西医的各种感染性疾病。"六淫"或"六邪",是它主要致病因素。其病理特点初时多属邪盛而正气抗御力也强形成高热,其后热盛使津液耗损,劫灼营阴,直至动血、耗血,终至阴伤气耗。中医学认为正气虚是发病和迁延的内在原因。正气虚,则邪乘虚而入,正气实,则邪无自入之理,正气实,则正能敌邪病能自愈,而正气决定于体质,体质的强弱决定着正气的虚实。所以疾病的发生和发展虽然与病邪的质与量有关,更取决于患者的体质,即正气的虚实。据此本院研制了清热解毒扶正颗粒,其处方主要组成为:翼首草、芙蓉叶、鱼腥草、麦冬、太子参、丹参、生地、丹皮等。清热解毒扶正颗粒治疗外感高热之所以能取得较好疗效,从中医角度来说,它不仅具有清热解毒功效,更有益气扶正,滋阴凉血之功能。现代中药学研究其能清除、中和、降解内毒素,调整炎性介质的失控性释放,提高和保护机体的免疫功能有关。藏药翼首草具有清热解毒,祛风湿,止痛等作用,有研究表明对急性炎症的渗出和水肿有明显的抑制作用,因此具有显著的抗感染活性。麦冬中的麦冬皂苷及麦冬多糖可显著增加小鼠器官胸腺、脾脏重量,并激活小鼠网状内皮系统的吞噬功能,提高血清溶血素抗体水平,增加机体的免疫力。太子参多糖具有抗疲劳、抗应激和增强机体免疫功能的作用。丹参有效成分丹参酮、丹酚酸类化合物有改善血液循环、抗菌和抗感染、抗氧化、抗凝血和细胞保护等作用。另外鱼腥草、芙蓉叶等不仅具有抗病毒、抗菌、抗感染等功效,且均有调节免疫功能的作用。清热解毒扶正颗粒在药效学试验中证实其具有明显的退热抗感染作用且作用持久,并有一定的降低 C-反应蛋白的作用。

通过本次动物实验结果表明:清热解毒扶正颗粒高、中剂量组均有抑制小鼠耳郭肿胀作用,有效率较对照组更加显著;清热解毒扶正颗粒高,中,低剂量的解热作用较对照组均有显著效果;对于 C-反应蛋白浓度的趋势来说,清热解毒扶正颗粒中剂量组与对照组比较,差异有非常显著性意义,说明中剂量有降低 C-反应蛋白浓度的作用,但高,低剂量与对照组比较,差异均无显著性意义。综上所论,清热解毒扶正颗粒药效学作用确切,值得推广应用。

第五节 清热解毒扶正颗粒联合西药治疗老年肺炎及对血清降钙素原影响随机平行对照研究

老年肺炎是一种主要由细菌、少数为病毒所致的老年人肺部感染性疾病。患病率高,病情进展快,并发症多,病死率高(5.6%~23.3%),严重危害着老年人。血清降钙素原(PCT)不仅能反应肺炎的严重程度,而且还能指导抗生素的使用,以治疗呼吸道感染,因此常被运用于临床。我们应用清热解毒扶正颗粒联合西药治疗老年肺炎,取得满意疗效,与单纯西药常规治疗对照,同时测定 PCT,现报告如下。

一、材料与方法

1.纳入标准 年龄≥60 岁,≤80 岁;符合肺炎的西医诊断标准,符合肺炎气阴两虚兼痰热壅肺型的中医临床诊断辨证标准;知情同意,签署知情同意书者。

2.排除标准 重症肺炎患者,合并肺结核、肺癌、支气管扩张或其他肺部疾病,对本试验药过敏,合并有心血管、肝、肾和造血系统等严重原发性疾病、精神病患者,或伴有肿瘤等疾病,应用激素及其他影响免疫功能药物。

3.退出标准 ①未按规定服药无法判定疗效;②资料不全无法判定疗效、安全性;③严重不良反应、并发症,特殊生理变化等,难以继续治疗(不良反应者纳入不良反应统计);④使用影响疗效药物。退出病例按退出时疗效纳入疗效判定。

4.诊断标准 参照中华医学会呼吸病学分会 2006 年《社区获得性肺炎诊断和治疗指南》。

5.治疗方法　两组均连续治疗 2 周为 1 个疗程。

(1)对照组:西药常规治疗,即根据经验、痰培养及药敏试验选择敏感抗生素,以及相关的对症支持治疗。

(2)治疗组:清热解毒扶正颗粒(云南省中医医院制剂室生产,制剂批号:20031013。翼首草 30g,芙蓉叶 15g,鱼腥草 30g,麦冬 15g,太子参 30g,丹参 15g,等。每克颗粒剂含 2.04g 生药材),每次 20g,每天 3 次。西药治疗同对照组。

6.观测指标　临床症状、体征改善时间、PCT 水平(电化学发光法,罗氏 COBAS-e601,正常值在 0~0.5ng/mL)、WBC 变化。

7.疗效判定　连续治疗 1 个疗程(14 天),判定疗效。参照《中药新药临床研究指导原则》。

(1)临床治愈:治疗后临床症状、体征消失或基本消失,胸部 X 线片提示基本吸收,其他客观检查指标基本正常。

(2)显效:治疗后比治疗前临床症状、体征明显改善,胸部 X 线片提示明显吸收,其他客观检查指标明显改善。

(3)有效:治疗后比治疗前临床症状、体征有好转,胸部 X 线片提示略有好转,其他客观检查指标有改善。

(4)无效:治疗后比治疗前临床症状、体征无明显改善或加重者,胸部 X 线片无变化或加重,其他客观检查指标未见改善或反而加重。

8.统计分析　采用 SPSS18.0 统计软件,计量资料采用均值±标准差($\bar{x} \pm s$)表示,组间比较用单因素方差分析和 t 检验,计数资料采用 χ^2 检验。

二、结果

1.基线资料　纳入样本 80 例均为云南省中医医院干保科 2012 年 1 月至 2012 年 6 月住院患者,按随机数字表方法分为两组,两组人口学资料及临床特征具有均衡性($P>0.05$),见表 16-12。

表 16-12　两组人口学资料及临床特征(n, $\bar{x} \pm s$)

组别	n	男/女	年龄(岁)	平均年龄(岁)	病程(d)	平均治疗病程(d)	PCT(ng/mL)	WBC		
								升高	正常	降低
治疗组	48	28/20	60~80	71.59±6.1	5~20	10.3±4.3	5.02±2.54	25	10	13
对照组	32	18/14	60~80	72.18±6.4	4~20	11.4±3.5	4.86±2.21	16	6	10
组间比较		$\chi^2 = 0.03$		$t = 0.48$		$t = 1.86$	$t = 0.43$	$\chi^2 = 0.05$		
P 值		0.90>0.05		0.50>0.05		0.10>0.05	0.50>0.05	0.90>0.05		

2.临床疗效　连续治疗 1 个疗程(14 天),临床疗效两组无显著性差异($P>0.05$),见表16-13。

表 16-13　两组临床疗效

组别	n	临床痊愈	显效	有效	无效	总有效率(%)	组间比较
治疗组	48	32	9	4	3	93.75(45/48)	$\chi^2 = 0.27$
对照组	32	16	6	7	3	90.62(29/32)	$P=0.50>0.05$

3.症状、体征　改善时间连续治疗 1 个疗程(14 天),症状、体征改善时间治疗组优于对照组($P<0.05$),见表 16-14。

表 16-14　症状体征变化时间(d,$\bar{x} \pm s$)

组别	n	n	发热(d)	n	咳嗽、咳痰(d)	n	乏力(d)	n	肺部啰音(d)	n	胸部 X 线片炎症吸收(d)
治疗组	48	16	3.89±2.01	44	8.58±2.47	39	6.28±2.16	43	8.79±2.27	44	9.21±1.67
对照组	32	12	6.79±2.43	27	12.38±3.21	26	9.79±2.04	30	12.68±2.54	28	13.09±1.72
组间比较			$t=8.28$		$t=8.4$		$t=10.63$		$t=10.23$		$t=14.92$
P 值			0.001<0.05		0.001<0.05		0.001<0.05		0.001<0.05		0.001<0.05

4.血清降钙素原　连续治疗 1 个疗程(14 天),血清降钙素原两组均有改善,治疗组优于对照组($P<0.05$),见表 16-15。

表 16-15　两组治疗后 PCT 变化(ng/mL,$\bar{x} \pm s$)

组别	n	治疗前	治疗后	治疗前组间比较 检验值	P 值	治疗前后组内比较 检验值	P 值	治疗后组间比较 检验值	P 值
治疗组	48	5.02±2.54	0.58±0.45	t=0.43	0.50>0.05	t=15.31	0.001<0.05	t=10.44	0.001<0.05
对照组	32	4.86±2.21	1.52±0.67			t=12.85	0.001<0.05		

5.WBC　连续治疗 1 个疗程(14 天),WBC 变化,治疗第 5 天起,两组均有改善,治疗组优于对照组($P<0.05$),见表 16-16。

表 16-16　两组 WBC 变化($\times 10^9$/L,$\bar{x} \pm s$)

组别	n	治疗前	治疗 1 天	治疗 5 天	治疗 7 天	治疗 10 天	5 天与治疗前组内比较 检验值	P 值	7 天与治疗前组内比较 检验值	P 值	10 天与治疗前组内比较 检验值	P 值
治疗组	48	15.48±2.33	13.20±1.68	8.23±1.65	6.62±2.35	6.02±1.49	t=23.38	0.001<0.05	t=23.95	0.001<0.05	t=30.52	0.001<0.05
对照组	32	16.06±2.16	13.06±2.16	11.27±2.29	9.48±2.14	7.89±1.22	t=13.68	0.001<0.05	t=19.35	0.001<0.05	t=29.17	0.001<0.05
组间比较		t=1.65	t=0.14	t=9.81	t=8.17	t=7.56						
P 值		0.10>0.05	0.50>0.05	0.001<0.05	0.001<0.05	0.001<0.05						

6.不良反应 观察过程中两组均无不良反应。

三、讨论

本病可归属于中医学"风温""咳嗽""风温肺热病"等范畴。许多医家认为老年人平素正气亏虚,易于感邪,邪气入里易于化热成痰成毒,痰、热、毒合而为患,耗伤气阴;或在温热病过程中,热邪袭肺,热蒸汗泄,耗气伤阴,正气更虚,则抗邪无力,痰毒壅滞肺中,无力排出,郁而化热,热邪不尽,更伤气阴。故正虚邪实贯穿于老年肺炎的整个病程中,其实为痰热、热毒,其虚为气阴两虚,临床常见气阴两虚、痰热壅肺相互兼夹。由翼首草、芙蓉叶、鱼腥草、麦冬、太子参、丹参、生地、丹皮等组成的清热解毒扶正颗粒正是针对老年人常见的气阴两虚兼痰热壅肺型肺炎,治以清热解毒的同时兼顾益气养阴、扶正固本。

现代研究表明:藏药翼首草有显著的抗感染活性,麦冬能增强机体免疫力,太子参具有抗疲劳、抗应激和增强机体免疫功能的作用,丹参有改善血液循环、抗感染和抗菌、抗氧化、抗凝血和细胞保护等作用;此外,鱼腥草、芙蓉叶等不仅具有抗感染、抗菌、抗病毒等功效,且有调节免疫功能的作用。总体看来,清热解毒扶正颗粒不仅具有抗感染作用,同时还可以增强机体免疫力,提高患者免疫功能。

1993 年 Assicot 等提出在细菌感染时,血清 PCT 水平会异常增高,当感染控制后,血清 PCT 水平会明显降低。在感染后 3~6 小时即可检测到 PCT 水平升高,在非细菌所致感染和自身免疫性疾病所致炎症反应时,PCT 通常处于较低水平。也有的学者认为,在细菌感染时,细菌产生的一些内毒素、外毒素及细胞因子可诱导全身组织多种类型细胞 CAL-I 表达和 PCT 连续性释放,从而导致血清 PCT 消长,且与感染进展或控制成正相关,因此 PCT 可作为一种新的炎症指标。

本研究结果显示:尽管临床疗效总有效率两组无显著性差异($P>0.05$),但清热解毒扶正颗粒可使老年肺炎患者 PCT、WBC 水平快速下降、胸部 X 线片炎症吸收显著;同时能明显缩短症状、体征消失时间。证实清热解毒扶正颗粒在缩短疗程的同时其抗感染作用显著。

第六节 清热解毒扶正颗粒对老年肺炎患者体液免疫功能的影响

老年肺炎的发生率和病死率均随年龄的增长而上升,客观上是由于机体老化,呼吸系统功能的改变导致全身和呼吸道局部的防御和免疫功能降低,各重要器官功能储备减弱所致。免疫球蛋白是机体体液免疫的主要成分,其中以 IgG、IgM、IgA 的含量较高,而 C3 在补体系统各成分中含量最多,且只参与机体的抗感染及免疫调节。本文意在对老年肺炎患者体液免疫指标(C3、IgM、IgG、IgA)进行测定,观察清热解毒扶正颗粒对老年肺炎患者的体液免疫功能的影响。现报告如下。

一、资料与方法

1.临床资料 选取云南省中医医院 2012 年 1 月—2012 年 8 月患肺炎的老年人 44 例,因依从性差、资料不全剔除 4 例,共纳入 40 例。年龄为 60~80 岁,随机分为两组。对照组 20 例:男性 12 例,女性 8 例,平均 72.79±5.83 岁;治疗组 20 例:男性 11 例,女性 9 例,平均71.25±6.14 岁。两组年龄、性别构成、病史、疾病轻重程度等差异无统计学意义($P>0.05$)。

2.治疗方法 在未服用激素及其他影响免疫功能药物前提下,两组在综合治疗(根据经验、痰培养及药敏试验选择敏感抗生素,并给予相关的对症支持治疗)的基础上,治疗组加服院内制剂清热解毒扶正颗粒,每次1袋(每袋20g),每天3次。治疗过程中,患者症状体征明显好转即可停止服药。

3.疗效评定标准　参照《中药新药临床研究指导原则》(2002版)评定疗效:①临床治愈:症状、体征消失,胸部X线片提示基本吸收,检查指标正常;②显效:症状、体征明显改善,胸部X线片提示明显吸收,检查指标明显改善;③有效:症状、体征有好转,胸部X线片提示略有好转,检查指标有改善;④无效:症状、体征无明显改善或加重者,胸部X线片无变化或加重,检查指标未见改善或反而加重。

4.C3、IgM、IgG、IgA　采用透射比浊法,试剂盒购自西班牙S.A公司,批号:224AA,具体操作步骤按试剂盒操作说明书进行。单位以 g/L 表示。正常指标:C3 0.9~1.8g/L;IgM 0.4~2.3g/L;IgG 7.0~16.0g/L;IgA 0.7~4.0g/L。

5.统计学方法　计数资料用 χ^2 检验,计量资料用 t 检验。P值 $\leqslant 0.05$ 将被认为所检验的差别有统计学意义。

二、结果

1.治疗组和对照组治疗前后 C3、IgM、IgG、IgA 的比较(表16-17)

表16-17　两组体液免疫水平比较($\bar{x} \pm s$)

组别	例数	C3	IgM	IgG	IgA
治疗组	治疗前	2.87±1.03	2.98±0.95	16.69±5.51	4.87±1.21
	治疗后	1.31±0.09	1.68±0.65	12.12±3.22	3.24±1.20
对照组	治疗前	2.43±1.21	2.70±1.00	17.45±5.43	4.23±1.53
	治疗后	1.86±0.76	2.26±1.36	15.60±3.54	3.53±1.72

表16-17 中我们可以看到,老年人在感染肺炎后 C3、IgM、IgG、IgA 均明显高于正常水平。通常,在发生炎症后,体液免疫的关键在于产生高效而短命的 IgM、IgA 抗体清除抗原,且同时产生记忆细胞 IgG 以消灭再次入侵的同样抗原;而 C3 作为一种急性时相反应蛋白,在炎症发生时也会随之升高。说明老年肺炎的发生影响着体液免疫指标的水平。

治疗组与对照组治疗前各指标水平差异均无显著性($P<0.05$),对照组治疗前后 C3、IgM、IgG、IgA 无明显变化($P>0.05$),而治疗组在治疗后 C3、IgM、IgG、IgA 水平明显下降,接近于正常水平,说明清热解毒扶正颗粒具有明显降低老年肺炎患者异常升高的 C3 及免疫球蛋白水平。考虑这与清热解毒扶正颗粒中麦冬、太子参、生地黄、牡丹皮等中药可以调节免疫功能有着的密切关系。

表16-17 提示:①清热解毒扶正颗粒具有明显降低老年肺炎患者异常升高的 C3 及 Ig 水平;②老年肺炎的发生与体液免疫水平有密切关系。

2.治疗组和对照组治疗疗效比较(表16-18)

表 16-18　两组治疗疗效比较(n , %)

组别	例数	临床治愈	显效	有效	总有效	无效
治疗组	20	12(60.00)	6(30.00)	1(5.00)	19(95.00)	1(5.00)
对照组	20	7(35.00)	5(25.00)	2(10.00)	14(70.00)	6(30.00)

由表 16-18 显示,治疗组疗效较对照组明显,其差异有显著性($P < 0.05$)。由于老年人机体老化,呼吸系统功能的改变导致全身和呼吸道局部的防御和免疫功能降低。因此,考虑疗效明显的原因除了与已证实的清热解毒扶正颗粒能显著地改善症状外,还与它能明显降低异常升高的 C3、IgM、IgG、IgA,恢复体液免疫水平有关。

表 16-18 提示:①清热解毒扶正颗粒可以提高治疗老年肺炎的疗效;②体液免疫功能的正常与否可能影响着老年肺炎的预后。

三、讨论

老年人肺炎可归属于中医学"咳嗽""风温""风温肺热"等范畴。许多医家认为正虚邪实贯穿于老年肺炎的整个病程中,其虚为气阴两虚,其实为痰热、热毒,临床常见气阴两虚、痰热壅肺相互兼夹。而由翼首草、芙蓉叶、鱼腥草、麦冬、太子参、丹参、生地黄、牡丹皮等组成的清热解毒扶正颗粒正是具有益气养阴、清热解毒的功效。现代药理研究表明,藏药翼首草具有抗感染及对细菌具有较强的抑制作用;芙蓉叶、鱼腥草不仅具有抗感染、抗菌、抗病毒等功效,还有调节免疫功能的作用;麦冬、太子参能增强机体免疫功能,提高机体免疫力;丹参有抗感染、抗菌、改善血液循环及细胞保护等作用;生地黄有一定的调节免疫功能,抗感染和降温的作用;牡丹皮尚有抑菌、免疫增强等药理作用。从药理作用来看,清热解毒扶正颗粒不仅具有抗感染作用,同时还可以增强患者免疫功能,提高患者免疫力。

通常,机体对感染的免疫应答分为两种,即产生免疫球蛋白的特异性免疫和以补体为主体的抗微生物的非特异性免疫。免疫球蛋白是机体体液免疫的主要成分,在免疫调节和防御感染中起着重要作用。而补体系统是由将近 20 多种血清蛋白组成的多分子系统,对机体的防御功能、免疫系统功能的调节,以及免疫病理过程都发挥重要作用,其中以 C3 为补体系统各成分中含量最多。因此,免疫球蛋白中的 IgM、IgG、IgA 及补体中的 C3 常被作为临床检验患者体液免疫功能的最常见的指标。本文意在对 40 例老年肺炎患者体液免疫指标进行测定,观察清热解毒扶正颗粒对老年肺炎患者的体液免疫功能的影响。结果显示,老年肺炎患者在治疗前体液免疫指标均明显升高;治疗后,治疗组体液免疫指标接近正常水平,与对照组比 $P < 0.05$;并且治疗组治疗老年肺炎患者疗效优于对照组($P < 0.05$)。此研究不仅证明了老年肺炎的发生、发展与体液免疫功能的正常与否有着密切的关系;还在清热解毒扶正颗粒已证实适用于气阴两虚兼痰热郁肺型老年肺炎患者,改善患者症状,缩短疗程的基础上,又能明显降低老年肺炎患者升高的体液免疫指标,提高疗效。

第七节　清热解毒扶正汤治疗 AECOPD 痰热壅肺兼气阴两虚型的疗效观察

慢性阻塞性肺疾病(chronic obstructive pulmonary disease, COPD)是呼吸系统的常见病、

多发病。慢性阻塞性肺疾病急性加重期(acute exacerbation of COPD,AECOPD)的反复发作是慢性阻塞性肺疾病进展过程中的一个重要特征,使患者肺功能呈进行性下降,恶化生活质量,增加病死率。因此,如何有效防治慢性阻塞性肺疾病急性发作并改善患者的生活质量具有重大意义。笔者针对 AECOPD(痰热壅肺兼气阴两虚型)患者在常规治疗基础上加用自拟清热解毒扶正汤加减治疗,临床取得较好治疗效果。

一、资料与方法

1.临床资料 收集云南省中医医院老年病科和心肺科自 2015 年 11 月 22 日—2016 年 4 月 31 日的住院患者 62 例。西医诊断参照中华医学会呼吸病学分会制定的《慢性阻塞性肺疾病诊治指南(2013 年修订版)》的诊断标准,且选取临床严重程度分级为Ⅰ~Ⅲ级者。中医诊断参照中华中医药学会内科分会肺系疾病专业委员会制定的《慢性阻塞性肺疾病中医诊疗指南(2011)》和《慢性阻塞性肺疾病中医证候诊断标准(2011 版)》的诊断标准。患者年龄均在 40~75 岁,按照入院顺序,采用随机数字表法,分为治疗组(西医常规治疗加清热解毒扶正汤组)和对照组(西医常规治疗组)。其中治疗组 31 例:男 26 例,女 5 例,平均年龄(66.22±7.32)岁;病程平均(13.25±3.61)月;对照组 31 例:男 23 例,女 8 例;平均年龄(66.78±4.48)岁;病程平均(14.02±2.79)月。2 组患者在性别构成、年龄、病程、疾病严重程度、并发症等方面差异无统计学意义($P>0.05$),具有可比性。

2.治疗方法

(1)对照组:根据病情、痰培养+药物敏感实验结果选用敏感抗菌药物治疗[获得痰培养+药物敏感实验结果之前,选用倍司特克(注射用盐酸头孢甲肟,每次 1g,每天 2 次)治疗],并予沙丁胺醇(每次 200μg,每天小于 8 次)解痉平喘、盐酸氨溴索片(每次 2 片,每天 3 次)祛痰、控制性氧疗(氧流量为 2L/min)改善缺氧、维持水/电解质和酸碱平衡等对症支持治疗。观察疗程为 14 天。

(2)治疗组:在对照组常规治疗基础上,每天加服清热解毒扶正汤。观察疗程为 14 天。清热解毒扶正汤方:鱼腥草 30g,紫菀 15g,款冬花 15g,全瓜蒌 15g,桑白皮 15g,北沙参 30g,麦冬 15g,五味子 10g,陈皮 10g,茯苓 15g,芦根 30g,知母 10g,丹参 15g,赤芍 15g,桔梗 10g,生甘草 10g。服用方法:每天 1 剂,每天 3 次,每次 1 袋(饭后温服)。

3.观察指标

(1)临床症状、体征:咳嗽、咳痰、喘息、肺部啰音。

(2)肺功能:采用比利时 Medisoft 公司生产的 Micro5000provo2 肺功能仪检测两组治疗前后的用力肺活量(FVC),第 1 秒用力呼气容积(FEV_1),第 1 秒用力呼气容积占用力肺活量百分比(FEV_1/FVC),第 1 秒用力呼气容积占预计值百分比($FEV_{1\%}$);治疗前后各观察 1 次。

(3)中医证候

主症:咳嗽、咳痰、喘息、气短、倦怠乏力、自汗、盗汗。

次症:发热、口干、渴喜冷饮、大便干结、手足心热。

(4)胸部 X 线片:治疗前后各观察 1 次,以判定患者肺部炎症病灶吸收或消散状况,制定为 4 级标准。临床控制:患者肺部炎症病灶完全吸收或消散;显效:患者肺部炎症病灶大部分吸收或消散;有效:患者肺部炎症病灶小部分吸收或消散;无效:患者肺部炎症病灶未明显吸收甚至炎症病灶扩大。

4.临床症状疗效判定标准　参照《中药新药临床研究指导原则(试行)》制定。临床控制:咳嗽、咳痰消失,肺部啰音消失;显效:咳嗽、咳痰、喘息明显减轻,肺部啰音明显减少或消失;有效:咳嗽、咳痰、喘息好转,肺部啰音减少;无效:咳嗽、咳痰、喘息无好转,肺部啰音无减少甚至增多,痰液黏稠量多。

5.中医症状积分分级量化评分标准　参照中华中医药学会内科分会肺系病专业委员会《慢性阻塞性肺疾病中医诊疗指南(2011)》、《慢性阻塞性肺疾病中医证候诊断标准(2011版)》《中药新药临床研究指导原则(试行)》制定。

中医证候疗效判定标准参照《中药新药临床研究指导原则(试行)》制定。临床控制:临床症状、体征消失或基本消失,证候积分减少≥95%;显效:临床症状、体征明显改善,证候积分减少≥70%,<95%;有效:临床症状、体征均有好转,证候积分减少≥30%,<70%;无效:临床症状、体征均无明显改善,甚或加重,证候积分减少<30%。证候积分减少率(%)=[(治疗前总积分−治疗后总积分)/治疗前总积分]×100%。

6.统计方法　所有资料均采用 SPSS19.0 统计软件进行统计学分析。统计处理方法:等级资料用秩和检验;计量资料用 t 检验;$P>0.05$ 为差异无统计学意义,$P<0.05$、$P<0.01$ 为差异有统计学意义。

二、治疗结果

1.临床症状、体征(表 16−19)

表 16−19　2 组患者治疗后症状、体征疗效比较

组别	n	临控	显效	有效	无效	显效率(%)	有效率(%)
治疗组	31	7	15	6	3	70.97	90.32[*]
对照组	31	0	8	16	7	25.81	77.42

注:与对照组比较,[*] $P<0.05$。

2.中医证候总积分(表 16−20)

表 16−20　2 组患者治疗前后中医证候的总积分变化比较($\bar{x} \pm s$)

组别	n	症状体征积分	
		治疗前	治疗后
治疗组	31	47.32±5.14	15.06±12.95[*△]
对照组	31	47.13±4.79	26.77±11.70[*]

注:与治疗前比较,[*] $P<0.01$,与对照组比较,[△] $P<0.01$。

3.肺功能(表 16−21)

表 16-21　2 组患者治疗前后肺功能指标变化比较（$\bar{x} \pm s$）

组别	n		FVC	FEV$_1$	FEV$_{1\%}$	FEV$_1$/FVC（%）
治疗组	31	治疗前	1.58±0.30	0.94±0.27	52.35±11.17	58.36±6.29
		治疗后	1.68±0.29*	1.25±0.24*△	64.71±11.27*△	66.45±3.99*△
对照组	31	治疗前	1.57±0.30	0.91±0.26	52.31±10.93	56.96±6.17*
		治疗后	1.66±0.51*	1.01±0.29*	55.98±10.17*	59.74±9.60*

注：与本组治疗前比较，* $P<0.01$，与对照组比较，△ $P<0.01$。

4.胸部 X 线片（表 16-22）

表 16-22　2 组患者治疗后胸部 X 线片改善程度比较

组别	n	临控	显效	有效	无效	显效率（%）
治疗组	31	10	16	5	0	83.87*
对照组	31	3	9	19	0	38.71

注：与对照组比较，* $P<0.01$。

5.安全性指标　治疗和对照组治疗前、治疗后分别观察血、尿、大便常规加潜血化验、肝功能（ALT、AST）、肾功能检查（UA、BUN、Scr）及心电图检查各 1 次，经 t 检验比较差异无统计学意义（$P>0.05$），提示本方无明显不良反应。

三、讨论

慢性阻塞性肺疾病急性发作以咳嗽、咳痰、喘息呈进行性加重，甚则张口抬肩，鼻翼翕动，不能平卧为主要临床表现，传统中医将其归属于"咳嗽""喘病""痰饮""肺胀""肺痹""肺痿"等范畴。本病常见于中老年人，《内经》有云："年四十，而阴气自半也，起居衰矣。"故人从 40 岁始，正气衰，伴随而至的是脏腑经络功能衰退。正气虚则易受外邪，加之慢阻肺患者久病正气更伤，故每遇邪则易复发。人之气，盛则流畅，少则壅滞，滞则必留而生瘀，又因年老脏腑经络虚损，气化失常，津液失布，从而酿生痰浊。痰浊、瘀血胶结为患，复使气血津液运行失常，更酿痰浊瘀血，又依患者体质及其所处环境的不同，或从阴寒化伤及阳气，或从阳热化耗气伤阴，更损患者气血阴阳，以致病势日渐发展，终至不治。云南地处高原，气候干燥，昼夜温差大，人与四时相参，燥易伤津，也易化热化火，耗气伤阴；同时，长期嗜食辛辣刺激性食物，加之多有吸烟等不良嗜好，也易导致痰瘀从阳热化，耗伤气阴。万启南教授结合其长期治疗 AECOPD 患者的经验，也证实云南地区 AECOPD 患者以痰热壅肺兼气阴两虚之证最为常见，本方根据万启南教授用来治疗老年人肺部感染的"清热解毒扶正颗粒"加减化裁而来，不仅具有清热解毒、化痰平喘之功，还具有益气生津、养阴扶正之效，兼能化瘀通络。

药物组成为鱼腥草，紫菀，款冬花，全瓜蒌，桑白皮，北沙参，麦冬，五味子，陈皮，茯苓，芦根，知母，丹参，赤芍，桔梗，生甘草。方中君药鱼腥草专入肺经，清热解毒、消痈排脓之力显著，为治痰热壅肺之要药；臣以紫菀、款冬花润肺化痰止咳，瓜蒌清热化痰，桑白皮泻肺平喘，四药相须为用，清热化痰、止咳平喘之效愈显，且有助于鱼腥草清解肺热之力。患者邪热内蕴，久病耗气伤阴，北沙参、麦冬养阴生津，五味子益气生津敛肺，陈皮理气健脾，茯苓健脾渗湿,五药相合,益气生津、养阴扶正。芦根甘寒,善能生津止渴,知母泻火之中又长于清润,二药共用,以补热邪耗伤之津液;丹参、赤芍清热凉血之中,又有活血散瘀之功,为针对患者久病脉络瘀损的病机而设,以上俱为佐药;桔梗宣肺祛痰,且性散上行,兼作引药之用;生甘草化痰止咳,调和诸药,乃佐药兼使药之用。本方组合采取攻补兼施之法,清热化痰攻其邪,养阴扶正固其本,使得急性加重期患者临床症状得到控制。本次研究显示,治疗后治疗组在临床症状、体征的疗效明显优于对照组,在改善中医证候、肺功能及胸部 X 线片方面也明显优于对照组,提示本方配合西医治疗 AECOPD(痰热壅肺兼气阴两虚)不仅能提高单纯西医常规治疗的疗效,也能较好地改善患者的生活质量,值得临床推广应用。

第八节　清热解毒扶正颗粒对 ETM 大鼠血清 IL-1β、IL-12 及 TNF-α 含量的影响

内毒素血症(Endotoxeamia,ETM)发生原因是在严重创伤、感染等应激状态下全身的网状内皮系统功能障碍,免疫功能下降,肠腔革兰阴性细菌内毒素从肠道移位进入血液及机体组织,诱导内毒素血症及全身免疫反应的发生,导致机体组织、细胞的损伤,造成机体死亡。其诱导的大量炎性介质失控性释放所致的全身炎性反应综合征(SIRS),以及进一步恶化发展成为的多脏器功能失常综合征(MODS)是严重感染患者走向死亡的主要途径,而该恶性进展的关键启动因子为内毒素及其诱导的失控性大量炎性介质。因此,拮抗内毒素及调控其诱导的失控性大量炎性介质具有重要临床意义。本研究通过腹腔注射脂多糖(lipopoly saccharide,LPS)诱导大鼠内毒素血症模型,观察各处理组大鼠血清中白介素-1β(IL-1β)、白介素-12(IL-12)、肿瘤坏死因子-α(TNF-α)的浓度水平,旨在了解清热解毒扶正颗粒对大鼠 ETM 模型中炎性介质的影响,并探讨其部分药效。现报道如下。

一、材料

1.实验动物　选择 Wistar 大鼠(SCXK{川}2013-24,001643)90 只,体重(200±20)g。

2.实验试剂　LPS(sigma 公司,L2630),大鼠(Rat)白介素 1β(IL-1β)、白介素 12(IL-12)、肿瘤坏死因子 α(TNF-α)ELISA 检测试剂盒(Biocalvin,苏州卡尔文生物科技有限公司,20250802A)。

3.实验药品　①清热解毒扶正颗粒:由翼首草,荷叶顶,鱼腥草,柴胡,葛根,太子参,麦冬,丹皮,薏苡仁等 14 味药组成。以上 14 味药由云南中医学院第一附属医院中药房鉴定为正品;薏苡仁、葛根、丹皮粉碎成细粉,其余翼首草等 11 味加水煎煮 3 次,每次 1 小时,合并煎液,滤过,浓缩至相应密度为 1.30~1.35(50℃)的浸膏 1 份,蔗糖 3 份,糊精 1 份,上述细粉混匀,制成颗粒,干燥既得。1g 相当于原生药 1.26g。相当于每袋 15g 含生药 18.9g,每天服生药 56.7g。低剂量组含生药为 0.5g/mL,中剂量组含生药为 1g/mL,高剂量组含生药为 2g/mL。4℃保存;②甲泼尼龙(国药集团容生制药有限公司,40mg,国药准字 H20030727)。

4.主要实验仪器及设备　①酶标仪(450nm,spectraMaxi3x,美国 MOLECULARDEVICES 公司);②恒温箱(3111,美国 Thermo 公司);③离心机(1.0R,美国 Thermo 公司);④电子天平(YP3000 型,上海精科天平厂)。

二、方法

1.实验动物造模　除正常组外,其余大鼠根据文献采用腹腔注射脂多糖(LPS)致大鼠内毒素血症模型。具体操作方法是先每天测量大鼠体温(肛温)2次,连续2天,取2次体温的平均值记为基础体温。单次体温超过38℃或2次体温差超过0.5℃的动物剔除。实验前6小时禁食不禁水。然后腹腔注射LPS,诱导动物发热,注射LPS后每隔30分钟测一次体温,连续测8小时。

2.实验动物分组与处理　90只大鼠进行编号,查随机数字表分为正常组、模型对照组、西药组、中药低剂量组、中药中剂量组、中药高剂量组。正常组每天予生理盐水1mL/100g灌胃,每天1次;其余大鼠均腹腔注射脂多糖(LPS)制成大鼠内毒素血症模型,脂多糖用生理盐水配制成10mg/mL溶液,参照文献1造模方法造模成功后分为模型对照组、西药组、中药低、中、高剂量组。①模型对照组予生理盐水1mL/100g灌胃,每天1次;②西药组给甲泼尼龙:1.17mg/100g体重灌胃,每天1次;③中药组每天灌胃1次,按照人与大鼠剂量换算标准并适当调整确定灌胃剂量:给药剂量(g/kg)=给出的人的剂量(g)×系数(0.018)/所求动物体重(kg);1mL/100g灌胃,每天1次;中药低、中、高剂量分别相当于5g/kg、10g/kg、20g/kg。分别于3天、7天和14天每组各处死大鼠1只,4周后(28天)处死所有大鼠。

3.观察检测指标　实验结束后,将抽取的小鼠血液放入血清分离管中,室温放置30分钟,以3000r/min离心10分钟分离血清,吸取血清放入1.5mL离心管中,4℃保存,用ELISA法测定血清IL-1β、IL-12、TNF-α的水平。严格按照试剂盒说明书步骤操作。

4.统计学方法　结果以($\bar{x}\pm s$)表示,采用One-Way ANOVA检验并对样本进行方差齐性检验;样本方差不具有齐性时,采用Kruskal-Wallis H test进行检验,并进行组间的多重比较。数据使用SPSS19.0统计软件进行处理,以P<0.05为差异有统计学意义。

三、结果

1.IL-1β各组间比较　经One-Way ANOVA检验,方差不具有齐性,组间多重比较采用Kruskal-Wallis H test进行检验,结果如下:P<0.05,各组之间差异有显著统计学意义(表16-23)。

表16-23　各组组间血清IL-1β含量比较($\bar{x}\pm s$)

组别	n	血清浓度(pg/mL)	平均秩次	低剂量组P值	中剂量组P值	高剂量组P值	甲泼尼龙组P值	空白组P值	P值
低剂量组	11	35.06±1.41	40.55	—	—	—	—	—	
中剂量组	12	32.07±3.87	29.67	0.18	—	—	—	—	
高剂量组	12	29.86±7.33	26.17	0.07	0.66	—	—	—	0.00
甲泼尼龙组	9	25.81±3.93	10.78	0.01	0.03	0.07	—	—	
空白组	10	32.89±1.93	27.20	0.11	0.76	0.90	0.06	—	
模型组	12	54.84±8.13	60.50	0.01	0.00	0.00	0.00	0.00	

各组间两两比较(Kruskal-Wallis H test):各组与模型组比较,均表现出了显著差异性(P<0.05);各组与空白对照组比较,除模型对照组外(P<0.01),差异均不显著(P>0.05),提示中药组和甲泼尼龙组均有效降低了血清中IL-1β浓度;甲泼尼龙组和中药组比较,与中药高

剂量组差异不显著($P>0.05$)，与中、低剂量组差异显著($P<0.05$)，提示甲泼尼龙组降低血清IL-1β浓度作用优于中药中、低剂量组；中药组之间两两比较，无统计学差异($P>0.05$)，也提示中药组高、中、低剂量对于均有效降低了血清中IL-1β浓度。

2.IL-12各组组间比较　经One-Way ANOVA检验，方差不具有齐性，组间多重比较采用Kruskal-Wallis H test进行检验，结果如下：$P<0.05$，各组之间差异有显著统计学意义（表16-24）。

表 16-24　各组组间 IL-12 含量比较（$\bar{x}\pm s$）

组别	n	血清浓度（pg/mL）	平均秩次	低剂量组P值	中剂量组P值	高剂量组P值	甲泼尼龙组P值	空白组P值	P值
低剂量组	11	24.79±1.26	51.18	—	—	—	—	—	
中剂量组	12	21.40±1.28	21.79	0.00	—	—	—	—	
高剂量组	12	20.82±3.55	26.25	0.03	0.57	—	—	—	
甲泼尼龙组	9	19.18±3.08	12.89	0.00	0.29	0.11	—	—	0.00
空白组	10	22.47±1.11	31.00	0.02	0.26	0.56	0.04	—	
模型组	12	28.13±4.82	53.79	0.75	0.00	0.01	0.00	0.01	

各组间两两比较（Kruskal-Wallis H test）：各组与模型组比较，除低剂量组外（$P>0.05$）均表现出了显著差异性（$P<0.05$），提示甲泼尼龙组、中药组高、中剂量组能有效降低血清IL-12浓度，低剂量组则不能有效降低血清IL-12浓度。各组与空白对照组比较，高剂量组、中剂量组无统计学差异（$P>0.05$）；甲泼尼龙组、低剂量组均差异显著（$P<0.05$），表明中药组高、中剂量组调控血清IL-12浓度效果要优于甲泼尼龙组；甲泼尼龙组和中药组比较，与中药中、高剂量组差异不显著（$P>0.05$），与低剂量组差异显著（$P<0.05$），提示甲泼尼龙组降低血清IL-12浓度作用优于低剂量组。中药各组两两比较，中药高、中剂量组未见明显差异（$P>0.05$），表明2组降低血清IL-12浓度的作用无明显差异，两组与低剂量组比较差异均显著（$P<0.05$），也提示低剂量组不能有效降低血清IL-12浓度。

3.TNF-α各组组间比较　经One-Way ANOVA检验，方差不具有齐性，组间多重比较采用Kruskal-Wallis H test进行检验，结果如下：$P<0.05$，各组之间差异有显著统计学意义。见表16-25。

表 16-25　各组组间血清 TNF-α 含量比较（$\bar{x}\pm s$）

组别	n	血清浓度（pg/mL）	平均秩次	低剂量组P值	中剂量组P值	高剂量组P值	甲泼尼龙组P值	空白组P值	P值
低剂量组	11	332.58±13.78	44.18	—	—	—	—	—	
中剂量组	12	291.04±22.08	23.25	0.01	—	—	—	—	
高剂量组	12	261.41±33.55	11.67	0.00	0.14	—	—	—	
甲泼尼龙组	9	427.68±22.89	61.67	0.04	0.00	0.00	—	—	0.00
空白组	10	290.46±10.33	46.92	0.04	0.59	0.39	0.00	—	
模型组	12	359.01±42.07	46.92	0.73	0.03	0.00	0.08	0.01	

各组间两两比较(Kruskal-Wallis H test):各组与模型组比较,中剂量组、高剂量组表现出了显著差异性($P<0.05$),低剂量组、甲泼尼龙组差异不显著($P>0.05$);各组与空白对照组比较,高剂量组、中剂量组无明显差异($P>0.05$),甲泼尼龙组、低剂量组差异显著($P<0.05$),提示中药中、高剂量组能有效降低血清 TNF-α 浓度,中药低剂量组、甲泼尼龙组则不能有效降低血清 TNF-α 浓度;中药各组与甲泼尼龙组比较,均差异显著($P<0.05$),提示中药组低剂量组降低血清 TNF-α 浓度也显著优于甲泼尼龙组;中药各组两两比较,中药高、中剂量组未见明显差异($P>0.05$),表明两组降低血清 TNF-α 浓度的作用无明显差异,2 组与低剂量组比较差异均显著($P<0.05$),也提示低剂量组不能有效降低血清 TNF-α 浓度。

四、讨论

内毒素血症多与中医学"温病""瘟疫""热毒"等过程的一些重症相似。其病例特点多属初时邪盛而正气抵抗力也强,形成高热;其后热盛耗损津液,劫灼营阴,直至动血耗血,终至气阴耗竭。故内毒素血症在病机上属"正虚邪实",对应的治疗原则应是"扶正"和"祛邪"并举。现代医学中单纯抗生素的应用只能解决"祛邪"的问题,而忽视了"扶正"的保护性治疗的重要性。所以不少医家提出热毒内盛、瘀血阻滞、气阴两虚是内毒素血症的重要病机,当治以清热解毒、活血化瘀、益气养阴。

本研究在中医的整体论指导下,从整体上把握疾病"证"的变化,制定出以扶正祛邪为治疗原则,以清热解毒、凉血化瘀、益气养阴为治法的复方中药制剂——清热解毒扶正颗粒,为感染性疾病的中医药治疗提供了有效方法。本制剂由翼首草、芙蓉叶、鱼腥草、麦冬、太子参、丹参等 14 味中药组成,临床观察对外感高热、肺炎等具有较好的疗效。方中君药翼首草为藏药,生长于高寒地区如西藏各地、青海、四川西部和北部、云南西北部等,具有清热解毒、祛风湿、止痛等作用,有研究表明对急性炎症的渗出和水肿有明显的抑制作用,因此具有显著的抗感染活性。麦冬中的麦冬皂苷及麦冬多糖可显著增加小鼠器官胸腺、脾脏重量,并激活小鼠网状内皮系统的吞噬功能,提高血清溶血素抗体水平,增加机体的免疫力。太子参多糖具有抗疲劳、抗应激和增强机体免疫功能的作用。丹参有效成分丹参酮、丹酚酸类化合物有改善血液循环、抗菌和抗感染、抗氧化、抗凝血和细胞保护等作用。另外鱼腥草、芙蓉叶等不仅具有抗病毒、抗菌、抗感染等功效,且均有调节免疫功能的作用。

本次研究结果表明,甲泼尼龙能有效降低血清 IL-12 浓度,且在降低血清 IL-1β 浓度方面优于中药中、低剂量组,和中药高剂量组则无统计学差异。但甲泼尼龙在本次研究中未见明显降低血清中 TNF-α 的水平的作用,甚至在部分 ETM 大鼠血清中有所升高,这可能与甲泼尼龙对 ETM 大鼠的免疫抑制引起的免疫调控系统紊乱有关。清热解毒扶正颗粒中、高剂量组均能有效降低血清中 IL-1β、IL-12 及 TNF-α 的浓度水平,且在调控血清 IL-12 水平方面优于甲泼尼龙,低剂量组能有效降低血清中 IL-1β 的水平,而对于 IL-12 及 TNF-α 则无明显效果,结合本药的解热、抗感染作用的前期研究,表明清热解毒扶正颗粒可以通过调节血清中 IL-1β、TNF-α 等炎性因子在机体的平衡达到对内毒素血症的治疗作用。关于本药治疗内毒素血症的分子机制及其作用靶点,尚有待于进一步研究探索。

第九节　清热解毒扶正颗粒对内毒素大鼠肺肾组织 NF-κBp65 蛋白的影响

内毒素血症(ETM)是指循环血中出现可检出的内毒素的病症。内毒素血症发生原因主要是在严重创伤、感染等应激状态下全身的网状内皮系统功能障碍,免疫功能下降,诱导内毒素血症及全身免疫反应的发生,导致机体组织、细胞的损伤。内毒素血症诱导的大量炎性介质失控性释放所致的全身炎性反应综合征(SIRS),以及进一步恶化发展成为的多脏器功能失常综合征(MODS)是严重感染患者走向死亡的主要途径,而该恶性进展的关键启动因子为内毒素及其诱导的失控性释放的大量炎性介质。脂多糖(LPS)是常用的诱导内毒素血症的毒素。在脂多糖诱导的炎症反应信号传导通路中,Toll 样受体(Toll-like receptor,TLR)信号通路的激活与多种致炎介质释放密切相关。NF-κB 位于 TLR 下游信号通路的枢纽位置,它是一种普遍存在的转录因子,主要由 P65 和 P50 两个亚基组成,在常态下,NF-κB 存在于细胞的胞质内,与其抑制因子 IκB 结合。作为多种信号转导途径的汇聚点,不仅参与介导了免疫应答、病毒复制、细胞凋亡和增生的多种基因的表达调控,而且在调节炎症反应的基因中起关键作用。当细胞受到内毒素、肿瘤坏死因子,白细胞介素等炎性分子刺激后,将信号转导入细胞内,最终引起 NF-κB 的活化,并诱导 TNF-α、IL-1β、诱导型一氧化氮合酶(induced NO synthase,iNO)、趋化因子如 IL-8、巨噬细胞趋化因子(MDF)及趋化因子受体等多种炎性分子的转录、表达,反馈激活 NF-κB,加剧了组织的损伤。

内毒素血症与中医学"热毒""温病""瘟疫"等病症相类似,中医药对此类病症有一定的疗效,名老中医临床经验方清热解毒扶正颗粒具有清热解毒、凉血化瘀、益气养阴的功效,对此类病症有一定的效果。研究表明,清热解毒扶正颗粒有明显抑制炎性肿胀作用;明显降低内毒素所致家兔的高热;降低内毒素致高热家兔的 C-反应蛋白水平。临床研究表明,清热解毒扶正颗粒能明显降低老年肺炎患者升高的体液免疫指标;降低升高的血白细胞、血清降钙素原、C-反应蛋白水平,有显著的抗感染作用。能降低慢性阻塞性肺疾病患者的二氧化碳分压,提高其氧分压,对外感高热、肺炎、慢性阻塞性肺疾病等具有较好的疗效。现从 TLR 信号通路研究清热解毒扶正颗粒对 NF-κBp65 的影响,探讨如下。

一、材料和方法

1.材料

(1)实验动物:选择合格清洁型 Wistar 大鼠(合格证号:SCXK｛川｝2013-24,001643)72 只,体重(200±20)g。

(2)主要实验仪器及试剂:脂多糖(LPS,Sigma 公司,批号:L2630),兔抗大鼠 NF-κBp65 抗体(sigma 公司,批号 L2630),数码凝胶图像处理系统(GIS-2009 型号);超低温冰箱(海尔立式 BD370LT-86L-1 型号);离心机(1.0R,美国 Thermo 公司);紫外分光光度计(UV-2450PC 型号);恒温箱(3111,美国 Thermo 公司)。

(3)实验药品:清热解毒扶正颗粒:由翼首草,荷叶顶,鱼腥草,柴胡,葛根,太子参,麦冬,丹皮,薏苡仁等十四味药组成。由云南中医学院第一附属医院中药房鉴定中药制剂室制备。1g 相当于原生药 1.26g。低剂量组含生药为 0.5g/mL,中剂量组含生药为 1g/mL,高剂量组含生药为 2g/mL,甲泼尼龙(国药集团容生制药有限公司,40mg,国药准字 H20030727)。

2.方法

(1)模型制备:72 只大鼠进行编号,依随机数字表法分为中药低剂量组、中药中剂量组、中药高剂量组、正常组、模型对照组、西药组。除正常组外,其余大鼠根据文献采用腹腔注射脂多糖致大鼠内毒素血症模型。具体操作方法是先每天测量大鼠体温(肛温)2 次,连续 2 天,取 2 次体温的平均值记为基础体温。单次体温超过 38℃或 2 次体温差超过 0.5℃的大鼠剔除。实验前 6 小时禁食不禁水。然后腹腔注射 LPS,诱导动物发热,注射 LPS 后每隔 0.5 小时测 1 次体温,连续测 8 小时。体温低于 38℃的大鼠剔除。

(2)药物治疗:①正常组予生理盐水 1mL/100g 体重灌胃,每天 1 次;②模型对照组予生理盐水 1mL/100g 体重灌胃,每天 1 次;③西药组给甲泼尼龙 1.17mg/100g 体重灌胃,每天 1 次;④中药低、中、高剂量组分别给予清热解毒扶正颗粒低、中、高剂量 1mL/100g 体重灌胃,每天 1 次;各组连续灌胃 28 天。

(3)实验标本处理:4 周后(28 天)麻醉大鼠,解剖打开大鼠腹腔,腹主动脉穿刺放血至大鼠死亡,剥离左肾脏外膜,切取左肾,解剖打开胸腔,分离肺组织器官,切取左上肺叶。肾、肺标本置无菌试管中-20℃保存在。

3.Western blotting 检测 分别取各组肺、肾组织,用冷 PBS 液冲洗,在添加有蛋白酶抑制剂裂解液中匀浆,将匀浆液转至无菌聚丙烯离心管中,经超声震荡,离心提取总蛋白,分光光度计测定其浓度。分别取各样本总蛋白 50ug 用聚丙烯酰胺凝胶电泳(SDS-PAGE)分离,然后电转移法至聚偏二氟乙烯(PVDF)膜。室温下将 PVDF 膜在含有 5%脱脂奶粉的 TBST 缓冲液中封闭 1 小时,然后加入兔抗大鼠 NF-κBp65 及内参对照 GAPDH 的抗体,4℃过夜。室温下 TBST 漂洗 PVDF 膜,加入用辣根过氧化物酶标记的羊抗兔二抗在室温下孵育 1 小时。TBST 再次漂洗 PVDF 膜,ECL 试剂盒化学荧光法覆盖条带,全自动曝光机曝光,数码凝胶图像处理系统测定目的条带的光密度值,进行定量分析,严格按照试剂说明书操作。

4.统计学方法 计量资料均以均值±标准差($\bar{x} \pm s$)表示,采用 One-K-S 检验进行方差齐性检验;样本方差齐性时,采用单因素方差分析进行组间比较;方差不齐者采用两个独立样本检验,数据使用 SPSS19.0 统计软件进行处理,以 $P<0.05$ 为差异有统计学意义。

二、结果

通过动物实验,结果显示,在肺、肾组织中,低剂量组与中剂量组比较,2 组 NF-κBp65 蛋白水平无显著性差异($P>0.05$);低剂量组与高剂量组比较,高剂量组 NF-κBp65 蛋白水平显著低于低剂量组($P<0.05$);高剂量组更好地降低 NF-κBp65 蛋白水平;低剂量组与甲泼尼龙组比较;甲泼尼龙组 NF-κBp65 蛋白水平显著低于低剂量组($P<0.01$),甲泼尼龙组较好地降低 NF-κBp65 蛋白水平;低剂量组与正常组比较,低剂量组 NF-κBp65 蛋白水平显著高于正常组($P<0.01$);低剂量组与模型组比较,两组 NF-κBp65 蛋白水平无显著性差异($P>0.05$);中剂量组与高剂量组比较,中剂量组 NF-κBp65 蛋白水平明显高于高剂量组($P<0.05$),中剂量组降低 NF-κBp65 蛋白水平明显低于高剂量组;中剂量组与甲泼尼龙组比较,中剂量组 NF-κBp65 蛋白水平显著高于甲泼尼龙组 NF-κBp65 蛋白水平($P<0.05$);中剂量与正常组比较,中剂量组 NF-κBp65 蛋白水平显著高于正常组($P<0.05$);中剂量与模型组比较,中剂量组 NF-κBp65 蛋白水平显著低于模型组($P<0.05$)。高剂量组与甲泼尼龙组比较,两组

NF-κBp65 蛋白水平无显著性差异（$P>0.05$），降低 NF-κBp65 蛋白水平效果相当；高剂量组与正常组比较，两组 NF-κBp65 蛋白水平无显著性差异（$P>0.05$）；高剂量组与模型组比较，高剂量组 NF-κBp65 蛋白水平显著低于模型组（$P<0.01$），高剂量组降低 NF-κBp65 蛋白水平的效果显著；甲泼尼龙组与正常组比较，两组 NF-κBp65 蛋白水平无显著性差异（$P>0.05$）；甲泼尼龙组与模型组比较，甲泼尼龙组 NF-κBp65 蛋白水平显著低于模型组（$P<0.01$）；正常组与模型组比较；模型组 NF-κBp65 蛋白水平显著高于正常组（$P<0.01$），造模后，NF-κBp65 蛋白水平显著升高。肺、肾组织 NF-κBp65 灰度值见表 16-26，肺组织 NF-κBp65 蛋白表达见图 16-1，肾组织 NF-κBp65 蛋白表达见图 16-2。

表 16-26　各组大鼠肺、肾 NF-κBp65 蛋白相对灰度值的比较（$\bar{x} \pm s$）

组别	n	肺	肾
低剂量组	12	0.608±0.050	0.610±0.059
中剂量组	11	0.570±0.068	0.572±0.061
高剂量组	11	0.436±0.166	0.440±0.145
甲泼尼龙组	11	0.418±0.098	0.408±0.122
正常组	12	0.380±0.057	0.386±0.068
模型组	10	0.710±0.099	0.698±0.093

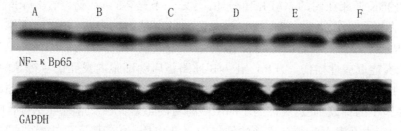

图 16-1　肺组织 NF-κBp65 蛋白表达（CGDPH 为内参对照）

A.中药低剂量组；B.中药中剂量组；C.中药高剂量组；D.甲泼尼龙组；H.正常对照组；E.模型对照组

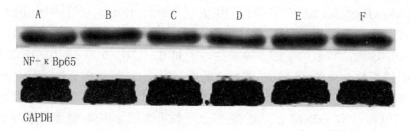

图 16-2　肾组织 NF-κBp65 蛋白表达（CGDPH 为内参对照）

A.中药低剂量组；B.中药中剂量组；C.中药高剂量组；D.甲泼尼龙组；H.正常对照组；E.模型对照组

在肺组织中，低剂量组与中剂量组比较 $P=0.541$；低剂量组与高剂量组比较 $P=0.010$；低剂量组与甲泼尼龙组比较 $P=0.005$；低剂量组与正常组比较 $P=0.001$；低剂量组与模型组比较 $P=0.109$；中剂量组与高剂量组比较 $P=0.039$；中剂量组与甲泼尼龙组比较 $P=0.020$；

中剂量与正常组比较 $P = 0.005$；中剂量与模型组比较 $P = 0.031$；高剂量组与甲泼尼龙组比较 $P = 0.771$；高剂量组与正常组比较 $P = 0.369$；高剂量组与模型组比较 $P = 0.000$；甲泼尼龙组与正常组比较 $P = 0.541$；甲泼尼龙组与模型组比较 $P = 0.000$；正常组与模型组比较 $P = 0.000$。

在肾组织中，低剂量组与中剂量组比较 $P = 0.501$；低剂量组与高剂量组比较 $P = 0.005$；低剂量组与甲泼尼龙组比较 $P = 0.001$；低剂量组与正常组比较 $P = 0.000$；低剂量组与模型组比较 $P = 0.126$；中剂量组与高剂量组比较 $P = 0.026$；中剂量组与甲泼尼龙组比较 $P = 0.007$；中剂量与正常组比较组 $P = 0.003$；中剂量与模型组比较 $P = 0.033$；高剂量组与甲泼尼龙组比较 $P = 0.570$；高剂量组与正常组比较 $= 0.341$；高剂量组与模型组比较 $P = 0.000$；甲泼尼龙组与正常组比较 $P = 0.696$；甲泼尼龙组与模型组比较 $P = 0.000$；正常组与模型组比较 $P = 0.000$。

三、讨论

在内毒素炎症反应中，LPS 激活 TLR4 通路目前主要有两条公认的信号途径：一条是髓样分化因子 88（myeloid differentiation factor 88，MyD88）依赖的信号通路；另一条是 MyD88 非依赖的信号通路。IL-1R 受到 IL-1 刺激后，启动信号途径招募的第一个衔接分子就是 MyD88。MyD88 激酶作为 IL-1R 的衔接蛋白，募集下游的蛋白激酶 IRAK，导致 I-RAK 自身磷酸化；磷酸化 IRAK 与 TRAF6 结合，TRAF6 活化引起两条不同的信号转导通路，一条包括 P38MAPK 和 JNK 通路在内的 MAPK 信号通路，另一条是 NF-κB 通路，NF-κB 作为一种普遍存在的转录因子，经激活后，转入细胞核中诱导特定基因的表达，并激活细胞因子 IL-1、IL-6、IL-8、IL-12 等促炎细胞因子的表达，从而产生大量的致炎因子如 TNF-α、NO、COX-2 等，引起组织炎症反应性损伤。TLR4/NF-κB 通路是启动细胞内炎症信号传导的经典通路，NF-κB 是细胞内生物信号传导中关键性炎症因子。阻断内毒素炎性反应信号通路的关键环节，抑制炎性因子的释放，促进炎性因子的阻断将对内毒素炎性反应有重要的治疗作用。

中医药治疗内毒素血症既有直接的拮抗内毒素作用，更有其显著的增强机体免疫对内毒素的解毒功效。本研究从 TLR4 信号通路中针对 NF-κBp65 炎症反应信号环节进行探讨，结果显示，脂多糖腹腔注射后，大鼠的肺肾组织 NF-κBp65 蛋白水平比正常组显著增高，清热解毒扶正颗粒低剂量组、中剂量组降低 NF-κBp65 蛋白水平较较弱，而高剂量组有效降低内毒素大鼠 NF-κBp65 蛋白水平，其效果与甲泼尼龙相当，比低剂量组、中剂量组显著增强，存在量效关系。清热解毒扶正颗粒能够抑制炎症反应引起的 NF-κBp65 激活、转录，从而降低由于 NF-κBp65 激活导致的下游多种炎性因子如 IL-1、IL-6、IL-8、IL-12、TNF-α、NO、COX-2、MDF 等炎性介质激活、释放，进而降低炎症反应，减轻组织炎性损伤。复方中药疗效是多成分的效应，可多途径、多环节、多靶点地发挥作用。清热解毒扶正颗粒对内毒素血症的疗效途径包含了 NF-κBp65 信号通路，其效果与甲泼尼龙相似，提示清热解毒扶正颗粒与甲泼尼龙有类似的信号通路作用机制，至于其如何对 NF-κBp65 产生抑制作用，有待进一步研究。

（杨润）

第十七章 其他药物

第一节 参麦冠心饮治疗冠心病气阴两虚型 62 例临床观察

冠心病是中老年人常见病,流行病学调查结果表明,近十年来,我国冠心病呈明显上升趋势,已成为当前急待研究对待的社会问题之一。吾师罗铨教授积三十余年临床实践,对冠心病的治疗多有独到之处,笔者跟师二年余,收集临床资料完整的病例 62 例,现整理总结如下。

一、临床资料

本组病例:男 38 人,女 24 人,年龄 43~72 岁,其中 45~60 岁 48 人,占 80%,平均年龄 56 岁,病程最短 6 月,最长 8 年,其中 1~2 年者 46 人,占 78%,均有不同程度的胸痛、气促、心悸症状。隐匿型 14 人,心绞痛型 46 人(其中轻度 22 人,中长 16 人,重度 3 人)伴心律失常(包括心房颤动、期前收缩等 12 人),伴心力衰竭 2 人,伴高血压 6 人。本组病例治疗前查心电图均有不同程度的缺血改变,其中 18 人常规心电图正常而蹬车运动试验呈阳性,心房颤动 4 人,期前收缩 8 人。

二、诊断标准

本组病例诊断符合 1980 年广州第一届全国内科学术会议,心血管专业组根据世界卫生组织(WHO)所通过的命名及缺血性心脏病心绞痛诊断标准。

中医辨证参照,《中药新药临床研究指导原则》第一辑,中药新药治疗胸痹(冠心病、心绞痛)的临床研究指导原则。

根据临床有心绞痛、胸闷、心悸、气短等症,心电图心肌缺血改变,参考年龄和血脂、血胆固醇改变加以明确。若有心绞痛,胸闷等症而心电图正常者,须进一步作蹬车运动试验加以确诊,隐匿型无症状者主要依据心电图来确诊。

三、治疗方法

用导师经验方:参麦冠心饮,方药如下:太子参 30g,麦冬 15g,五味子 10g,川芎 10g,赤芍 15g,黄精 15g,鹿衔草 15g,黄芪 30g,丹参 15g,炒枣仁 20g,粉葛 30g,琥珀 3g,三七粉 5g,生甘草 10g,每天 1 剂,水煎日服 2 次。连服 30 天为 1 个疗程,治疗期间,除心绞痛发作可临时服用硝酸甘油片外,停用其他扩冠、活血、抗凝类中西药物。

四、疗效观察

参照 1979 年中西医结合治疗冠心病心绞痛及心律失常座谈会《冠心病心绞痛及心电图疗效评定标准》。

1.临床症状疗效标准

(1)显效:心前区疼痛、胸闷、心悸、气短等症状消失或基本消失。

(2)有效:心前区疼痛,胸闷发作次数减少或程度减轻,心悸气短好转。

（3）无效：诸症基本无改善者。

2.临床症状疗效结果　本组病例经上述治疗 1 个疗程后统计：显效 22 人，占 36.6%，有效 34 人，占 56.7%，无效 4 人，占 6.6%，总有效率为 93.3%。

3.心电图疗效标准

（1）显效：治疗后异常心电图恢复正常，或蹬车运动试验由阳性转阴性为显效。

（2）有效：心电图 ST 段的降低，以治疗后回升 0.05mV 以上，但未达正常水平，在主要导联倒置 T 波改变变浅（达 25% 以上者），或 T 波由平坦变为直立，房室或室内传导阻滞改善者。

4.心电图疗效结果　本组病例治疗后，显效 20 人，占 33.3%，有效 26 人，占 43.3%，无效 14 人，占 23.4%。心电图总有效率 76.6%。

五、讨论与体会

人至暮年，机体功能开始紊乱，脏器虚衰，正气不足，脏腑阴阳气血虚损是冠心病的主要病理基础，虚实夹杂是其重要特点，而且冠心病是伴随衰老而来的一种疾病，因此本病起病隐袭，病程较长，虚实夹杂，以虚为主，所以治疗本病必须综合分析，全面考虑，从虚论治，在各种虚证中，吾师特别强调气阴两虚在辨治中的重要性。在临床治疗中，无论治疗哪一种类型冠心病患者，均应顾及本虚之实际，导师强调患者虽然表现为气阴两虚，但仍不能偏废温肾助阳之法，因"生化之机，则阳先而阴后，阳施阴受"（张景岳语），"养阳在滋阴之上"（李中梓语）。只是在加减配伍时需注意勿使温热太过以生它变，应以平为期。此外，导师还注重精神开导，调畅情志，配合饮食治疗。总之，在冠心病的中医药治疗过程中应始终抓住其关键病机———气阴两虚，血脉瘀阻，注重整体调节，既注重解决本虚又不忽视标实，用药既重点突出，又兼顾全局，用药以徐缓平和为贵，这样，治疗本病才能收到预期的效果。

第二节　步长脑心通胶囊治疗慢性心力衰竭临床观察

笔者自 2001 年 3 月—2003 年 4 月对来医院治疗的部分慢性心力衰竭（CHF）患者进行了步长脑心通胶囊的治疗观察，现将结果报道如下。

一、资料与方法

1.一般资料　全部病例均为医院门诊或住院患者，病理诊断和选择标准严格参照 1995 年的《中药新药临床研究指导原则》中"中药新药治疗充血性心力衰竭的临床研究指导原则"之相关规定；心功能分级按照美国心脏学会分级标准进行。所有入选病例按照随机原则分为脑心通组和洛汀新组。脑心通组 68 例，男性 49 例，女性 19 例；平均年龄 61.2 岁；其中冠心病 30 例，高原性心脏病 22 例，肺心病 14 例，其他 2 例；心功能分级 Ⅱ 级 23 例，Ⅲ 级 40 例，Ⅳ 级 5 例。洛汀新组 65 例，男性 47 例，女性 18 例；平均年龄 60.7 岁；其中冠心病 30 例，高原性心脏病 21 例，肺心病 13 例，其他 1 例；心功能分级 Ⅱ 级 23 例，Ⅲ 级 38 例，Ⅳ 级 4 例。两组患者经均衡性检验，年龄、性别、患病及心功能分级等情况均无显著差异（$P>0.05$），具有可比性。

2.治疗方法　治疗前两组均逐步停用原抗心衰药物；脑心通组口服步长脑心通胶囊（咸阳步长制药有限公司生产），每次 4 粒，每天 3 次；洛汀新组给予洛汀新 10mg 口服，每天 1 次。如果患者心率控制不好，必要时可加用利尿剂。两组疗程均为 6 个月。

3.观察方法 观测患者治疗前后症状变化情况;记录对比患者治疗前后超声心动图心功能参数改变情况;对比患者心功能分级治疗前后改变情况。

4.统计方法 计量资料均数比较采用 t 检验,计数资料率比较采用卡方检验。

二、结果

结果见表17-1~表17-3。

表17-1 临床症状、体征改善情况(例)

证候	脑心通组		洛汀新组	
	治疗前	治疗后	治疗前	治疗后
心悸	51	3	49	2
胸闷	56	0	54	1
气急	66	2	65	2
胸腹胀满	44	2	45	2
尿少	31	5	30	4
发绀	26	3	26	3
肺部啰音	24	0	21	1
心率增快	42	7	39	7
肝大	21	6	20	5
下肢浮肿	47	0	48	0

注:治疗前后比较, $P<0.01$ 。

表17-2 两组治疗前后心功能参数改变情况($\bar{x}\pm s$)

组别		SV(mL/次)	CO(L/min)	EF	LVDD(mm)
脑心通组	治疗前	64.03±11.79	4.39±1.46	0.45±0.20	62.7±8.9
($n=67$)	治疗后	78.64±13.88	5.29±1.15	0.54±0.11	57.4±9.0
洛汀新组	治疗前	64.21±11.60	4.39±1.38	0.45±0.14	63.1±8.3
($n=66$)	治疗后	77.97±14.04	5.28±1.20	0.53±0.19	58.5±7.9

由表17-2可见:两组反映心脏舒缩功能的四种相关参数 SV(心搏量)、CO(心排血量)、EF(射血分数)、LVDD(左室舒张末内径)治疗前后相比有明显差异($P<0.05$),但组间比较无统计学意义($P>0.05$)。

表17-3 两组治疗前后心功能分级改善情况(例)

组别		Ⅰ级	Ⅱ级	Ⅲ级	Ⅳ级
脑心通组	治疗前	0	23	40	5
	治疗后	22	38	7	1
洛汀新组	治疗前	0	23	38	4
	治疗后	21	37	6	1

从表17-3可看出：两组患者治疗后心功能分级情况均较各自治疗前有明显改善（$P<0.05$），但组间比较无明显差异（$P>0.05$）。

在整个疗程中，除洛汀新组个别患者出现咳嗽不良反应外，其他患者未出现因用药引起的不良反应。

三、讨论

CHF的实质是由于神经内分泌过度激活，促使心肌重塑，加重心肌损伤和心功能恶化，心功能的恶化反过来又进一步激活神经内分泌细胞因子等形成恶性循环。

许多种疾病如冠心病、高原性心脏病、肺心病等发展的最终结局都是CHF，关键在于或者其患者本身存在神经内分泌功能紊乱或是它们的发展促使神经内分泌功能的异常激活或紊乱，在临床上有这些疾病的患者往往表现出相似的一些特征，如高血脂、血流变异常、血压调节机制紊乱、血管内皮功能异常等。因此，CHF的防治关键就是如何防止和切断神经内分泌功能紊乱的发生。

本临床观察证实，CHF患者服用步长脑心通胶囊后症状体征、心功能分级情况及心功能相关参数较治疗前明显好转，提示步长脑心通对CHF有着很好的疗效，不仅能改善CHF患者的临床症状，还能提高心脏的舒缩功能及防止心室的扩大和重构。许多动物实验及临床研究已经证实，步长脑心通胶囊有增加心脏供血、改善心肌细胞代谢、保护血管内皮功能及降低和控制心血管疾病危险因素的作用。

中医认为，心气（阳）不足，运血乏力，血行不畅，导致血瘀脉中和心失所养，从而出现心功能不全；反之，心失所养，又可致心气（阳）的更加亏虚，如此恶性循环，最终致心气（阳）暴脱，出现心力衰竭。步长脑心通胶囊由黄芪、水蛭、当归、川芎、红花、赤芍、丹参、桂枝、牛膝等药物组成，其中黄芪补气升阳、生血行滞；水蛭、红花、丹参、赤芍活血行气、疏通瘀阻；桂枝、牛膝温经通脉、逐瘀通经。综观全方，有益气活血、化瘀通络之效，攻补兼施、标本同治是其特点。CHF患者经步长脑心通治疗，心气得补，心阳得升，瘀血得化，心功得复。总之，步长脑心通胶囊能通过多机制、多途径改善CHF患者的血液流变学、降低血脂、稳定血压及保护血管内皮和恢复其功能，最终达到改善其心肌代谢、降低心脏负荷、阻断和逆转心室重构和提高其生活质量的目的。

（魏靠成）

第三节　化痰活血平压汤治疗老年人高血压60例疗效观察

笔者根据老年人高血压的病机特点，采用化痰活血平压汤痰瘀同治，取得较好的临床效果，现报道如下。

一、资料与方法

1.诊断标准　按照"1999年世界卫生组织/国际高血压联盟关于高血压治疗指南"及《中药新药临床研究指导原则（试行）》中痰瘀阻络的辨证标准，选择老年高血压患者120例。

2.一般资料　120例为2003—2007年本院老年病科收治的老年高血压患者（痰瘀阻络型），将其随机分为2组：治疗组60例，男35例，女25例，年龄65～80岁，平均年龄76.4岁，病程3～20年，平均（14.6±2.4）年；对照组60例，男33例，女27例，年龄65～81岁，平均年龄

75.6岁,病程3.5~19年,平均(15.0±2.4)年。2组一般资料比较差异无统计学意义(P>0.05),具有可比性。

3.治疗方法　对照组口服马来酸氨氯地平片5mg,每天1次。治疗组在对照组的基础上加服中药协定方化痰活血平压汤。处方:天麻15g,钩藤15g,石决明20g,法半夏10g,陈皮10g,茯苓15g,枳实10g,竹茹10g,丹参15g,地龙15g,石菖蒲5g,粉葛30g,炒酸枣仁20g,生甘草10g。水煎服,每天1剂,分早晚2次服用。2组均以30天为1个疗程,1个疗程结束后统计疗效。治疗期间患者饮食及生活习惯依旧,并停用其他影响血压的药物。

4.观察方法

(1)血压测量:按照全国心血管病流行病学和人群防治工作座谈会制定的方法。以治疗前1周内非同日3次血压的平均值作为观察血压,以疗程最后1周内非同日3次血压的平均值作为疗效评定血压。观察期间,门诊患者每周测血压2次,住院患者每天测血压1~2次。

(2)临床症状与舌脉:主要包括头晕或头昏、头痛、目眩、心悸、心胸闷痛、气短、神疲乏力、失眠多梦、健忘、肢麻、手足发胀、耳鸣或耳聋、舌质暗或有瘀点、苔腻或黄腻、脉细滑或弦滑。于治疗前及治疗后第15天、第30天逐项询问并记录。按《中药新药临床研究指导原则(试行)》的规定进行评分。症状持续出现者计3分,症状间断出现者计2分,症状偶尔出现者计1分。舌脉异常各计6分,然后累计总分。

5.疗效标准

(1)症状疗效标准:参照《中药新药临床研究指导原则(试行)》中高血压病症状疗效标准拟定。

显效:主要症状消失。

有效:主要症状减轻。

无效:主要症状无变化。

(2)降血压疗效标准:参照《中药新药临床研究指导原则(试行)》中高血压病降压疗效标准拟定。

显效:①舒张压下降10mmHg以上(1mmHg=0.133kPa),并达到正常范围;②舒张压虽未降至正常,但已下降20mmHg或以上,须具备其中1项。

有效:①舒张压下降不及10mmHg,但达到正常范围;②舒张压较治疗前下降10~19mmHg,但未达到正常范围;③收缩压较治疗前下降30mmHg以上。须具备其中1项。

无效:未达到以上标准者。

6.统计学方法　采用SPSS11.5软件统计。计量指标以 $\bar{x}±s$ 表示,采用 t 检验,等级资料采用秩和检验。

二、结果

1.症状疗效　治疗组60例中显效32例,有效22例,无效6例,总有效率达90.0%。对照组60例中显效18例,有效26例,无效16例,总有效率为73.3%。治疗后2组症状均有改善,与治疗前比较差异有统计学意义(P<0.05)(表17-4)。治疗前后舌象无明显变化,治疗组48例舌瘀患者中有效6例(12.5%),46例苔腻患者中有效34例(73.9%);对照组47例舌瘀患者中有效7例(14.9%),48例苔腻患者中有效25例(52.1%)。

表 17-4 临床症状改善情况 2 组比较[例(%)]

症状	治疗组(n=60)		对照组(n=60)	
	n	有效	n	有效
眩晕	58	50(86.2)	56	34(60.7)
头痛	32	28(87.5)	33	21(63.6)
头如裹	33	29(87.9)	32	22(68.8)
胸闷	30	28(93.3)	30	22(73.3)
失眠	30	25(83.3)	28	16(57.1)
心悸	31	27(87.1)	33	27(81.8)
吐痰涎	22	20(90.9)	23	15(65.2)
食少	46	43(93.5)	45	33(73.3)
肢麻	33	28(84.8)	32	20(62.5)

2.降压疗效 经 1 个疗程治疗后,治疗组 60 例中显效 20 例,有效 33 例,无效 7 例,总有效率为 88.3%;对照组 60 例中显效 18 例,有效 28 例,无效 14 例,总有效率为 76.7%。治疗前后的血压变化见表 17-5。

表 17-5 2 组患者治疗前后血压变化情况($x \pm s$,mmHg)

组别	n	收缩压		舒张压	
		治疗前	治疗后	治疗前	治疗后
治疗组	60	166.47±10.07	137.60±8.47[* * △]	92.60±8.36	83.73±6.65[* * △]
对照组	60	165.50±11.32	141.37±8.57[* *]	91.49±7.43	86.41±6.51[*]

注:与本组治疗前比较,[*] $P<0.05$,[* *] $P<0.01$;与对照组治疗后比较,[△] $P<0.05$。

3.不良反应 治疗组有 2 例轻微胃肠道反应外,余未见其他不良反应。

三、讨论

高血压属中医"眩晕""头痛"等范畴。痰瘀阻络型高血压病在临床上十分常见。人至老年,气血渐衰,各脏器功能退化,心气虚衰则无力鼓动血液运行;肝脏虚衰则储藏血的功能降低;脾虚则血失所统;肾虚不能藏精化血;肺气虚弱,则百脉失归,皆可造成气血运行不畅,从而不同程度地产生"瘀血"的病理改变。若饮食不节、嗜食肥甘厚味,损伤脾胃;或忧思、劳倦伤脾,脾阳不振,健运失司,水湿内蕴,聚集成痰;或年老气衰,脾胃虚弱,脾失健运,水湿蕴于中焦,闭阻经脉而致痰湿闭阻。痰瘀互结,阻滞清窍,清阳不升,浊阴不降,上窍不利,久之必眩晕丛生。痰瘀阻络不仅是老年人高血压始发因素,而且是其重要病理变化,并贯穿始终。

化痰活血平压汤采用痰瘀同治法即是针对老年人高血压常见的病理特点而设。方中天麻、钩藤、石决明均有平肝熄风之效;半夏降逆和胃、燥湿化痰;竹茹清热化痰除烦;枳实行气消痰,使痰随气下;陈皮理气燥湿;茯苓健脾渗湿,使湿去痰消;丹参、石菖蒲、地龙通经活络、开瘀利窍;葛根升发脾胃清阳之气;炒酸枣仁养心安神;甘草清热调和诸药。全方共奏化痰熄风、活血安神之功。本观察结果表明,经 30 天服药治疗后,降压总有效率达 88.3%,收缩压、舒张压均比治疗前有显著下降($P<0.01$),症状疗效总有效率达 90%,大多数患者眩晕、头痛、胸闷、失眠、心悸、肢麻等主要症状得到明显改善。观察期间,部分患者作了眼底及舌下脉络变化的对比观察,虽未作统计学处理,但发现舌质瘀点、舌下脉络瘀血、眼底改变等却不能消失。这可能与老年高血压患者大多病程长、病情重、并发症多和观察疗程时间短有关。另外,血液黏稠度、血液流变性、血脂异常等方面都有待于今后作进一步深入的研究。

第四节　温胆汤加减的临床应用

温胆汤最早见于南北朝梁朝姚僧垣的《集验方》,因主治范围广泛,疗效确切,一直被广泛应用。《集验方》至北宋亡佚,其大部分内容(包括温胆汤)被收入《备急千金要方》《外台秘要》《医心方》《三因极一病证方论》等书。由于辗转传抄,出现了不同版本:一是《备急千金要方》所载,由半夏、竹茹、枳实各二两,橘皮三两,生姜四两,甘草一两组成。另一个版本,也是目前普遍使用的,是《三因极一病证方论》所载,由半夏、竹茹、枳实各二两,陈皮三两,甘草一两,茯苓一两半,生姜五片,大枣一枚组成。此温胆汤,较之第一个版本多了茯苓、大枣,减少了生姜用量,健脾化痰作用更为突出。两个版本的温胆汤,组成略有不同,但主治基本一致:《备急千金要方》称主治"胆寒"证,《三因极一病证方论》称主治"心胆虚怯"证。现在所用的温胆汤组方大多由半夏、茯苓、竹茹、枳实、橘皮、生姜、甘草组成。功效燥湿化痰,清热除烦。主治胆虚痰热上扰,虚烦不得眠。方名温胆,实则清胆和胃,为祛痰和胃良方。后世应用范围渐广,根据临床经验,凡痰热郁阻于肝、肺、胃、大肠等部位引起的病证,只要属痰热内阻所致者,均可应用。在临床上常随症加减应用于失眠、胃脘痛、头痛、眩晕、消渴、胸痹心痛、心悸等证,多获良效,其临床应用总结如下。

一、失眠

临床常用温胆汤祛痰湿,清郁热,使阳气得升,胆经得温,而失眠自愈,其方名之由来即缘于此。温胆汤原方所治,是大病之后,脾胃失健,津不得运,停为痰湿,阻于少阳胆经,阳气被阻,心神受扰,所现虚烦失眠之证。胆主决断,痰热内扰,则胆怯易惊,失眠多梦,现在常用温胆汤加镇心安神之品治疗因饮食不节或情志抑郁,化生痰热,阻遏心胆,扰乱神明引起的失眠证。例:刘某,男,55 岁。患者平素嗜肥甘喜饮酒,近半年来经常失眠,伴心烦,心悸,脘腹痞闷,时有恶心,口干口苦,眠差,每晚 2~3 小时,大便不畅,质干,2~3 天解 1 次,食欲缺乏,舌红苔黄腻,脉滑实。曾多方服用中成药和西药,疗效欠佳。根据中医脉证合参证属痰湿郁阻失眠证。方选温胆汤加味:竹茹 10g,陈皮 10g,法半夏 15g,茯苓 15g,枳实 10g,生甘草10g,夜交藤 20g,合欢皮 15g,远志 15g,郁金 15g,朱砂 3g(冲),薏苡仁 15g,柏子仁 10g。服药6 剂后失眠明显改善,可入睡 6 小时左右,继用巩固疗效。

二、偏头痛,头痛

中医认为"头为清阳之府""诸阳之会",五脏六腑气血皆上注于头,因此外感、内伤、五脏六腑之病都可直接或间接影响于头,产生头痛。丹溪云:"头痛多主于痰,痛甚者火多。""久痛必瘀","久病入络",辨证属痰火上扰兼有瘀阻,故用温胆汤加祛瘀通络之品奏效。患者素有痰饮,或平日体丰则多湿,或忧思多虑,气郁化火,炼液为痰,痰湿瘀热互结,内窜经隧;或瘀血内阻经脉,而致脑窍通畅不利,发为头痛。用温胆汤以清热化痰,加赤芍、川芎、地龙以活血化瘀止痛,疏风通络。全方清热化痰、活血通络,使痰热消散,血脉畅通,而头痛渐愈。例:女,60岁。右侧头痛反复发作1年余。每遇劳累或生气即发,每月发作1~2次,持续数天,痛止后如常人。来诊当天上午又发,时有咳嗽咯黄色黏痰,量不多,难咳,右颞部针刺样疼痛,固定不移。辨证属痰火上扰,瘀血阻络。用温胆汤加味:法半夏12g,陈皮12g,茯苓15g,枳实10g,竹茹10g,黄芩10g,赤芍15g,川芎10g,地龙15g,甘草10g。6剂后痛减,效不更方,再进4剂,头痛改善明显,只偶然发作,后觉纳食不香,以上方加白术15g,太子参20g,山药30g,进5剂上症消失。

三、胸痹心痛

胸痹常见本虚标实,虚实夹杂,虚者多见气虚、阳虚、阴虚、血虚,尤以气虚、阳虚多见;实者不外气滞、寒凝、痰浊、血瘀,并可交互为患,其中又以血瘀、痰浊多见。虚则气血亏损,心神失养;实则痰扰心窍,心神不宁;或瘀血阻络,阻滞心脉。实证胸痹心痛者方选温胆汤加减,旨在化湿理气,通络止痛。患者男,69岁,初诊诉心悸、胸闷反复发作3年余,伴有胸胁胀痛不适,心烦,胸膺阻闷,心悸不安,口苦,舌暗红苔白腻,脉象弦滑。患者气机不畅,湿邪盛而阻络,宜清疏渗化达络。方用温胆汤加减:橘皮15g,法半夏10g,茯苓15g,生甘草6g,竹茹10g 炒枳壳10g,全瓜蒌15g,紫苏梗10g,桑寄生30g,柏子仁12g,生地黄30g,荷蒂12g,琥珀3g。服5剂,复诊诸症悉减。

四、心悸(心律失常)

心悸多因气血虚弱、痰饮内停、气滞血瘀等所致,《丹溪心法》认为,心悸虚证多属血虚,实证多为痰饮。如果患者为痰饮内滞,蕴而化热,痰热互结,发为心悸,方选温胆汤加减化痰清热,加生脉饮益气养阴,标本兼治。患者,女,23岁。心悸、气短反复发作3年余。遇情绪波动后症状加重,时有自汗、胸闷气短,偶有咳嗽,痰少色黄难咳,多汗,口干口苦,食少眠差,便干,每2~3天1次,舌红苔薄黄,脉结代。用温胆汤加减:半夏12g,陈皮12g,茯苓15g,枳实10g,竹茹10g,太子参20g,五味子10g,麦冬15g,粉葛根15g,生甘草6g。服4剂后症状缓解50%,继服4剂后症状改善80%。心电图结果由原来的频发室性期前收缩改善为偶发。

五、眩晕(高血压)

丹溪云:"无痰不作眩",患者因痰热郁阻,或瘀血阻络,或痰瘀互结,上扰清窍,清窍失养,发为眩晕。遇此痰瘀作眩之证,可用温胆汤清化痰热,加用活血祛瘀之药物活络消瘀,并针对痰热随肝胆之气上冲,扰于清窍之特点,加用石决明等平肝镇逆之品。患者,女,50岁。眩晕反复发作5年。平素服用非洛地平缓释片,每次1片,每天1次,控制血压,近日因生气复发,头晕头重不伴事物旋转,时有恶心欲呕,烦躁口苦,胸胁满闷不适,不欲饮食,大便溏,舌红苔黄腻,脉沉弦,血压160/100mmHg。证属痰热郁阻肝胆,上扰清窍之眩晕证。温胆汤加减:竹茹15g,生姜10g,茯苓15g,法半夏10g,陈皮10g,炙甘草10g,生石决明30g,白菊花12g,白蒺藜10g。4剂后复诊,眩晕已缓解,诸症改善,血压140/90mmHg,嘱继服前方10剂以巩固疗效。

六、胃脘痛

患者素有情志不畅或水湿,气郁痰湿日久,化火化热,或气滞血瘀,或痰湿互结,阻碍中焦气机,而致胃痛发作,方选温胆汤加减,化痰清热除湿,有显著疗效,温胆汤是清热化痰,治胆、胃病之良方,常言:化痰必先理气,所以在药物增减方面,一是可多加行气之品以佐之;二是因脾胃为生痰之源,故应稍加补益脾胃的药物,使痰不生。患者,男,65岁。患慢性胃炎10余年,近1周来无明显诱因出现胃脘胀闷疼痛加重,时有恶心欲吐,嘈杂,腹胀,口苦,纳呆,大便干溏不调,舌苔黄腻,脉滑。证属痰热郁阻中脘之胃脘痛。温胆汤加味:竹茹20g,半夏10g,茯苓15g,陈皮10g,炒枳壳10g,白术15g,砂仁6g,生甘草10g,生姜10g,川楝子10g,延胡索10g。服5剂后脘痛胀闷已减大半,继服5剂诸症改善。

七、消渴

《素问·奇病论》:"肥者令人内热,甘者令人中满,故其气上溢,转为消渴。"患者平素喜食肥甘,醇酒厚味,辛辣香燥,损伤脾胃,致脾胃运化失职,积热内蕴,久则痰饮湿浊内阻,痰湿久郁化热,痰热互结发为消渴,症当属痰热内盛之故,宜清热化痰,护津养阴为法,治疗消渴疗效显著。患者,男,60岁。2008年在某市级医院确诊为糖尿病,常规服消渴丸、达美康,血糖控制欠佳。来诊:口干,多饮,多尿,口苦,多汗,小便溲黄,夜尿多,每晚3~4次,大便干不畅,胃脘胀满不适,形体丰满,身重倦怠,平素嗜酒,尿糖(++),舌红,苔黄腻,脉滑数。处方:黄连10g,枳实10g,竹茹10g,陈皮12g,半夏15g,茯苓15g,天花粉15g,栀子10g,莱菔子15g,生甘草6g。服药10剂症减三成,继服20剂,诸症改善,尿糖(-),空腹血糖正常。嘱其戒酒,上方减半夏、炒莱菔子,巩固疗效。

八、讨论

温胆汤为名方之一,经过历代医家研究实践,在临床上不拘泥于古方限制,灵活加减,使温胆汤从临症祛痰之剂发展为可治疗心脑血管、神经、消化、呼吸,以及内分泌系统等疾病之方,根据情况可随证加减,体现了异病同治原则。从现代药理研究看,温胆汤中半夏、陈皮、枳实、竹茹均有祛痰,止咳作用,枳实还有兴奋胃肠运动作用,茯苓有利尿作用,茯苓多糖能显著增强机体免疫功能。此外茯苓还具有抗菌、促进造血功能、镇静等作用。生姜提取液可抑制金黄色葡萄球菌、白色葡萄球菌、伤寒杆菌、痢疾杆菌、绿脓杆菌等,具有抗感染、抗氧化作用。如生姜切薄片外敷可以治疗急性睾丸炎。甘草具有抗病毒作用,能防治肝损害,还具有抗变态反应,解毒,抗溃疡,解痉,抗氧抑菌及止咳祛痰作用。综合温胆汤组方药物的现代药理功效,成就了温胆汤治疗内科失眠、癫证、中风、郁证、头痛、胸痹心痛、心悸、眩晕、胃脘痛消渴等多种疾病。值得推广应用。

(胡祥)

第五节　强心胶囊治疗慢性心力衰竭38例临床观察

充血性心力衰竭是临床常见的危重症,是由于心脏泵血不足,不能满足机体组织需要的一种病理状态,是各类心脏病的常见死因。目前西医治疗心力衰竭的药物主要为洋地黄、利尿剂、血管扩张剂等,而这三类药各有不足之处,如洋地黄使用不当,可出现毒性反应,而且对合并有三度房室传导阻滞或病窦患者不宜应用;利尿剂长期使用可致血容量减少,降低心脏排血量,使电解质紊乱,促使洋地黄中毒;血管扩张剂可作为心力衰竭的辅助治疗之一,但可导致血压低,心率快,鉴于这些不足之处,笔者师从罗铨教授,为探讨治疗心力衰竭有效而无不良反应药物,采用导师临床应用多年的经验方心衰合剂,研制出纯中药制剂——强心胶囊,治疗心力衰竭 38 例,对临床症状、体征和心功能指标均取得了较好效果,现总结报告如下。

一、资料与方法

1.病例选择

(1)治疗组 38 例,其中住院患者 11 例,门诊患者 27 例;男 26 例,女 12 例。年龄最小 36 岁,最大 85 岁,平均年龄 66.84 岁。其中冠心病 12 例,高原性心脏病 8 例,风心病 3 例,心肌病 2 例,肺心病 13 例。

(2)对照组 16 例,其中住院患者 6 例,门诊患者 10 例;男 12 例,女 4 例;年龄最小 46 岁,最大 78 岁,平均年龄 64.2 岁。其中风心病 1 例,冠心病 4 例,肺心病 6 例,高原性心脏病 4 例,心肌病 1 例。

2.心功能分级　按上海医科大学编《实用内科学》四级心功能分级标准。治疗组Ⅱ级 7 例,Ⅲ级 29 例,Ⅳ级 2 例,对照组Ⅱ级 3 例,Ⅲ级 12 例,Ⅳ级 1 例。

3.中医辨证分型　按卫生部 1995 年制定发布《中药新药临床研究指导原则》第一版"中药新药治疗充血性心力衰竭的临床研究指导原则"中医辨证分型。治疗组心气阴虚证 4 例,心肾阳虚证 26 例,阳虚水冷证 8 例。对照组心气阴虚证 2 例,心肾阳虚证 10 例,阳虚水冷证 4 例。以上研究对象采用随机分组,两组患者性别、年龄、病程、病种、病情基本相同,无明显差异性。

4.治疗方法

(1)治疗组给予本课题组研制的由云南省中医医院(省中附院)制剂中心生产的"强心胶囊"治疗,每次 4 粒,每天 3 次,辅以低盐饮食,2 周为 1 个疗程。

(2)对照组采用常规剂量洋地黄、利尿剂、血管扩张剂等西药治疗,连续观察 2 周。

5.观察方法　观察慢性心力衰竭患者治疗前后临床症状、体征,心功能分级的变化情况。应用云南智能公司生产的 YK-10 型成人全身重要脏器血流检查仪,测定患者的每搏输出量,每分输出量、射血分数,总外周阻力等,并进行治疗前后的比较。

6.疗效评定标准

(1)显效:临床症状及体征明显减轻,水肿消失,肝大回缩 2.0cm 以上,可以从事一般轻体力活动而不出现心力衰竭症状,心功能恢复Ⅰ级以上者,已服用洋地黄制剂经治疗后停用药。

(2)有效:治疗后临床症状、体征均较治疗前有一定改善,水肿减轻,肝大回缩 1.0cm,治疗前服洋地黄制剂治疗后减量,心功能恢复Ⅰ级者。

(3)无效:治疗前后临床症状及体征均无变化,心功能分级无改变。

二、治疗结果

治疗结果见表 17-6~表 17-9。

表 17-6　心力衰竭患者临床症状、体征治疗前后改善情况

	治疗组				总有效率(%)	对照组				总有效率(%)
	治疗前	治疗后				治疗前	治疗后			
		消失	改善	无效			消失	改善	无效	
心悸	38	26	12	0	100	16	9	6	1	94
胸闷	37	24	13	0	100	14	10	2	2	86
气急	38	20	18	0	100	16	10	5	1	94
胸腹胀满	35	18	16	1	98	12	8	3	1	92
尿少	32	24	5	1	97	14	5	6	3	79
发绀	28	14	10	4	85	10	3	6	1	90
肺部啰音	16	12	4	0	100	6	2	4	0	100
心率增快	30	24	4	2	98	12	8	3	1	91
肝大	32	27	5	0	100	12	2	5	5	58
下肢浮肿	34	27	7	0	100	12	4	6	2	83

表 17-7　治疗组中医辨证分型疗效情况

	治疗前	治疗后			总有效率(%)
		消失	改善	无效	
心气阴虚	4	1	2	1	75
心肾阳虚	26	18	7	1	96
阳虚水冷	8	4	3	1	88

表 17-8　心力衰竭患者心功能分级疗效情况

	治疗组				对照组			
	治疗前		治疗后		治疗前		治疗后	
	例数	%	例数	%	例数	%	例数	%
Ⅱ级	7	18.4	35	92.1	3	18.7	14	87.1
Ⅲ级	29	76.3	3	7.9	12	75	2	11.4
Ⅳ级	2	5.2	0		1	6.2	0	

表 17-9　心力衰竭患者血流动力学改变疗效情况

	治疗组		对照组		P 值
	治疗前	治疗后	治疗前	治疗后	
SV(mL)	64.09±15.51	81.29±21.99	63.87±14.92	81.03±21.54	<0.001
CO(L/min)	4.54±1.15	5.39±1.49	4.52±1.13	5.37±1.42	<0.001
EF	0.46±0.11	0.51±0.09	0.46±0.11	0.51±0.09	<0.05
TPR	3015±382	2349±285	2968±315	2350±280	<0.05

疗效分析：

38 例慢性心力衰竭患者经治疗后，显效 22 例，占 57.8%；有效 15 例，占 39.4%；无效 1 例，占 2.6%，总有效率 97.2%。对照组 16 例心力衰竭患者应用常规剂量洋地黄、利尿剂、血管扩张剂后显效 9 例，占 56.2%；有效 5 例，占 31.25%；无效 2 例，占 12.5%，总有效率 87.4%。两组比较，在显效率方面，两组无明显差异；而在总有效率方面，治疗组明显高于对照组。

38 例心力衰竭患者中治疗前服用地高辛者 8 例，治疗后停用 6 例，减量用 1 例，地高辛停用率 87.5%。

从临床症状、体征的改善情况看，治疗组心悸、胸闷、气急、尿少的疗效明显优于对照组；在减轻患者的水肿、缩小肝大方面，治疗组疗效优于对照组；对心力衰竭患者的心率两组均有减慢作用，组间无显著差别。

从治疗结果与中医辨证的分型的关系来看，治疗组在显效率方面，对心肾阳虚型、气虚血瘀型疗效较好，从临床一般观察来看，对患者的舌质、脉象有一定的改善作用，但由于病例较少，有待今后进一步深入研究。

38 例心力衰竭患者治疗后心功能分级均较治疗前有明显恢复，两组对心功能的改善作用相近，但治疗组优于对照组，且无不良反应。

两组患者进行无创血流动力学检查，治疗后心功能均较前有明显恢复，说明本治疗具有改善患者的心功能作用，但两组无明显差异。从药物不良反应观察来看，治疗组无一例出现不良反应。对照组 1 例出现室性期前收缩，1 例出现恶心呕吐而停药。

三、讨论

强心胶囊组方源于吾师罗铨 30 余年经验方。导师认为，心力衰竭是各种疾病迁延日久所致，为本虚标实之证，心气、心阳亏虚是病理基础，血脉瘀滞为中心病理环节，瘀血、痰浊、水饮是其标实之候。由于瘀血、痰浊、水饮等邪实，每在脏腑亏虚的基础上产生，可见标实是因本虚所致，故治疗强调扶正固本，绝不可标本倒置，一味攻逐，以伤正气。强心胶囊即是以益气温阳、活血利水为治则研制的纯中药制剂。临床观察用药后，起效时间最短 2 天，最慢 1 周，对不同病因，不同程度心力衰竭进行观察，无论冠心病、高原性心脏病、风心病、肺心病，无论Ⅰ度、Ⅱ度、Ⅲ度心力衰竭患者，用强心胶囊均可取得良好效果，总有效率达 97.2%。用药时间最长达 4 个月，均无不良反应发生。

强心胶囊为治疗慢性心力衰竭的有效药物，其作用机制是多方面的。从现有资料来看，在尿量、肝大、肢体浮肿方面的疗效优于对照组。心功能指标每搏输出量改善最显著（$P<0.001$），射血分数及总外周阻力也有明显改善（$P<0.05$），提示强心胶囊具有增强心肌收缩力，扩张血管降低外周阻力，利尿减少血容量，从而降低心脏的前后负荷，改善微循环，起到治疗心力衰竭的作用。观察中还发现，西药利尿效果差的，应用强心胶囊后可获效，提示强心胶囊作用环节是多方位的，对血液流变学的影响也是一个重要因素，这个问题正在进一步研究中。

现代医学研究也证实，中医温阳益气药有西药强心作用，能改善缺血的心肌代谢，同时能调节机体免疫力，减轻外来感染因素对心肌的侵袭力，如人参、黄芪、附子这些药物能保护肾上腺皮质功能，促进网状内皮系统功能，增加心肌收缩力和心排血量，使血管阻力下降，增强免疫力，提高机体的适应性。利水渗湿药通过调节肺、脾、肾三脏，使机体水液得以正常排泄,利水作用温和缓慢而持久,具有全身的调节作用。活血化瘀药多有血管扩张作用,有增加心肌收缩力,增加血流量,改善血液流变学和微循环,降低血液黏稠度的作用。

总之,强心胶囊为治疗慢性心力衰竭的有效药物,口服简便,较长期服用无明显不良反应,对并有严重房室传导阻滞,或并有病窦而不宜用洋地黄的患者,也可服用强心胶囊,为中药治疗心血管重症开辟了新途径。

第六节　强心胶囊治疗充血性心力衰竭96例临床观察

慢性充血性心力衰竭是器质性心脏病的后期表现,是指心脏有足够的回流血量但仍不能泵出足够的血液来满足机体代谢需要的病理生理状态。现代医学研究显示:心力衰竭的发生是在高血压、冠心病等疾病的发展过程中,由于血流动力学和神经内分泌介导机制的作用,出现心室重构、心肌肥厚、左室球形变和二尖瓣反流,最终导致心功能降低。现代医学主张使用血管紧张素转换酶抑制剂、β-受体阻滞剂、血管紧张素受体Ⅱ阻滞剂、利尿剂、强心剂等药物治疗,期望控制病情进展。我们采用纯中药制剂——强心胶囊治疗96例慢性充血性心力衰竭患者,对心功能指标、血液流变学部分指标的改善取得了较好效果。现总结报道如下。

一、资料与方法

1.病例选择　治疗组96例,其中住院患者68例,门诊患者28例;男66例,女30例;年龄最小36岁,最大65岁,平均59.05岁;其中冠心病30例,高原性心脏病20例,风心病8例,心肌病5例,肺心病33例。对照组60例,其中住院患者37例,门诊患者23例;男45例,女15例;年龄最小46岁,最大64岁,平均58.25岁;其中风心病4例,冠心病15例,肺心病22例,高原性心脏病15例,心肌病4例。

以上研究对象采用随机分组,两组患者的性别、年龄、病程、病种、病情基本相同,经均衡性检验无差异($P>0.05$),有较好的可比性。

2.心功能分级　按上海医科大学编《实用内科学》四级心功能分级标准。治疗组:Ⅱ级18例,Ⅲ级73例,Ⅳ级5例;对照组:Ⅱ级11例,Ⅲ级45例,Ⅵ级4例。

3.中医辨证分型　按卫生部1995年制定发布《中药新药临床研究指导原则》"中药新药治疗充血性心力衰竭的临床研究指导原则"辨证分型。治疗组心气虚证10例,心肾阳虚证66例,气虚血瘀证20例;对照组心气虚证8例,心肾阳虚证38例,气虚血瘀证14例。

4.治疗方法　治疗组在西医常规治疗的基础上加用强心胶囊(云南省中医院制剂中心制),每次4粒(每粒含原药材0.45g),每天3次,2周为1个疗程。对照组采用常规剂量洋地黄、利尿剂、血管扩张剂、血管紧张素转换酶抑制剂、β-受体阻滞剂、血管紧张素受体Ⅱ阻滞剂等西药治疗,连续观察2周。

5.观察方法　观察慢性心力衰竭患者治疗前后临床症状、体征、心功能分级的变化情况;应用北京生产的R80型血黏度测定仪,测定患者的全血比黏度、血浆比黏度、红细胞压积等;应用云南智能公司生产的YK-10型成人全身重要脏器血流检查仪,测定患者的每搏输出量(SV)、每分输出量(CO)、射血分数(EF)、总外周阻力(TPR)等,并进行治疗前后的比较。

6.疗效评定标准

（1）显效：临床症状及体征明显减轻,水肿消失,肝大回缩 2.0cm 以上,可以从事一般轻体力活动而不出现心力衰竭症状,心功能恢复Ⅰ级以上者,已服用洋地黄制剂经治疗后停用。

（2）有效：治疗后临床症状、体征均较治疗前有一定改善,水肿减轻,肝大回缩 1.0cm,治疗前服洋地黄制剂治疗后减量,心功能恢复Ⅰ级者。

（3）无效：治疗前后临床症状及体征均无变化,心功能分级无改变。

7.统计学处理　分别采用卡方检验、配对资料的 t 检验及两大样本均数的 u 检验。

二、治疗结果

治疗结果见表 17-10～表 17-14。96 例慢性心力衰竭患者经治疗后,显效 58 例（60.42%）,有效 31 例（32.29%）,无效 7 例（7.29%）,总有效率 92.71%。对照组 60 例心力衰竭患者应用常规剂量西药如血管紧张素转换酶抑制剂、血管紧张素受体拮抗剂、β-受体阻滞剂、洋地黄、利尿剂、血管扩张剂等药治疗后显效 34 例（56.67%）,有效 19 例（31.67%）,无效 7 例（11.67%）,总有效率 88.33%。两组比较,在显效方面,两组无明显差异;在总有效率方面,治疗组明显高于对照组。

表 17-10　心力衰竭患者临床症状、体征治疗前后对比（例）

症状、体征	治疗组				总有效率（%）	对照组				总有效率（%）
	治疗前	消失	改善	无效		治疗前	消失	改善	无效	
心悸	96	66	30	0	100.00*	60	34	22	4	93.33
胸闷	93	61	32	0	100.00**	53	38	8	7	86.79
气急	96	51	45	0	100.00**	60	38	18	4	90.00
胸腹胀满	88	46	40	2	97.73	45	30	11	4	97.78
尿少	81	65	14	2	97.53**	53	19	23	11	79.25
发绀	71	35	25	11	84.51	38	11	23	4	86.84
肺部啰音	40	30	10	0	100.00	23	8	15	0	100.00
心率增快	76	63	11	2	97.37	45	30	11	4	91.11
肝大	81	68	13	0	100.00**	45	8	18	19	57.78
下肢浮肿	86	68	18	0	100.00*	45	15	22	8	82.22

注：与对照组比较,*P<0.05,**P<0.01。

表 17-11　两组心力衰竭患者治疗前后血流动力学对比（$\bar{x}\pm s$）

组别		SV（mL/次）	CO（L/min）	EF	TPR
对照组	治疗前	63.87±12.92	4.52±1.13	0.46±0.10	2968±345
	治疗后	78.03±15.44*	5.04±1.20**	0.49±0.08**	2350±280**
治疗组	治疗前	64.09±13.51	4.54±1.02	W0.46±0.11	3015±382
	治疗后	83.99±16.39*△	5.49±1.29*△	0.52±0.09	2257±285**△

注：与治疗前比较,*P<0.05,**P<0.01;与对照组比较,△P<0.05。

表 17-12　治疗组中医辨证分型疗效情况

分型	n	显效	有效	无效	总有效率(%)
心气虚	10	3	5	2	80.00
心肾阳虚	66	45	18	3	95.45*
气虚血瘀	20	10	8	2	95.45*

注:与心气虚型比较, *$P<0.05$。

表 17-13　两组心力衰竭患者治疗前后心功能分级对比(例)

组别		Ⅱ级	Ⅲ级	Ⅳ级
对照组	治疗前	18	73	5
	治疗后	88	8	0
治疗组	治疗前	11	45	4
	治疗后	53	7	0

注:治疗前后比较,$P<0.05$;组间比较,$P>0.05$。

表 17-14　治疗组心力衰竭患者治疗前后血液流变学改变情况($\bar{x} \pm s$)

	红细胞压积(%)	全血比黏度(比)	血浆比黏度(比)
治疗前	44.41±2.63	7.92±2.02	1.85±0.26
治疗后	53.07±7.52*	5.86±1.58*	1.79±0.17*

注:与治疗前比较, *$P<0.05$。

96 例心力衰竭患者中治疗前服用地高辛者 17 例,治疗后停用 15 例,减量用 2 例,地高辛停用率 88.24%。从治疗结果与中医辨证分型的关系来看,治疗组在显效率方面,对心肾阳虚型、气虚血瘀型疗效较好,从临床一般观察来看,对患者的舌质、脉象有一定的改善作用。从药物不良反应观察来看,治疗组无一例出现不良反应。

三、讨论

心脏的正常搏动依赖于心气、心阳的鼓动与温煦,心之阳(气)虚衰,不能下达于肾以温肾阳,肾阳无资则心肾阳(气)虚衰。心肾阳(气)虚衰,肺血鼓动无力则出现周围组织灌注不足(虚)表现;心肾阳(气)虚衰,寒自内生,鼓动无力,血为之凝聚,脉为之不通,血脉瘀阻出现各种组织充血(血瘀);心肾阳(气)虚衰,无以温化水湿,致水湿停留,上则水气凌心射肺,下则水湿泛滥,出现心悸、怔忡、喘咳、尿少、水肿等症。在整个发病过程中,心肾阳气亏虚是基本病理基础,血瘀水停为基本病理改变,其病机虚实并见,以心肾阳(气)虚为本,以血瘀水停为标。治疗应从虚实和标本兼顾原则出发,标本兼治,扶正祛邪;以温阳益气治其本,活血利水治其标。

强心胶囊源于罗铨主任 30 多年经验方,是以益气温阳、活血利水为治则研制的纯中药制剂。方中黄芪、附片为主药,以益气温阳;生晒参、桂枝为臣药,以助主药益心气,通心阳,推动血液运行;血竭、益母草、三七、泽兰祛除瘀血;桑白皮、葶苈子、五加皮、关木通、车前子利水消肿;枳实宽胸理气,疏通气机,消除气滞,协同黄芪升清,使补气而不留滞。诸药合用,祛邪而不伤正。现代药理研究证实,上述药物大都有增强心肌收缩力、利尿、扩血管、降低血液黏稠度的作用。

强心胶囊临床观察显示:其起效时间最快为3天,最慢为1周,对不同病因、不同程度的心力衰竭进行观察,无论冠心病、高原性心脏病、风心病、肺心病,无论Ⅰ°、Ⅱ°、Ⅲ°心力衰竭患者,用强心胶囊均可取得良好效果。可明显改善慢性充血性心力衰竭患者的临床症状与体征,且无明显的不良反应,总有效率达97.9%。与常规疗法比较,治疗组加服强心胶囊,心功能指标中每搏输出量改善最显著($P<0.001$),射血分数及总外周阻力也有明显改善($P<0.05$),提示强心胶囊具有增强心肌收缩力、扩张血管降低外周阻力、利尿减少血容量的作用,从而降低心脏的前后负荷,改善微循环,起到治疗心力衰竭的作用。用药时间最长达1年,血、尿、便常规及肝、肾功能检查未见不良反应。

总之,该药组方合理,治疗心力衰竭疗效确切,与治疗心力衰竭的基础药物合用有良好的协同作用且无不良反应,用药简便。

(韦章进)

第七节　通脉降脂丸对高血压病患者颈动脉斑块的影响

动脉粥样硬化(atherosclerosis,AS)就是动脉壁上沉积了一层像小米粥样的脂类,致使动脉弹性降低、管腔变窄的退行性病变。临床上主要通过颈动脉内膜-中层厚度(IMT)来确定是不是有动脉粥样硬化斑块形成,并根据斑块纤维帽的厚薄和脂质池大小可分为脂质型软斑块、钙化型硬斑块和溃疡型混合斑块。一般而言,软斑块和硬斑块易发生破裂、出血及血栓形成,而成为脑梗死的重要栓子来源,故患有软斑块和硬斑块者脑梗死的发生概率较高。可见颈动脉粥样硬化是缺血性脑血管疾病的重要危险因素,而粥样硬化斑块的性质,尤其是软斑块与脑血管病密切相关。本研究试探讨阿托伐他汀舒片及通脉降脂丸对颈动脉粥样硬化斑块及斑块性质的影响,现报告如下。

一、资料与方法

1.一般资料　选择2011年4月至2012年4月在云南省中医医院住院的高血压病患者,并经颈部血管彩色超声多普勒检查发现有不同程度的颈动脉粥样硬化斑块形成,即IMT≥1.2mm,高血压病诊断符合《2010年中国高血压防治指南》的诊断标准,无肝、肾功能受损,无糖尿病,有或无高脂血症。年龄35~78岁,男性65例,女性67例,病程1个月至22年。

2.方法　对照组给予阿托伐他汀钙片(辉瑞制药有限公司生产的立普妥,每次10mg,每晚1次),治疗组给予通脉降脂丸(云南省中医医院自制中成药,主要成分:灵芝、黄芪、三七、益母草、山楂、水蛭等,每次10g,每天2次)。两组患者在治疗期间均继续口服常规降压药,并低盐低脂饮食,有高脂血症的患者暂停服用原降脂药>1个月,饮食习惯、生活方式、运动量与治疗前一致。3个月为1个疗程,共计1个疗程。分别于治疗前、治疗后第3个月末化验血脂,测量IMT及斑块性质。所有患者随机分组情况见表17-15。

表 17-15　分组一览表(n)

分组	阿托伐他汀钙片组	通脉降脂丸组
血脂增高组($n=46$)	22	24
血脂正常组($n=86$)	42	44

3.观察项目　所有患者在治疗前后均采用彩色多普勒超声监测双侧颈动脉。仪器与方法:采用西门子彩色多普勒超声显像仪,频率 3.5~5MHz,宽频探头。检查方法:患者取仰卧位,充分暴露颈部。颈后垫枕,头后仰并偏向对侧。自颈动脉近心端开始,逐渐至远心端依次扫查颈总动脉、颈动脉分叉处、颈内动脉及颈外动脉。测量参数:①颈总动脉、颈内动脉、颈外动脉内径,观察有无狭窄,两侧是否对称;②颈动脉内膜中层厚度,即 IMT。选择颈动脉近膨大处及膨大处后壁测量;以 IMT≥1.2mm 作为诊断颈动脉斑块形成的标准。IMT≥1.4mm 为颈动脉狭窄。根据斑块回声强度可分为:①脂质型软斑块,即较均匀的低回声;②钙化型硬斑块,即强回声或伴声影;③溃疡型混合斑块,即回声强弱不均。两组治疗前后均由同一人进行。仪器设置相同。

二、统计学方法

所有数据采用 SPSS18.0 软件处理,计量资料用均数±标准差($\bar{x}±s$)表示,两组间比较用均数 t 检验,计数资料用 χ^2 检验。$P>0.05$,为差异无统计学意义。

三、结果

1.血脂正常组与血脂增高组的两种治疗方法临床效果比较　结果显示,治疗组或对照组患者治疗前后对比,患者的 IMT、TC、TG 有统计学意义($P<0.05$);治疗后两组间的差异无统计学意义($P>0.05$)。说明通脉降脂丸在降低患者的 IMT、TC、TG 时,效果与阿托伐他汀钙片作用相似,见表 17-16、表 17-17。

表 17-16　血脂正常组治疗前后 IMT 及血脂变化情况($\bar{x}±s$)

监测指标	治疗前		治疗后	
	对照组	治疗组	对照组	治疗组
IMT(mm)	1.23±0.12	1.22±0.19	1.22±0.11	1.20±0.14
TC(mmol/L)	3.85±0.21	4.26±0.24	3.81±0.15	3.77±0.11
TG(mmol/L)	1.71±0.28	1.69±0.32	1.61±0.21	1.57±0.12

表 17-17　血脂增高组治疗前后 IMT 及血脂变化情况($\bar{x}±s$)

监测指标	治疗前		治疗后	
	对照组	治疗组	对照组	治疗组
IMT(mm)	1.22±0.11	1.20±0.14	1.21±0.13	1.23±0.12
TC(mmol/L)	7.11±1.36	7.07±1.24	5.64±1.04	5.85±1.02
TG(mmol/L)	1.97±0.17	2.01±0.22	1.89±0.16	2.02±0.18

2.治疗前后各组斑块性质比较　治疗组与对照组改善动脉粥样硬化斑块性质上无明显差异($P>0.05$),说明通脉降脂丸在改善斑块性质时与阿托伐他汀钙片作用相似,见表

17-18。

表 17-18 各组斑块性质治疗前后比较

斑块性质	时间	治疗组	对照组	*P*
脂质型软斑块	治疗前	39	36	
	治疗后	27	24	
钙化型硬斑块	治疗前	6	6	*P*>0.05
	治疗后	12	9	
溃疡型混合斑块	治疗前	15	18	
	治疗后	21	27	

3.其他 研究过程中脱落病例共 12 例,脑卒中 3 例,急性短暂性脑缺血发作 5 例,心肌梗死 4 例。其中治疗组 8 例,对照组 4 例;血脂增高组 7 例,血脂正常组 5 例。

四、讨论

动脉粥样硬化斑块的主要病理是血管内膜炎性损伤、脂质沉积于内膜下,沉积的脂质主要是胆固醇和胆固醇酯,并且导致管腔狭窄,从而引发一系列的临床症状。对于其他的治疗,临床观察比较多的是他汀类,此药物主要是通过调脂、改善血管内皮功能、抑制血管炎症反应、稳定斑块等机制来减少或消除动脉粥样硬化斑块。

颈动脉粥样硬化斑块根据其临床症状,可归属于中医"脉痹""眩晕""头痛""中风先兆""中风"等范畴,病位多累及脾肾,以本虚标实为主。脾肾本虚,酿湿生痰,血瘀脉中,致痰瘀互结,脉道损害,血流瘀阻,而成"脉痹"之标实证。痰的生成,王纶在《明医杂著》说:"痰者病名也,人之一身,气血清顺则津液流通,何痰之有? 唯气血浊逆,则津液不清,熏蒸成聚而变为痰焉"。张景岳认为"痰之化无不在脾,痰之本无不在肾"。水液代谢虽有赖肺气的通调、脾气的传输、肾气的蒸化,但肾主水,故以肾脏的气化蒸腾尤为重要,肾从阳则开,从阴则合,开合不利,则关门聚水,水湿聚而成痰。瘀的生成,其基本病理过程可归纳为"瘀滞内结""血液离经""血液污秽"三个方面。气为血之帅,痰凝、湿阻、水停日久,均可阻碍气机导致瘀血的产生。《金贵要略·惊悸吐衄下血胸满瘀血病脉证论治》:"血不利则为水","水聚则成痰"。《医宗必读》:"脾土虚弱,清者难升,浊者难降,留中滞膈,瘀而成痰"。《血证论·咳嗽》:"须知痰水之壅,由瘀血使然,但去瘀血则痰水自消"。可见"痰""瘀"之间相互依存、相互转化,痰能致瘀,瘀能生痰,故治瘀必治痰,治痰必治瘀。对于动脉粥样硬化斑块的病机现代研究颇多,于俊生等认为痰、瘀、毒与动脉粥样硬化关系密切。第五永长等认为痰、湿、瘀是动脉粥样硬化的关键病理因素。郑洁等从痰瘀、湿热、毒邪来论治动脉粥样硬化。卓明峰等认为脾肾气虚、痰、瘀、热是颈动脉粥样硬化进展的重要病机。"瘀"多反应血栓的形成、粥样斑块、高凝血症等病理解剖及病理变化的有形变化。结合以上认为颈动脉粥样硬化斑块的形成多与"痰""瘀"关系密切,故治疗以活血化痰、祛瘀通络为主。

现代中药药理研究表明,活血化瘀药具有调节血脂、抑制炎症反应、稳定斑块、抗纤维化的作用,可以防止斑块破裂,清除斑块中脂质与纤维沉积。本研究使用通脉降脂丸,主要药理作用为:灵芝多糖具有降血脂、抗凝血、抑制血小板聚集。吴锋等研究也证明灵芝多糖可通过调节血脂预防大鼠动脉粥样硬化形成。黄芪主要成分为黄芪总苷和黄芪多糖,能改善红细胞变形能力降低血小板黏附力,减少血栓形成,降血脂等。水蛭提取物、水蛭素对血小板聚集有明显的抑制作用,水蛭煎剂能改善血液流变学、抗凝、抗血栓、降血脂、消除动脉粥样硬化斑块等。山楂现代研究其可降血脂、抗血小板聚集、抗动脉粥样硬化等,山楂黄酮可以直接作用于内皮细胞,降低人脐静脉内皮细胞(EC)的正常黏附率,有效的保护 EC 免受低密度脂蛋白的损伤,降低 AS 的发生风险。三七、益母草均可抗血小板聚集、抗血栓等。

本研究结果显示,对高血压合并颈动脉粥样硬化斑块形成的患者通脉降脂丸具有与辛伐他汀钙片相似的作用,均可降低患者的颈动脉粥样硬化斑块、TC、TG,以及改善斑块性质,为临床治疗颈动脉粥样硬化斑块提供了又一途径。本实验不足之处为样本量有限,希望下一步研究扩大样本量,为临床广泛使用提供重要依据。

第八节　通脉降脂丸配合西药治疗痰瘀互结型老年高血压35例

原发性高血压是中老年人的一种常见慢性病,其特征是动脉血压的慢性持续性升高。多数医家认为高血压是多种心脑血管病发病的危险因素,后果堪忧,并严重威胁老年人群的健康、生活质量及生命。大量随机临床试验研究表明,对老年高血压患者,用西药降压治疗能显著降低心脑肾等各系统疾病的发生率和病死率,但由于老年高血压是一种多病因的复杂疾病,而西药往往只针对高血压发病过程的某一环节进行干预,缺乏针对多靶点和多环节综合作用的理想药物,且多种药物长期使用极易导致不良反应和耐药性,因此临床上仍有很多患者的血压控制及并发症治疗效果不理想,存在一系列亟待临床解决的问题。

祖国医学强调整体思维、辨证论治与三因制宜,善于运用中药,具有调节血脂、多环节作用、预防动脉粥样硬化、保护靶器官等作用。因此,在西药降压的基础上联合应用中药往往能明显改善患者的临床症状,提高治疗效果,减少西药用量,减轻或逆转靶器官损害,减少各种并发症的发生,从而提高患者的生活质量。中医认为痰瘀互结与脂浊是形成老年高血压的主要病因,故中医治疗以活血化瘀、化浊行滞为基本治法。"通脉降脂丸"是云南省中医医院通过长期的临床实践后总结出来的院内纯中药制剂,其药物组成:灵芝、黄芪、三七、益母草、山楂、水蛭,全方标本兼顾,通过化瘀活血,通脉化浊,强脾健肾,促进和改善体内津液及水谷精微的生成、运化、输布,调节脂质代谢失常,从而达到降低血压的目的。体现了中医治疗疾病的整体观和辨证论治的特点。本研究即观察"通脉降脂丸"联合苯磺酸氨氯地平片和(或)厄贝沙坦片治疗痰瘀互结型老年高血压在降压、降血脂等方面的治疗效果是否优于西医单药。

一、资料与方法

1.一般资料　研究对象均来自 2014 年 12 月—2015 年 5 月云南中医学院第一附属医院老年病科门诊及住院的老年高血压病患者。共入选病例 72 例,因受试过程未严格遵从试验要求剔除 3 例,自行退出(脱落)2 例,最终完成 67 例。年龄 60~80 岁,平均年龄(69±8.27)岁,60~70 岁 38 例,71~80 岁 29 例(43.28%)。其中,男 38 人,女 29 人。职业:脑力劳动者 30 例(44.78%),轻体力劳动者 21 例(31.34%),重体力劳动者 16 例(23.88%)。1 级高血压(轻度)25 例(37.31%),2 级高血压(中度)39 例(58.21%),单纯收缩期高血压 3 例(4.48%)。

2.诊断标准

(1)西医诊断标准:患者高血压病的诊断标准参照《2010年中国高血压防治指南》。血脂疗效标准参照2002年中国医药科技出版社出版及《中药新药临床研究指导原则》拟定血脂疗效标准。

(2)中医辨证标准:依据《中药新药的临床研究指导原则》及《中医诊断学》进行中医辨证属痰瘀互结证者,证见眩晕、头痛、痛有定处而拒按,多于夜间加重、面色暗黑、肌肤甲错、腹胀纳呆、肢麻沉重、胸闷、形体肥胖、乏力、烦躁、头痛、心悸、脉络瘀血、舌质紫暗/舌淡苔腻,或见瘀斑、瘀点,脉细涩或滑数。

3.纳入标准 年龄在60~80岁;符合老年高血压痰瘀互结证型的西医诊断标准和中医辨证者;轻中度高血压患者;知情同意并能遵从研究措施者;治疗前1个月未使用降脂药及其他影响疗效和观察指标的药物和方法者。

4.方法 本课题采用随机对照试验方法,将符合入选条件的72例痰瘀互结型老年原发性高血压患者,根据入选先后顺序按随机数字表法,随机分为治疗组37例,对照组35例。研究结束后,治疗组剔除病例2例,完成35例,对照组剔除病例3例,完成32例。2组年龄、性别构成及治疗前病情等无统计学差异,两组间具有均衡性和可比性。入组第2天完善体温、脉搏、血压、心率、血、尿、大便常规及肝、肾功能等相关检查。监测治疗前后的血压、血脂、舌脉象等变化。

(1)治疗方法:治疗组(中西药联合组)使用药物为通脉降脂丸与苯磺酸氨氯地平片和(或)厄贝沙坦片。

1)通脉降脂丸的服药剂量为每次10g,每天2次。用法:餐后1小时口服,温开水送服。疗程:连续给药3个月。服药期间忌烟、酒及辛辣、生冷、油腻食物。外感表现为恶寒发热,头痛,鼻塞流涕,咳嗽咽痒等症不宜服用。有出血或出血倾向患者禁用。治疗期间停服其他降脂药物。

2)苯磺酸氨氯地平片(络活喜)为辉瑞制药有限公司生产。规格:每片5mg,每盒7片。剂量:每次5mg,每天1次。服法:晨起口服。疗程:连续给药3个月。

3)厄贝沙坦片(安博维)为赛诺菲(杭州)制药有限公司生产,规格:每片0.15g,每盒7片,剂量:每次0.15g,每天1次。服法:晨起口服。疗程:连续给药3个月。对照组(单纯西药组)的使用药物:苯磺酸氨氯地平片+厄贝沙坦片,两种药物的生产单位、剂型、规格、用法、用量和批准文号等均和治疗组完全相同,疗程均为连续给药3个月。

(2)观察指标

1)安全性指标:一般体检项目检查(体温,脉搏,血压,心率;血、尿、大便常规化验;肝、肾功能检查)。

2)疗效性指标:治疗前后血压;中医临床证候:主症(①眩晕、②面色暗黑、③腹胀纳呆、④舌紫暗/舌淡苔腻、⑤肢麻沉重、⑥胸闷、⑦形体肥胖、⑧脉细涩或滑数、⑨脉络瘀血),次症(①乏力、②烦躁、③头痛、④心悸);主要相关体征:舌脉象变化;血脂(包括血清总胆固醇、三酰甘油和血清脂蛋白)。

(3)疗效判定

1)标准血压疗效标准:参照《2010年中国高血压防治指南》拟定血压疗效标准如下:显效,血压降至150/90mmHg以下;有效,SBP下降超过10mmHg,DBP下降超过5mmHg,但未达 150/90mmHg;无效,血压下降不明显,未达上述标准。

2)血脂疗效标准:参照 2002 年中国医药科技出版社出版,《中药新药临床研究指导原则》拟定血脂疗效标准如下:①临床控制:症状和体征消失,血脂下降至正常;②显效:症状和体征明显改善,TC、TG 明显下降,HDL-C 明显升高,TC 下降不低于 20%,TG 下降不低于 40%;③有效:症状和体征有所改善,TC 下降 10%~20%;TG 下降 20%~40%;HDL-C 上升 0.104~0.26mmol/L;④无效:症状和体征与血脂水平无明显变化。

3)中医证候疗效标准:①显效:与给药治疗前比较,症状和体征明显改善,证候积分减少 ≥70%;②有效:与给药治疗前比较,症状和体征好转,证候积分减少 30%~70%;③无效:与给药治疗前比较,症状和体征改善不明显,证候积分减少<30%。

证候积分减分率(%)=(治疗前积分-治疗后积分)/治疗前积分×100%。

总有效率(%)=(显效例数+有效例数)/总例数×100%。

4)单项临床主要症候疗效标准:①痊愈:治疗后症状完全消失(几乎完全消失);②显效:治疗后症状明显改善,由重度到轻度;③有效:治疗后症状减轻 1 级,即由重度到中度,或由中度到轻度;④无效:治疗后症状无变化。

总有效率(%)=(痊愈例数+显效例数+有效例数)/总例数×100%。

(4)统计学方法:全部数据采用 SPSS20.0 统计软件进行统计分析。计量资料用均数±标准差($\bar{x} \pm s$)表示,计数资料用百分率或构成比表示。两组计量资料数据差异的比较采用成组设计 t 检验,计数资料数据的比较采用检验,等级资料数据差异的比较采用非参数秩和检验,统计学检验水准 α 取 0.05。

二、研究结果

经治疗后,治疗组主要临床各单项证候(眩晕、面色暗黑、腹胀纳呆、痰涎增多、胸闷、肢麻沉重、脉络瘀血)均有改善,除外"痰涎增多"有 1 例效果不明显者(总有效率 85.71%),其余六项均有明显改善(总有效率 100%)。经秩和检验比较,2 组治疗后眩晕、面色暗黑、胸闷、肢麻沉重和脉络瘀血五项证候的疗效有统计学差异($P<0.05$),治疗组的上述五项证候疗效明显优于对照组。

1.治疗效果

(1)临床疗效比较(表 17-19)

表 17-19　2 组临床疗效比较

组别	n	显效	有效	无效	显效率(%)	总有效率(%)
治疗组	35	21	11	3	60.00*	91.43*
对照组	32	12	12	8	37.50	75.00

注:与对照组比较,*$P<0.05$。

(2)2 组治疗后对血脂的影响降脂疗效的比较(表 17-20)

表 17-20 2 组降脂总疗效比较 n(%)

组别	n	显效	有效	无效	总有效率(%)
治疗组	35	18(51.43)	13(37.14)	4(11.43)	88.57*
对照组	32	2(6.25)	8(25)	22(68.75)	31.25

注:与对照组比较,*P<0.05。

(3)2 组治疗后降压总疗效比较(表 17-21)

表 17-21 2 组血压总疗效比较 n(%)

组别	n	显效	有效	无效	总有效率(%)
治疗组	35	20(57.14)	12(34.29)	3(3.57)	91.43*
对照组	32	11(34.38)	14(43.75)	7(21.88)	78.13

注:与对照组比较,*P<0.05。

2.临床疗效分析　本研究使用"通脉降脂丸"药物组成包括灵芝、黄芪、三七、益母草、山楂、水蛭,治以补益脾肾、化浊行滞、活血通脉。其中黄芪甘温,健脾补气,使气旺血行;三七甘微苦、温,益气补血;水蛭活血化瘀;灵芝、枸杞和益母草调补肝肾;山楂酸甘微温,消食化积,行气散瘀。全方标本兼顾,健脾益肾、化浊行滞、活血通脉,从而改善体内津液及水谷精微的输布,达到调节脂质代谢紊乱,降低血压的目的。本研究经临床实践证实,经中西医联合给药,降脂及降压效果明显,且均未见不良反应。治疗组临床各单项症候均有改善,除外"痰涎增多"有 1 例效果不明显者(总有效率 85.71%),其余六项均有明显改善(总有效率100%)。治疗组在眩晕、面色暗黑、胸闷、肢麻沉重和脉络瘀血五项症候的疗效方面明显优于对照组(P<0.05)。治疗组降脂疗效总有效 31 例,总有效率88.57%,降脂疗效明显优于对照组(P=0.005),治疗组的 TC、TG、LDL-C、LP(a)较治疗前明显降低,HDL-C 较治疗前升高(P<0.05),且治疗后治疗组血脂五项降低明显优于对照组(P<0.05)。治疗组降压总疗效显效 20 例,有效 12 例,总有效率91.43%,降压疗效明显优于对照组(78.13%)。安全性方面,治疗组血常规(红细胞、白细胞、血红蛋白),肝功(AST、ALT)、血糖(Glu)及肾功(BUN、Cr)治疗前后均无明显变化(P均>0.05)。研究过程中,患者无主诉不适情况,均未出现任何药物不良反应。

三、讨论

随着我国人口的老龄化和老年人口的不断增加,我国已成为世界上高血压危害最严重的国家之一。积极有效的防治老年原发性高血压,对降低心肌梗死、脑卒中、动脉瘤、心力衰竭、肾衰竭、冠心病等疾病的发病率、病死率,提高老年高血压病患者的生活质量意义重大。

"眩晕"一词首见于《备急千金要方》。《中医内科疾病的诊疗常规》把高血压命名为"风眩病",认为"风眩系因肝肾阳亢阴亏,风阳上扰,气血逆乱所致,以眩晕,头痛,血压增高,脉弦等为主要表现的眩晕类疾病"。

老年高血压病主要是由于七情失调,饮食失宜和内伤虚劳、体虚年高等多方面因素导致肝肾阴阳失调。病位原发在肝、脾,后渐及心、肾。基本证候是肝郁脾湿,升降失司。很多老年人也正是因为过食肥甘厚味,脾胃运化不及而产生大量痰湿,阻碍了气血正常运行,血压才会反应性升高。东汉张仲景首先提出"痰致眩晕"。元朱丹溪主张"无痰不作眩"。明代虞抟在《医学正传》中首次提出"血瘀致眩"说法,认为血瘀不行,气滞血瘀,血行不畅,髓海失养致眩。可见,"痰瘀互结"是眩晕发病的重要病因。

谢雁鸣和沈绍功等研究认为"痰瘀阻络、毒损心络"是高血压病的重要病机。袁卫红等将老年高血压概括病性为本虚标实,病机之本为阴阳失调,阴以肾阴虚为主,阳以肝阳亢为主,标为风火痰瘀等邪内生。程志清和王会芳等研究认为高血压病存在痰、瘀等病理改变,瘀血内阻贯穿于整个高血压病的始末。陈红艳等认为血脂异常可导致高血压,其机制与血脂增高损害血管内皮,导致血管反应性异常及血液黏稠度升高,血流阻力增加等因素有关。吴应红等报道高血压和高脂血症两者发病率呈正相关。

综上所述,高血压作为一种多病因的慢性疾病,其治疗仍以药物降压为主。单纯使用西药在改善患者头痛、眩晕症状和高脂血症,控制急性心脑血管事件等方面效果仍不理想。中医对高血压的治疗手段多样,主要有中药汤剂、中成药、针灸等。祖国医学强调整体观念、辨证论治,在治疗高血压及其并发症方面具有较大优势,主要体现在中医治疗能够多环节、综合调理机体,改善高血压患者的临床症状,保护靶器官,从而有效降低血压。本研究在中医辨证的基础上,根据老年高血压患者高血压分级、危险度分层等进行综合评估,对67例患者进行了为期3个月的系统观察,发现"通脉降脂丸"治疗痰瘀互结证型高血压疗效明显优于单纯西药,同时本药还能够降低血脂,调节脂质代谢紊乱,活血化瘀,具有保护血管、预防心脑血管疾病的作用。尤其对于改善眩晕、脉络瘀血、面色暗黑、胸闷气塞、肢麻沉重、乏力、头痛、心悸的症状具有显著的改善作用,能提高临床治疗的有效率,对降低老年高血压病患者的血压、血脂有一定的作用,具有较高的临床应用价值。但由于样本量较少、观察时间短,其确切性尚需进一步的研究。

(蔡琼娇)

第九节　万启南巧用生脉散治疗鼓胀心悸更年期综合征 抑郁

万启南系云南省中医医院名医,从事中西医结合临床工作三十余年,有较丰富的中医药防治老年病的理论及临床经验,尤其对于心血管疾病及内科疑难病有独到的见解及治疗经验。

生脉散源于《医学启源》,出自《内外伤辨惑论》,成形于《医方考》,由人参、麦冬、五味子三味药物组成,药少力专,配伍精当。《医学启源》记载:"生脉散主要用于肺中元气不足"。但很长一段时间内生脉散主要用于治疗中暑,明代开始也逐渐用于元气亏损、肺虚咳喘等。《医方考》曰:"肺主气,正气少,故少言:邪气多,故多喘,此小人道长,君子道消之象也人参,补肺气,麦冬,清肺气,五味子敛肺气,一补一清一敛,养生之道毕矣"。临床应用,三味药配量往往由医者在辨证过程中随补气或养阴不同而决定。对于方中的补气药,万师喜用太子参,太子参善补脾肺之气,兼养阴生津,略偏寒凉,属清补之品。若总属气阴两虚,证见汗多、口渴、咽干、形体倦怠,脉虚无力,舌红少津,或久病心肺两虚,气阴不足,咳呛少痰,短气自汗,口干舌燥,脉象虚软,均可随症加减应用。

一、鼓胀

某女,74 岁 2014-09-15 初诊乙型肝炎家族史,携带乙肝病毒近 20 余年,一周前确诊为肝硬化、肝衰竭。一年来,辗转多处治疗,无效,需行肝移植手术,由于居住偏远,由家属转述就诊。血清总胆红素:22.1μmol/L,血清白蛋白:20g/L,谷丙转氨酶:40U/L,谷草转氨酶:38U/L,凝血功能:PTA:16%。腹部 B 超:肝硬化。家属描述腹大如瓮,腹围 109cm,面容憔悴,面色晦滞似蒙尘,目睛发黄,颧鼻血缕,易发齿、鼻衄,口唇干燥,形容枯槁,常五心烦热,少寐多梦,手足心热,尿少气秒,便结腹胀,食欲极度减退,卧床不起。万师辨为鼓胀,阴虚水停型,自拟方,太子参 30g,麦冬 15,五味子 10g,川芎、赤芍、当归、泽兰、茯苓、泽泻各 15g,黄精、益母草各 10g,生地、石斛、稀莶草、玉竹、郁金各 15g,香附 10g,丹参 15g,酸枣仁(炒)20g,砂仁、甘草各 10g,水煎 400mL,每次 100mL,每天 2 次。

按:鼓胀一病,"阳虚易治,阴虚难调"。水为阴邪,得阳则化,阳虚者使用温阳利水药,腹腔积液较易消退。若阴虚型鼓胀,温阳易伤阴,滋阴又助湿,治疗颇为棘手。经仔细思辨,治以培补正气,活血利水,用甘寒淡渗之品,以滋阴生津而又不黏腻助湿。"久病夹瘀、久病必瘀",水和血同源异名,功能密切相关。唐容川《血证论》:"水与血相为倚伏,水病而不离乎血,血病而不离乎水"。水停则血瘀,血瘀则水停,互为因果,缠绵不已,也是本病迁延难愈的重要因素。《血证论·汗血》谓:"血与水本不相离,……治水即以治血,治血即以治水"。方中当归、赤芍、川芎皆为血中动药,养血和血;益母草、泽兰兼具活血、利水、解毒,是治疗水瘀互阻要药;稀莶草,性味苦寒,归肝肾经,清热化湿解毒,强健筋骨。服用 6 剂后,腹腔积液明显减少,诸症状明显缓解,精神状态好转。继服 3 剂,家属诉已可下地行走,并可承担轻微体力劳动。

二、心悸

某男,73 岁 2014 年 9 月 4 日初诊。心动过缓一月余,曾于西医院治疗,24 小时动态心电图回报:平均心率 58 次/分,最慢心率 43 次/分,4 次大于 2s 的停搏,交界性期前收缩 5476 个。未曾发生昏厥。医生多次建议手术植入起搏器。刻诊:心悸,胸闷,口干,乏力,纳眠可,二便尚调,舌质红少津,苔白腻,脉细滑。证属气虚痰阻,拟方,太子参 30g,麦冬 15g,五味子、法夏、陈皮各 10g,茯苓 15g,枳实、竹茹各 10g,丹参 15g,石菖蒲、苦参各 10g,甘松 15g,荷叶 10g,莲子 15g,酸枣仁 20g,蒲公英 15g,砂仁、甘草 10g,水煎 600mL,每次 150mL,每天 4 次。2014 年 9 月 3 日复诊。心悸、胸闷、乏力较前缓解,纳眠尚可,舌质红少津,苔白,脉细,痰浊祛而阴虚症候明显,故法夏、陈皮、茯苓、枳实、石菖蒲之品,加重益气养阴药:当归、玉竹、稀莶草、仙鹤草各 15g,9 剂,水煎 600mL,每次 150mL,每天 4 次。2014 年 11 月 4 日二诊。病情趋于稳定邪祛而本虚表现更为明显,原方基础上继续加重益气养阴药,心悸为主证,加镇心安神之品,心藏神,神得以安宁,则心悸减轻,原方基础上加黄精 15g,鹿衔草 5g,黄芪 15g,琥珀 3g,9 剂,水煎 600mL,每次 150mL,每天 4 次。2014 年 12 月 8 日三诊。动态心电图:窦性心律,平均心率 62 次/分,最大心率 113 次/分,最小心率 37 次/分;频发房性期前收缩共 2417 次,其中成对出现 446 次,短阵房性心动过速 20 次,少数期前收缩构成二联律、三联律,少数房性期前收缩未下传,期前收缩在白天、夜间均有发生;室性期前收缩共 1次。诸症状已好转十之八九。

按:心悸属本虚标实者,万师提倡在治本补虚的基础上,加用治标药。本患属气虚痰阻,方选生脉散合温胆汤加减。化痰之法,万师多采用温化,如桂枝、仙鹤草、甘松。桂枝通阳益气,使阳气通畅,心悸自除,桂枝以枝走支,无支不入,可通达络孙之脉,与通脉四逆汤中用葱管之义相似;仙鹤草别名又称黄龙尾、脱力草,《滇南本草》记载:"仙鹤草,味苦、涩,性微温。治贫血衰弱,精力痿顿(民间治脱力劳伤)"。甘松,味辛、甘、温,其性温通,芳香行散,可通阳开胸,缓解胸闷;稀莶草,药性苦、寒,归肝、肾经,可清热解毒祛湿,强健筋骨,制约桂枝、甘松等温热之性,使全方药性不致过热。心悸在缓解期多表现为气阴两虚,兼有血瘀,成无己《注解伤寒论》提出:"脉者血之府,诸血皆属心,凡通脉者必先补心益血"。故选生脉散合丹参饮或酸枣仁汤加减。万师活血喜用丹参、当归之品。丹参,性味苦,微寒。《本草纲目》谓:"能破宿血,补新血"。《本草便读》记载:"丹参,功同四物,能祛瘀生新,善疗风而散结,性平和而走血"。张介宾《本草正》曰:"当归,其味甘而重,故专能补血,其气轻而辛,故又能行血,补中有动,行中有补,诚血中之气药,亦血中之圣药也"。此二药相辅相成,活血养血。万师在益气养阴药的选择也颇有特色:例如玉竹、鹿衔草、黄精、黄芪等加强了生脉散益气养阴功效。据《滇南本草》记载:"鹿衔草,甘,温,走足少阴,添精补髓,延年益寿"。荷叶、莲子、砂仁升清化湿和胃。

三、更年期综合征

某女,43 岁 2014 年 10 月 7 日初诊。身烘热、时汗出,头痛头晕,心悸失眠,五心烦热,烦躁易怒,腰膝酸软。舌质红,苔少,脉弦细。证属肝肾阴虚,太子参 30g、麦冬 15g、五味子 10g、川芎、赤芍、当归、生地、黄精各 15g、仙茅、仙灵脾各 10g、玉竹、石斛各 15g、浮小麦 30g、大枣 15g、丹皮、荷叶各 10g、莲子 15g、酸枣仁(炒)20g、砂仁、甘草各 10g。水煎 600mL,每次 150mL,每天 4 次。2014 年 10 月 19 日复诊:诸证均较前明显好转,但仍有烘热汗出,五心烦热,将仙茅、仙灵脾减为各 5g,余不变,续服 5 剂,水煎 600mL,每次 150mL,每天 4 次。至 2014 年 11 月 2 日复诊时,患者诉病情已稳定,诸证仅偶有发作。

按:近绝经前后,肾气渐衰,冲任亏虚,天癸将竭,精血不足,阴阳失衡,出现肾阴不足、阳失潜藏,或肾阳虚衰、经脉失于温养等肾阴肾阳偏胜偏负。更年期综合征属肝肾阴虚,方选生脉散合四物汤加减。玉竹、石斛养阴生津;浮小麦除虚热,止汗;酸枣仁宁心、安神、敛汗,相辅相成。《本草纲目》谓牡丹皮:"治手足少阴、厥阴四经血分伏火。盖伏火即阴火也,阴火即相火也,古方惟以此治相火,故仲景肾气丸用之。后人乃专以黄柏治相火,不知丹皮之功更胜也"。阴阳互根互用,王冰注解《素问·生气通天论》说:"阳气根于阴,阴气根于阳,无阴则阳无以生,无阳则阴无以化"。《素问·阴阳应象大论》提到:"阳生阴长,阳杀阴藏"。仙茅,性热,味辛,补肾阳,强筋骨,祛寒湿;仙灵脾,补肾壮阳,益精补气,祛风除湿,强筋健骨。研究表明补肾药有类雌激素作用,能调整下丘脑-垂体-卵巢轴功能,改善卵巢功能,延缓卵巢老化,对神经-内分泌-免疫网络调节有一定效果,提高围绝经期妇女免疫功能,防止骨质疏松,调节中枢与自主神经系统,延缓衰老及提高免疫功能的作用,不良反应少,与西医激素替代治疗相比,中医药不仅在疗效上能与之媲美,又无激素替代疗法的后顾之忧。

四、郁病

某女,47 岁 2014 年 11 月 2 日初诊。诉近一年来,心中郁闷不舒,焦躁、胸闷、气短、眠差。辅助检查显示无明显异常。服用黛立新三月,每天 1 片。近一月来,自感上诉症状缓解不明显。刻诊:舌质红,苔少,脉细涩。证属气阴两虚,心神失养。太子参 30g、麦冬 15g、五味子、川芎各10g,赤芍、郁金各15g,香附10g,玉竹、石斛、生地各15g,龙骨、牡蛎各10g,酸枣仁(炒)20g,丹参、砂仁、甘草各10g。水煎600mL,每次150mL,每天4次。2014年11月14日复诊,诉诸证缓解,仍感焦躁、时感五心烦热,下午明显,加荷叶、莲子各15g,水煎600mL,每次150mL,每天4次。2014年11月29日复诊,诉症状缓解明显,后服药一月后黛力新减为每天半片。

按郁有积、滞、蕴等含义,本病主要由精神因素引起。《临证指南医案》曰:"郁证全在病者能移情易性"。治疗时,向患者耐心解释病情,帮助患者正确认识和对待疾病,增强治愈疾病信心,保持心情舒畅,避免不良精神刺激,对促进疾病好转乃至痊愈都甚有裨益。郁病治疗正如《临证指南医案·郁》华岫云指出,治疗郁证"不重在攻补,而在乎用滑润濡燥涩而不滋腻气机,用宣通而不揠苗助长"。用药应着眼于疏导、宣泄、肃降、畅达,因势利导二郁金、香附行气解郁,若出现气虚也只选太子参、麦冬、生地甘淡之补品,且还要佐砂仁等运化,力避气机塞滞。用清轻畅达,阴柔凉润之品,如玉竹、石斛等疏郁祛忿,怡情悦志,而又无滞留浊邪之弊。气为血帅,血为气母,二者互相互用,组成人体和维持人体生命活动的基本物质。气血在生理上是相互资生、互相依存,病理上是相互影响。故选用能行气解郁、活血祛瘀的川芎和赤芍。

五、小结

万师所用皆是经方或《方剂学》中所记载,加减皆是《中药学》中记载的药物,并无炫奇之品貌似守拙,不图新奇,而其实有大巧存焉。如古语所言"大道低回,大味必淡","大巧似拙"。诚如孙思邈所说:"学方三年,便谓天下无病不治,用方三年,方知天下无方可用"。临证学习要先善辨证而后知用方,切不可守死方不知变通,持方以撞病;或虽知变而不达变通之巧,而弄巧成拙,越变越糟。

第十节　万启南临床运用仙鹤草经验

仙鹤草最早记载于《图经本草》,又名狼牙草、龙牙草、牙子、石打穿、脱力草;气微,味微苦;归心、肝经,具有收敛止血、止痢、补虚、截疟、杀虫、解毒消肿等多种治疗功效。万启南教授是第二批全国名老中医专家学术继承人,云南省名中医,从事中西医临床诊疗及科研工作30余年,对仙鹤草的临床使用有独特见解,并广泛运用于临床,药效显著。笔者随诊总结其临床运用经验,现归纳如下。

一、仙鹤草临床应用

1.月经不调　《滇南本草》载其可治"妇人月经或前或后,赤白带下"。临床常以本品15g,配伍棕榈炭10g、蒲黄炭10g、茜草10g治疗经间期出血、崩漏;治疗月经先期因气虚统摄无权,冲任不固所致出血者,可用仙鹤草15~20g,配伍黄芪30g、当归15g、菟丝子10g效果亦佳。月经后期以肾虚血少为主者,可以本品15~30g加熟地黄、山药、杜仲等治疗。

2.癌肿　"癌"字,首见于宋代东轩居士所著《卫济宝书》,其发病原因多为外感六淫,内伤七情,饮食起居失常,致脏腑阴阳气血失调,气滞血瘀,痰结毒聚等积聚而成。治疗原则上一般以补虚扶正、清解热毒、化瘀散结等为主。仙鹤草有补虚,解毒消肿之功,也有"下气活血"之效,故治癌肿多用本品30~60g,配伍龙葵、天葵子、土茯苓、白花蛇色草等治疗。

3.久咳　邪犯肺系,肺气上逆,然气虚正亏,邪伤肺气,或复感邪气,余邪难清则久咳。肺气当宣,邪气宜祛,久病当需补虚养正。仙鹤草既可收涩也可补虚,还可宣肺祛邪。临床常以本品30g,加苦杏仁、桔梗、鱼腥草、浙贝母治疗久咳不已,效果甚佳。

4.腰痛　主要是由于腰部受邪或内伤体虚年老,跌扑挫伤,致筋脉痹阻,腰府失养所致的腰部疼痛。仙鹤草有补虚强壮之功,且《滇南本草》《本草纲目拾遗》言其可疗"闪挫"。临床多用仙鹤草30~40g,加威灵仙15g、豨莶草30g水煎服用或药汁外敷。

5.汗症　《素问·阴阳别论》中提到:"阳加于阴谓之汗"。汗出多与阴阳失调,营卫失和有关,导致腠理不固,汗液外泄。汗症可分为自汗和盗汗,多与阴阳亏虚有关。仙鹤草味苦收涩,自汗、盗汗临证均可使用。自汗者可以随症加本品30~60g,大枣10~15g。仙鹤草与大枣同用可益气固表,腠理密固则汗液不得外泄,汗病得愈。

6.止血　仙鹤草有收敛止血之功效,临床多为应用。现代药理研究表明,仙鹤草中的仙鹤草素能提高血小板黏附性、聚集性,增加血小板数目,加速促凝物质释放,从而止血。如阴虚肺热所致咯血,常以本品30~60g搭配百合、白茅根、生地、麦冬、玄参等处方。血小板减少性紫癜常以仙鹤草配伍生地15g、阿胶10g、女贞子10~15g、旱莲草10~20g、紫草10~20g等处方用药,对增加血小板数目、止血效果明显。

7.止泻、止痢　泄泻是以排便次数增多,泻下水样便为主要症状的一种病证。痢疾不同于泄泻,是以泻下赤白脓血为主要症状。治疗上主要是以运脾化湿为主。仙鹤草其性收涩,且有止痢解毒之效,《滇南本草》又言其可治"赤白血痢"。可以本品15~30g配伍葛根、芍药、白术、茯苓、薏苡仁汤等治疗,疗效较好。

8.心律失常　《施金墨对药》中记载有"仙鹤草伍阿胶,善治各种心脏病变",现代研究发现仙鹤草有"强心作用",能调整心律。临床多以仙鹤草30g加黄连10g、苦参15g、甘松15g、紫石英15~20g、琥珀3g治疗心律失常,效果显著。

二、验案举隅

案1:张某,女,43岁。因"心悸胸闷反复发作3余年,再发1周"来诊。患者自诉3年前发现有"频发室性期前收缩",时常感心悸不适,气短,胸闷不舒,情绪不佳时及饭后发作次数明显增多,可自行缓解。1周前因劳累后,心悸胸闷再发,伴气短,头晕不适,休息后症状可缓解,但自觉发作次数明显增多,遂前来求治。查24小时动态心电图示:"频发室性期前收缩,17325次/24小时"。刻诊见:心悸不适,胸闷气短,口干,恶风,平素怕冷,纳食尚可,但进食后感胃脘痞闷,失眠多梦,稍有声响则惊醒,二便调。舌暗红少苔,脉结代。中医诊断:心悸(气阴两虚证)。治则:益气养阴,活血清热,养心复脉。方以复脉汤加减:太子参、仙鹤草、黄芪各30g,麦冬、甘松、丹参、紫石英各15g,五味子、炒黄连、苦参、炙甘草各10g,琥珀3g。3剂,水煎饭后温服,每天3次,每2天1剂。避风寒,忌劳累、情志过激、过饥过饱。

二诊:上方3剂服毕,诉症状较前明显改善,舌脉同前。效不更方,原方续予3剂内服。此后辨证处方,共服15剂后复查动态心电图期前收缩次数明显减少,症状几乎全无。

按:"心悸"之名首见于张仲景《金匮要略》和《伤寒论》。心悸病,本虚标实,虚实夹杂是其病机特点,本虚责之于气血阴阳亏虚,心失所养,标实则为痰、饮、瘀、火扰心,心神不宁。本案患者平素阳气不足,情志不畅,久病致"阳损及阴",肝郁气滞、气虚均可致血行不畅而为瘀,审其症、舌、脉,辨属气阴两虚兼瘀证,标本同治,故治当益气养阴,活血清热,养心复脉为主,选用复脉汤加减施治,疗效满意。处方中以生脉饮为主,太子参清补肺气,麦冬清肺气,五味子敛肺气,加黄芪、甘草以补气,扶正补虚。据现代药理研究,黄连、苦参、甘松、仙鹤草均有抗心律失常作用,仙鹤草也可调节机体免疫力。紫石英、琥珀、丹参合用以镇心安神,活血化瘀。甘草调和诸药。本方标本同治,结合现代药理研究,对症施药,病情明显好转。

案2:邓某,男,77岁。因"反复咳嗽咳痰10年余,加重3天"来诊。该患者既往有慢性阻塞性肺疾病病史,每逢天气变化后咳嗽症状加重,咯吐白色黏痰,3天前不慎受凉后出现咳嗽加剧,咯吐黄白色黏痰,伴发热,最高温度达38.5℃,自诉诊所输消炎药后体温未再升高,但仍咳嗽不止,遂来诊。现症见:咳嗽,咳黄白色黏痰,活动后气促,咽干口燥,乏力汗出,头晕,腰膝酸软,腹胀,不欲饮食,眠差,大便干结难解,夜尿频。舌暗红,苔黄腻,脉滑细数。中医诊断:咳嗽(肝肾阴虚证)。治则:养阴清肺,化痰止咳。方以养阴清肺汤加减。处方如下:北沙参、鱼腥草、仙鹤草各30g,麦冬、芦根、生地黄各15g,法半夏、陈皮、茯苓、炒枳实、竹茹、苦杏仁、知母、甘草各10g。3剂,水煎饭后温服,每天3次,每2天1剂。嘱患者避风寒,必要时住院治疗。

二诊:上方3剂服毕,诉咳嗽较前明显减少,咳白色黏痰,但仍感乏力时有气促,舌暗红,少苔,脉弦细。效不更方,原方去法半夏、竹茹、陈皮,加黄芪30g,续予3剂内服。此后辩证处方,连续2个月共服24剂后咳嗽次数较前明显减少,肢软乏力症状几乎全无。

按:咳嗽是因肺失宣降,肺气上逆,致咳吐痰液的一种病证。《素问·宣明五气》曰:"五气所病……肺为咳。"指出咳嗽病位在肺。关于咳嗽的病因,《素问·咳论》既认为咳嗽是由于"皮毛先受邪气"所致,又指出"五脏六腑皆令人咳,非独肺也",强调外邪犯肺或脏腑功能失调,病及于肺,均可以导致咳嗽。明代张介宾也将咳嗽归纳为外感、内伤两大类,《景岳全书·杂证谟·咳嗽》指出"咳嗽之要,止惟二证。何为一曰外感,一曰内伤而尽之矣"。此案患者为老年男性,本就年老体弱肾精亏损,加之咳嗽日久,耗伤肺气、肺阴,病已及肝肾,肾阴亏损,气失摄纳,又复感外邪,发为咳喘之病。故治疗上以养阴清肺,化痰止咳为主,意在补虚泻实。处方中北沙参、麦冬、知母养阴润肺;芦根、鱼腥草、竹茹清肺化痰;仙鹤草既可补虚又能宣肺止咳;因该患者脾运失司,又有"脾为生痰之源,肺为贮痰之器"之说,故以法半夏、陈皮、茯苓燥湿健脾化痰;炒枳实行气除胀;生地黄清热凉血生津;苦杏仁、甘草降气止咳平喘。后期待患者病情稳定,可适当使用补虚药物,意在减少咳嗽病症复发次数。本案患者久病气虚正亏,邪伤肺气,又复感邪气,若只常规使用紫菀、款冬花、杏仁等止咳平喘药物,病症恐难消除。然仙鹤草既可收涩也可补虚,也可宣肺祛邪,尤适宜配伍使用,故疗效俱佳。

三、小结

仙鹤草的临床功效较多,以收敛止血为主要功效,但临床针对其他功效的运用较少。仙鹤草疗效的发挥既需要辨证配伍使用,也需要药物剂量的灵活调整。导师万启南教授认为,仙鹤草标准剂量为3~10g,但是临床疾病多病机复杂,病情顽固,故常以30~60g为用方能起效。所以临床使用时,可适当增加仙鹤草单味剂量。仙鹤草除上述可用于治疗月经不调、癌肿、久咳、腰痛、汗症、止血、止泻、止痢、心律失常等病症外,还可作为小儿疳积、血糖升高、气虚型眩晕、滴虫性阴道炎、绦虫病、慢性胃炎、神经衰弱等疾病的配伍治疗。

(周倩)

第四部分　病案分享

第十八章　典型病案

第一节　慢性心力衰竭病案 3 例

【病案1】

张某,女,67岁,退休干部,2017年11月21日初诊。因反复咳喘、胸闷心悸伴下肢浮肿10年,加重6天就诊。患者诉44岁时患"高血压病",一直规律口服降压药物治疗,血压控制尚可;于10年前开始出现咳嗽、喘促、胸闷、心悸,咳吐白色稀薄泡沫痰,伴双下肢凹陷性水肿,曾到某三甲医院就诊,确诊为"高血压性心脏病 慢性心力衰竭 心功能Ⅲ级(NYHA分级)",给予"呋塞米、螺内酯"等治疗后可缓解,但病情缠绵,常于劳累或受凉感冒后复发。6天前不慎受凉,咳喘、胸闷、心悸、下肢水肿复发加重,自行口服"呋塞米片20mg/d、螺内酯20mg/d",但症状改善不明显。现症见:咳嗽频作,咳声低沉,喘促气短,动则加重,咯吐稀薄泡沫痰,头昏闷,神倦乏力,心悸频作,胸闷,畏寒肢冷,腹胀纳呆,眠差,大便溏,夜尿3~4次。双下肢胫前中度凹陷性水肿;舌淡暗齿痕明显,苔白滑,脉沉细无力。

中医诊断:心水(阳虚水泛证)。

治法:温阳利水,活血通脉。

方药:方予益气温阳振衰汤。黄芪30g、党参30g、桂枝20g、白附片20g(先煎2小时)益母草20g、泽兰20g、茯苓20g、炒白术20g、桔梗15g、葶苈子15g、桑白皮15g、车前子15g、炒枳实10g、三七粉10g(冲服)血竭粉10g(冲服)。7剂,加生姜6片与附片同煮;饭后少量频服,每天1剂。

二诊(2017年11月28日):咳嗽、喘促气短、胸闷心悸明显减轻,痰少,头昏、腹胀缓解,纳食有增,睡眠改善,大便尚不成形;下肢水肿消退过半。舌淡红,齿痕依旧,苔薄白润,脉沉细软。此邪去过半,元气仍虚,守上方:附片、苓、术增至30g,以生晒参15g易党参,加炒二芽各20g。7剂,每天3次,每2天1剂。后电话随访,患者咳喘、浮肿悉平,精神明显好转。

按语:根据慢性心力衰竭主要临床表现,可归属中医学"心水""喘证""心悸""水肿""痰饮"等范畴。该患者病程冗长,气虚日久,渐致阳虚,阳气衰惫,血失温运,脉失温通,血行坚涩,停滞生瘀,所谓"元气既虚,必不能达于血管,血管无气,必停留而瘀"(《医林改错·论小儿抽风不是风》);阳气亏虚,无力气化,加之瘀血内停,阻碍气机,三焦水道不利,致水湿、痰饮内停,故《金匮要略·水气病脉证并治》云:"血不利则为水。"水湿下流,泛溢肌表,故下肢浮肿,痰饮上干,凌心射肺,故见咳嗽喘促、心悸胸闷。因此,治当益气温阳、活血化瘀、利水蠲饮,处以温阳益气振衰汤。方中黄芪"甘温纯阳","补诸虚、益元气""活血生血"(《珍珠囊》);附子味辛性热,气厚味薄,有回阳救逆、补火助阳、温经散寒、除湿通络之效;人参甘温,能大补元气、挽脱、益脾肺;桂枝辛温,色赤入心,"行血分,走经络而达荣郁……通经络而开痹涩"(《长沙药解》),能畅营卫、助化气、温经脉,对有形之瘀结、无形之气聚皆能温而散之;益母草、泽兰入血分,皆具活血利水之功;三七、血竭活血化瘀,针对瘀血之机,力专效宏;炒白术、茯苓健脾渗湿、培土制水；桔梗开宣肺气、提壶揭盖；桑白皮、葶苈子泻肺平喘，清"水之上源"通调水道；车前子主"利水道小便"（《神农本草经》），直达"水之下源"利尿消肿；枳实能"除胸胁痰癖，逐停水，破结实，消胀满"（《名医别录》）。全方用药紧扣心衰之病机，故能获得满意疗效。

【病案2】

刘某，男，59岁，农民，2013年9月17日初诊。因喘憋、心悸反复发作6余年，再发半月就诊。患者诉6年前无明显诱因出现喘憋不得平卧，心悸，在当地以"慢性喘息性支气管炎"治疗效果不佳。2009年到某省级三甲综合医院住院，经检查确诊为"扩张型心肌病 慢性心力衰竭 心功能Ⅲ级"，予强心、利尿等治疗后好转。此后，多于农忙时节，因过劳而复发。半月前忙于秋收，劳逸失度，复感喘憋，心悸，乏力气短，遂来医院门诊求治。现症见：心胸憋闷，稍事劳动则喘促，心悸频作，神疲肢倦，气短乏力，纳呆，少腹坠胀，睡眠尚可，小便正常，大便先干后溏。面色无华，略显萎黄，双下肢轻微浮肿；舌淡红，苔白腻，脉细。

中医诊断：喘证（气虚中气下陷证）。

治法：补中益气，升阳平喘，宁心定悸。

方药：补中益气汤加减。黄芪20g、党参20g、炒白术15g、茯苓30g、陈皮10g、炙升麻5g、柴胡5g、桂枝15g、炒苍术10g、紫苏子10g、葶苈子10g、桔梗10g、琥珀末10g（冲服）、炒山楂15g、炙甘草5g。14剂，加生姜3片，文火煮两遍，两煎混匀，饭前温服，每天3次，每天1剂。

1月后电话随访，患者诉药进将半时，症状明显改善，尽剂而诸症悉平，嘱患者忌劳累，避风寒，可常服中成药"补中益气丸"调养。

按语：本例患者属扩张型心肌病，慢性心力衰竭，除心胸憋闷、喘促、心悸外，气短乏力、纳呆、少腹坠胀、大便先干后溏一派中焦气虚之象，联系患者发病之由，辨为气虚中气下陷证，以补中益气汤加减治。该方出自李东垣《内外伤辨惑论·饮食劳倦论》，具有补中益气、升阳举陷之功，患者喘憋、心悸、舌苔白腻，是劳倦内伤，脾虚失运，痰饮内停，水湿不化，上凌心肺所致，故去当归，加用茯苓甘淡渗湿、苍术苦温燥湿，桂枝合苓、术、草即苓桂术甘汤，可温运中焦、化饮利湿，桔梗、苏子、葶苈子宣降肺气、化痰定喘，琥珀"主安五脏，定魂魄，消瘀血，通五淋"（《名医别录》），生姜温胃散水，炒山楂健脾开胃，药理研究证明其尚有扩张血管、强心之效。因患者求医道远且阻，故处以重剂，惟悉心辨证用药，取得良效可慰。

【病案3】

李某某，女，44岁，工人，2012年11月22日初诊。因反复心悸4年，加重1月就诊。患者诉4年来曾多次感冒，经治疗后渐感心悸，1月前再不慎受凉感冒，觉心悸加重，自行服用感冒药治疗，仍心悸难平，故来求治。查心电图示：窦性心动过速，心率109次/分，部分导联ST段改变。心脏彩超示：二尖瓣关闭不全，少-中等量反流，LVEF 43%。现症见：心悸，心中悸动难安，神疲乏力，头晕时痛，五心烦热，口渴思饮，纳尚可，眠差，夜寐时有盗汗，溲黄便干。舌暗红少苔，脉细数。

诊断：心悸（气阴两虚证）。

治法：益气养阴，宁心定悸。

方药：参麦活血汤。太子参30g、麦冬15g、五味子15g、丹参20g、黄芪30g、川芎20g、炒枣仁20g、莲子20g、磁石20g（先煎）、珍珠母20g（先煎）、茯神30g、知母15g、琥珀末12g（冲服）。3剂，头煎磁石、珍珠母先煎40分钟后，下余药再文火煮20分钟；二煎文火煮30分钟；两煎混匀，饭后温服，每天3次，每2天1剂。

二诊（2012年11月29日）：心悸大减，精神明显好转，余症均有改善；既已取效，故不更方，再进7剂。

三诊（2012年12月13日）：心悸已平，除食纳稍欠佳，仍自汗出外，余无特殊不适。舌淡红，苔薄白，脉细略数。复查心电图示：窦性心动过速，心率89次/分，正常心电图。心脏彩超示：二尖瓣关闭不全、少量反流，LVEF 46%。上方去莲子，加炒山楂15g、炒神曲15g、炒白术10g，防风10g，7剂，善后。随访半年，未见复发。

按语：本例患者属于心脏瓣膜疾病所致的慢性心力衰竭，但病程相对较短，故心力衰竭程度尚轻；据主症、舌脉辨为气阴亏虚，选用生脉饮为主方治疗是并不大困难的，但重用黄芪补气及丹参、川芎活血化瘀却是抓住本病终究不同于一般心悸病证的病机要点，心力衰竭所致心悸其病机转归必不止于气虚，因虚致瘀，因瘀致悸当为病进之机括，故而重用黄芪补气，所谓"大气一转，其气乃散"（《金匮要略·水气病脉证并治》），并以丹参、川芎化瘀，截断病机转圜，此诚遵"治未病"之旨也。

第二节 病毒性心肌炎病案3例

【病案1】

李某某，女，50岁，2019年11月6日初诊。因"反复心悸、胸闷5个月"就诊。患者5月前患病毒性心肌炎，予抗病毒、营养心肌等治疗后仍感心悸、胸闷不解，曾在外院行动态心电图示：频发室性期前收缩，为求中医治疗，故前来就诊。刻下症见：心悸、胸闷，偶感心中烦躁，身热有汗不解，口干喜饮，乏力，眠差，大便偏干，小便调。舌质红，苔少，脉细数。

西医诊断：病毒性心肌炎。

中医诊断：心悸（气阴两虚证）。

治法：养阴生津，益气和胃。

方药：竹叶石膏汤合生脉散加味。淡竹叶10g，石膏10g，法半夏6g，太子参30g，黄芪30g，麦冬30g，五味子12g，生地黄15g，苦参6g，炒枣仁15g，柏子仁15g，甘草10g。水煎400mL，分3次温服，每天1剂，共6剂。

二诊（2019年11月12日）：患者诉心悸阵作，发作次数较前减少，仍感胸闷，睡眠有改善，大便仍干，舌红，脉弦数。在上方基础上加甘松15g、枳实12g。水煎400mL，分3次温服，每天1剂，共8剂。

三诊（2019年11月20日）：患者来诊时大喜，诉症状大减，仅偶感心悸，已无胸闷症状，睡眠、饮食正常，脉弦，舌淡红，复查心电图：窦性心律，偶发室性期前收缩，予上方6剂继服以收后效。

按语：病毒性心肌炎进入慢性期，多已无外邪的存在，邪去而正伤，余热留恋，故身热有汗不解；热阻气机，心神被扰，故心胸烦闷，虚烦不寐；热伤津液，故口干喜饮；舌红苔少、脉细数，为热伤气津之征。治当清热生津，益气和胃为法。方中石膏清热除烦，生津止渴，淡竹叶清热除烦，兼以生津，共为君药。太子参益气生津，麦冬养阴生津，合而双补气津，同为臣药。

半夏降逆止呕,其性虽属温燥,但于诸多清热生津药中,则温燥之性被制,且助醒胃布津;甘草健脾益气,和中调药,用为使药。大剂黄芪,配伍麦冬、生地黄养阴,五味子敛阴敛气,共奏补气养阴之功。诸药相伍,清、补两顾,使余热得清,气津得复,胃气因和,则诸症可愈。

【病案 2】

范某,女,42 岁,2020 年 7 月 3 日初诊。因"心悸、胸闷 2 周"就诊。患者诉 2 周前外感后出现心悸、胸闷,于外院诊断为病毒性心肌炎,为求中医治疗,遂至医院门诊就诊。刻下症见:恶寒发热,头痛,心悸,咽痛,纳眠差,大便干,小便调。舌质红,苔黄,脉浮数。

西医诊断:病毒性心肌炎。

中医诊断:心悸(毒邪侵心证)。

治法:清热解毒,益气养阴。

方药:黄连解毒汤合增液汤加减。黄连 10g,黄芩 10g,黄柏 10g,栀子 12g,桔梗 15g,苦杏仁 10g,玄参 15g,生地 15g,麦冬 15g,白芷 10g,僵蚕 15g,石膏 6g。水煎 400mL,分 3 次温服,每天 1 剂,共 3 剂。

二诊(2020 年 7 月 6 日):患者诉已无恶寒发热、头痛,咽痛缓解,心悸阵发,现感乏力、口干,纳眠改善,二便调。舌质红,苔薄黄,脉弦细。患者表证已解,正气亏虚、津液不足,更用炙甘草汤加减。处方:炙甘草 15g,阿胶 10g,生地黄 15g,麦冬 15g,桂枝 12g,党参 15g,麻仁 10g,煅龙骨 15g,煅牡蛎 15g,生姜 6g,大枣 10g,芦根 15g,黄芪 15g。水煎 400mL,分 3 次温服,每天 1 剂,共 7 剂。

三诊(2020 年 7 月 14 日):患者已无明显不适,劳累后偶感心悸,休息后即缓解,纳眠可,二便调。舌淡红,苔薄白,脉细。复查心电图:窦性心律,心率 70 次/分。继予原方 4 剂。患者病情稳定,未再复发。

按语:患者心气不足,外感风热之邪,侵袭肺卫,出现恶寒发热等症,叶天士云"温邪上受,首先犯肺,逆传心包。"导致心的功能失调,心神失养则心悸。肺与大肠相表里,肺脏宣肃失司,影响大肠传导功能的运行,则见大便干,舌红苔黄,脉浮数。初诊患者阳热炽盛,故用黄连、黄芩、黄柏、栀子清热解毒;石膏解阳明气分之热;桔梗、苦杏仁宣肺止咳化痰;玄参、生地、麦冬养阴生津,顾护气阴。二诊患者热毒已退,邪气渐祛,气阴两伤,故用生地、阿胶、麦冬、麻仁、芦根滋心阴、养心血;桂枝、生姜温心阳,通血脉;炙甘草、党参、黄芪、大枣补益心气;龙骨、牡蛎镇惊安神。诸药合用,使气血充足,阴阳调和,心神得养。

【病案 3】

郑某,男,27 岁,2020 年 10 月 15 日初诊。因"反复心悸 2 周"就诊。患者诉 2 周前因受凉后出现心悸、气短,咽痛,四肢酸痛无力,自服"感冒药"后,咽痛、四肢酸痛无力好转,心悸、气短持续存在。于外院诊断为病毒性心肌炎,住院予抗病毒、营养心肌等治疗 5 天后,上述症状无明显缓解。患者来医院要求中医治疗。刻下症见:心悸、气短,全身乏力,口干口苦,纳眠差,二便调,舌红,苔黄腻,舌下脉络迂曲,脉滑数。

西医诊断:病毒性心肌炎。

中医诊断:心悸(痰热扰心兼瘀证)。

治法:清热化痰,活血化瘀。

方药:黄连温胆汤加减。黄连 10g,竹茹 10g,法半夏 10g,陈皮 10g,茯苓 15g,赤芍 12g,

丹参 20g，香附 10g，石菖蒲 10g，淡竹叶 10g，牡丹皮 10g，麦冬 15g，炙甘草 10g。水煎 400mL，分 3 次温服，每天 1 剂，共 6 剂。

二诊（2020 年 10 月 22 日）：患者诉心悸、口苦口干等症状好转，仍诉全身乏力、纳眠差。在上方基础上减石菖蒲、淡竹叶、牡丹皮，加黄芪、北沙参各 30g、山药 20g、远志 15g、琥珀粉 3g、酸枣仁 15g。水煎 400mL，分 3 次温服，每天 1 剂，共 5 剂。

三诊（2020 年 10 月 28 日）：患者诉心悸、气短明显改善，乏力、纳眠等改善，继以原方 6 剂以收后效。

按语：该患者口干口苦、舌红苔黄腻、脉滑数等症状支持痰热扰心证，故以黄连温胆汤清热化痰宁心。患者可见舌下脉络迂曲，兼有瘀血，火毒痰瘀相互搏结，易使病情反复，久治不愈，因此，加赤芍、丹参、香附以行气活血。火毒之邪最易耗气损阴，故后期治疗方案中加山药、北沙参以滋阴益气。在清热解毒化痰同时注意调节气机，给邪气以出路。方中以黄连为主，兼有调气之陈皮、半夏、香附，降火之黄连、竹茹，可使有余之气无法化火、已化之火得以清泻，从而达到治疗的目的。

（黎陈梅）

第三节　高血压病案 8 例

【病案 1】

李某，男，60 岁，2017 年 1 月 10 日初诊。因"头昏目眩伴胸闷 3 天"就诊。患者诉平日劳累后常感头晕，休息后可缓解，未系统治疗，3 天前因劳累过度，出现头昏目眩，自测血压达 160/103mmHg，伴胸闷气短，休息后未缓解，遂前来求治。现症见：头昏目眩，胸闷气短，乏力食欲缺乏，痰多，偶有咳嗽，夜寐差，小便调，大便正常。舌质红，苔黄腻，脉细数。血压：162/100mmHg。

西医诊断：原发性高血压病。

中医诊断：眩晕病（气阴亏虚挟痰湿证）。

治法：益气养阴，清热化痰。

方药：十味温胆汤加减。太子参 30g，麦冬 15g，五味子 10g，法半夏 10g，竹茹 10g，陈皮 10g，茯苓 15g，莲子 15g，荷叶 10g，石菖蒲 10g，丹参 15g，酸枣仁 15g，砂仁 10g，甘草 10g。3 剂，水煎服，每天 3 次，饭后 1 小时温服，每 2 日 1 剂。避风寒，忌劳累、情志过激、过饥过饱。

二诊（2017 年 10 月 17 日）：上方 3 剂服毕，头昏目眩症状明显改善，偶胸闷气短，无乏力，食欲增加，夜寐尚可，二便调。舌脉同前。效不更方，原方续进 3 剂继观。

三诊（2017 年 10 月 24 日）：头昏目眩已减十之八九，纳眠可，二便调。舌淡苔白腻，脉细。患者病情明显好转，标实已去，因老年人脾胃虚弱，故在二诊方上加焦三仙各 15g，炒白术 15g。

按语：汉代张仲景认为，痰饮是眩晕的重要致病因素之一，《丹溪心法·头眩》中则强调"无痰则不眩"，提出了痰水致眩学说。老年人脾胃虚弱，气血亏虚而生眩晕，脾虚又可聚湿生痰，痰湿中阻，郁而化热，形成痰火，甚则火盛伤阴，形成阴亏于下，而成为虚实夹杂之证候。审其症、舌、脉，气阴亏虚挟痰湿，故治当益气养阴兼清热化痰，选用十味温胆汤加减施治,疗效满意。药进6剂至三诊,病情明显好转,标实祛之七八,因老年人脾胃虚弱,故加焦三仙、炒白术,益气健脾以固后天之本,标本同治,以巩固疗效。

【病案2】

刘某,男,69岁,2016年11月8日初诊。因"反复头晕头痛10余年,加重3天。"就诊。患者诉10年前在因劳累出现头晕头痛,测血压175/140mmHg,在云大医院就诊,诊断为"高血压病",平素口服苯磺酸氨氯地平片5mg/d,血压控制平稳。3天前因情绪激动,头晕头痛加重,测血压为158/110mmHg,为求进一步治疗,遂来医院就诊。现症见:头昏头痛,心悸胸闷,食欲缺乏,夜寐差,多梦,小便黄,大便干结。舌红,苔黄,脉弦数。

西医诊断:原发性高血压病。

中医诊断:眩晕病(肝火上炎证)。

治法:清肝泻火熄风。

方药:黄芩钩藤汤加减。黄芩10g,钩藤15g,槐花10g,菊花10g,生地15g,茺蔚子15g,草决明10g,豨莶草30g,仙鹤草30g,夏枯草15g,炒酸枣仁15g,砂仁10g,甘草10g。3剂,水煎服,每天3次,饭后半小时温服,每2天1剂。避风寒,忌劳累、情志过激、过饥过饱。

二诊(2016年11月15日):上方3剂服毕,头晕头痛症状减半,偶有胸闷,无心悸,睡眠较前改善,纳可,二便调,舌脉同前。效不更方,原方续进3剂继观。

三诊(2016年11月22日):头晕头痛症状已改善,测血压126/82mmHg,纳眠可,二便调。舌红苔薄白,脉弦滑。患者肝火上炎症状基本消失,因久病耗气伤阴,在二诊方基础上加北沙参30g,麦冬15g,五味子10g,以益气养阴,达到标本同治之功,巩固疗效。

按语:"眩晕"最早见于《内经》,称之为"眩冒"。《临证指南医案·眩晕门》说:"经云,诸风掉眩皆属于肝,头为诸阳之会,耳目口鼻皆系清空之窍,所患眩晕者皆属于肝,非外来邪,乃肝胆风阳上冒耳,甚则有昏厥跌仆之虞"。本案患者乃是由于情志内伤,肝气不疏,导致气郁化火伤阴,肝阳上亢,上扰清窍,而发为眩晕。审其症、舌、脉,治当以清肝泻火熄风为主,予自拟黄芩钩藤汤加减施治。因老年高血压多为阴虚阳亢,本虚标实之证,患者药进6剂至三诊,病情明显好转,标实祛之七八,加生脉散益气养阴,达标本同治之功,以巩固疗效。

【病案3】

安某,男,77岁,2018年11月21日初诊。因"反复头昏耳鸣10年余,加重半月。"就诊。患者自诉10余年前因与家人发生争执后出现头昏,伴有耳鸣,偶感腰酸膝软、五心烦热,未系统治疗,间断服用"降压药"(具体不详),半月前无明显诱因头晕耳鸣加重,多处求诊后症状缓解不明显,遂来求诊。现症见:头昏头痛,伴有耳鸣,腰酸膝软,五心烦热,睡眠较差,多梦易醒,口干,饮食可,二便可。舌质红,少苔,脉细数。血压:165/96mmHg。

西医诊断:原发性高血压病。

中医诊断:眩晕病(阴虚阳亢证)。

治法:滋阴潜阳,补益肝肾。

方药:建瓴汤加减。怀牛膝15g,赭石10g,仙鹤草30g,生龙骨15g,生牡蛎15g,生地黄10g,白芍10g,柏子仁10g,炒杜仲12g,丹参12g,麦冬10g,炒酸枣仁15g,炙甘草6g。3剂,水煎服,每天3次,饭后半小时温服,每2天1剂。避风寒,忌劳累、情志过激、过饥过饱。

二诊(2018年11月28日):患者诉头昏、头痛偶发,睡眠质量提升,血压下降,测血压:

153/90mmHg。按上方继服 3 剂以巩固病情。

三诊(2018 年 12 月 5 日):患者诉病情较前明显改善,血压:138/86mmHg,近日因饮食不当出现食后腹胀,二便调,舌质红,舌苔黄稍腻,上方予焦山楂 15g,炒神曲 10g,炒麦芽 10g 以健脾消食,予 6 剂继服;患者连续医治 3 个月,病情稳固无反复未继续就治。

按语:建瓴汤出自张锡纯《医学衷中参西录》,原方主治:内中风证。张锡纯立此方意在使用此方后,上冲脑中的血可以像倾倒水瓶一样,症状得解。缪希雍在《本草经疏》中指出:"人身以阴阳两称为平,偏盛则病,此大较也"。在肝虚十证中指出:"血虚兼水真阴不足可见目黑眩晕"。阴阳失衡,气血逆乱,肝肾同源,肾阴亏虚,肝络失滋,致肝阴亏虚,故肝阳偏亢;肝阴亏虚不能下润肾阴,使肾水不足,肾阴亏虚,致肾阳偏亢。此是阴虚阳亢的基本病机。本案患者因年老五脏功能虚衰,肾水亏虚,水不涵木,导致肝阳上亢,内风时起,故发为眩晕。脑为髓海,髓海不充,则脑转耳鸣;肾藏精生髓,肝藏血,精血亏虚,精血乃脾胃化生;心主神明,乃五脏六腑之主,头痛、眩晕的发生与心、肝、脾、肾关系密切。本方中赭石:平肝潜阳、重镇降逆;怀牛膝:引血下行、补益肝肾,共为君药。生地黄:清热凉血、滋阴生津;生龙骨、生牡蛎:平肝潜阳,镇心安神,共为臣药;白芍、麦冬:养血柔肝敛阴;柏子仁:养心安神;仙鹤草:补五脏之虚;杜仲:补肝肾、强筋骨;丹参:活血祛瘀、除烦安神;酸枣仁养血安神,共为佐药。炙甘草调和诸药,为使药。全方配伍严谨,共达滋阴潜阳、补益肝肾之效。

【病案 4】

常某某,女性,63 岁,2016 年 03 月 16 日初诊。患者因"头晕、目眩半年余"就诊。患者于半年多前情绪激动时出现头晕、目眩症状,当时无头痛、头沉、黑矇、耳鸣、口眼歪斜、言语謇涩、口角流涎、恶心、呕吐、发热、咳嗽、咳痰、咽痛、胸闷、胸痛、心悸、腹痛、腹胀、腹泻、二便失禁、便秘、颈肩不适、半身不遂等伴随症状,持续时间较短,情绪平稳后缓解,未监测血压情况。后患者每于情绪激动时出现头晕、目眩症状,持续时间较短,情绪平稳后缓解,未监测血压情况。患者自觉头晕、目眩症状出现日渐频繁,遂于今日来医院就诊。现症见:头晕、目眩、口苦、面红、心烦、失眠、多梦,舌质红,苔黄,脉弦。

西医诊断:高血压病。

中医诊断:眩晕(肝阳上亢证)。

治法:平肝潜阳,清火息风。

方药:天麻钩藤饮加减。天麻 10g,钩藤(后下)10g,石决明(先煎)20g,桑寄生 15g,杜仲 10g,白芍 15g,菊花 10g,川牛膝 10g,茯神 30g,葛根 15g,蔓荆子 10g,酸枣仁 10g。10 剂,日一剂,水煎 200mL,晚饭后温服。并嘱患者清淡饮食,忌食生冷、辛辣、油腻之品,调畅情志。

二诊(2016 年 03 月 26 日):上方服后,患者头晕、目眩发作次数明显减少,口苦、面红、失眠、多梦症状明显减轻,仍心烦,舌质红,苔微黄,脉弦。加栀子 10g,继续服用 10 剂。仍嘱患者清淡饮食,忌食生冷、辛辣、油腻之品,调畅情志。

三诊(2016 年 04 月 05 日):上方服后,患者头晕、目眩发作次数较前明显减少,口苦、面红、失眠、多梦症状基本消失,心烦症状明显减轻,舌质略红,苔薄黄,脉微弦。效不更方,继续服用 10 剂。仍嘱患者清淡饮食,忌食生冷、辛辣、油腻之品,调畅情志。

四诊(2016 年 04 月 15 日):上方服后,患者头晕、目眩症状未再出现,偶有心烦症状,舌质淡红,苔微黄,脉微弦。效不更方,继续服用 10 剂。仍嘱患者清淡饮食,忌食生冷、辛辣、油腻之品,调畅情志。

五诊(2016 年 04 月 25 日):上方服后,患者无不适,舌质淡红,苔薄白,脉微弦。诸症趋于稳定,停药。嘱患者平素清淡饮食,忌食生冷、辛辣、油腻之品,坚持调畅情志。

随访一年,头晕、目眩症状未再出现。

按语:该患者平素忧郁恼怒太过,肝失条达,肝气郁结,气郁化火,肝阴耗伤,风阳易动,上扰头目,发为眩晕。兼且患者年逾五旬,脏腑功能渐衰,肝阴亏虚,阴不制阳,肝阳上亢,肝风内动,发为眩晕。故中医辨病为眩晕。且患者头晕、目眩、口苦、面红、心烦、失眠、多梦,舌质红,苔黄,脉弦,亦皆肝阳上亢之象,综合患者舌、脉、症,中医辨证为肝阳上亢证,治以平肝潜阳、清火息风,方药选用天麻钩藤饮加减。二诊时患者头晕、目眩发作次数明显减少,口苦、面红、失眠、多梦症状明显减轻,仍心烦,舌质红,苔微黄,脉弦。加栀子 10g,以清心除烦。三诊时患者头晕、目眩发作次数较前明显减少,口苦、面红、失眠、多梦症状基本消失,心烦症状明显减轻,舌质略红,苔薄黄,脉微弦,故效不更方。四诊时患者头晕、目眩症状未再出现,偶有心烦症状,舌质淡红,苔微黄,脉微弦。仍效不更方。五诊时患者无不适,舌质淡红,苔薄白,脉微弦,诸症稳定,停药。在整个治疗过程中始终强调:患者平素清淡饮食,忌食生冷、辛辣、油腻之品,特别注意调畅情志。

【病案 5】

何某,男性,55 岁,2016 年 11 月 06 日初诊。患者因"头疼头晕 6 年"就诊。患者从 6 年前出现头疼头晕,偶有恶心,未曾呕吐。于县医院多次住院治疗。诊断高血压、糖尿病。出院后口服降压降糖药维持。血压维持在 150～165/90～100mmHg。空腹血糖维持在 11～14mmol/L。3 年前出现左侧肢体麻木无力,于县医院诊断脑梗死,住院治疗 3 周,左侧肢体麻木无力消失,留下记忆力减退的后遗症,好转出院。降压药物仍然口服,降糖药改为注射胰岛素控制。现症见:头疼记忆力减退,并伴有眩晕眼花,两太阳穴处巅顶头痛头胀,郁怒加重;头重脚轻,心烦易怒,失眠多梦,耳鸣。脉象:左脉弦而细数;右脉细数;舌象:淡红少苔。

西医诊断:高血压病;糖尿病;脑梗死后遗症。

中医诊断:眩晕-肝阳上亢。

治法:滋阴潜阳,镇肝息风。

方药:镇肝息风汤加减。夏枯草 21g,石决明 30g,怀牛膝 30g,生赭石 30g,生龙骨 15g,生牡蛎 15g,生龟板 15g,生杭芍 15g,玄参 15g,天冬 15g,川楝子 9g,生麦芽 21g,茵陈 21g,灵磁石 12g,甘草 9g,全虫 12g,地龙 12g,蜈蚣 4 条,僵蚕 9g,远志 12g,石菖蒲 15g;10 剂,每天 1 剂,水煎 400mL,每天 2 次,早晚各服一次。

二诊(2016 年 11 月 16 日):服用 10 剂后,心烦易怒、失眠多梦症状减轻,空腹血糖值 8.3mmol/L,血压测得 140/90mmHg,临床症状改善;血糖、血压稍微下降,观其疗效初显,继守平肝潜阳,养阴补肾之法巩固疗效。原方加入钩藤、菊花,续服两周。15 剂,一天一剂,水煎服,日服两次,早晚各服一次。

三诊(2016 年 12 月 2 日):患者自述,记忆力增强,头晕等不适症状几乎消失,空腹血糖几乎稳定在 7.6mmol/L,血压稳定在 130～140/85～90mmHg;脉象弦缓有力,舌淡红少苔。纵观其效,守方再进 15 剂。

四诊(2016 年 12 月 13 日):患者要离开家乡在异地工作一段时间,为了不耽搁治疗,要求煎药发往现工作地,我还是守方不变,给药15剂。巩固。于2017年2月18日特意打电话回访,近3个月来空腹血糖稳定在5.3~6.1mmol/L,血压稳定在130~140/80~90mmHg;身体状况强健。

按语:本医案高血压、脑梗病机均为肝肾阴虚,肝阳偏亢,气血逆乱所致。方中怀牛膝归肝肾之经,重用以引血下行,降其上行之血,并有补益肝肾之效,为君;代赭石、磁石、龙骨和牡蛎相配降逆潜阳,镇肝息风,为臣;龟板、玄参、天冬、白芍滋养阴液以利阳亢;茵陈、川楝子、生麦芽、钩藤、菊花配合君药清泄肝阳之有余,条达肝气之郁滞,有利于肝阳之平降镇潜;全蝎、蜈蚣、地龙、僵蚕善走窜通达,诸药合用具有息风镇痉、化痰散结、通经活络之功;远志石菖蒲益肾健脑聪智,开窍启闭宁神之力增强,治疗头晕失眠,头脑不清,心神不稳,心烦意乱,舌强语涩等证候;甘草和诸药,与麦芽相配,并能和胃调中,防止金石类药物碍胃之弊,均为佐使药;诸药合用,顺肝脏条达之性,自可趋于和平,使阴足阳潜,气血以和,其风当自平。高血压眩晕乃常见之疾,虽以痰浊瘀血患者为多,但肝肾阴亏,肝阳上亢者也不少见。本医案主证为眩晕,两太阳穴处巅顶头痛头胀,郁怒加重,头重脚轻,心烦易怒,失眠多梦,耳鸣,舌质红苔少,脉弦而细数。综上脉症合参,诊断为肝肾阴虚之症,故采用经方选用镇肝息风加味主之。

【病案6】

易某,女,60岁,2018年5月22日初诊。因"反复头晕半年,再发加重1周"就诊。患者半年前开始,常在无明显诱因下出现头晕症状,无视物旋转、恶心呕吐,无步态不稳,多次测血压高于正常,最高"240/120mmHg",于外院诊断为"高血压病",间断服用"氨氯地平5mg,每天1次,自诉血压控制在180/90mmHg左右。患者于1周前,无明显诱因下,头晕症状再发加重,持续时间较前延长,自服降压药难以缓解,无恶心欲吐,无视物旋转,无步态不稳,现为求进一步诊治入住我科。病程中无黑矇、昏厥,无夜间阵发性呼吸困难。纳可,大小便正常,夜寐正常。

西医诊断:高血压病(3级,极高危);多发腔隙性脑梗死。

中医诊断:眩晕(痰湿中阻证)。

治法:润肠通便,化痰泄浊。

方药:麻仁丸加减。炒火麻仁10g、炒苦杏仁10g、炒白芍10g、大黄6g、麸炒枳实6g、姜厚朴6g。颗粒剂:水冲服,每天1剂,2次分服,共5付。

2周、1个月、6个月、1年随访血压控制平稳达标,症状未见复发。

按语:患者年龄较大,病史较长,病情较重,预后一般。患者舌暗淡,苔白腻,脉滑。四诊合参,本病属中医"眩晕"范畴,证属"痰浊中阻"。眩晕病位虽在清窍,但与脾脏功能失常关系密切。脾虚气血生化乏源,眩晕兼有纳呆,乏力,面色苍白等;脾失健运,痰湿中阻,眩晕兼见纳呆,呕恶,头重,耳鸣等;肾精不足之眩晕,多兼腰酸腿软,耳鸣如蝉等。患者平时饮食不节,损伤脾胃,脾失健运,水湿不化,聚而生痰,痰湿上蒙清窍,发为头晕,四肢失以濡养,可见乏力。痰湿中阻,津液不能上承,故口干。痰湿中阻,痰浊痹阻心脉,故胸闷、心悸。舌脉均为痰湿中阻之征象。患者平时饮食不节,损伤脾胃,脾失健运,水湿不化,聚而生痰,痰浊上蒙清窍,发为头晕,四肢失以濡养,可见乏力。痰浊中阻,津液不能上承,故口干。舌脉均为痰浊中阻之征象。患者大便不通,舌红,苔黄腻,故中医予以润肠通便,化痰泄浊之剂。

【病案 7】

王某某,女,66 岁,2021 年 9 月 15 日初诊。因"反复头晕,头昏 1 年余,再发加重 1 周"就诊。患者于 1 年前常在无明显诱因下出现头晕,头昏不适,伴有乏力,心悸,多次测血压在"140/90mmHg"左右,未服降压药物,头晕,头昏时有发作。本次一周前因天气寒冷,头晕、头昏再发加重,经休息症状缓解不明显,现为求进一步诊治入住我科。病程中时有视物旋转、恶心,随体位变动而加重,无头痛,无呕吐,无腹痛、腹泻,无夜间阵发性呼吸困难,无水肿,纳食尚可,睡眠欠佳,大、小便正常。

西医诊断:高血压病;心律失常,室性期前收缩;多发性腔隙性脑梗死;颈椎病;椎-基底动脉供血不足;脂肪肝。

中医诊断:眩晕病-气虚血瘀夹痰证。

治法:益气活血,化痰止咳。

方药:茯苓 10g,茯神 10g,川芎 6g,天麻 10g,炒酸枣仁 10g,蒲公英 10g,木香 6g,竹茹 10g,石菖蒲 6g,磁石 15g,甘草 3g,柏子仁 10g。颗粒剂:水冲服,每天 1 剂,2 次分服,5 付。

2 周、1 个月、3 个月、6 个月、1 年随访血压控制平稳达标,眩晕症状缓解,未见复发。

按语:患者因"反复头晕,头昏一年余,再发加重一周"为主证,入院。头晕、头昏,乏力,心悸,胸闷,纳少,睡眠欠佳,大小便正常,舌暗淡,苔薄白,脉沉涩。四诊合参属于"眩晕"范畴,患者高龄,久病,脏腑亏虚,肺脾肾不足,气虚生化乏源,气虚无以推动血行,肺气不足,升降失权,故咳嗽、咳痰;肾不纳气,故动则汗出。本病需与头痛相鉴别,后者多表现头部疼痛为主证,可分为内伤及外感两类。中医予以益气活血,化痰止咳之剂。

【病案 8】

程某,女,69 岁,2021 年 7 月 11 日初诊。因"反复头晕 5 年余,再发加重伴头痛 1 周"就诊。患者 5 年前开始,常在无明显诱因下反复出现头晕,无视物旋转,无恶心呕吐,多次测血压超过正常值,血压最高达"180/90mmHg",曾在外院就诊考虑为"高血压病",一直未服用降压药物,头晕时有发作。此次入院 1 周,无明显诱因下再发加重,伴头痛,无黑矇、昏厥,无视物旋转,无恶心呕吐,自诉休息后缓解不明显,现为求进一步诊治入住我科。病程中伴胸闷、胸痛,位于心前区,呈憋闷样,自诉休息后可缓解,无发热、咳嗽,无腹痛、腹泻,无夜间阵发性呼吸困难,纳食可,夜寐差,二便正常。

西医诊断:高血压病(3 级,极高危);糖代谢异常;脂肪肝。

中医诊断:眩晕(痰瘀化热证)。

治法:清热化痰,健脾活血。

方药:竹茹 10g,蒲公英 10g,泽泻 10g,黄连 3g,炒白术 10g,豆蔻 6g,炒车前子 10g,石菖蒲 6g,瓜蒌皮 10g,川芎 6g,丹参 10g,炒酸枣仁 10g,柏子仁 10g,佛手 10g。服法:颗粒剂,水冲服,每天 1 剂,2 次分服,5 付。

2 周、1 个月、3 个月、6 个月、1 年随访血压血糖控制平稳,头晕症状缓解,未见复发。

按语:患者神志清楚,反应灵敏,两眼灵活,面色晦暗,表情自然,呼吸平静,发育正常,体形中等,营养良好,语音低沉,舌质红,苔黄,脉弦涩。四诊合参为"眩晕","痰瘀化热"型。患者是由年老体虚,脾胃受损,痰湿内生,痰阻脉络,气血运行不畅,瘀血生成,痰瘀互结,蕴久化热,清窍失养,则发为眩晕。眩晕可与厥证鉴别,厥证以突然昏扑,不省人事,四肢厥冷为特征,发作后可在短时间内苏醒。严重者可一厥不复而死亡。眩晕严重者也有欲扑或晕眩扑倒的表现,但眩晕患者无昏迷、不省人事的表现。中医予以清热化痰,健脾活血之剂。

(龙竹青)

第四节　冠心病病案 5 例

【病案 1】

张某某,男,66 岁,2020 年 6 月 13 日初诊。因"反复胸闷 3 年余,加重 1 月。"就诊。患者诉 3 年前无明显诱因感胸闷气短,活动后加重,休息 1 分钟左右可缓解,于当地医院住院检查治疗,行冠脉造影,左前降支狭窄 90%,植入支架 1 枚,1 月前无明显诱因感胸闷气短,偶有心前区刺痛,伴乏力,睡眠差,二便调,舌质暗红,苔白,脉细。

西医诊断:冠心病 PCI 术后。

中医诊断:胸痹(气阴两虚挟瘀证)。

治法:益气养阴,活血通络。

方药:益气活血汤加减。太子参 30g,麦冬 15g,五味子 10g,丹参 15g,川芎 10g,赤芍 15g,炒黄连 10g,豨莶草 30g,仙鹤草 30g,延胡索 15g,炒川楝子 15g,炒酸枣仁 15g,砂仁 10g,甘草 10g。3 剂,水煎内服,每天 3 次,饭后 1 小时温服,每 2 天 1 剂。避风寒,忌劳累、情志过激、过饥过饱。

二诊(2020 年 6 月 21 日):患者胸闷减轻,气短乏力改善,咽中痰多,睡眠差,二便调。在前方基础上加法半夏、陈皮、茯苓,中药 3 剂,嘱饭后温服。

按语:患者老年男性患者,平素体弱、饮食不节,《内经》云:"心者,五脏六腑之大主也,精神之所舍也""心主身之血脉"。心气是运行血液的原动力,气为血之帅,血脉运行全赖心中阳气的推动,阳气亏虚,无力推动血行,则血脉瘀阻于心,不通则痛,故见胸闷、气短、胸痛、心悸;血脉瘀阻,血液不得输布周身,故见舌质暗。故用益气活血汤加减,益气活血化瘀。冠心病的病机与气血阴阳有密切关系,心主血脉,心气不足则血液运行无力,心脉痹阻,不通则痛。方中太子参健脾益气生津,皆为补气要药,使得心脉流畅;麦冬滋阴生津、润肺宁心,养心阴的同时,与太子参、五味子相协,达到气阴双补之功效;丹参善于祛瘀生新、消肿止痛、养血安神;赤芍、川芎、延胡索、炒川楝子活血通脉止痛之效果;炒黄连清热解毒;豨莶草通经活络;仙鹤草补虚不足兼清热解毒;酸枣仁、砂仁健胃益气,宁心安神;甘草调和诸药。本方用药注重调和气血、攻补兼施、寒热并调,故补而不腻、泻而不伤。

【病案 2】

刘某某,男,78 岁,2019 年 9 月 5 日初诊。因"反复胸闷胸痛 9 年,加重 2 天。"就诊。患者诉 9 年前因劳累后出现胸闷胸痛不适,遂于当地医院住院治疗,诊断为"急性前壁心肌梗死"植入支架 1 枚,2 天前患者无明显诱因感胸闷胸痛来医院就诊。现症见:胸闷胸痛,含服硝酸甘油可缓解,阴雨天气感加重,自觉咽中痰多,不易咳,睡眠可,纳呆便溏,小便正常,舌质淡,苔白腻,脉细滑。

西医诊断:冠心病 PCI 术后。

中医诊断:胸痹心痛病(痰浊闭阻证)。

治法:健脾化浊,温阳通痹。

方药:瓜蒌薤白半夏汤加减。法半夏 10g、陈皮 10g、茯苓 15g、白术 15g、瓜蒌 10g、薤白 10g、竹茹 10g、枳实 10g、桂枝 10g、甘草 10g。6 剂,水煎服,每天 3 次,饭后半小时温服,每 2 天 1 剂。避风寒,忌劳累、情志过激、过饥过饱。

二诊(2019 年 09 月 17 日):患者胸闷胸痛症状明显减轻,痰减少,食欲改善,易烦躁,睡眠稍差,二便调。上方 6 剂服毕,结合患者症状,在前方基础上加以酸枣仁、莲子养心安神,3 剂。

三诊 2019 年 10 月 7 日:患者胸闷胸痛症状基本缓解,咽中有痰症状消失,食欲改善,睡眠可,二便调。继前方 3 剂巩固治疗。

按语:痰饮留积于上焦,阳气不得舒展,升降枢机为之停息,故症见胸闷胸痛。方中法半夏、竹茹清化痰湿;茯苓、陈皮、白术健脾益气、宽胸化痰;瓜蒌、薤白、桂枝化痰通阳,行气止痛;甘草调和诸药。痰结化热影响睡眠者可加栀子、酸枣仁、莲子清热养心安神。

【病案 3】

王某,女,56 岁,2020 年 2 月 20 日初诊。因"胸闷气短 1 月余。"就诊。患者自诉 1 月前因与邻居发生争执出现胸闷气短不适,情绪激动时胸闷加重并出现耳鸣,善太息,胸胁部胀满不适,外院行冠脉造影诊断为冠心病。睡眠可,纳可,二便正常,舌质红,苔白,脉弦细。

西医诊断:冠心病。

中医诊断:胸痹(气滞心胸证)。

治法:疏肝通络,理气活血。

方药:柴胡疏肝散加减。柴胡 10g、枳壳 10g、郁金 15g、香附 10g、陈皮 10g、川芎 10g、赤芍 15g、丹皮 15g、炒栀子 10g、甘草 10g。3 剂,水煎服,每天 3 次,饭后半小时温服,每 2 天 1 剂。避风寒,忌劳累、情志过激、过饥过饱。

二诊(2020 年 3 月 1 日):患者诉胸闷气短减轻,仍觉耳鸣不适,胸胁部胀满不适明显缓解,睡眠可,二便调。按上方加石菖蒲 10g、酸枣仁 15g,继服 3 剂以巩固病情。

三诊(2020 年 3 月 8 日):患者诉病情较前明显改善,继予前方 3 剂巩固治疗,连续治疗 2 月,病情稳固无反复未继续就治。

按语:《太平圣惠方·治心痹诸方》:"夫思虑烦多则损心,心虚故邪乘之,邪积而不去,则害饮食,心中愊愊如满,蕴蕴而痛,是谓心痛。"肝喜条达而恶抑郁,其经脉布胁肋,循少腹。若情志不遂,木失条达,则致肝郁血滞,经气不利,胁肋疼痛,甚则胸闷胀满不适,故在柴胡疏肝散基础方上加减,川芎、赤芍活血通脉;郁金、香附、栀子,血散瘀,行滞通脉,起"凉心热,散肝郁"之功效。全方畅脉络、养心肝,达到宽胸理气、舒畅情志目的。

【病案 4】

朱某某,女,80 岁,2022 年 12 月 17 日初诊。因"反复心悸、气喘 2 年余,再发加重 3 天。"就诊。患者 2 年前开始,常于无明显诱因下出现心悸、气喘不适,伴头晕、乏力,后就诊于某医院,考虑"病态窦房结综合征",给予安装永久性 DDD 起搏器,心悸症状较前好转,仍时有活动后气喘不适,后多次入院诊治,考虑"冠心病、病态窦房结综合征、DDD 起搏器植入术后、心功能Ⅲ级",予以对症处理后(具体不详),症状好转,院外正规服药治疗。此次入院前 3 天,无明显诱因下心悸、气喘再发加重,伴胸闷,位于心前区,呈憋闷样,无胸痛、放射痛,无头晕,无恶心呕吐,持续时间较前明显延长,自诉服药后不能缓解,现为求进一步治疗入住我科。病程中伴口干、乏力,无发热、咳嗽,无夜间阵发性呼吸困难,饮食尚可,睡眠欠佳,二便尚调。

西医诊断:冠心病 DDD 起搏器植入术后;心房颤动;心功能Ⅲ级;高血压病(2 级,极高危);2 型糖尿病;缺铁性贫血;多发腔隙性脑梗死;痛风;肺部感染。

中医诊断:胸痹(痰浊痹阻证)。

治法:通络泄浊,清热化痰,润肺止咳。

方药:黄芩 10g,炙百部 10g,蜜桑白皮 10g,荆芥 10g,蝉蜕 6g,陈皮 6g,法半夏 9g,茯苓 10g,蜜紫菀 10g,蜜款冬花 10g,川贝母 1g,桔梗 10g,甘草 3g。颗粒剂:水冲服,每天 1 剂,2 次分服×3 付。

2 周、1 个月、3 个月随访血压、血糖偶有波动,眩晕症状较前缓解。

按语:患者胸闷、气短喘促,肢体沉重,形体肥胖,痰多,舌质淡,苔浊腻,脉弦滑。四诊合参,本病属中医“胸痹”范畴,证属“痰浊痹阻”。且患者高龄,久病不愈,痰浊盘踞,胸阳失展,故胸闷;气机痹阻不畅,故见气短喘促;脾主四肢,痰浊困脾,脾气不运,故乏力。舌脉均为本征之象。中医给予通络泄浊,清热化痰,润肺止咳之剂。

【病案 5】

季某,男,66 岁,2019 年 2 月 25 日初诊。因“反复胸闷、胸痛 2 年余,再发加重 10 天”就诊。患者于 2 年前,常在天气寒冷或劳累时出现胸闷,胸痛,无昏厥、大汗淋漓,胸闷、胸痛位于心前区,呈压迫感,持续时间多在 5 分钟至半小时不等,经休息后可以缓解。曾多次入院诊治,2 年前于心血管科行 CAG+PCI 术,造影示:LM 中段局限性向心性狭窄 30%,LAD 近段近端原支架通畅,中段近端至远段近端弥散性向心性狭窄 60%,局部伴肌桥,长约 20mm,收缩期压迫血管约 70%,LCX 中段原支架通畅。明确诊断“冠心病、PCI 术后”,现口服“阿司匹林 0.1g、美托洛尔 47.5mg、阿托伐他汀 10mg”,正规的冠心病二级预防,胸闷、胸痛时有发作。本次入院前 10 天,因天气变化,活动后胸闷,胸痛再发,性质、部位、时间同前。现为求进一步诊治入住我科。病程中时有心悸、心悸不适,无发热、咳嗽,无头晕,无恶心呕吐,无腹痛,腹泻,无夜间阵发性呼吸困难,无水肿,纳眠欠佳,大便干结,小便量可。

西医诊断:冠心病 PCI 术后;心功能Ⅱ级;心绞痛;2 型糖尿病;高血压病(3 级,很高危);高血压早期肾损害。

中医诊断:胸痹(痰瘀互结证)。

治法:健脾益气,化痰通络。

方药:瓜蒌薤白半夏汤加减。瓜蒌 10g、薤白 6g、半夏 6g、枳实 6g、陈皮 6g、石菖蒲 6g、桂枝 6g、茯苓 10g、白术 9g、伍郁金 6g、川芎 6g。颗粒剂:水冲服,每天 1 剂×7 付。

2 周、1 个月、3 个月、6 个月、1 年随访血糖控制平稳达标,怕冷症状缓解。

按语:年老体虚肾阴亏虚,则不能滋养五脏之阴,阴亏则火旺,灼津为痰,痰热上犯于心,心脉痹阻,则为心痛。情志失调忧思伤脾,脾虚气结,运化失司,津液不行输布,聚而为痰,痰阻气机,气血运行不畅,心脉痹阻,发为胸痹心痛。或郁怒伤肝,肝郁气滞,郁久化火,灼津成痰,气滞痰浊痹阻心脉,而成胸痹心痛。饮食不当恣食肥甘厚味或经常饱餐过度,日久损伤脾胃,运化失司,酿湿生痰,上犯心胸,清阳不展,气机不畅,心脉痹阻,遂成本病;或痰郁化火,火热又可炼液为痰,灼血为瘀,痰瘀交阻,痹阻心脉而成心痛。四诊合参患者证属痰瘀互结证。中医予以健脾益气,化痰通络之剂之剂,方以瓜蒌、薤白化痰通阳,行气止痛;半夏理气化痰。常加枳实、陈皮行气滞,破痰结;加石菖蒲化浊开窍;加桂枝温阳化气通脉;加干姜、细辛温阳化饮,散寒止痛。全方加味后共奏通阳化饮,泄浊化痰,散结止痛功效。痰热与瘀血往往互结为患,故要考虑到血脉滞涩的可能,配伍郁金、川芎理气活血,化瘀通脉。

(高治国)

第五节　心律失常病案3例

【病案1】

张某,女,43岁,2017年4月6日初诊。因"心悸胸闷反复发作3余年,再发1周"就诊。患者自诉3年前发现有"频发室性期前收缩",时常感心悸不适,气短,胸闷不舒,情绪不佳时及饭后发作次数明显增多,可自行缓解。1周前因劳累后,心悸胸闷再发,伴气短,头晕不适,休息后症状可缓解,但自觉发作次数明显增多,遂前来求治。查24小时动态心电图示:频发室性期前收缩,17 325次/24小时。刻诊见:心悸不适,胸闷气短,口干,恶风,平素怕冷,纳食尚可,但进食后感胃脘痞闷,失眠多梦,稍有声响则惊醒,二便调。舌暗红少苔,脉结代。

西医诊断:心律失常(频发室性期前收缩)。

中医诊断:心悸(气阴两虚证)。

治则:益气养阴,复脉定悸。

方药:复脉汤加减。太子参30g,仙鹤草30g,黄芪30g,麦冬15g,甘松15g,丹参15,紫石英15,五味子10g,炒黄连10g,苦参10g,炙甘草10g,琥珀3g(兑服)。3剂,水煎饭后温服,每天3次,每2天1剂。避风寒,忌劳累、情志过激、过饥过饱。

二诊(2017年4月12日):上方3剂服毕,诉症状较前明显改善,舌脉同前。效不更方,原方续予6剂后复查动态心电图期前收缩次数明显减少,症状几乎全无。

按语:"心悸"之名首见于张仲景《金匮要略》和《伤寒论》。心悸病,本虚标实,虚实夹杂是其病机特点,本虚责之于气血阴阳亏虚,心失所养,标实则为痰、饮、瘀、火扰心,心神不宁。本案患者平素阳气不足,情志不畅,久病致"阳损及阴",肝郁气滞、气虚均可致血行不畅而为瘀,审其症、舌、脉,辨属气阴两虚兼瘀证,标本同治,故治当益气养阴,活血清热,养心复脉为主,选用复脉汤加减施治,疗效满意。处方中以生脉饮为主,太子参清补肺气,麦冬清肺气,五味子敛肺气,加黄芪、甘草以补气,扶正补虚。紫石英、琥珀、丹参合用以镇心安神,活血化瘀。甘草调和诸药。本方标本同治,结合现代药理研究,对症施药,病情明显好转。

【病案2】

赵某,男,73岁,2014年9月4日初诊。因"心动过缓1月余"就诊。患者1月前体检时发现心动过缓,曾于西医院治疗,24h动态心电图回报:平均心率58次/分,最慢心率43次/分,4次大于2秒的停搏,交界性期前收缩5476次。未曾发生昏厥。医生多次建议手术植入起搏器。刻诊:心悸,胸闷,口干,乏力,纳眠可,二便尚调。舌质红少津,苔白腻,脉细滑。

西医诊断:窦性心动过缓。

中医诊断:心悸(气虚痰阻)。

治法:补气化痰。

方药:生脉散合温胆汤加减。太子参 30g,麦冬 15g,五味子 10g,法夏 10g,陈皮 10,茯苓 15g,枳实 10g,竹茹 10g,丹参 15,石菖蒲 10g,苦参 10g,甘松 15g,荷叶 10g,莲子 15g,酸枣仁 20g,蒲公英 15g,砂仁 10g,甘草 10g。10 剂,水煎饭后温服,每天 3 次,每 2 天 1 剂。

二诊(2014 年 9 月 30 日):心悸、胸闷、乏力较前缓解,纳眠尚可,舌质红少津,苔白,脉细,痰浊祛而阴虚症候明显,故去法夏、陈皮、茯苓、枳实、石菖蒲之品,加重益气养阴药:当归、玉竹、豨莶草、仙鹤草各 15g,9 剂,水煎 600mL,每次 150mL,每天 4 次。

三诊(2014 年 11 月 4 日):病情趋于稳定,邪祛而本虚表现更为明显,原方基础上继续加重益气养阴药,心悸为主证,加镇心安神之品,心藏神,神得以安宁,则心悸减轻,原方基础上加黄精 15g,鹿衔草 5g,黄芪 15g,琥珀 3g,9 剂,水煎 600mL,每次 150mL,每天 4 次。此后患者复查动态心电图:窦性心律,平均心率 62 次/分,最大心率 113 次/分,最小心率 37 次/分。诸症状已好转十之八九。

按语:心悸属本虚标实者,万师提倡在治本补虚的基础上,加用治标药。本患属气虚痰阻,方选生脉散合温胆汤加减。化痰之法,万师多采用温化,如桂枝、仙鹤草、甘松。桂枝通阳益气,使阳气通畅,心悸自除;仙鹤草,通阳开胸,缓解胸闷;豨莶草,清热解毒祛湿,制约桂枝、甘松等温热之性,使全方药性不致过热。心悸在缓解期多表现为气阴两虚,兼有血瘀,故选生脉散合丹参饮或酸枣仁汤加减。万师血喜用丹参、当归之品。丹参祛瘀生新,性平和而走血;当归补血行血。此二药相辅相成,活血养血。万师在益气养阴药的选择也颇有特色:例如玉竹、鹿衔草、黄精、黄芪等加强生脉散益气养阴功效。

【病案 3】

王某某,女,53 岁,2020 年 8 月 24 日初诊。患者因“心悸 3 月”就诊。患者 3 个月前感冒后出现心悸不安,动则加重,不耐劳累,曾院外检查心电图示:窦性心律,V_1、V_2 导联 T 波轻度倒置。动态心电图示偶发室性期前收缩。诊断为病毒性心肌炎,给予辅酶 Q_{10}、谷维素、维生素 B_1、维生素 B_{12} 口服,症状不减。近 3 个月来,反复出现心悸,前来就诊。现症见:心中懊侬,时时汗出,口干欲饮,眠差多梦,大便干,小便调。舌红少津,少苔,脉弦数。

西医诊断:心律失常(频发室性期前收缩)。

中医诊断:心悸(热扰胸膈)。

治法:清透郁火。

方药:栀子豉汤。栀子 10g,淡豆豉 12g。水煎 400mL,分两次温服,每天 1 剂,共四剂。

二诊(2020 年 8 月 31 日):患者诉仍心悸阵作,饭后胸部憋闷,喜叹气,感头部昏蒙,寐差,大便仍干伴红,脉弦数。在上方基础上加用升降散,僵蚕 10g,蝉蜕 10g,姜黄 15g,大黄 3g(后下),枳实 8g,连翘 10g。水煎 400mL,分两次温服,每天 1 剂,共 3 剂。

三诊(2020 年 9 月 4 日):症状大减,大便稀,每天 2 次,脉弦略数,舌稍红,复查心电图:窦性心律,正常心电图,未见期前收缩,予上方 3 剂继服。

按语:《伤寒论·辨太阳病脉证并治》:“发汗吐下后,虚烦不得眠,若具者,必反复颠倒,心中懊恼,栀子豉汤主之”。一诊患者感冒后,热邪未得宣散,正气不足,邪气乘虚,结于胸中,故烦热懊恢。脉弦主气滞、主郁,数为热,“数而有力为实,数无力为虚”,辨为火热内郁胸膈而扰心,故方以栀子豉汤清热除烦。方中栀子辛开苦降,善能泄胸膈邪热而除烦,且清利小便,使心火从小便得解;辅以豆豉,轻清上行,宣透胸中邪气而除烦,二药相合,胸中之郁热可透达外出。二诊,心悸未减,脉仍弦数,舌仍红,思之邪未透出,为郁热仍未得透达,故上方中加入升降散,取火郁发之法,透达郁热。僵蚕清化而升阳;蝉衣清虚而散火;姜黄辟邪而清疫;大黄定乱以致治,四药相伍,升清降浊,内外通达,气血调畅,共奏行气解郁、宣泄三焦火热之邪,升降常复,而杂气之流毒顿消矣。

第六节　老年肺炎病案3例

【病案1】

王某,男,78岁,2019年9月24日初诊。因"咳嗽、咳痰半月余。"就诊。患者诉半月前受凉后出现咳嗽、咳时胸痛;咳痰,痰多,色黄质粘易咯出,伴有胸闷,气短。无发热,无咯血,无盗汗等,家属陪同到当地医院行CT检查,结果示:左肺下叶可见斑片状影,考虑感染。门诊给予"头孢"(具体不详)口服后症状稍有缓解。今晨患者出现乏力,口干,随到医院门诊寻求中药治疗。现症见:咳嗽,咳痰,痰黄质粘不易咯出,伴有乏力、口干。眠差,大便干结,小便频数。舌质干苔薄黄,脉沉细。

西医诊断:肺部感染(左肺肺炎)。

中医诊断:咳嗽,燥热伤肺,肺阴亏虚。

治法:清肺润燥,养阴生津。

方药:沙参麦冬汤加减。北沙参20g,麦冬12g,五味子10g,芦根12g,鱼腥草12g,桑叶10g,浙贝母10g,桔梗8g,玉竹10g,知母10g,当归12g,甘草6g。水煎服,每次200mL,每天2次,每次1剂,共3剂。

二诊(2019年9月28日):患者诉咳嗽较前明显减轻,痰液质稀易咯出;乏力,口干改善明显。大便较前改善。在上方基础上去鱼腥草、浙贝母,加用玄麦甘桔散,北沙参20g,麦冬12g,五味子10g,芦根12g,玄参12g,桑叶10g,桔梗8g,火麻仁10g,玉竹10g,知母10g,当归12g,甘草6g。水煎服,每次200mL,每天2次,每次1剂,共3剂。

三诊(2019年10月1日):患者诉症状大减,嘱继续上方3剂继服。

按语:吴鞠通云:"燥伤肺胃阴分,或热或咳者,沙参麦冬汤主之"。说明是因夏热秋燥相煎,损伤阴分,肺胃津乏,或风温后期邪热已退而肺胃阴伤之故。由于肺阴受伤,阴虚则低热内生,故见身热不甚;肺津亏虚,肺系失润则干咳不已或痰少而粘;津不上承则口舌干燥而渴。素体偏虚,外因秋令气候干燥,肺为燥金之脏,同气相求,燥热最易袭肺。燥邪与肺的关系最为密切,因肺主皮毛,开窍于鼻,故燥邪常侵犯上呼吸道,而见阴液缺乏的表现。肺位居上,上焦病不愈,则下传胃腑,而见肺胃受损,故治以甘寒之品。吴鞠通说:"温病燥热,欲解燥者,先滋其干,不可纯用苦寒也,服之反燥甚"。正说明苦寒之品不能退虚热,反有苦燥劫津之弊。本例中患者外感后热邪气入里化热,损伤阴分,肺胃津乏所致。肺位居上,上焦病不愈,则下传胃腑,故见大便干结。病证相合使用沙参麦冬汤治疗。本方为一首常用的甘寒清润滋补方剂。用于温燥热邪袭入肺胃,以致津液受伤,损及阴分的病证,故治宜甘寒救其津液。方中沙参、麦冬清热润燥,滋养肺胃之阴液,以治肺胃有热,阴亏液枯的干咳、咽燥及心烦、口渴为主药;玉竹、天花粉以助沙参、麦冬增强润肺胃之阴为臣药;扁豆、甘草益气和胃,培土生金为佐药;桑叶疏达肺络,清肺止咳;甘草又能调和诸药同为使药。诸药合用,具有滋养肺胃,生津润燥之效。常人惯用苦寒泻下之品。吴鞠通认为:"温病燥热,欲解燥者,先滋其干,不可纯用苦寒也,服之反燥甚"。故万老对于久咳,服用清热解毒,抗菌药物后患者给予滋养肺胃,生津润燥,取其培土生金之意。

【病案2】

王某,男,69岁,2021年6月10日初诊。因"咳嗽、咳痰三天。"就诊。患者诉三天前受凉后出现咳嗽、咳痰,色黄质黏易咳出,伴有咽痛,咳时痛甚。无发热、恶寒,无胸痛、胸闷,无咯血,无盗汗、消瘦等,自行服用"岩白菜片"后症状未见明显好转。今晨患者咳嗽加重,随到医院门诊就诊。胸部CT示:左肺下叶渗出影及斑片状影,多考虑感染,建议抗感染治疗后复查。现症见:咳嗽,咳痰,痰黄质粘不易咳出,伴有咽干、咽痛。纳眠差,大便干结,小便调。舌质红,苔黄腻,脉濡数。

西医诊断:肺部感染(左肺肺炎)。

中医诊断:咳嗽(痰热阻肺证)。

治法:清肺化痰。

方药:清金化痰汤加减。黄芩12g,山栀子12g,知母15g,桑白皮15g,贝母9g,麦冬9g,橘红9g,茯苓9g,桔梗9g,甘草6g,瓜蒌仁15g。水煎服,每次200mL,每天2次,每次1剂,共3剂。

二诊(2021年6月14日):患者诉症状大减,嘱继续上方3剂继服。

按语:清金化痰汤出自《杂病广要》引《医学统旨》。其功能重在清热化痰,肃肺止咳。适用于痰浊不化,蕴而化热之证。方中橘红理气化痰,使气顺则痰降;茯苓健脾利湿,湿去则痰自消;更以瓜蒌仁、贝母、桔梗清热涤痰,宽胸开结;麦冬、知母养阴清热,润肺止咳;黄芩、栀子、桑白皮清泻肺火;甘草补土而和中。故全方有化痰止咳,清热润肺之功。适用于痰浊不化,蕴而化热之证。实为治疗痰热阻肺之要方。临床上咳嗽痰黄或白黏稠,痰咳难出,或带血丝,面赤,鼻出热气,咽喉干痛,舌苔黄腻,脉象数或滑为其辨证要点。

【病案3】

罗某某,男,72岁。2020年1月25日初诊。因"咳嗽、咳痰8天。"就诊。患者诉8天前受凉后出现咳嗽、呈刺激性咳;咳痰,痰量多质稀色白,难咳出,伴咽痒,微恶寒,偶有胸闷。无发热、出汗、咯血、口渴;无头昏、头痛,无胸痛、心悸等,在家服用"强力枇杷露"等中成药(具体不详),症状未见明显缓解,为求中医药治疗来医院就诊,胸部CT示:双肺肺炎。现症见:咳嗽,咳痰,痰量多质稀色白,不易咯出,伴微恶寒,咽痒,偶感胸闷,纳眠尚可,二便调。舌质淡,苔白腻,脉滑。

西医诊断:肺炎。

中医诊断:咳嗽(风寒束表证)。

治法:解表散寒,温肺化饮。

方药:小青龙汤加减。蜜麻黄12g,桂枝12g,干姜12g,细辛6g,姜半夏10g,五味子10g,蜜紫菀10g,杏仁12g,姜厚朴10g,广藿香15g,炙甘草6g。水煎服,每次200mL,每天2次,每次1剂,共3剂。患者服药后症状大减。

按语:患者有微恶寒之表寒症状,同时兼有咳白痰、口不渴、舌淡苔白腻之寒饮。结合经典"伤寒表不解,心下有水气",辨证施治,予小青龙汤加减。肺司呼吸,外合皮毛,患者受凉后,风寒之邪袭表犯肺,肺气被束,失于宣降而上逆,所以咳嗽,肺津不布,聚成痰饮,水寒相搏,随肺气逆于上,故咳痰,水气上冒,见咽痒,水停心下,阻滞气机,故觉胸闷;风寒袭表,卫阳被遏,不能温煦肌表,所以微恶寒。舌淡,苔白,脉滑为外寒里饮之佐证。治宜解表和化饮配合,一举而表里双解。方中麻黄、桂枝相须为君,发汗解表,麻黄兼能宣肺解喘咳之气,桂枝化气行水以利内饮之化。干姜、细辛为臣药,温肺化饮,兼协助麻黄、桂枝解表祛邪。辛温之半夏、厚朴燥湿化痰,和胃降逆;广藿香芳香燥湿;配伍酸甘之五味子敛肺止咳,蜜紫菀、杏仁共奏止咳之效,散中有收,以利肺气开阖,增强止咳平喘之功,又可防辛散温燥之药耗伤津液。炙甘草益气和中,兼调和辛散酸收之性。诸药和用,解表与化饮配合,一举而表里双解。

(徐锐)

第七节　慢性阻塞性肺疾病病案6例

【病案1】

张某,男,65岁,2021年9月5日初诊。因反复气喘、咳嗽10余年,加重10余天就诊。患者诉10余年前因不慎受凉后出现气喘、咳嗽,至外院住院,完善相关检查后诊断为"慢性阻塞性肺疾病",经治疗后好转出院,后患者上述症状反复发作,多次至外院住院治疗。10余天前因受凉后上述症状再发加重,前来就诊。中医四诊:体型适中,精神差,气喘,中度活动后加重,咳嗽,咯大量白色黏痰,易咳,眠差,大便干,小便尚可。舌淡红,苔白腻,脉滑。体格检查:双肺呼吸音低,未闻及干、湿性啰音,心率85次/分,心律齐。辅助检查:院外胸部CT检查提示:肺气肿。

西医诊断:慢性阻塞性肺疾病急性加重期。

中医诊断:喘病(痰湿蕴肺证)。

治法:祛痰降逆、宣肺平喘。

方药:二陈汤合三子养亲汤加减。法半夏10g、陈皮10g、茯苓15g、紫苏子15g、葶苈子15g、炒芥子15g、炒莱菔子15g、荆芥15g、防风15g、丹参15g、厚朴15g、焦山楂15g、黄芪40g、甘草10g。4剂,水煎400mL,分三次温服,每2天1剂。

二诊(2021年9月15日):患者诉气喘症状减轻,咳痰量较前减少,大便干燥难解,小便尚可。舌淡红,苔白稍腻,脉滑。在上方基础上加用滋阴通便药如下:法半夏10g、陈皮10g、茯苓15g、紫苏子15g、葶苈子15g、炒芥子15g、炒莱菔子15g、荆芥15g、防风15g、丹参15g、厚朴15g、焦山楂15g、黄芪40g、玄参15g、地黄15g、大腹皮15g、甘草10g。水煎400mL,分两次温服,每天1剂,共3剂。

三诊(2021年9月27日):气喘症状减轻,咳嗽好转,咳痰量较前明显减少,大便已通。继予上方3付煎服巩固。

按语:本病患者以"气喘、咳嗽"为主症,当属中医学"喘证"范畴,患者肺虚脾弱,痰湿内生,上逆于肺,肺失宣降,故而气喘、咳嗽,咳白色黏痰,方以二陈汤合三子养亲汤加减,重在燥湿化痰,辅以益气、活血之药而获良效。

【病案 2】

张某,男,68 岁,2022 年 1 月 10 日初诊。因反复气喘、咳嗽 5 年,加重 3 天就诊。患者诉 5 年前因不慎受凉后出现气喘、咳嗽,至当地医院住院,完善相关检查后诊断为"慢性阻塞性肺疾病",经治疗后气喘、咳嗽症状减轻,后患者气喘、咳嗽症状反复发作,多次住院治疗。3 天前不慎受凉后上述症状加重,前来就诊。中医四诊:体型适中,精神差,气喘,轻度活动后加重,咳嗽,咳少量黄白色黏痰,难咳,咽干,腹胀,眠差,大便干燥难解,小便黄。舌红,苔黄微腻,脉滑。体格检查:双肺呼吸音低,未闻及干、湿性啰音,心率 90 次/分,心律齐。辅助检查:院外肺功能检查提示:中度阻塞性肺通气功能障碍。

西医诊断:慢性阻塞性肺疾病急性加重期。

中医诊断:喘病(肺阴亏虚、痰热内蕴)。

治法:养阴润肺、清热化痰。

方药:沙参麦冬汤加减。北沙参 20g、麦冬 15g、芦根 20g、鱼腥草 20g、半夏 10g、陈皮 10g、茯苓 15g、枳实 10g、玉竹 10g、荆芥 10g、防风 10g、丹参 15g、厚朴 10g、枇杷叶 15g、甘草 10g。4 剂,水煎 400mL,分三次温服,每 2 天 1 剂。

二诊(2022 年 1 月 20 日):患者诉气喘症状减轻,痰易咳出,腹胀减轻,饮食好转,大便干燥症状较前减轻,小便尚可。舌红,苔黄微腻,脉滑。患者服药后症状较前减轻,效不更方,继以上方 4 付煎服巩固。

按语:本病患者以"气喘、咳嗽"为主症,当属中医学"喘证"范畴,患者肺虚脾弱,痰湿内生,上逆于肺,肺失宣降,故而气喘、咳嗽;痰湿郁久而化热,故咳黄白色黏痰,患者气喘日久,肺阴亏虚,故而咽干,痰粘难咳,本病例中以沙参麦冬汤治以滋阴润肺,加以枳实、厚朴行气导滞,则肺阴得补,腑气得下而获良效。

【病案 3】

刘某,男,70 岁,2021 年 1 月 5 日初诊。因"反复气喘、咳嗽 20 余年,加重 3 天。"就诊。患者诉 20 余年前因不慎受凉后出现气喘、咳嗽,至当地医院住院,完善相关检查后诊断为"慢性阻塞性肺疾病",经治疗后气喘、咳嗽症状减轻,后患者气喘、咳嗽症状反复发作,多次住院治疗。3 天前不慎受凉后上述症状加重,前来就诊。中医四诊:体型肥胖,精神差,气喘,轻度活动后加重,咳嗽,咯大量黄色脓痰,易咳,眠差,大便干,小便黄。舌红,苔黄腻,脉滑。体格检查:双肺呼吸音低,未闻及干、湿性啰音,心率 95 次/分,心律齐。辅助检查:院外胸部 CT 检查提示:慢性支气管炎、肺气肿、肺大泡。

西医诊断:慢性阻塞性肺疾病急性加重期。

中医诊断:喘病(痰热郁肺证)。

治法:清热化痰、宣肺平喘。

方药:桑白皮汤加减。桑白皮 15g、黄芩 10g、知母 10g、浙贝母 15g、瓜蒌皮 15g、法半夏 10g、地龙 10g、鱼腥草 30g、荆芥 10g、防风 10g、杏仁 10g、紫苏子 15g、甘草 10g。4 剂,水煎 400mL,分三次温服,每 2 天 1 剂。

二诊(2021 年 1 月 15 日):患者诉气喘症状减轻,咳痰量较前减少,黄色脓痰颜色变浅,时感腹胀、饮食差,大便干,小便尚可。舌红,苔黄腻,脉滑。在上方基础上加用健脾燥湿、行气除胀药如下:桑白皮 15g、黄芩 10g、知母 10g、浙贝母 15g、瓜蒌皮 15g、法半夏 10g、地龙

10g、鱼腥草 30g、荆芥 10g、防风 10g、杏仁 10g、紫苏子 15g、白术 15g、陈皮 10g、枳实 10g、甘草10g。水煎 400mL,分两次温服,每 2 天 1 剂,共 3 剂。

三诊(2021 年 1 月 22 日):气喘症状减轻,咳嗽好转,咳痰量较前明显减少,饮食好转,腹胀减轻。继予上方 3 付煎服巩固。

按语:本病患者以"气喘、咳嗽"为主症,当属中医学"喘证"范畴,患者肺虚脾弱,痰湿内生,上逆于肺,肺失宣降,故而气喘、咳嗽;痰湿郁久而化热,故咳黄色脓痰,本案例选桑白皮加减,重在清肺化痰,热痰已祛则气喘症状自解。

【病案 4】

徐某某,男,70 岁,2019 年 10 月 5 日初诊。因"反复咳痰喘十余年,再发加重 1 周"就诊。患者于 10 余年前受凉后渐出现咳嗽、咳痰、气喘,多在春冬季节交换或温度骤降时出现胸闷,气喘不适,一直未予以重视,平时发病时在当地诊所抗感染治疗(具体不详)。7 天前患者因受凉再次出现咳痰喘症状,痰为白黏痰,量多,稍有活动气喘即加重,现为求进一步诊治入住我科。病程中无发热,无胸痛、咯血,无腹痛腹泻,纳食不佳,夜眠较差,二便尚正常。

西医诊断:慢性阻塞性肺病急性加重期。

中医诊断:肺胀-痰湿蕴肺证。

治法:化痰降气,健脾益肺。

方药:苏子降气汤合三子养亲汤加减。黄荆子 10g,炙百部 10g,白芥子 10g,白前 10g,五味子 10g,紫菀 10g,麻黄 6g,射干 10g,陈皮 10g,紫苏子 10g,款冬花 10g,桔梗 10g,炙桑白皮10g,浙贝母 10g,法半夏 10g,厚朴 12g。煎服法:水煎服,每天 1 剂,2 次分服×7 付。

2 周、1 个月、3 个月、6 个月、1 年随访血压血糖控制平稳,头晕症状缓解,未见复发。

按语:年老体虚,肺肾俱不足,体虚不能卫外是六淫反复乘袭的基础,感邪后正不胜邪而病益重,反复罹病而正更虚,如是循环不已,促使肺胀形成。病变首先在肺,继则影响脾、肾,后期病及于心、肝。因肺主气,开窍于鼻,外合皮毛,主表卫外,故外邪从口鼻、皮毛入侵,每多首先犯肺,导致肺气宣降不利,上逆而为咳,升降失常则为喘,久则肺虚,主气功能失常。若肺病及脾,子盗母气,脾失健运,则可导致肺脾两虚。肺为气之主,肾为气之根,肺伤及肾,肾气衰惫,摄纳无权,则气短不续,动则益甚。且肾主水,肾阳衰微,则气不化水,水邪泛溢则肿,凌心肺则喘咳心悸。肺与心脉相通,肺气辅佐心脏运行血脉,肺虚治节失职,则血行涩滞,循环不利,血瘀肺脉,肺气更加壅塞,造成气虚血滞,血滞气郁,由肺及心的恶性后果,临床可见心悸、发绀、水肿、舌质暗紫等症。心阳根于命门真火,肾阳不振,进一步导致心肾阳衰,可呈现喘脱危候。痰饮的产生,初由肺气郁滞,脾失健运,津液不归正化而成,渐因肺虚不能布津,脾虚不能转输,肾虚不能蒸化,痰浊潴留益甚。痰、饮、湿(浊)同属津液停积而成。痰饮水浊潴留,其病理是滞塞气机,阻塞气道,肺不能吸清呼浊,清气不足而浊气有余,肺气胀满不能敛降,故胸部膨膨胀满,憋闷如塞。痰浊水饮也可损伤正气和妨碍血脉运行。四诊合参患者证属肺胀之痰湿蕴肺证,治以化痰降气,健脾益肺之剂。

【病案 5】

刘某某,男,64 岁,2021 年 3 月 17 日初诊。因"反复咳嗽,咳痰十年余,再发加重 1 周。"就诊。患者近十年来反复出现咳嗽,咳痰,痰色黄,质黏,多于冬春季节交替好发,曾在医院呼吸科住院明确诊断为慢性阻塞性肺病,每次发作予以抗感染对症治疗后症状可缓解,遂病程迁延逐渐出现气喘。此次于入院前 1 周出现感冒后咳嗽咳痰、气喘症状,就诊于医院门诊,予以"头孢及氨茶碱"口服,症状改善不明显,现为求进一步治疗收住我科。病程中患者咳痰色黄,动则喘甚,无发热,无胸闷、胸痛,无夜间盗汗,纳寐尚可,二便调。

西医诊断:慢性阻塞性肺病伴急性加重。

中医诊断:肺胀(痰湿蕴肺证)。

治法:燥湿化痰,降逆平喘。

方药:瓜蒌薤白半夏汤合二陈汤加减。法半夏 10g,陈皮 10g,茯苓 15g,炙甘草 10g,黄芩 10g,鱼腥草 15g,芦根 10g,苦杏仁 10g,炙桑白皮 10g,瓜蒌子 10g,竹茹 10g,薏苡仁 30g,冬瓜子 10g。煎服法:水煎服,每天 1 剂,2 次分服,共 5 付。

2 周、1 个月、3 个月、6 个月、1 年随访,患者咳喘症状缓解,未见复发。

按语:患者四诊合参,辨病属肺胀,证属痰湿蕴肺证。患者高龄体虚,肺气虚主气功能减退,脾虚则聚湿生痰,上犯于肺,痰湿日久化热,致肺失宣肃,故见咳痰气喘。舌质淡红,苔白腻,脉滑数,为痰湿之证。本证需与痰热郁肺证相鉴别,后者可见咳嗽,咳黄痰,肺失宣肃,发为咳嗽,咳痰,痰黏色黄,口干欲饮,舌质红,苔黄腻,脉滑数,可以鉴别。患者有反复咳痰喘十余年,每年都发病,多在受凉或气候变化时诱发,随病程迁延气喘逐年加重。患者治疗予以燥湿化痰,降逆平喘之剂。

【病案6】

杨某,男,65 岁,2022 年 11 月 2 日初诊。因"咳痰喘时发时轻已 20 余年,加重 10 天"就诊。咳痰喘时发时轻,已 20 余年,10 天前又因感冒而诱发。曾多家医院住院治疗,诊为慢性支气管炎,肺气肿。每经抗生素静脉滴注,吸氧,口服氨茶碱及舒喘灵喷雾吸入后,咳痰喘症状能缓解,但移时又会发作,故要求中医治疗。现症见:患者咳嗽喘息咳痰黏白,咳出不爽,动则胸闷气促,舌质隐红,苔淡黄腻,脉滑兼弦。纳谷尚可,二便自调。

西医诊断:肺气肿。

中医诊断:肺胀(肺虚痰阻)。

治法:清肺平喘,补益肺气。

方药:桑白皮汤、定喘汤合生脉散加减。鱼腥草 25g,川连 5g,黄芩 15g,杏仁 15g,桑白皮 15g,炒苏子 15g,象贝 15g,法半夏 10g,葶苈子 15g,五味子 20g,炙麻黄 8g,北沙参 25g,麦冬 20g,共 7 制,水煎服,每天 1 剂,忌烟酒辛辣,少盐饮食。

二诊:诉服中药后咳嗽气喘明显好转,黏痰也较爽出,痰量也减少,但动则仍胸闷气短,舌质隐红,苔薄黄腻,脉弦滑,两肺听诊仍高清音,干湿性啰音已消失。按症肺部痰热开始清化,肺气不足。前方既效,拟再宗效方续服。处方同前,共 14 剂,水煎服,每天 1 剂。

按语:痰饮宿疾因新感而触发。饮邪化燥,痰热阻肺,气道被遏,肺气出入受阻,故除咳痰喘外,又伴胸闷气促。病久肺气亦虚,所以动则即喘,少气不足。病已由实转虚,虚实夹杂。但仍以实证为主,虚证为次。治宜祛为主,补虚为次,以期邪去正复。

(潘外)

第八节　老年糖尿病病案 6 例

【病案 1】

李某,男,75 岁,2023 年 2 月 13 日初诊。患者因"发现血糖升高 32 年,控制不佳 1 月余"就诊。患者 32 年前体检发现血糖升高,2 年前规律服用阿卡波糖片(50mg,每天 3 次),德谷胰岛素(6U,皮下注射,每晚 1 次),自诉血糖控制尚可。1 月前无明显诱因出现血糖波动明显,空腹血糖 6~9mmol/L,餐后 2 小时血糖 15~19mmol/L。现症见:晨起口苦,自觉口臭,偶有视物模糊,双下肢时感麻木不适,腹胀不适,纳眠可,大便正常,小便时有泡沫,体重无明显变化。舌质红,苔黄腻,脉弦滑。

西医诊断:2 型糖尿病伴血糖控制不佳。

中医诊断:消渴病(脾胃湿热证)。

治法:健脾和胃,清利湿热。

方药:黄连温胆汤加减。黄连 15g,法半夏 15g,茯苓 45g,陈皮 10g,竹茹 10g,炒苍术 15g,炒白术 20g,广藿香 15g,草果仁 10g,白及 15g,炒白芍 15g,茵陈 20g,柴胡 15g,炒黄芩 15g,姜厚朴 15g,翻白草 20g,蜘蛛香 5g,丁香 5g。3 剂,每 2 天 1 剂,饭后温服,每天 3 次。

二诊(2023 年 02 月 20 日):仍有双下肢麻木不适,其余症状均有改善,舌脉同前,舌苔较前转淡。今日在原方加全蝎 10g,蜈蚣 3 条,疏通经络。再服用 3 剂复诊。

三诊(2023 年 02 月 27 日):患者上述诸症均有改善,苔薄白微腻。今日在上方黄连减至 10g。继续服用上方 3 剂复诊。

按语:糖尿病是中医消渴的一种,在《内经》中就有记载,被称为消渴、肺消、膈消、消中。《素问》认为,其病机以甘美厚味过浓,内热为上。本患缘起于平素喜食肥甘厚味,致脾胃运化失职,积热内蕴,化燥伤津而发为消渴。脾胃运化炽,湿热内蕴,故口干、自觉口臭。方中黄连、炒黄芩、竹茹清肺胃之热;法半夏、陈皮、炒苍术、姜厚朴燥湿化痰、调和脾胃;茯苓、炒白术、广藿香、蜘蛛香、丁香理气健脾,翻白草清胃热,柴胡、白芍、全蝎、蜈蚣入肝经,理气通络。

【病案 2】

智某,女,79 岁,2022 年 02 月 21 日初诊。患者因"反复多饮,多尿 20 余年,伴双下肢麻木、疼痛 2 年余"就诊。患者于 20 余年前无明显诱因感多饮、多尿,诊断为:2 型糖尿病。口服阿卡波糖片(50mg,每天 3 次),格列齐特缓释片(30mg,每天 1 次)降糖治疗,测空腹血糖 7~9mmol/L。现症见:口干多饮,多尿,伴双下肢麻木、胀痛,以左侧明显,视物模糊,时有腰背部酸痛,纳可,睡眠差,大便调。舌质红,少苔,脉细涩。感觉障碍电生理诊断:双侧正中神经、腓肠神经存在障碍可能。

西医诊断:2 型糖尿病性周围神经病变。

中医诊断:消渴病(气阴两虚挟瘀证)。

治法:益气养阴,活血通络,佐以养心安神。

方药:黄芪五物汤合酸枣仁汤加减。黄芪 60g,桂枝 10g,白芍 15g,干姜 10g,鸡血藤 30g,葛根 30g,麦冬 15g,茯苓 45g,酸枣仁 45g,川芎 10g,炒知母 10g,当归 15g,桃仁 10g,红花

10g,山药 20g,天花粉 15g,翻白草 20g。5 剂,每 2 日 1 剂,饭后温服,每天 3 次。

二诊(2022 年 03 月 5 日):患者睡眠改善不明显,其余症状均有改善,舌脉同前。今日在原方酸枣仁加至 60g。再服用 5 剂复诊。

按语:消渴日久,气阴两虚,气虚则运血无力形成瘀血而阻于脉络,阴虚则经脉失养,最终形成气阴亏虚为本,瘀阻脉络为标的本虚标实之证。本方补气活血通络,养阴生津安神,标本兼治。

【病案 3】

殷某,男,65 岁,2021 年 06 月 3 日初诊。患者因"口干多饮半年"就诊。患者半年前出现口干、多饮,诊断为:2 型糖尿病。平素口服(盐酸二甲双胍片 0.5g,每天 3 次),血糖控制尚可。现症见:口干多饮,无多食易饥,小便频,纳眠可,大便干。舌质红,苔薄少津,脉细。

西医诊断:2 型糖尿病。

中医诊断:消渴病(肺热津伤证)。

治法:清肺泄热,养阴生津。

方药:消渴方加减。天花粉 15g,五味子 10g,炒黄连 15g,石斛 15g,北沙参 15g,泽兰 15g,炒黄芩 15g,麦冬 15g,炒苍术 15g,炒荔枝核 15g,生地黄 15g,翻白草 20g,粉葛 30g。3 剂,每 2 天 1 剂,饭后温服,每天 3 次。

二诊(2021 年 06 月 10 日):患者口干缓解,大便仍干。舌脉同前。炒黄连减至 10g,加玄参 15g,炒白芍 20g。再服用 5 剂复诊。

三诊(2021 年 06 月 21 日):患者口干明显好转,纳眠可,二便调。舌脉同前。继续服用上方 3 剂复诊。

按语:方中炒黄连、炒黄芩清上焦热,天花粉、生地、麦冬、北沙参、石斛、粉葛、五味子养阴、生津、止渴,泽兰通经利水,厚朴、荔枝核行气,疏调周身气机,翻白草清胃热,炒苍术燥湿,炒九香虫理气温中,健运脾胃。

【病案 4】

蒋某,女性,62 岁,2016 年 10 月 17 日初诊。患者因"全身乏力半年余"就诊。患者半年前因劳累后出现全身乏力,口干、烦躁易汗出。自发病以来饮食、二便正常,未用药物治疗。今日为求诊治而来就医。现症见:面色萎黄,精神欠佳,口干,烦躁易怒,易汗出,四肢乏力,舌质淡红,苔白,脉细弱。

西医诊断:2 型糖尿病。

中医诊断:消渴病(肺肾阴虚)。

治法:清热润肺,滋阴固肾。

方药:黄芪 30g,当归 12g,地黄 15g,葛根 15g,白芍 15g,苍术 10g,知母 15g,玄参 15g,石斛 10g,黄连 10g,柴胡 10g,川辣子 10g,枸杞子 10g,女贞子 10g,墨旱莲 10g,黄柏 10g,炙甘草 6g。10 剂,每天 1 剂,水煎 300mL 早晚温服。嘱低糖清淡饮食,忌食辛辣刺激性食物,保持心情舒畅。

二诊(2016 年 10 月 27 日):患者诉口干、烦躁略有缓解。仍觉全身乏力,易汗,未诉其他不适,舌脉同前。原方减去女贞子、墨旱莲、黄柏、黄连。加五味子 10g,山茱萸 10g,收敛上汗生津。10 剂,每天 1 剂,水煎 300mL 早晚温服。

三诊(2016年11月6日):患者精神佳,口干、烦躁易怒明显好转。全身乏力易汗出略有好转。测:空腹血糖7.0mmoL/L。餐后2小时血糖13.1mmol/L。经两个月治疗,患者病情稳定,面色光泽,精神饱满。口干、烦躁易汗出明显缓解,空腹血糖控制在6.5mmol/L上下范围。

按语:消渴病的主要病位在肺、胃、肾。而以肾为关键。肺主治节,为水之上源,如肺燥阴虚,津液失于输布,则胃失濡润;胃热偏盛,则上灼肺津,下耗肾阴;肾阴不足,阴虚火旺,上炎肺胃,终至肺燥、胃热、肾虚三焦同病。本病基本病机为阴津亏损、燥热偏盛;以阴虚为本,燥热为标,两者互为因果。燥热愈甚则阴愈虚,阴愈虚则燥热愈甚,阴虚燥热,可变证百出。病情迁延日久可致气阴两虚,或因阴损及阳,而致阴阳具虚。张锡纯所言:此方乃生元气以止渴者也,方中黄芪为主,得葛根能升元气,而又佐以知母、石斛大滋真阴,使之阳生而阴应,自有云行雨施之妙也。

【病案5】

梁某某,男性,65岁,2017年12月05日初诊。患者因"口渴乏力10余年,加重伴心悸胸闷半天"就诊。患者10余年前无明显诱因出现口干渴、乏力,至当地医院,查血糖偏高(具体不详),诊断为"2型糖尿病",遂口服"格列美脲""阿卡波糖"等降糖药物治疗,自诉血糖控制情况尚可;今晨患者活动后突然出现口干乏力较甚,并心悸胸闷,为求系统治疗,遂入住我病区。现症见:口干乏力,心悸胸闷,心前区隐痛不适,时有头晕,无头痛,双目视物模糊,双下肢时有麻木发凉,纳眠可,二便调。

西医诊断:2型糖尿病;糖尿病下肢血管病变;高血压病1级,极高危;冠状动脉粥样硬化性心脏病;PCI术后。

中医诊断:消渴病(气阴两虚,瘀血内阻)。

治法:益气养阴,活血化瘀。

方药:滋阴愈消汤加减。黄芪30g,山药15g,白术15g,太子参30g,粉葛30g,黄连6g,麦冬10g,当归10g,生地10g,赤芍10g,三七6g,烫水蛭10g,炒枣仁20g,丹参20g。10剂,每天1剂,水煎200mL,晚饭后温服。并嘱患者清淡饮食,忌食生冷、辛辣、油腻之品,调畅情志。

按语:患者主要表现为口干乏力,心悸胸闷,心前区隐痛不适,时有头晕,无头痛,双目视物模糊,双下肢时有麻木发凉,纳眠可,二便调,诊为"消渴",证属气阴两虚,瘀血内阻。患者年过半百,阴气自半,脏腑功能渐衰,肾阴不足,加之消渴日久,耗气伤阴,致气阴两虚,肾阴亏虚,阴津不足,无以上承,故口干口渴;久病耗气,气虚故有肢体乏力;肾阴不足,水不涵木,肝阴亦不足,肝阳偏亢,故时有头晕。气为血之帅,气虚血行无力,造成脉络瘀阻,肢体失养故下肢麻木发凉,瘀阻心脉,心气不畅,故有心悸胸闷;舌质暗淡,苔薄黄,脉沉细也为气阴两虚兼血瘀之证。消渴病主要在于阴津亏损,燥热偏盛,而以阴虚为本,燥热为标,两者互为因果,阴愈虚则燥热愈盛,燥热愈盛则阴愈虚。消渴病变的脏腑主要在肺、胃、肾,尤以肾为关键。三脏之中,虽可有所偏重,但往往又互相影响。

【病案6】

高某某,男,52岁,因"口干、多饮8年,加重伴便秘1年余"就诊。患者于6年前无明显诱因下出现口干,口渴,多食易饥,尿多,形体消瘦,体重下降约5kg,易感疲惫,乏力,饮水量增多后症状无明显缓解。多次复查空腹血糖均高于7mmol/L,于当地医院诊断为"2型糖尿病"。近1年余患者采用控制饮食量及增加体育运动等生活方式干预,初起血糖控制尚可,后血糖渐升高,空腹血糖最高12mmol/L,患者自3年前开始口服格列吡嗪片530mg一天一次口服,血糖控制一般。近1年余患者血糖较前升高,伴有大便干燥,腹胀,大便3天一次,如羊屎状,反复牙龈红肿,舌红苔少,脉实有力。曾自行口服"肠清茶"后出现腹泻后停药。求进一步诊治,入住我科。病程中无发热,无腹痛,无水肿,纳食可,夜眠差。

西医诊断:2型糖尿病伴周围神经病变。

中医诊断:消渴中消(胃热炽盛证)。

治法:清胃泻火,养阴增液、润肠通便。

方药:知母5g,生地黄6g,麦冬6g,芍药5g,川牛膝5g,黄连3g,栀子5g,玄参3g,火麻仁5g。颗粒剂:水冲服,每天1剂,2次分服×7付。

2周、1个月、3个月、6个月、1年随访血糖控制平稳达标,症状缓解未见复发。

按语:胃为水谷之海,主腐熟水谷,脾为后天之本,主运化,为胃行其津液。患者脾胃受燥热所伤,胃火炽盛,脾阴不足,则口渴多饮,多食善饥;患者平时饮食不节,损伤脾胃,脾失健运,脾气虚不能转输水谷精微,则水谷精微下流注入小便,故小便味甘;水谷精微不能濡养肌肉,故形体日渐消瘦。患者以口干、多饮、消瘦、便秘症状为主,考虑为胃热表现。治以清胃泻火,养阴增液、润肠通便之剂。方中知母清肺胃之热,生地黄、麦冬滋肺胃之阴,黄连清热泻火。患者大便秘结不行,生地、脉动加玄参滋阴润肠,生津通便。加芍药以助养阴之力,加火麻仁以增润肠之效。共奏润燥通腑、"增水行舟"之效。

(王波)

第九节　老年痴呆(阿尔兹海默病)病案3例

【病案1】

汪某某,男,72岁,云南省昆明人,2015年03月20日初诊。因"进行性记忆力减退伴头昏5年余。"就诊。患者5年前出现近事遗忘,伴头昏不适,无视物旋转,无耳鸣等,后逐渐出现远期记忆力下降,服用"盐酸多奈哌齐片、金刚烷胺"效果欠佳,病情仍呈进行性加重。2015年03月21日云南省中医院头颅CT示:多发腔隙性脑梗死,脑萎缩。MRI显示:全脑皮层萎缩,散在腔隙灶。现症见:患者记忆力、定向力、判断力下降,不认识直系亲属外的人,神疲乏力,情绪易激惹,畏寒怕冷,饮食一般,眠可,二便正常。口唇稍暗,舌淡红,苔薄,舌下络脉迂曲,脉沉细。

西医诊断:阿尔兹海默病;脑梗死。

中医诊断:痴呆(肾虚挟瘀证)。

治法:补肾填精,活血化瘀。

方药:还少丹合七福饮加减。熟地30g,菖蒲15g,炙远志10g,山药20g,丹参20g,枸杞15g,巴戟天15g,肉苁蓉20g,制龟板20g,龙骨20g,黄芪16,红参10g,炒麦芽20g。14剂,水煎服,每天1剂,分3次饭前温服,每次150mL。

二诊(2015年04月07日):患者服药后未见明显不适,情绪较前稳定,记忆稍有改善,能少量回忆往事,饮食一般,眠可,二便调,舌红苔薄,舌下络脉迂曲,脉数。患者逐渐显露热象,酌情予以麦冬 25g、太子参 30g、丹皮 10g 稍清其热。

后患者多次前来就诊,根据患者阴阳寒热偏盛以原方略有增减,诸症日趋于稳定。2016 年 1 月随访,家属反馈患者记忆力明显好转,生活基本自理。

按语:阿尔茨海默病是一种病因不明的中枢神经系统进行性变性疾病,起病缓慢隐袭,呈进行性加重,主要表现为记忆、语言、视空间功能受损,常伴行为和情感异常。本例患者年至古稀,脏腑精气衰退,髓减脑消,加之病程日久,痰浊瘀血等有形之邪内生,闭塞脑窍,神明失养,神机失用,而成本病。治疗当以大补真元,填精补髓,兼以活血开窍,方中巴戟天、肉苁蓉补肾填精,山药、丹参、黄芪、枸杞、龟板等滋补亏虚,兼用菖蒲、炙远志、红参等化痰活血之品,以开窍散瘀,麦芽疏肝解郁兼助脾胃运化。临床应用应注意用补避免壅滞脾胃,活血避免耗伤正气,兼顾寒热。

【病案 2】

韩某某,女,78 岁,云南省昭通人,2015 年 10 月 18 日初诊。因"记忆力减退 3 年,加重 1 个月。"就诊。患者家属代诉 3 年前偶然发现患者近期记忆力下降,善忘,言语啰嗦,后逐渐出现找词困难,口语词汇减少,不善交流,予"盐酸多奈哌齐片"治疗 3 个月余,病情控制欠佳。近 1 个月病情加重,无法自行洗碗、穿衣,遂来就诊。现症见:患者面色黧黑,情感淡漠,反应迟钝,言语塞涩,妄想,记忆力、定向力、判断力下降。食少纳呆,形寒肢冷,夜尿频,量少,大便一般。口唇稍暗,舌胖大紫暗,苔薄,舌下络脉迂曲,脉沉细涩。

西医诊断:阿尔兹海默病。

中医诊断:痴呆(脾肾阳虚,瘀阻脑络证)。

治法:温补脾肾,活血化瘀。

方药:自拟通窍益智汤。熟地黄 15g、淫羊藿 15g、山茱萸 12g、制首乌 15g、生龙牡 25g、菟丝子 15g、人参 6g、白术 15g、茯苓 20g、石菖蒲 15g、川芎 10g、当归 15g、姜黄 10g、远志 15g、丹参 30g。14 剂,水煎服,每天 1 剂,分 3 次温服,每次 150mL。

二诊(2015 年 11 月 05 日):患者表情较前略活泼,夜尿频次较前减少,余诸证同前。原方基础之上,加蜈蚣 1 条,全蝎 5g,地龙 10g。14 剂,水煎服,每天 1 剂,分 3 次温服,每次 150mL。

三诊(2015 年 11 月 21 日):患者表情已较前明显改善,反应较前灵敏,语言较前流畅,续守前方随证加减调理,3 个月后患者精神状态明显好转,记忆力较前改善,生活已可自理。

按语:患者老年女性,肾气亏虚,脑髓失养,故而记忆减退,表情淡漠,反应迟钝;肾阳衰惫,则形寒肢冷,夜尿频多;肾阳为一身阳气之根,脏腑阳气温煦功能减弱则寒从内生,血得温则行,得寒则凝,故可见面色黧黑等血瘀之象;肾为先天之本,脾为后天之本,先天肾阳虚衰日久累及后天脾阳受损,则脾运化失权,则食少纳呆。舌胖大紫暗,脉沉细涩,皆为脾肾阳虚,瘀阻脑络之候。

首诊方用人参、山药、茯苓健脾益气;淫羊藿、熟地黄、制首乌、菟丝子补益精髓;川芎、姜黄、远志、丹参、当归活血化瘀;生龙牡重镇安神,菖蒲温阳开窍。二诊考虑患者病位深,病情重,故加用蜈蚣、全蝎等虫蚁搜剔活血通络之属,收效显著。内经云"有故无殒,亦无殒也。"老年人虽多为精气亏虚之体,若用攻伐之虫药恰当,并不虞耗气动血。诚如叶天士所言:"初为气结在经,久则血伤入络,辄仗蠕动之物松透病根"。

【病案3】

赵某某,女,65 岁,云南省大理人,2017 年 11 月 23 日初诊。因"记忆力下降 3 年,加重伴嗜睡半年。"就诊。患者 3 年前无明显诱因出现记忆力下降,于当地诊断为"阿尔兹海默病",未系统治疗。近半年来患者记忆力持续下降,伴定向力、判断力下降,反应迟钝,淡漠懒言,答非所问,不识亲人,四肢不温,倦怠嗜睡,时有流涎,纳少,夜间偶有小便失禁,大便溏,日行 1~2 次。口唇稍暗,舌质淡,边有齿痕,体胖,苔白厚腻,脉沉滑。

西医诊断:阿尔兹海默病。

中医诊断:痴呆(痰浊阻窍证)。

治法:健脾化湿,补肾温阳。

方药:涤痰汤合还少丹加减。人参 6g、淫羊藿 12g、肉苁蓉 12g、杜仲 12g、苍术 10g、佩兰 15g、补骨脂 12g、白术 15g、茯苓 20g、石菖蒲 15g、竹茹 15g、远志 15g、益智仁 12g、山药 20g、乌药 10g。14 剂,水煎服,每天 1 剂,分 3 次温服,每次 150mL。

二诊(2017 年 12 月 10 日):家属诉患者饮食较前增多,大便正常,流涎已止,夜间仍偶有小便失禁,余症状同前。查舌淡胖边有齿痕,脉弱。去竹茹,改人参 15g、淫羊藿 20g、肉苁蓉 25g;加熟地黄 20g、巴戟天 25g、山茱萸 15g、陈皮 10g、桂枝 10g。14 剂,水煎服,每天 1 剂,分 3 次温服,每次 150mL。

三诊(2017 年 12 月 26 日):家属诉患者乏力倦怠改善,精神较充沛,话语较前增多,服药未见明显不适。守上方继进 1 个月后,家属诉患者记忆力逐渐改善,已可认出子女,日常生活基本自理,纳眠二便均恢复正常。嘱上方改丸剂时时口服,随访半年患者病情未见反复。

按语:该患者年迈体虚,脏腑精气亏耗,脑髓失充,故记忆减退,反应迟钝;精气不足,故倦怠乏力;脾虚不运,则食少流涎,便溏;脾虚清阳不升,则痰浊内生蒙蔽清窍而见嗜睡;小便失禁为肾阳失司,膀胱虚寒失固的表现;舌淡胖有齿痕苔白腻,脉沉滑,皆为脾肾阳虚,痰湿内盛之象。本例患者方用人参补益元气;淫羊藿、肉苁蓉、巴戟天、补骨脂温补精助阳;佩兰、苍术芳香化湿;茯苓、石菖蒲、远志、竹茹化湿除痰;益智仁、乌药、山药暖肾固精缩尿,温脾开胃摄唾。治疗全程补、清、温三法并用,首诊温补为轻,清化稍侧重,中病即止。二诊见痰湿之邪已衰大半遂改以温补为重,清化为辅,去竹茹,增加人参、淫羊藿、肉苁蓉等补益精血之品用量,加陈皮健脾助运化,桂枝温阳化气。获效之后,改以丸剂,以图徐徐进补,巩固疗效。

第十节 老年性脑梗死病案 3 例

【病案1】

王某,男,78 岁,2014 年 6 月 10 日初诊。因"右侧肢体活动不利 2 天"就诊。患者既往高血压病病史 10 年,平素未规律口服苯磺酸氨氯地平片,血压控制不详,2 天前出现言语不清、头昏、头痛,右侧肢体活动不利,嗜睡,无视物旋转、喷射性呕吐、昏迷、二便失禁等症,急诊行头颅 CT 提示:左侧颞顶叶大片状低密度影,考虑大面积脑梗死,遂收入院。刻诊见:嗜睡,呼之可睁眼,半身不遂,口舌歪斜,言语謇涩,右侧肢体活动不利,咳嗽痰多而黏,喉中痰鸣,口干口臭、头昏,小便短黄,大便 4 天未解,舌质红,舌底脉络瘀曲,苔黄腻,脉弦滑。

西医诊断:急性脑梗死。

中医诊断:缺血性中风(中脏腑-痰热腑实兼瘀证)。

治法:通腑泄热、祛瘀通络。

方药:星蒌承气汤加减。大黄15g(后下),芒硝15g(兑服),枳实15g,厚朴10g,赤芍15g,胆南星15g,黄芩12g,全瓜蒌15g,桃仁15g,沙参30g,麦冬15g,栀子12g,陈皮15g,半夏10g,红花10g,天麻10g,钩藤15g(后下),甘草10g。3剂,水煎内服,每天1剂,每次150mL。

二诊(2014年6月17日):患者意识转清,能简单对答,右侧麻木疼痛,喉中痰鸣好转,痰较前减少,色白能咳出,大便每天1次,舌质暗,苔白腻,脉弦滑。前方去山栀、芒硝,大黄减量10g,加全虫5g,桑枝10g,鸡血藤15g,4剂,每天1剂。后肢体麻木疼痛明显好转,喉中痰鸣、咳嗽咳痰症状消失,续中医康复理疗。

按语:本证腑气不通、痰瘀热互结,治疗上通腑泄热祛瘀,一可通畅腑气,祛瘀达络,敷布气血;二可清除阻滞于胃肠的痰热积滞,使浊邪不得上扰神明,气血逆乱得以纠正,达到防闭防脱之目的;三可急下存阴,以防阴劫于内,阳脱于外。方中大黄、芒硝通腑泄热,枳实泄痞、厚朴宽满,瓜蒌、胆南星清热化痰;陈皮、半夏化痰,天麻、钩藤清热平肝、熄风定惊,加桃仁、红花活血通络,患者偏热象,加山栀、黄芩,患者年老体弱津亏,加麦冬、沙参。注意事项:本方中有大承气汤,过量或长期使用会出现腹泻不止,诱发电解质紊乱,故中病即止。

【病案2】

赵某某,男,78岁,2015年8月15日初诊。因"左侧活动不利伴言语不清1年余"就诊。患者家属代诉1年前出现左上肢不能抬举、精细活动消失,左下肢不能行走,伴言语不清,无吞咽困难、意识不清、二便失禁等症状,外院诊断为脑桥、右侧基底核区双侧侧脑室后角旁脑梗死,予对症处理后可在家属搀扶下行走,但仍不能独立行走,左上肢精细差,长期医院中医康复治疗。现症见:意识清楚,左侧肢体不利伴麻木疼痛,语言不利,偏身感觉减退,头晕、痰多黏、胸闷,饮食睡眠可,二便调;舌质暗淡、苔白,脉弦滑。

西医诊断:脑梗死后遗症期。

中医诊断:中风(风痰瘀阻证)。

治法:熄风化痰,活血通络。

方药:化痰通络饮加减。法半夏10g,橘红10g,枳壳10g,川芎10g,红花10g,石菖蒲10g,党参15g,丹参15g,白术15g,茯苓15g,全蝎6g(研末吞服),羌活15g,桑枝15g,地龙15g,赤芍15g,甘草10g。6剂,水煎内服,每天1剂,每次150mL。

二诊(2015年8月22日):患者左侧肢体乏力好转,疼痛明显改善,偶有麻木感,轻微头晕,头颞侧胀痛,偶有咳嗽咳痰,痰白量少,纳眠可,二便调。守方治疗15剂。后患者反复门诊随诊,左上肢精细活动差,能在家人搀扶下短距离行走。

按语:患者素体痰湿内盛,痰邪郁久化热,热极生风,风痰搏结,风痰流窜经络,血脉痹阻,经络不畅,气血不濡经脉,气血不通,瘀血内生。方中用法半夏、橘红、茯苓、白术、枳实化痰祛湿,丹参、川芎、红花活血行瘀;全蝎息风通络止痛,地龙、桑枝通络止痛,党参、甘草补气健脾以增强运化之力,助祛除痰湿之邪。诸药合用,标本兼治,痰浊化、瘀血散,脉络通则诸症除。现代研究表明,川芎、丹参、地龙等活血化瘀药,富含多种抗栓、溶栓、血小板聚集活性成分,能抑制血栓形成,增加脑组织血流量,保持血管畅通,恢复正常血液循环。服用本药时注意避免生冷油腻、不易消化的食物,服用过程中要保持乐观。

【病案3】

杨某,女,81岁,2015年3月12日初诊。因"右侧活动不利10年"就诊。患者10年前出现右侧肢体活动不利,口眼歪斜,无言语不清、意识障碍、二便失禁等症,外院诊断为左侧基底核区脑梗死,西医对症处理,后长期医院针灸推拿治疗,近1月来出现头晕耳鸣,目眩少寐,言语清晰,口干舌燥,腰膝酸软,夜间烦躁不宁,平素大便秘结。舌质干少津液,少苔,脉细。

西医诊断:轻偏瘫;脑梗死后遗症期。

中医诊断:中风(阴虚证)。

治法:滋阴降火,活血通络。

方药:豨莶至阴汤。豨莶草30g,干地黄20g,知母12g,枸杞10g,龟板20g,怀牛膝15g,赤芍15g,菊花10g,黄柏10g,丹参10g,石斛15g,远志15g,酸枣仁15g,麦冬15g,甘草15g。5剂,水煎内服,每天1剂,每次150mL。

二诊(2015年3月17日):患者夜间烦躁不宁明显改善,夜间可入睡4~5小时,头晕耳鸣及口干烦渴明显好转,饮食欠佳,大便2天1行,舌质淡红,少苔,脉细数。前方去菊花,加山药15g,续开5剂后患者舌面有津,无烦躁不安、口干舌燥出现,夜间睡眠正常、肢体活动不利明显改善。后患者反复门诊就诊,随症加减。

按语:阴虚有阳盛、有阳不盛的,大抵治疗阴虚,需要滋水之主以制阳光,即滋阴清热。患者年老久病,肝肾亏虚、真阴不足,虚火上炎,豨莶草性寒味辛、苦,归肝、肾经,可通利关节,与菊花相用平肝清热,干地黄、石斛养阴生津,黄柏、知母苦寒降火、保存阴液,龟板滋阴潜阳、壮水之火,远志、酸枣仁、丹参清心宁神,枸杞、牛膝滋补肝肾;麦冬益胃生津。诸药配伍恰当,丝丝入扣,阴精复,阳气固,火以宁,热已清,风以息,患者各症状除矣。

(闫秋艳)

第十一节　老年抑郁状态病案3例

【病案1】

李某,女,60岁,2016年11月9日初诊。因"心中郁闷,烦躁不安半年"就诊。患者自诉半年前因家中突逢变故,心中郁闷,烦躁不安,口干咽燥,时感胸闷,气短乏力,纳眠差,大便难解。辅助检查示无异常。服黛力新2月余,每天2片,自诉上诉症状缓解不明显。舌暗红有瘀点,苔少,脉细。

西医诊断:抑郁状态。

中医诊断:郁病(气阴两虚,瘀血阻络证)。

治法:益气养阴,调气活血,解郁安神。

方药:生脉饮合四物汤加减。太子参30g,麦冬15g,五味子10g,川芎10g,赤芍15g,郁金15g,香附10g,荷叶10g,莲子15g,首乌藤15g,琥珀3g(兑服),当归15g,淡竹叶10g,炒黄连10g,栀子15g,仙鹤草30g,豨莶草30g,蒲公英15g,丹参15g,粉葛30g,炒酸枣仁20g,砂仁10g,甘草10g。水煎300mL,每次150mL,每天2次,午后、晚间分服。

二诊(2016年11月16日):诉上症缓解,睡眠好转,大便正常。仍感郁闷,每天午后五心烦热,出汗多,加煅龙骨15g,煅牡蛎15g(先煎20分分钟),水煎300mL,每次150mL,每天2次,午后,晚间分服。

三诊(2016年11月23日):诉诸症明显缓解,去龙骨、牡蛎,加百合15g,灵芝15g,随证加减服药两月后黛力新减为每天1/4片。

按语:《医案临证指南》曰"郁证全在病者能移情易性"。万教授认为治疗郁病患者,医者应当耐心倾听,悉心治疗,帮助患者正确认识病情,树立信心与阳光心态,医患之间建立良好的沟通与信任。本按患者因家中变故情志受激导致郁闷不舒。万教授悉心倾听开导,中药治疗着重于平衡、疏导、畅达,治以益气养阴,调气活血,解郁安神。以太子参、麦冬、五味子一清一补一敛,甘淡补之;当归、川芎、赤芍调气活血通络;配以琥珀、丹参、郁金化瘀解郁安神;荷叶、莲子、首乌藤、炒酸枣仁养心安神;以淡竹叶清心火,以炒黄连、栀子、粉葛、蒲公英清热解毒,生津除烦;豨莶草通经络,仙鹤草补五脏之虚;佐以砂仁运化,甘草滋脾和中。攻补兼施,因势利导,患者症状明显缓解,心情好转,医患配合,预后较佳。

【病案2】

黄某,男,65岁,2017年3月7日初诊。因"多思多虑,失眠3月余"就诊。患者诉退休后多思多虑,失眠严重,心悸胸闷,纳谷不香,神疲乏力,偶有头晕。既往有高血压,冠心病病史。刻诊见面色不华,舌质淡,苔薄白,脉细。

西医诊断:抑郁状态。

中医诊断:郁病(气血两虚,郁损心脾证)。

治法:益气补血,健脾养心。

方药:归脾汤加减。黄芪30g,龙眼肉30g,炒白术15g,当归15g,炙远志10g,茯苓15g,木香15g,仙鹤草30g,豨莶草30g,炒酸枣仁20g,人参30g,甘草10g。加生姜5片,大枣1枚,水煎300mL,每次150mL,每天2次,午后,晚间分服。

二诊(2017年3月21日):诉失眠明显缓解,食欲好转,神疲乏力缓解,近期有午后潮热,双下肢浮肿,去当归,加炒白芍15g,龙骨10g,牡蛎10g。

按语:心藏神而主血,脾主思而统血,思虑过度,心脾气血暗耗,脾气亏虚则体倦、食少;心血不足则见心悸、不寐、盗汗。万教授认为本案属思虑过度,劳伤心脾,气血亏虚所致,鼓励患者规律作息,减轻思虑,培养个人爱好。《灵枢·决气》曰:"中焦受气取汁,变化而赤是为血",故方中以参、芪、术、草大队甘温之品补脾益气以生血,使气旺而血生;当归、龙眼肉甘温补血养心;茯苓、酸枣仁、远志宁心安神;木香辛香而散,理气醒脾,复中焦运化之功,又能防大量益气补血药滋腻碍胃,使补而不滞,滋而不腻;用法中姜、枣调和脾胃,以资化源。全方共奏益气补血,健脾养心之功,为治疗思虑过度,劳伤心脾,气血两虚之良方。

【病案3】

谭某,女,68岁,2017年6月13日初诊。因"胸闷伴咳痰1年"就诊。自诉从1年前从东北至昆明帮忙照顾外孙,常有胸部闷塞感,有痰不爽,咽中如有异物,吐之不出,咽之不下,平素性情急躁易怒,食欲缺乏,大便不爽。舌苔白腻,脉弦滑。胸部CT示无异常。

西医诊断:抑郁状态。

中医诊断:郁病(气痰互阻,郁结肝脾证)。

治法:疏肝解郁、理气化痰。

方药:半夏厚朴汤加减。半夏 12g,厚朴 10g,茯苓 12g,生姜 10g,苏叶 6g,香附 10g,郁金 10g,玄参 15g,桔梗 15g,炙延胡索 15g,陈皮 10g,前胡 10g,甘草 10g。水煎 450mL,每次 150mL,每天 2 次,午后、晚间分服。

二诊(2017 年 6 月 20 日):诉胸部闷塞感有所缓解,仍有咳痰,偶有心悸,苔白,脉弦缓,加桂枝 15g,人参 30g,大枣 1 枚,去紫苏。水煎 450mL,每次 150mL,每天 2 次,午后、晚间分服。

三诊(2017 年 7 月 4 日):诉心悸明显缓解,感胸中舒畅,异物感明显减轻,食欲渐佳,此后劳逸结合,清淡饮食,随证加减服药三月病愈。

按语:万教授认为本案患者属气痰互阻,郁结肝脾,治宜疏肝解郁、理气化痰,方用半夏厚朴汤加减。肝喜条达而恶抑郁,脾胃主运化转输水津,肺司通调水道之职。若情志不遂,肝气郁结,肺胃宣降失常,津液输布失常,聚而成痰,痰气相搏阻于咽喉,则咽中如有"炙脔",吐之不出,咽之不下;肺胃失于宣降,胸中气机不畅,则见胸胁满闷;苔白腻,脉弦缓或弦滑,均为气滞痰凝之证。半夏辛温入肺胃,化痰散结,降逆和胃,为君药。厚朴苦辛性温,下气除满,为臣药。二药相合,化痰结,降逆气,痰气并治。茯苓健脾渗湿,湿去则痰无由生;生姜辛温散结,和胃止呕,且制半夏之毒;苏叶芳香行气,理肺疏肝,助厚朴以行气宽胸、宣通郁结之气,共为佐药。酌加香附、郁金,以增强行气解郁之功,炙延胡索以疏肝理气止痛,玄参、桔梗以解毒散结、宣肺利咽。复诊患者痰气渐化,合桂枝汤加减以治心气郁滞,豁痰散惊。此后患者劳逸结合,注重养身宁心,预后较佳。

第十二节 不寐(睡眠障碍)病案 4 例

【病案 1】

张某,女,70 岁,2018 年 09 月 10 日初诊。患者因"反复失眠、多梦 5 年余"就诊。患者 5 年前因家庭事故后反复出现失眠,入睡困难,多梦易醒,未经系统治疗。现症见:失眠,多梦易醒,伴神疲乏力,食后脘腹胀满,口苦,大便不成形,小便可。舌质淡白,边有齿痕,苔白,脉细濡。

西医诊断:睡眠障碍。

中医诊断:不寐(心脾两虚挟湿证)。

治法:养心安神,健脾化湿。

方药:归脾汤加减。黄芪 30g,炒白术 15g,茯神 15g,当归 15g,川芎 10g,郁金 15g,醋香附 10g,陈皮 10g,法半夏 10g,砂仁 10g,木香 10g,荷叶 10g,莲子 15g,首乌藤 15g,百合 15g,琥珀 3g(兑服),炒酸枣仁 20g,砂仁 10g,甘草 10g。3 剂,每 2 天 1 剂,饭后温服,每天 3 次。

二诊(2018 年 09 月 17 日):患者诉入睡时间虽短,梦境减少,睡眠质量提升,神疲乏力明显好转,舌质淡白,边有齿痕,苔薄白,脉细滑。继续原方再服 3 剂复诊。

三诊(2018 年 9 月 25 日):患者入上述诸症均有改善,食欲缺乏,无口苦,大便稍成形,舌苔同前。今日在原方加焦山楂、炒神曲各 15g 消食健脾。

按语:《医学心悟·不得卧》:"有心血空虚卧不安者,皆由思虑太过,神不藏也,归脾汤主之"。老年人的生理特点是脏腑功能衰退,脾藏魂,主统血,脾为气血生化之源,思虑太过耗伤脾气,脾虚则气血无以运化;心藏神,主血脉,血虚不养心,神不守舍,故导致心脾两虚之不寐。老年人心理更脆弱和无辜,容易因为家庭变故、儿女不孝、经济压力等出现情绪障碍,所以更容易出现失眠。

【病案2】

陈某,女,49岁,2018年10月29日初诊。患者因"失眠伴耳鸣1年余"就诊。患者1年前因后情绪激动后出现失眠,伴耳鸣,曾于地区医院治疗后病情改善不明显,故来医院就诊。现症见:失眠,耳鸣,多梦易醒,胸闷气短,头重昏眩,口苦,大便干,小便可。舌质暗,边有瘀斑,苔黄稍腻,脉弦涩。

西医诊断:睡眠障碍。

中医诊断:不寐(痰火扰心挟瘀证)。

治法:清热化痰,活血化瘀。

方药:十味温胆汤加减。荷叶10g,莲子15g,首乌藤15g,生地黄15g,龙骨15g,赤芍15g,当归15g,川芎10g,郁金15g,醋香附10g,法半夏10g,茯苓15g,枳实10g,竹茹10g,陈皮15g,地龙15g,磁石15g,炒酸枣仁15g,砂仁10g,甘草10g。3剂,每2天1剂,饭后温服,每天3次。

二诊(2018年11月5日):患者诉入睡时间延长,耳鸣声音减小,头重感消失,大便有所改善,舌质暗,边有瘀斑,苔薄黄,脉弦滑。原方去枳实再服3剂复诊。

三诊(2018年11月12日):患者上述诸症均有改善,无口苦及胸闷气短,大便正常,舌质暗,边有瘀斑,苔薄黄,脉弦。继续服用上方3剂复诊。

按语:《医林改错》中所记载:"夜寐多梦是血瘀,平素平和,有病急躁是血瘀"。老年多虚,多瘀,气虚无力推动血行,血停于脉中而产生瘀血,或因老年常忧思恼怒,易致肝气郁结,血行不畅,使血停而瘀;或又因于忧思过度,劳心伤脾,心伤则血无所主,脾伤则血虚、血无所摄而致瘀血的产生;脾虚不运则痰湿阻滞,日久化热,痰热扰心,神不安则不寐。

【病案3】

王某,女,59岁,2019年4月8日初诊。患者因"失眠3月余"就诊。患者3月前因劳累后出现失眠,入睡困难,头昏,烦躁,未系统治疗,病情逐渐加重来医院就诊。现症见:失眠,入睡困难,头昏,烦躁,五心烦热,烘热汗出,腰膝酸软,大便干,小便可。舌质红,苔少,脉沉细数。

西医诊断:睡眠障碍。

中医诊断:不寐(心肾不交证)。

治法:滋阴降火,交通心肾。

方药:交泰丸合六味地黄丸加减。黄连12g,肉桂2g,山茱萸10g,生地15g,山药15g,茯苓15g,泽泻15g,牡丹皮15g,太子参30g,麦冬15g,五味子10g,地骨皮15g,浮小麦15g,大枣10g,珍珠母15g,炒酸枣仁15g,砂仁10g,甘草10g。3剂,每2天1剂,饭后温服,每天3次。

二诊(2019年4月16日):患者诉睡眠时间缩短,烘热汗出减轻,耳鸣声音减小,二便可正常。舌质红,苔薄黄,脉细数。原方再服3剂复诊。

三诊(2019年4月24日):患者上述诸症均有改善,二便调,舌质红,苔薄黄,脉滑数。

上方去地骨皮、浮小麦，加陈皮、法半夏各 10g 健脾燥湿，地龙 15g 活血通络，继续服用上方 3 剂复诊。

按语："人年五十以上，阳气日衰，损与日至，心力渐退，忘前失后，兴居怠惰"。老年人素体阴亏，肾精亏虚，不能上济于心。水不济火，心神失养且心阳独亢于上，致使神不安宁。正如《慎斋遗书》所说："欲补心者须实肾，使肾得升；欲补肾者须宁心，使心得降。心为阳，属火，肾为阴，属水，阴阳相应，方乃和平"。

【病案 4】

孙某某，男性，74 岁，2017 年 2 月 5 日，患者因"不寐 1 个月余"就诊。患者于 1 个多月前无明显原因及诱因出现不寐症状，无头痛、头晕、视物旋转、耳鸣、恶心、呕吐、发热、咳嗽、咳痰、咽痛、胸闷、胸痛、心悸、腹痛、腹胀、腹泻、二便失禁、便秘等伴随症状，每晚睡眠时间 3 小时左右，略头沉，曾于当地服用"舒乐安定"，不寐症状一直无明显缓解，遂于今日来医院就诊。现症见：面色微黄、神疲、倦怠、乏力、心烦意乱，舌体略胖大，边有齿痕，舌质淡，苔白微腻，脉沉细弦。

西医诊断：失眠。

中医诊断：不寐病（心脾两虚证 兼气滞痰湿）。

治法：补益心脾，养血安神，健脾化湿，疏肝解郁。

方药：归脾汤合柴胡疏肝散加减。生黄芪 30g，太子参 30g，茯苓 30g，首乌藤 30g，酸枣仁 15g，茯神 30g，远志 10g，当归 15g，石菖蒲 10g，柴胡 10g，郁金 10g，合欢花 10g，炙甘草 6g。10 剂，每天 1 剂，水煎 200mL，晚饭后温服。并嘱患者清淡饮食，忌食生冷、辛辣、油腻之品，调畅情志。

二诊（2017 年 02 月 13 日）：上方服后，患者睡眠时间延长至 4 小时，但自觉易醒。舌体略胖大，边有齿痕，舌质淡红，苔白微腻，脉沉细微弦。加珍珠母 30g、百合 10g，继续服用 10 剂。（镇静宁心）仍嘱患者清淡饮食，忌食生冷、辛辣、油腻之品，调畅情志。

三诊（2017 年 02 月 24 日）：上方服后，患者睡眠时间延长至 5 小时，自觉易醒症状较前减轻，略口干。舌体略胖，边有少许齿痕，舌质淡红，苔白而干，脉细微沉弦，去石菖蒲（以防辛温伤阴），加龙眼肉 10g，继续服用 10 剂（补益心脾）。仍嘱患者清淡饮食，忌食生冷、辛辣、油腻之品，调畅情志。

四诊（2017 年 03 月 07 日）：上方服后，患者睡眠时间延长至 6 小时，自觉易醒症状明显减轻，口干症状消失。时有潮热、手足心热，舌质淡红，苔略少，脉细微弦。加黄柏 10g、知母 15g、地骨皮 12g，继续服用 10 剂（滋阴泻火）。

五诊（2017 年 03 月 17 日）：上方服后，患者睡眠时间稳定在 6 小时，自觉易醒、潮热、手足心热等症状均消失，舌质淡红，苔薄白，脉微弦。诸症趋于稳定，停药。嘱患者平素清淡饮食，忌食生冷、辛辣、油腻之品，调畅情志。

随访半年，一切尚好。

按语：该患者是一个退休教师，平素思虑过度，伤及心脾，心伤则阴血暗耗，神不守舍；脾伤则食少、纳呆，生化之源不足，营血亏虚，不能上奉于心，而致心神不安。兼且患者年逾七旬，脏腑功能渐衰，脾气虚则化湿不利；心气虚则气行不畅而为滞。心主神明，神安则寐，神不安则不寐；脾为后天之本，阴阳气血化生之源，上奉于心，则心神得养，气血不足，神失所养,故神不安宁,发为不寐。故中医辨病为不寐。且患者面色微黄、神疲、倦怠、乏力、心烦意乱,舌体略胖大,边有齿痕,舌质淡,苔白微腻,脉沉细弦。综合患者舌、脉、症,中医辨证为心脾两虚证。兼气滞痰湿,治以补益心脾、养血安神、健脾化湿、解郁安神,方药选用归脾汤合柴胡疏肝散加减。二诊时患者睡眠时间延长至 4 小时,但自觉易醒,原方加用珍珠母 30g、百合 10g,以镇静宁心。三诊时患者睡眠时间延长至 5 小时,自觉易醒症状较前减轻,略口干。舌体略胖,边有少许齿痕,舌质淡红,苔白而干,脉细微沉弦,上方去石菖蒲,以防辛温伤阴,加龙眼肉 10g,以补益心脾。四诊时患者睡眠时间延长至 6 小时,自觉易醒症状明显减轻,口干症状消失。时有潮热、手足心热,舌质淡红,苔略少,脉细微弦,上方加黄柏 10g、知母 15g、地骨皮 12g,以滋阴泻火。五诊时患者睡眠时间稳定在 6 小时,诸症趋于稳定,停药。在整个治疗过程中始终强调:患者平素清淡饮食,忌食生冷、辛辣、油腻之品,调畅情志。

(向纯)

参考文献

［1］郭立新,肖新华.中国老年糖尿病诊疗指南<2021年版>专家解读［M］.北京:人民卫生出版社,2022.

［2］廖凡.老年病学纲要［M］.长沙:中南大学出版社,2021.

［3］雷励,杨明芳,郭铁.中西医结合脑病学［M］.北京:中医古籍出版社,2022.

［4］刘昕烨,朱鹏飞.临床常见病的中西医结合治疗［M］.济南:山东大学出版社,2022.

［5］王荣.中医临证专病专方专药［M］.北京:学苑出版社,2022.

［6］徐京育,李晨晔.老年病诊疗与康复［M］.北京:科学出版社,2022.

［7］尹彦亮.实用临床老年病学［M］.辽宁 科学技术出版社有限责任公司,2022.

［8］周天寒,黄姗,孙景环.老年常见病中医诊疗与养生［M］.北京:中国中医药出版社,2020.

［9］张觉人.中医各家学说中的老年病治法［M］.武汉:湖北科学技术出版社,2020.

［10］中国老年医学学会.老年医学与科技创新［M］.北京:中国协和医科大学出版社,2021.